四肢肌骨经典病例超声解析

主 编 ◎ 王月香

科学技术文献出版社
SCIENTIFIC AND TECHNICAL DOCUMENTATION PRESS
·北京·

图书在版编目（CIP）数据

四肢肌骨经典病例超声解析/王月香主编.—北京：科学技术文献出版社，2023.7
ISBN 978-7-5235-0441-3

Ⅰ.①四… Ⅱ.①王… Ⅲ.①四肢—肌肉疾病—超声波诊断 ②四肢骨—骨疾病—超声波诊断 Ⅳ.① R680.4

中国国家版本馆 CIP 数据核字（2023）第 125155 号

四肢肌骨经典病例超声解析

策划编辑: 张 蓉　责任编辑: 张 蓉 危文慧　责任校对: 王瑞瑞　责任出版: 张志平

出 版 者　科学技术文献出版社
地　　　址　北京市复兴路15号　邮编　100038
编 务 部　（010）58882938，58882087（传真）
发 行 部　（010）58882868，58882870（传真）
邮 购 部　（010）58882873
官 方 网 址　www.stdp.com.cn
发 行 者　科学技术文献出版社发行　全国各地新华书店经销
印 刷 者　北京地大彩印有限公司
版　　　次　2023 年 7 月第 1 版　2023 年 7 月第 1 次印刷
开　　　本　889×1194　1/16
字　　　数　769千
印　　　张　26.25
书　　　号　ISBN 978-7-5235-0441-3
定　　　价　268.00元

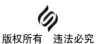

主编简介

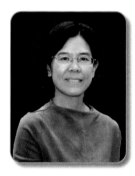

王月香

主任医师，教授，中国人民解放军总医院第一医学中心超声诊断科副主任

【社会任职】

现任中国医师协会超声医师分会肌骨超声专业委员会副主任委员、中国老年医学学会超声医学分会副会长。

【专业特长】

擅长肌骨超声诊断与介入治疗。

【学术成果】

完成国家自然科学基金面上项目2项、青年基金1项；以第一作者发表SCI收录文章20余篇；主编超声专著4本：《四肢肌骨超声入门图解》《肌骨超声诊断》《肌骨超声诊断（超声掌中宝）》《肌骨超声介入治疗图解》；译著5本：《髋关节超声检查：婴儿发育性髋脱位的诊断与治疗》《肌骨超声必读》《手部风湿病超声检查》《下肢超声检查：运动损伤》《上肢超声检查：肘关节》。

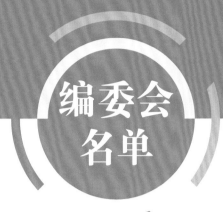

编委会名单

主　编

王月香

主　审

罗渝昆

副主编

蒋文莉　朱亚琼　陈　剑

编　者

（按姓氏笔画排序）

王月香（中国人民解放军总医院第一医学中心）

方海燕（暨南大学附属第一医院）

朱亚琼（中国人民解放军总医院第一医学中心）

陈　明（福建省漳州市医院）

陈　剑（昆明市延安医院）

陈思明（中国人民解放军总医院第一医学中心）

蒋文莉（中国人民解放军总医院第一医学中心）

前言

  俗话说"百闻不如一见，百见不如一干"，这句话非常适用于学习肌骨超声的医师，体现了要想学好肌骨超声，首先要做到"百闻"，即知识要渊博，知道的要多，关于常见疾病与少见疾病的发病机制、临床表现、实验室检查、影像学特征了解得越多越好。其次是"百见"，即见的病例多，知道同一个疾病可以有多种不同的超声表现，即"一人千面"，而同样的超声表现其病因也可能会不同，即"千人一面"。最后是"百干"，就是我们自己亲自检查的病例要多，这样才能在进行超声检查时做到操作手法熟练，才能在检查过程中精准地识别病变，尤其是一些细微的病变，此外，还要做到正确识别超声伪像，以免掉入诊断"陷阱"。多练，才能练出"火眼金睛"；多练，才能熟能生巧。

  因此，为了给学习肌骨超声的读者提供一本内容丰富的病例学习集锦，使其能在短期内做到"百见"，编者在多年从事肌骨超声检查的实践中，收集了大量的临床肌骨病例，每一个病例都精心挑选了典型的超声静态图像与动态图像，并附有图像的解释与病例的分析。在病例分析中，编者阅读了大量的国内外最新相关文献，并结合病例，为读者介绍了疾病的超声诊断要点与相关研究进展。本书除了对四肢各个关节、四肢周围神经的典型病变进行了介绍外，还对多发性周围神经病和肌病进行了病例展示，初步显示了超声检查在这些病变诊断中的潜在价值。

医学知识的海洋浩瀚无垠。本书虽然是编者倾尽全力为广大肌骨超声学习者打造的一本肌骨病例超声解析，但相信这只是肌骨超声医学中的沧海一粟。肌骨超声的未来发展还需要广大肌骨超声从事者的共同努力与开拓进取，只有这样才能把肌骨超声不断推向一个更高的水平。

尽管本书在内容上力求全面，阐述上力求准确，分析上力求深入，但受编者水平的限制，文中可能会有一些表达不当的地方，还请大家不吝赐教。

王月香

中国人民解放军总医院第一医学中心

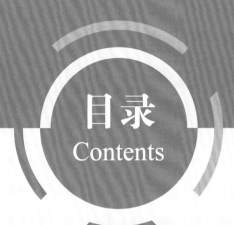

目录
Contents

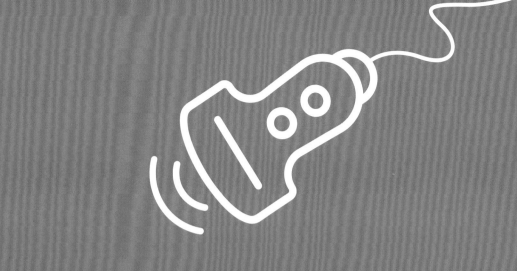

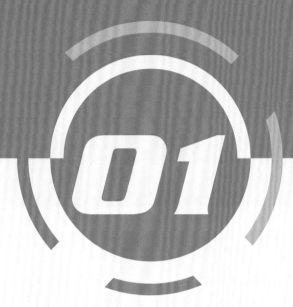

第一章
肩关节病变超声解析

第一节 冻结肩

病例 1 冻结肩

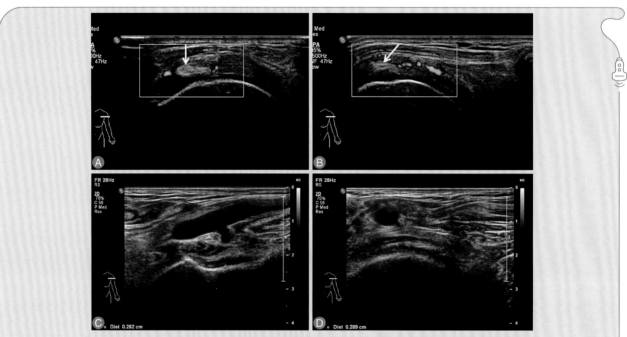

A.横切面显示左侧肩袖间隙处肱二头肌长头肌腱（箭头）周围血流信号增多；B.纵切面显示左侧肩袖间隙处肱二头肌长头肌腱（箭头）周围血流信号增多；C.纵切面显示腋窝处盂肱关节囊稍增厚（标尺），回声减低；D.横切面显示腋窝处盂肱关节囊增厚（标尺），回声减低。

图 1-1-1 冻结肩（1）

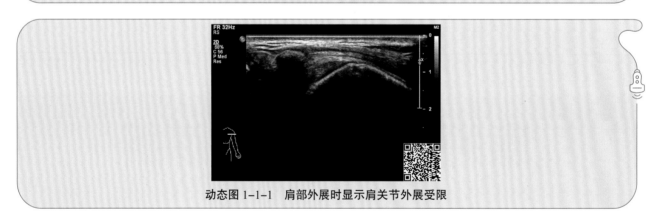

动态图 1-1-1 肩部外展时显示肩关节外展受限

病例 2 冻结肩

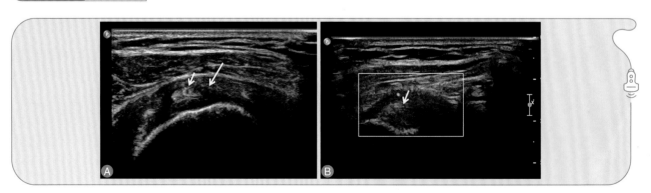

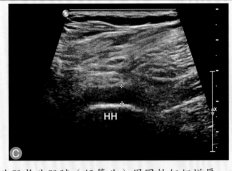

A.横切面显示左侧肩袖间隙处肱二头肌长头肌腱（短箭头）周围软组织增厚，回声减低（长箭头）；B.纵切面显示左侧肩袖间隙处肱二头肌长头肌腱（箭头）周围软组织内可见血流信号增多；C.左侧腋窝处关节囊明显增厚（标尺），回声减低。HH：肱骨头。

图1-1-2　冻结肩（2）

病例3　冻结肩

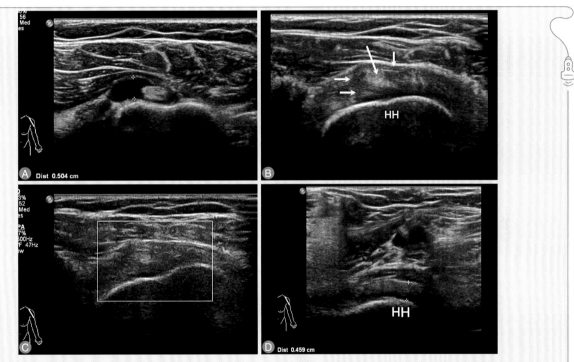

A.横切面显示左侧肱骨结节间沟处肱二头肌长头肌腱腱鞘内可见积液（标尺）；B.左侧肩袖间隙处横切面显示肱二头肌长头肌腱（长箭头）周围喙肱韧带（短竖箭头）与盂肱上韧带（短横箭头）增厚、回声减低；C.PDI于增厚的盂肱上韧带内可见血流信号增多；D.于腋窝处探查可见盂肱关节囊增厚，厚度为4.6 mm，呈低回声。HH：肱骨头。

图1-1-3　冻结肩（3）

·病例分析 ▶▶▶

盂肱关节囊被数个韧带所加强，包括喙肱韧带、盂肱上韧带、盂肱中韧带和盂肱下韧带。喙肱韧带为一强健的纤维组织带，起自喙突，止于肱骨大结节与肱骨小结节。盂肱韧带起自关节盂的前缘，止于肱骨小结节，其作用为限制肩关节外旋和肱骨头前移。

盂肱关节囊有两个开口，一个开口有肱二头肌长头肌腱走行，另一个开口与肩胛下隐窝相连通。除此之外，盂肱关节囊在腋窝处可以扩展为腋窝隐窝，这是较大的关节隐窝；而肩胛下隐窝较小，位于喙突的深方和下方。

　　肱二头肌长头肌腱近侧段为关节内、滑膜内的结构。其在经过肱骨头处横截面呈椭圆形结构，再向远侧处变得较圆。在肱骨结节间沟处，肱二头肌长头肌腱被一滑膜鞘包裹，该滑膜鞘与盂肱关节腔相通。因此，盂肱关节内的积液及滑膜增生均会累及肱二头肌长头肌腱的腱鞘。

📋 病例 4　肩胛下肌腱病伴冻结肩

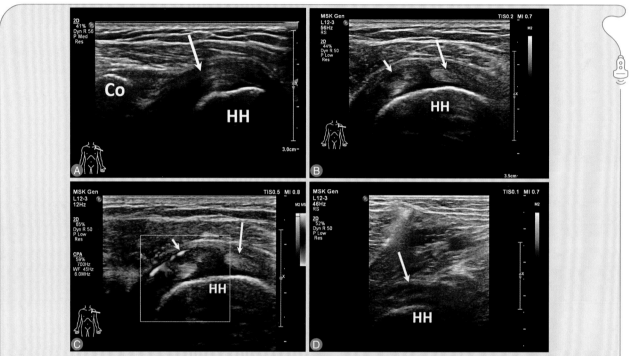

患者，女性，61岁。A.左侧肩前部肩胛下肌腱长轴切面显示该肌腱显著增厚，回声减低（箭头）；B.左侧肩袖间隙处可见肱二头肌长头肌腱（长箭头）周围组织增厚，回声减低，其前方肩胛下肌腱增厚，回声减低（短箭头）；C.PDI于肩袖间隙及肩胛下肌腱浅层（短箭头）可见血流信号增多，长箭头为肱二头肌长头肌腱；D.横切面显示左侧腋窝关节囊显著增厚，呈低回声（箭头）。HH：肱骨头；Co：喙突。

图 1-1-4　肩胛下肌腱病伴冻结肩

📋 病例 5　右侧冈上肌腱撕裂伴冻结肩

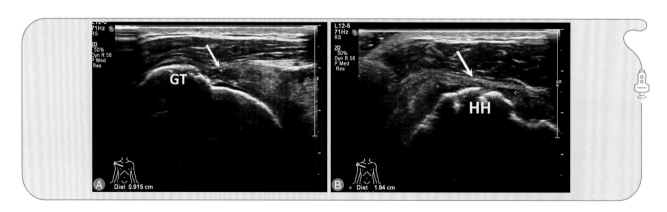

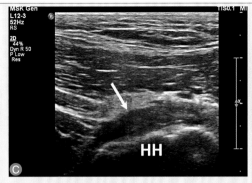

患者，男性，63岁。A.长轴切面显示右侧冈上肌腱远端全层撕裂（箭头），局部可见积液；B.短轴切面显示冈上肌腱远端全层撕裂（箭头）；C.横切面显示右侧腋窝关节囊显著增厚，呈低回声（箭头）。GT：肱骨大结节；HH：肱骨头。

图1-1-5　右侧冈上肌腱撕裂伴冻结肩

病例6　关节镜下冈上肌腱撕裂缝合术后并发冻结肩

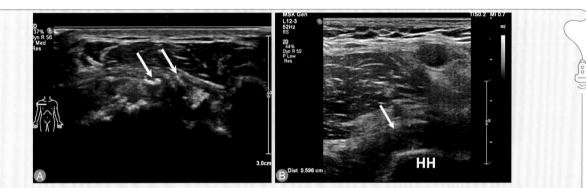

A.短轴切面显示右侧冈上肌腱断裂缝合术后，肌腱连续性完整，可见缝线强回声（箭头）；B.横切面显示右侧腋窝关节囊显著增厚，呈低回声（箭头）。HH：肱骨头。

图1-1-6　冈上肌腱撕裂缝合术后并发冻结肩

病例7　肩关节镜下右侧冈上肌腱撕裂缝合术与肱二头肌长头肌腱切断术后并发冻结肩

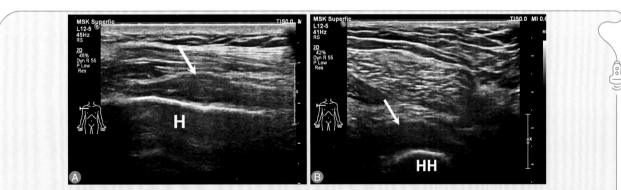

A.右侧肱骨结节间沟（H）纵切面显示肱二头肌长头肌腱切断术后，可见肌腱远侧断端（箭头）；B.横切面显示右侧腋窝关节囊显著增厚，呈低回声（箭头）。HH：肱骨头。

图1-1-7　右侧冈上肌腱撕裂缝合术与肱二头肌长头肌腱切断术后并发冻结肩

病例 8 中风后 5 个月，并发冻结肩

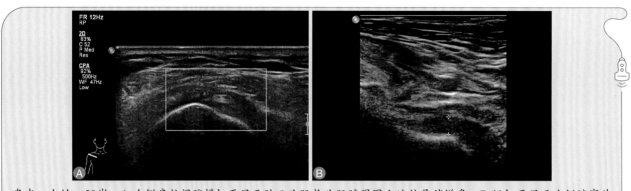

患者，女性，59岁。A.右侧肩袖间隙横切面显示肱二头肌长头肌腱周围血流信号稍增多；B.纵切面显示右侧腋窝关节囊显著增厚，呈低回声（标尺）。

图 1-1-8　中风后 5 个月，并发冻结肩

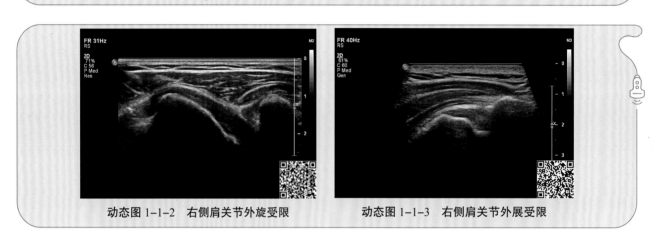

动态图 1-1-2　右侧肩关节外旋受限　　　　　动态图 1-1-3　右侧肩关节外展受限

病例 9 左侧肩部外伤后并发冻结肩

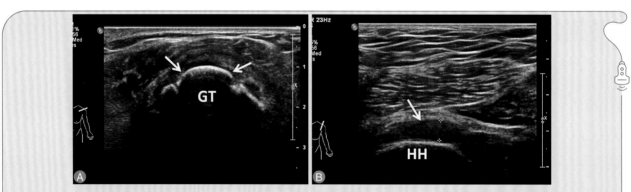

A.横切面显示左侧肱骨大结节（GT）骨折，骨皮质连续性中断（箭头）；B.左侧腋窝横切面显示关节囊增厚，回声减低（箭头与标尺）。HH：肱骨头。

图 1-1-9　左侧肩部外伤后并发冻结肩

病例 10 腋窝处肩关节腔积液与关节囊增厚鉴别

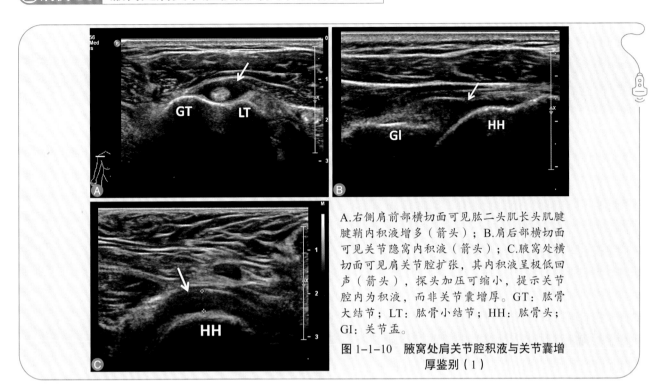

A.右侧肩前部横切面可见肱二头肌长头肌腱腱鞘内积液增多（箭头）；B.肩后部横切面可见关节隐窝内积液（箭头）；C.腋窝处横切面可见肩关节腔扩张，其内积液呈极低回声（箭头），探头加压可缩小，提示关节腔内为积液，而非关节囊增厚。GT：肱骨大结节；LT：肱骨小结节；HH：肱骨头；GI：关节盂。

图 1-1-10　腋窝处肩关节腔积液与关节囊增厚鉴别（1）

病例 11 腋窝处肩关节腔积液与关节囊增厚鉴别

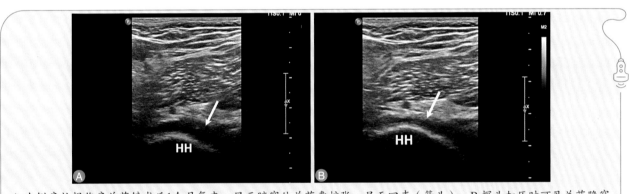

A.右侧肩袖损伤肩关节镜术后1个月复查，显示腋窝处关节囊扩张，呈无回声（箭头）；B.探头加压时可见关节隐窝变扁（箭头），提示关节腔内为积液，而非增厚的关节囊。HH：肱骨头。

图 1-1-11　腋窝处肩关节腔积液与关节囊增厚鉴别（2）

● 相关知识点 ▶▶▶

　　冻结肩，亦称粘连性关节囊炎，其发病率为2%～5%，女性更为多见，好发年龄为50～70岁。糖尿病为主要的发病危险因素，糖尿病患者冻结肩的发病率为13.4%。其他易发生冻结肩的疾病包括甲状腺疾病、风湿性疾病、肾上腺功能减退、帕金森病、心肺疾病、脑血管疾病等。对于继发性冻结肩，则既往常有创伤或手术病史。

　　分类：冻结肩可分为原发性冻结肩和继发性冻结肩。原发性冻结肩一般无明显诱因或相关病变。继发性冻结肩常有明确的病因或相关病变，可进一步分为以下三种情况：①存在肩内病变，如肩袖病变（肌腱病、部分厚度或全层厚度撕裂）、肱二头肌长头肌腱的肌腱病或钙化性肌腱炎（超声检查或X线检查可见钙化灶沉积在肩峰下间隙或肩袖肌腱内）；②存在肩外病变，如同侧乳腺手术病史、颈神经根病、胸壁肿瘤病史、既往脑血管意外、既往肱骨骨折、肩胛胸壁病变、肩锁关节炎或锁骨骨折等；③存在系统性疾病，包括糖尿病、甲状腺功能亢进、甲状腺功能减退、肾上腺功能减退或其他可能会导致冻结肩发生的病变。

分期：

Ⅰ期：冻结前期、疼痛期，2～9个月。主要症状为：

• 活动时疼痛、夜间疼痛，对口服非甾体抗炎药无效。

• 关节活动开始受限。

Ⅱ期：冻结期、僵硬期，4～12个月。主要症状为：

• 疼痛逐渐减轻，疼痛可能在肩关节活动最大限度时明显。

• 肩关节持续僵硬，肩关节活动严重受限，外旋活动几乎完全受限。

Ⅲ期：消融期，12～42个月。主要症状为：

• 肩关节僵硬逐渐减轻，活动范围逐渐恢复。

病理生理改变： 肩袖间隙活检可见增生的成纤维细胞及慢性炎性细胞。这些成纤维细胞周围可见混杂的Ⅰ型和Ⅲ型胶原，因此，组织学上可将冻结肩列为纤维化疾病，类似Dupuytren疾病。这些成纤维细胞还可以向平滑肌（肌成纤维细胞）转化，与关节囊挛缩有关。在关节囊韧带复合体中可见新生神经纤维，可能与患者的疼痛密切相关。

典型临床表现： 逐渐发生的肩痛、活动受限（主要为外旋和前屈）。主动与被动肩关节活动受限为该病的特征。

X线检查： 主要价值为排除盂肱关节炎、钙化性肌腱病或其他骨质病变。X线引导下盂肱关节造影可显示冻结肩的一些特征性改变，如关节囊扩张范围减小、腋窝处关节隐窝消失、造影剂较早扩散至肱二头肌长头肌腱腱鞘内。目前该检查手段已逐渐被MRI和MRA替代。

MRI与MRA检查： ①表现为肩袖间隙处关节囊与喙肱韧带增厚，此特征对于诊断冻结肩具有较高的特异性，但敏感性较低。有时于肩袖间隙关节囊可见滑膜炎表现，即在T_1WI上表现低至中等信号、在液体敏感序列上呈高信号水肿表现及造影后显著增强。②腋窝处关节隐窝：该处关节囊和滑膜增厚与临床分期密切相关，与肩部外旋程度呈负相关。T_2WI上的高信号与增生、血供丰富的滑膜炎、临床Ⅰ期、Ⅱ期的炎性改变相关，而造影后的增强程度则与疼痛严重程度呈正相关。以T_2斜冠状切面上腋窝处关节囊与滑膜增厚大于4 mm来诊断冻结肩的特异性可达95%，敏感性为70%。③喙突下脂肪三角：该三角区域的边界为喙突、关节囊与喙肱韧带，正常情况下为边界清晰的脂肪信号区域。冻结肩时可见该脂肪三角消失。该征象诊断冻结肩的特异性为100%，敏感性为32%。此征象常见于临床Ⅰ期和Ⅱ期，可能与疾病早期的炎症改变有关。

增强MRI研究显示，腋窝区关节囊-滑膜的强化厚度与盂肱关节腔容量呈负相关，与肩部外展范围、前屈范围、外旋范围均呈负相关；而肩袖间隙处强化区域与盂肱关节腔容量无明显相关，与肩部外展、前屈、外旋范围均无明显相关性。

超声检查： 可见肩袖间隙肱二头肌长头肌腱周围的喙肱韧带与盂肱上韧带增厚，回声减低，CDFI或PDI显示其内血流信号增多；腋窝处盂肱关节囊增厚，回声减低；动态超声检查在肩部外展时可见冈上肌腱于肩峰下滑动受阻，检查肩胛下肌腱时可见肩部外旋受限。

超声检查注意事项： 腋窝处盂肱关节囊增厚是超声诊断冻结肩的重要征象，其显示率明显高于肩袖间隙处喙肱韧带增厚的显示率。因此，对于肩关节活动受限尤其是被动活动受限的患者，一定要对腋窝处的关节囊进行超声检查，观察关节囊有无增厚，并注意与该处关节隐窝内的积液相鉴别。

治疗： 一般首先采取保守治疗。一线的治疗手段为非甾体抗炎药与理疗。关节腔内皮质激素注射在疾病的Ⅰ期和Ⅱ期可较快地减轻患者的疼痛及改善肩部的活动范围。关节腔内亦可注射透明质酸钠，其临床疗效与关节腔内皮质激素注射的疗效相当。此外，关节囊液压松解亦为有效的治疗方法，即于关节腔内注射20～30 mL的皮质类固醇激素、局部麻醉药、生理盐水混合液。如保守治疗数月后无效，可采取进一步的治疗，如麻醉下的手法松解、关节镜下的松解等。开放性的关节囊切开术虽然有效，但应用较少，只用于那些关节镜下松解失败的患者。

偏瘫性肩痛（hemiplegic shoulder pain）与冻结肩： 偏瘫性肩痛为中风患者常见的严重并发症之一，发生率为5%～84%。该病的发生可严重影响中风患者的功能康复。研究显示，冻结肩为偏瘫性肩痛的主要病因，MRI检查显示多数患者出现冻结肩的特征性表现，即肩袖间隙处关节囊增厚、腋窝处关节囊增厚、增强显像可见关节囊强化，另可见肩关节腔内积液。

第二节　肩袖肌腱病与肩袖撕裂

病例1　冈上肌肌腱病

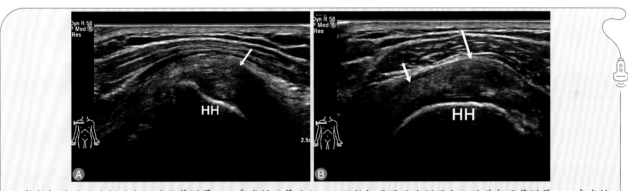

A.长轴切面显示右侧冈上肌腱显著增厚，回声减低（箭头）；B.短轴切面显示右侧冈上肌腱前部显著增厚，回声减低（长箭头），冈上肌腱后部未见明显增厚（短箭头）。HH：肱骨头。

图1-2-1　冈上肌肌腱病（1）

▶ 超声检查注意事项 ▶▶▶

正常冈上肌腱横切面上显示从前向后厚度逐渐变薄。

病例2　冈上肌肌腱病

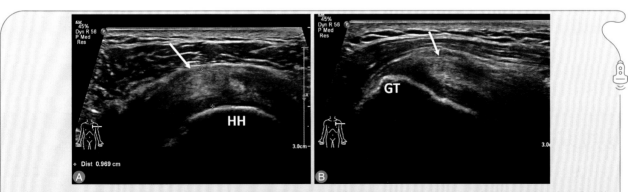

A.短轴切面显示左侧冈上肌腱显著增厚，约为0.97 cm（标尺与箭头）；B.长轴切面显示左侧冈上肌腱显著增厚（箭头）。HH：肱骨头；GT：肱骨大结节。

图1-2-2　冈上肌肌腱病（2）

• **超声检查注意事项** ▶▶▶

　　冈上肌腱厚度>8 mm，或局部增厚，或与无症状侧厚度差异>1.5 mm，可提示肌腱病的诊断。

病例3　冈上肌腱止点处微小撕裂

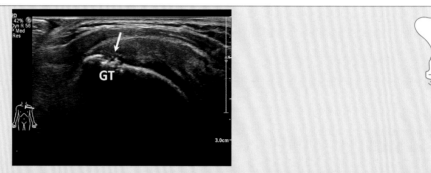

　　患者，女性，56岁，主因左侧肩痛就诊。长轴切面显示左侧冈上肌腱远端止点处不规则无回声区（箭头），为微小撕裂表现，其止点处肱骨大结节（GT）表面不规则。

图1-2-3　冈上肌腱止点处微小撕裂

病例4　冈上肌肌腱病伴微小撕裂

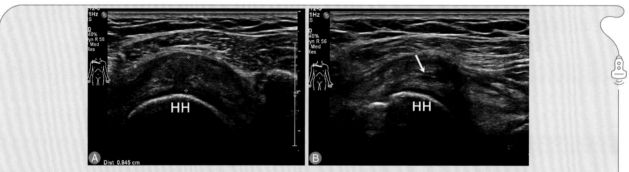

　　A.短轴切面显示右侧冈上肌腱增厚，厚度约为8.5 mm，回声减低，不均匀；B.长轴切面显示冈上肌腱内小范围无回声区（箭头），为腱体内撕裂。HH：肱骨头。

图1-2-4　冈上肌肌腱病伴微小撕裂

病例5　肩袖部分撕裂

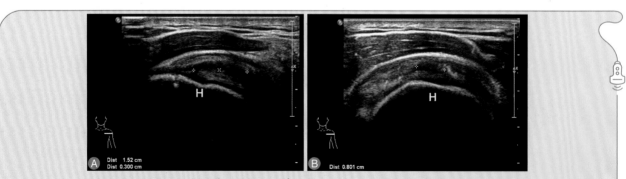

　　A.长轴切面显示左侧冈上肌腱腱体内撕裂，呈极低回声区（标尺）；B.短轴切面显示左侧冈上肌腱腱体内撕裂累及的宽度（标尺）。H：肱骨。

图1-2-5　肩袖部分撕裂

病例6　冈上肌腱与冈下肌腱全层撕裂

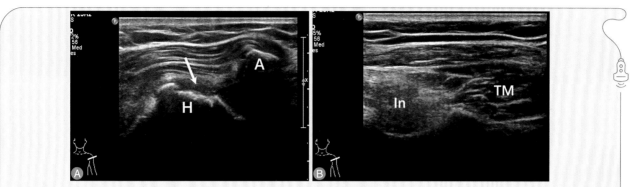

A.左侧冠状面显示左侧肱骨大结节处（H）冈上肌腱与冈下肌腱完全断裂，肌腱结构缺失（箭头）；B.肩后部肩胛冈下方可见冈下肌萎缩，回声增高（In），小圆肌（TM）未见异常。A：肩峰。

图1-2-6　冈上肌腱与冈下肌腱全层撕裂

· 超声检查注意事项　▶▶▶

　　肩袖撕裂后常会导致肌腹萎缩，超声上显示肌肉厚度变薄，回声增高。因此，应注意对相应肌腹进行检查。

病例7　冈上肌腱全层撕裂

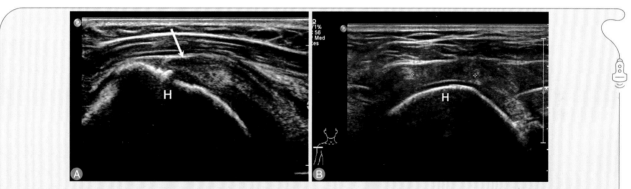

A.右侧冈上肌腱长轴切面显示冈上肌腱远段连续性中断（箭头），累及肌腱全层，其止点处肱骨大结节（H）表面不规则；B.右侧冈上肌腱短轴切面显示冈上肌腱远段连续性中断（标尺），累及肌腱大部分宽度。H：肱骨头。

图1-2-7　冈上肌腱全层撕裂

病例8　冈上肌腱全层撕裂、冈下肌肌腱病

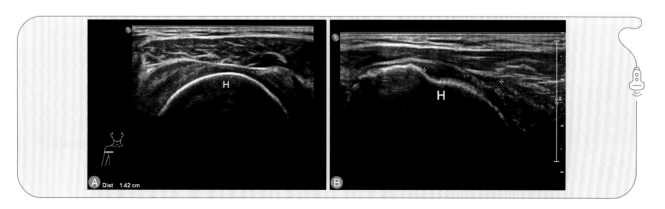

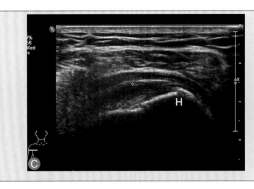

A.横切面显示右侧冈上肌腱全层撕裂（标尺），累及范围宽约1.4 cm，该处三角肌下滑囊直接覆盖在肱骨头上；B.纵切面显示冈上肌腱全层撕裂累及的长度（标尺）；C.纵切面显示冈下肌腱增厚，内回声减低（标尺），为肌腱病。H：肱骨头。

图1-2-8　冈上肌腱全层撕裂、冈下肌肌腱病

病例9　冈上肌腱大部分全层撕裂

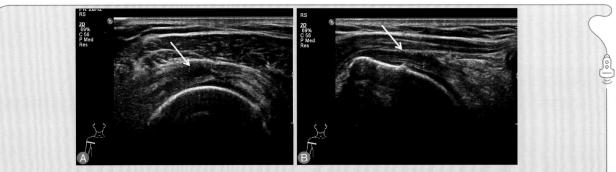

A.横切面可见右侧冈上肌腱全层撕裂（箭头），累及大部分肌腱宽度；B.纵切面可见冈上肌腱全层撕裂（箭头）。

图1-2-9　冈上肌腱大部分全层撕裂

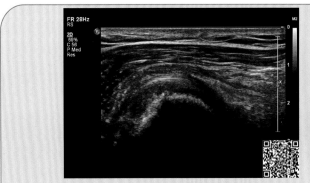

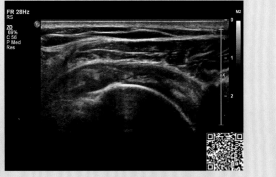

动态图1-2-1　长轴切面连续扫查显示冈上肌腱全层撕裂

动态图1-2-2　短轴切面连续扫查显示冈上肌腱全层撕裂

病例10　冈上肌腱撕裂伴肱二头肌长头肌腱半脱位

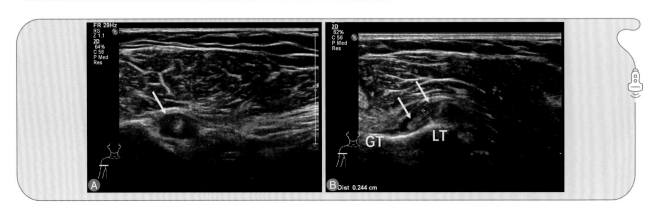

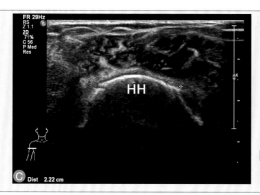

A.横切面显示右侧肱二头肌长头肌腱腱鞘内少量积液（箭头）；B.横切面显示右侧肱二头肌长头肌腱（箭头与标尺）变扁，并向内侧半脱位，"骑跨"在肱骨小结节上；C.短轴切面显示冈上肌腱完全断裂，结构缺失（标尺之间），累及整个肌腱宽度。GT：肱骨大结节；LT：肱骨小结节；HH：肱骨头。

图1-2-10　冈上肌腱撕裂伴肱二头肌长头肌腱半脱位

病例11　冈上肌腱全层撕裂伴止点处肱骨大结节骨赘突出

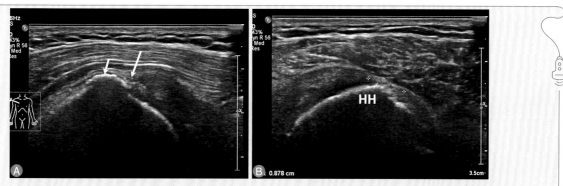

A.长轴切面可见右侧冈上肌腱远端全层撕裂，局部凹陷（长箭头），其近侧肌腱回缩增厚，远侧止点处可见肱骨大结节骨赘突出（短箭头）；B.短轴切面可见右侧冈上肌腱远端全层撕裂，累及部分肌腱宽度（标尺），其浅侧的三角肌下滑囊直接覆盖在肱骨头（HH）上。

图1-2-11　冈上肌腱全层撕裂伴止点处肱骨大结节骨赘突出

病例12　冈上肌腱远端全层撕裂伴肩峰下撞击征（骨性撞击）

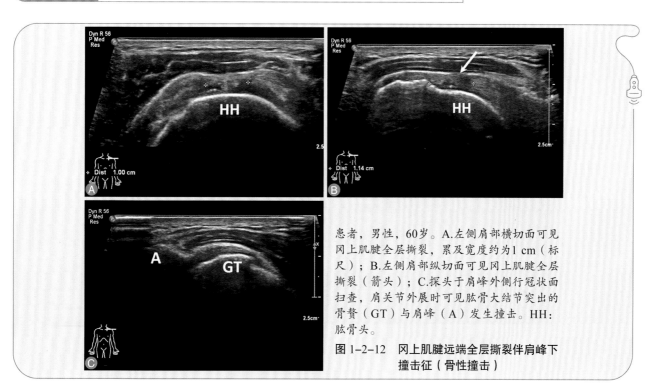

患者，男性，60岁。A.左侧肩部横切面可见冈上肌腱全层撕裂，累及宽度约为1 cm（标尺）；B.左侧肩部纵切面可见冈上肌腱全层撕裂（箭头）；C.探头于肩峰外侧行冠状面扫查，肩关节外展时可见肱骨大结节突出的骨赘（GT）与肩峰（A）发生撞击。HH：肱骨头。

图1-2-12　冈上肌腱远端全层撕裂伴肩峰下撞击征（骨性撞击）

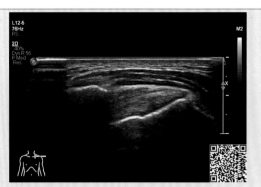

肩关节外展时可见肱骨大结节突出的骨赘与肩峰发生撞击。

动态图 1-2-3　肩峰下撞击征（骨性撞击）

病例 13　肩胛下肌腱与冈上肌腱撕裂伴肱二头肌长头肌腱半脱位

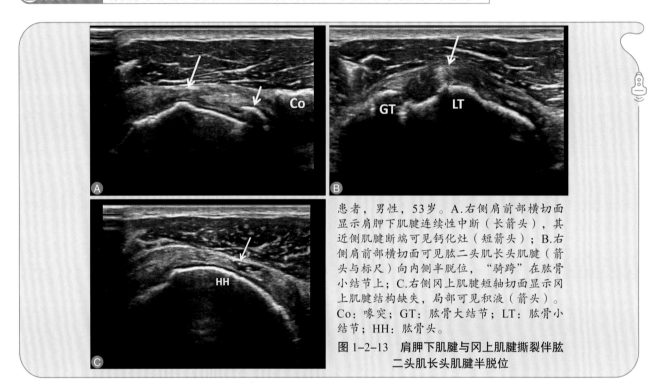

患者，男性，53岁。A.右侧肩前部横切面显示肩胛下肌腱连续性中断（长箭头），其近侧肌腱断端可见钙化灶（短箭头）；B.右侧肩前部横切面可见肱二头肌长头肌腱（箭头与标尺）向内侧半脱位，"骑跨"在肱骨小结节上；C.右侧冈上肌腱短轴切面显示冈上肌腱结构缺失，局部可见积液（箭头）。Co：喙突；GT：肱骨大结节；LT：肱骨小结节；HH：肱骨头。

图 1-2-13　肩胛下肌腱与冈上肌腱撕裂伴肱二头肌长头肌腱半脱位

病例 14　冈上肌腱撕裂伴肩胛下肌腱病

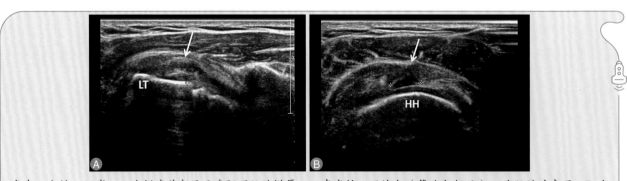

患者，女性，58岁。A.右侧肩前部显示肩胛下肌腱增厚，回声减低、不均匀（箭头与标尺），为肌腱病表现；B.右侧冈上肌腱短轴切面显示肌腱局部结构缺失，累及肌腱全层（箭头与标尺）。LT：肱骨小结节；HH：肱骨头。

图 1-2-14　冈上肌腱撕裂伴肩胛下肌腱病

病例 15 肱骨结节间沟骨桥形成、冈上肌腱撕裂伴冻结肩

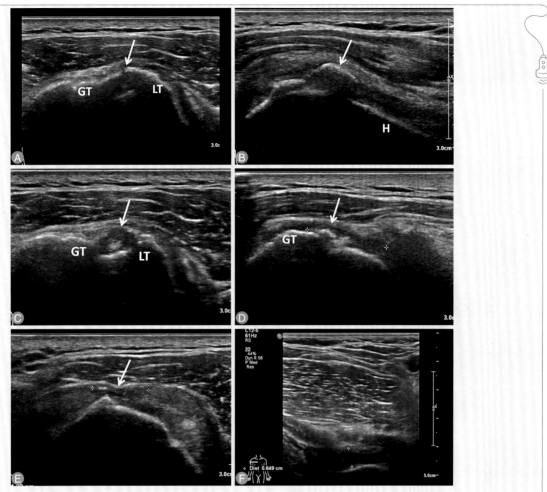

患者，男性，67岁。A.右侧肩前部横切面显示肱骨大结节（GT）与肱骨小结节（LT）之间骨桥形成（箭头），导致其深方肱二头肌长头肌腱结构显示不清；B.右侧肩前部纵切面显示肱骨结节间沟处骨桥形成（箭头），呈强回声，导致其深方肱二头肌长头肌腱结构显示不清；C.自骨桥再向上扫查可见肱二头肌长头肌腱及腱鞘内积液（箭头）；D.长轴切面可见冈上肌腱结构缺失（箭头与标尺）；E.短轴切面可见冈上肌腱结构缺失（箭头与标尺）；F.该患者腋窝处关节囊明显增厚，呈低回声（标尺），提示合并冻结肩。H：肱骨；GT：肱骨大结节；LT：肱骨小结节。

图 1-2-15　肱骨结节间沟骨桥形成、冈上肌腱撕裂伴冻结肩

病例 16 冈上肌腱撕裂（肩关节外展时更易显示冈上肌腱撕裂）

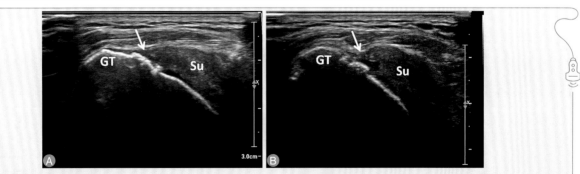

A.长轴切面显示右侧冈上肌腱（Su）远端连续性中断（箭头），其止点处肱骨大结节（GT）表面不规则；B.肩部外展时可见冈上肌腱（Su）撕裂处近侧断端回缩明显，使撕裂部位显示得更为清晰（箭头）。GT：肱骨大结节。

图 1-2-16　冈上肌腱撕裂

· 超声检查注意事项 ▶▶▶

应在肩关节不同体位下观察肌腱的撕裂，以判断是否有撕裂，以及鉴别是部分撕裂或全层撕裂。

📑 病例 17 冈上肌腱急性全层撕裂

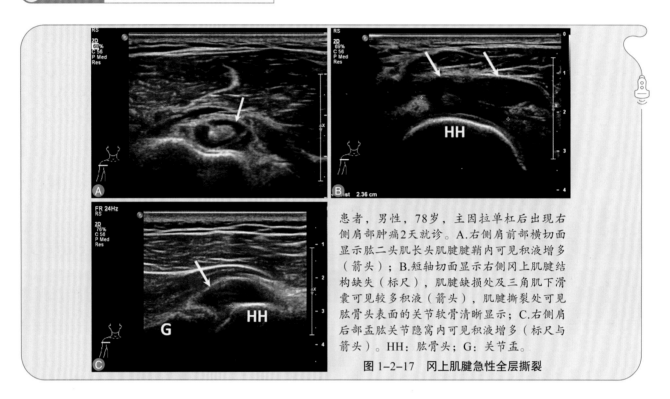

患者，男性，78岁，主因拉单杠后出现右侧肩部肿痛2天就诊。A.右侧肩前部横切面显示肱二头肌长头肌腱腱鞘内可见积液增多（箭头）；B.短轴切面显示右侧冈上肌腱结构缺失（标尺），肌腱缺损处及三角肌下滑囊可见较多积液（箭头），肌腱撕裂处可见肱骨头表面的关节软骨清晰显示；C.右侧肩后部盂肱关节隐窝内可见积液增多（标尺与箭头）。HH：肱骨头；G：关节盂。

图 1-2-17 冈上肌腱急性全层撕裂

· 超声检查注意事项 ▶▶▶

检查肩关节后部关节腔积液时，注意让患者肩关节外旋，此体位下有助于关节腔内积液的显示。

📑 病例 18 肩胛下肌腱撕裂伴肱二头肌长头肌腱半脱位

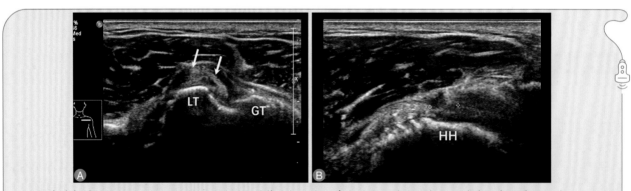

A.左侧肩前部横切面显示肱二头肌长头肌腱增粗（箭头），内回声欠均匀，其内侧部分"骑跨"在肱骨小结节上，为半脱位表现；B.短轴切面显示肩胛下肌腱浅层连续中断（标尺）。GT：肱骨大结节；LT：肱骨小结节；HH：肱骨头。

图 1-2-18 肩胛下肌腱撕裂伴肱二头肌长头肌腱半脱位

病例 19　肩袖撕裂修复术后再撕裂

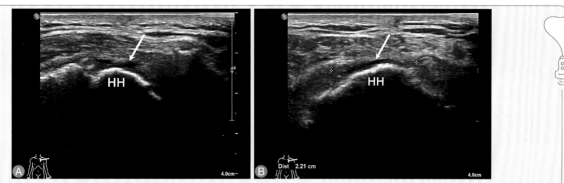

患者，男性，67岁，主因左侧肩袖撕裂修复术后2个月，活动后肩关节疼痛2周就诊。A.左侧冈上肌腱长轴纵切面显示该肌腱结构缺失，局部可见少量积液（箭头），其深方可见肱骨头关节软骨；B.短轴切面显示冈上肌腱结构缺失（标尺与箭头），其深方肱骨头裸露，为肌腱再次撕裂。HH：肱骨头。

图 1-2-19　肩袖修复术后再撕裂

病例 20　冈上肌腱全层撕裂伴肱二头肌长头肌肌腱病

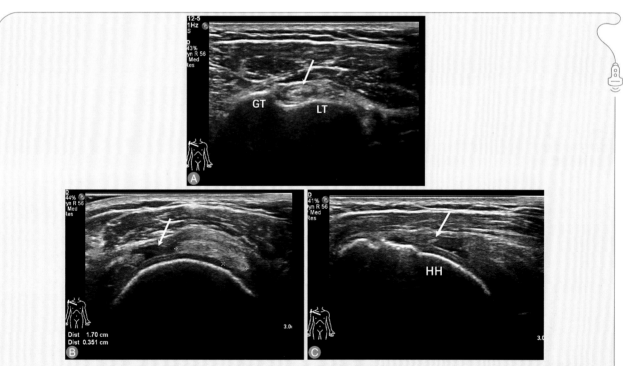

患者，女性，69岁。A.右侧肱骨结节间沟横切面显示肱二头肌长头肌腱未见异常（箭头）；B.右侧肩袖间隙处横切面显示肱二头肌长头肌腱显著增宽（标尺），为肌腱病表现，其后方冈上肌腱可见全层撕裂（箭头）；C.纵切面显示冈上肌腱全层撕裂（箭头），局部可见无回声积液。GT：肱骨大结节；LT：肱骨小结节；HH：肱骨头。

图 1-2-20　冈上肌腱全层撕裂伴肱二头肌长头肌肌腱病

病例 21 冈上肌腱远端滑囊侧撕裂

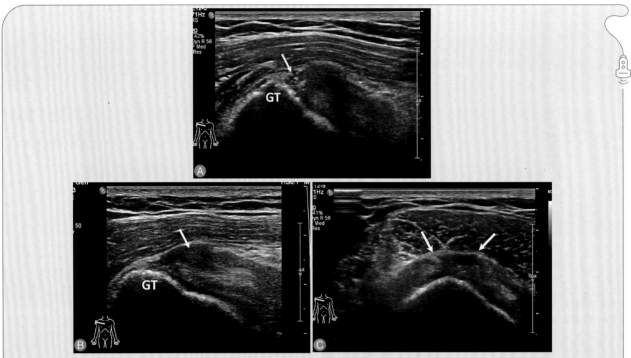

患者，女性，54岁。A.长轴切面显示右侧冈上肌腱远端连续性中断，累及肌腱的滑囊侧，局部可见积液（箭头）；B.长轴切面显示右侧冈上肌腱浅层连续性中断，其近侧断端回缩增厚（箭头）；C.短轴切面可见肌腱撕裂累及的宽度（箭头）。GT：肱骨大结节。

图 1-2-21　冈上肌腱远端滑囊侧撕裂

病例 22 右侧冈上肌腱远端全层撕裂

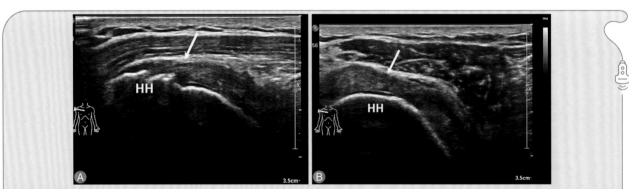

A.右侧冈上肌腱长轴切面显示冈上肌腱远端仅少许肌腱纤维连续（箭头），其止点处肱骨大结节不规则；B.横切面可见冈上肌腱局部变薄，可见不规则无回声区域累及肌腱的全层（箭头），为全层撕裂。HH：肱骨头。

图 1-2-22　右侧冈上肌腱远端全层撕裂

・ 超声检查注意事项 ▶▶▶

　　检查肌腱撕裂时，注意肌腱长轴切面与短轴切面相结合，切勿仅凭一个切面就作出诊断。

病例 23　冈上肌腱全层撕裂

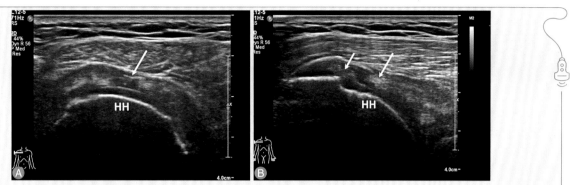

A.右侧肩部短轴切面可见冈上肌腱全层撕裂（箭头）；B.长轴切面可见冈上肌腱撕裂的近侧断端（长箭头）与远侧断端（短箭头）。HH：肱骨头。

图 1-2-23　冈上肌腱全层撕裂

· 超声检查注意事项　▶▶▶

　　超声检查时应注意对肌腱撕裂部位的观察，判断撕裂是位于肱骨大结节止点处还是腱体中部、肌腱-肌腹移行处。

病例 24　外伤后冈上肌腱撕裂伴肱二头肌长头肌腱脱位、肩关节腔积液

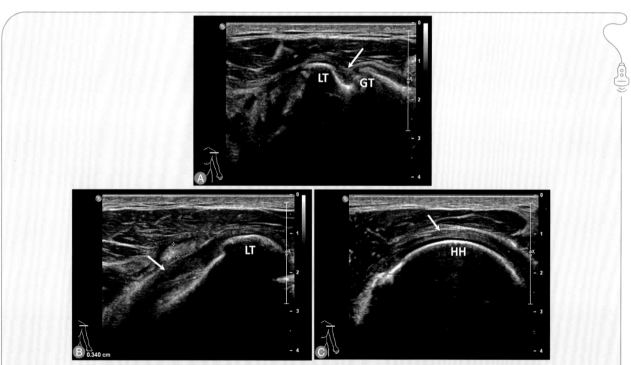

患者因左肩外伤后1个月就诊。A.横切面显示左侧肱骨结节间沟处肱二头肌长头肌腱缺失（箭头）；B.左侧肩前部横切面显示肱二头肌长头肌腱（标尺）脱位至肩胛下肌腱（箭头）的浅侧；C.横切面显示冈上肌腱完全缺失（箭头），三角肌下滑囊直接覆盖在肱骨头上。

图 1-2-24　外伤后冈上肌腱撕裂伴肱二头肌长头肌腱脱位、肩关节腔积液

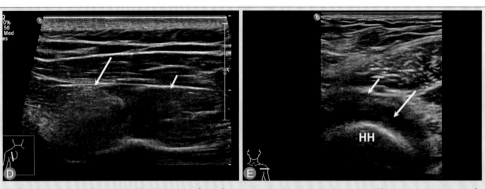

D.肩后部纵切面显示冈下肌萎缩（长箭头），回声增高，小圆肌未见明显萎缩（短箭头）；E.左侧腋窝处肩关节腔内可见积液（长箭头）与关节囊增厚（短箭头）。HH：肱骨头；LT：肱骨小结节；GT：肱骨大结节。

图1-2-24　外伤后冈上肌腱撕裂伴肱二头肌长头肌腱脱位、肩关节腔积液（续）

· **超声检查注意事项** ▶▶▶

　　肩袖肌腱撕裂时，应注意对其肌腹的检查。因肌腱撕裂后其肌腹会发生萎缩改变，而显著的肌萎缩是肩袖撕裂修复术后肌腱再撕裂的危险因素之一。

病例25　冈上肌腱陈旧性撕裂

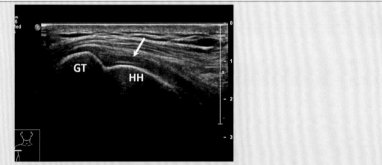

纵切面显示右侧冈上肌腱结构缺失，局部可见条形低回声区（箭头），为增厚的滑膜组织。GT：肱骨大结节；HH：肱骨头。

图1-2-25　冈上肌腱陈旧性撕裂

病例26　超声造影诊断冈上肌腱滑囊侧部分撕裂

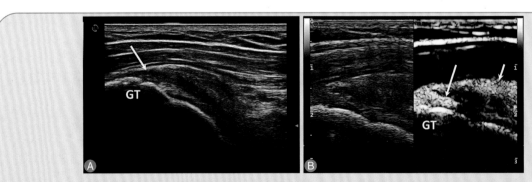

患者，男性，54岁，主因右侧肩关节疼痛就诊。A.纵切面显示右侧冈上肌腱滑囊侧回声减低（箭头），不均匀，可疑撕裂；B.于三角肌下滑囊内注入造影剂声诺维后，纵切面可见右侧冈上肌腱远端滑囊侧造影剂充填，呈强回声（长箭头），为滑囊侧部分撕裂，短箭头为三角肌下滑囊内充填的造影剂。GT：肱骨大结节。

图1-2-26　超声造影诊断冈上肌腱滑囊侧部分撕裂

病例 27　超声造影诊断冈上肌腱关节侧部分撕裂

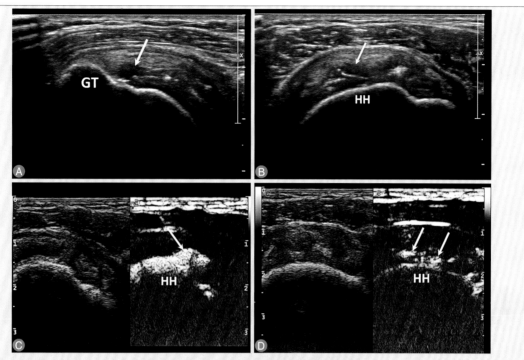

患者，女性，52岁，主因右侧肩关节疼痛就诊。A.长轴切面显示右侧冈上肌腱远端腱体内回声减低，并可见点状、线状强回声（箭头）；B.短轴切面显示右侧冈上肌腱远端腱体内回声减低，并可见线状强回声（箭头）；C.于肩关节腔内注入超声造影剂声诺维后，超声造影条件下观察横切面可见冈上肌腱前部远段关节侧肌腱内造影剂充填（箭头），未累及肌腱全层，为肌腱部分撕裂；D.探头稍向内侧移动，可见冈上肌腱关节侧造影剂充填（箭头），形态不规则，但未累及肌腱全层，为肌腱部分撕裂。GT：肱骨大结节；HH：肱骨头。

图 1-2-27　超声造影诊断冈上肌腱关节侧部分撕裂

● 相关知识点 ▶▶▶

1.肩袖病变为一种退行性病变，其发病率随着年龄的增加而增加。30岁时发病率为10%，60~70岁时发病率为50%，80岁时发病率则为80%。

2.肩袖病变发病机制目前认为包括以下两种：一为内部因素，即为肌腱局部缺乏血供所致，乏血供区位于冈上肌腱于近肱骨大结节止点处的近侧1 cm处，该处易发生缺血，继而导致肌腱退行性变；二为外部因素，为肩峰下撞击所致，即冈上肌腱在肩峰下间隙受到撞击而损伤。肩峰下间隙为肱骨头与喙肩弓之间的间隙，而喙肩弓由肩峰的前部、肩锁关节、喙肩韧带和喙突的尖部组成。

3.肩袖损伤可分为三期。

Neer Ⅰ期：患者较年轻，表现为肩峰下滑囊炎，肩袖肌腱无损伤或轻微损伤。该病变可逆。

Neer Ⅱ期：表现为冈上肌腱逐渐增厚，内部回声不均，为肌腱病表现。同时伴有三角肌下滑囊的增厚。

Neer Ⅲ期：肩袖肌腱损伤加重，出现部分或全层撕裂。

4.肩袖肌腱病为Neer Ⅱ期病变，病理上表现为肌腱微小撕裂、黏液变性，继而肌腱发生修复。肩袖肌腱病在超声上表现为肌腱肿胀（局部或弥漫性增厚）、内部回声异常。肌腱厚度>8 mm，或局部增厚，或与无症状侧厚度差异>1.5 mm，可提示诊断。肩袖肌腱病时常伴有三角肌下滑囊的增厚与积液。

5.肩袖病变中最常累及的为冈上肌腱。对于冈上肌腱，最先累及的是该肌腱的前1/2部分，该处紧邻肱二头肌长头肌腱。随着病变的进展，冈上肌腱前部的撕裂可向后部进一步累及冈上肌腱的中部，继而后部，最终导致整个冈上肌腱完全撕裂。冈上肌腱的撕裂可进一步向后累及冈下肌腱，少数情况下可向前累及肩胛下肌腱。当撕裂向前方扩展时，可导致肱二头肌长头肌腱的固定结构如喙肱韧带、盂肱上韧带撕裂。

　　6.单发的肩胛下肌腱撕裂较为少见，多发生于运动损伤，为肩部外展、外旋时受到强力牵拉所致。

　　7.超声检查发现冈上肌腱撕裂时，应注意观察撕裂是否向后累及冈下肌腱，向前是否累及肩袖间隙内的喙肱韧带、盂肱上韧带，再向前是否累及肩胛下肌腱。此外，还应注意对肩胛下肌腱头侧部分的观察。

　　8.超声诊断肩袖撕裂时，应注意描述撕裂在长轴切面累及的长度、在短轴切面累及的宽度；撕裂发生的部位是在肌腱止点处、肌腱中部或是肌腱-肌腹移行处。

　　9.动态检查有助于肩袖撕裂的准确诊断。如探头加压实时观察有助于显示撕裂处的积液；肩关节外展、内旋、外旋动作时实时超声检查有助于进一步显示肌腱撕裂的部位和范围。

　　10.高频超声在肩袖全层撕裂的诊断上具有较高的准确性，但其在肩袖部分撕裂的诊断上准确性不高，而超声造影检查则可进一步提高超声诊断肩袖撕裂尤其是部分撕裂的准确性。采用的方法为于肩关节腔内或三角肌下滑囊内注入超声造影剂，如声诺维，然后在超声造影条件下观察造影剂在肩袖内的充填情况，以帮助判断肩袖是否撕裂及撕裂的类型。

第三节　肩袖钙化性肌腱炎

病例 1　肩袖钙化性肌腱炎

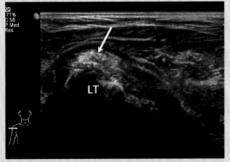

患者，女性，65岁，主因右侧肩部突然剧烈疼痛就诊。长轴切面显示右侧肩前部肩胛下肌腱止点处钙化灶（箭头），结构较疏松，探头加压后局部疼痛明显。LT：肱骨小结节。

图1-3-1　肩袖钙化性肌腱炎

病例 2　冈上肌腱钙化性肌腱炎

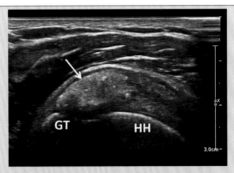

长轴切面可见左侧冈上肌腱内较大钙化灶（箭头），后方声影不明显，内呈细密点状强回声。GT：肱骨大结节；HH：肱骨头。

图1-3-2　冈上肌腱钙化性肌腱炎

病例 3　肩袖钙化灶伴三角肌下钙化性滑囊炎

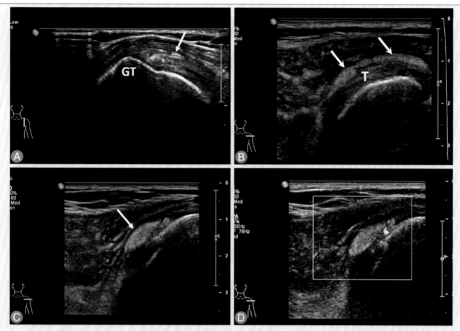

A.长轴切面显示左侧冈上肌腱内少许钙化灶（箭头）；B.左侧肩胛下肌腱（T）浅侧的三角肌下滑囊内有较多钙化物质，呈偏高回声（箭头）；C.另一切面显示左侧三角肌下滑囊内钙化物质呈偏高回声（箭头）；D.PDI显示钙化灶周围可见较丰富的血流信号。GT：肱骨大结节。

图 1-3-3　肩袖钙化灶伴三角肌下钙化性滑囊

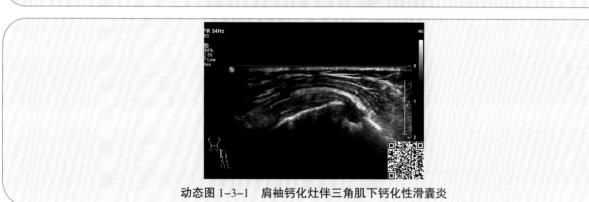

动态图 1-3-1　肩袖钙化灶伴三角肌下钙化性滑囊炎

病例 4　钙化性三角肌下滑囊炎

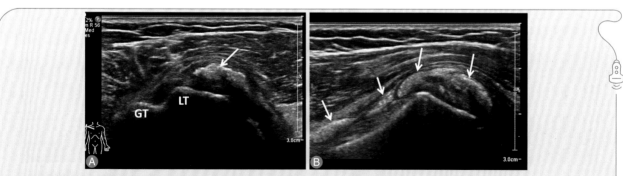

A.右侧肩前部于肩胛下肌腱浅侧的三角肌下滑囊内可见钙化灶，其内结构较疏松（箭头）；B.右侧肩前部三角肌下滑囊内可见较大范围钙化灶，其内结构较疏松（箭头）。GT：肱骨大结节；LT：肱骨小结节。

图 1-3-4　钙化性三角肌下滑囊炎

病例 5 超声引导下冈上肌腱钙化灶穿刺抽吸治疗

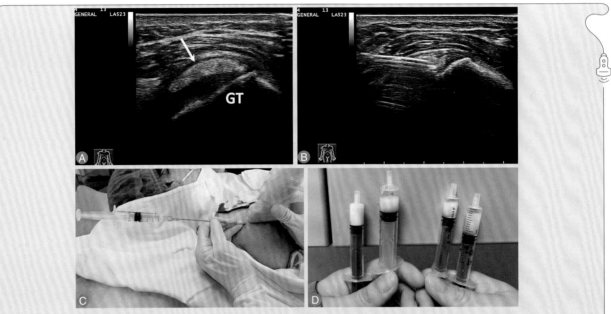

A.纵切面可见右侧冈上肌腱内钙化灶（箭头），呈等回声，后方声影不明显，局部压痛明显；B.超声引导下将18 G穿刺针刺入钙化灶内进行反复抽吸与灌洗；C.穿刺针与探头的位置；D.显示最后抽出的钙化物质。GT：肱骨大结节。

图 1-3-5 超声引导下冈上肌腱钙化灶穿刺抽吸治疗

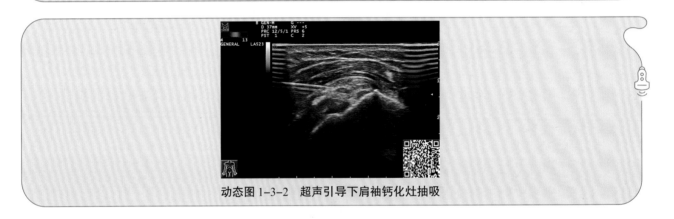

动态图 1-3-2 超声引导下肩袖钙化灶抽吸

病例 6 超声引导下冈上肌腱钙化灶穿刺抽吸

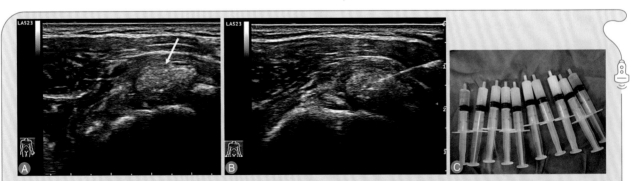

患者，女性，42岁，主因左肩疼痛1个月就诊。A.横切面显示左侧冈上肌腱内钙化灶（箭头），呈等回声；B.超声引导下将18 G穿刺针刺入钙化灶内进行抽吸与灌洗；C.显示灌洗液中的钙化物质。

图 1-3-6 超声引导下冈上肌腱钙化灶穿刺抽吸

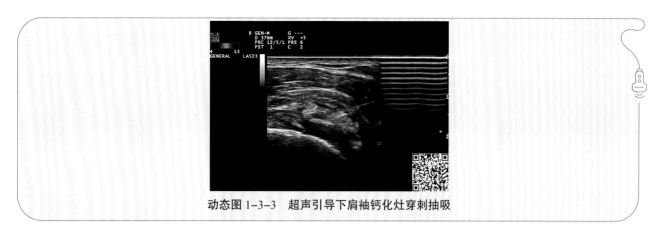

动态图 1-3-3　超声引导下肩袖钙化灶穿刺抽吸

病例 7　肩袖钙化灶所致的喙突下撞击

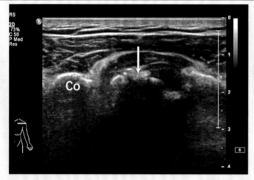 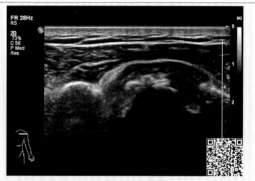

横切面显示左侧肩胛下肌腱内较大钙化灶（箭头），后方伴声影。肩关节内旋时，可见钙化灶与喙突相撞击。Co：喙突。

动态图 1-3-4　肩关节内旋时可见肩胛下肌腱内钙化灶与喙突相撞击

图 1-3-7　肩袖钙化灶所致的喙突下撞击

病例 8　肩胛下肌腱钙化灶

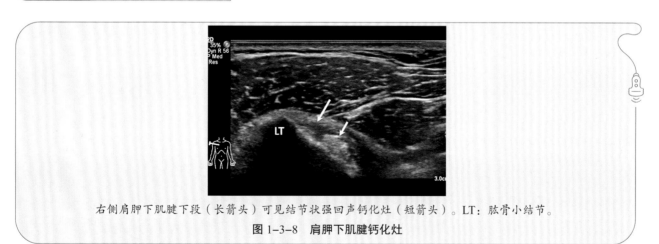

右侧肩胛下肌腱下段（长箭头）可见结节状强回声钙化灶（短箭头）。LT：肱骨小结节。

图 1-3-8　肩胛下肌腱钙化灶

· 超声检查注意事项　▶▶▶

　　该钙化灶位于肩胛下肌腱的偏下部分，易被漏诊，应注意对肌腱的全面扫查。

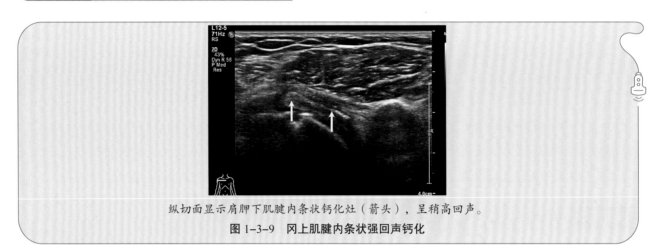

纵切面显示肩胛下肌腱内条状钙化灶（箭头），呈稍高回声。

图 1-3-9　冈上肌腱内条状强回声钙化

• 超声检查注意事项 ▶▶▶

须仔细扫查，易遗漏。

• 相关知识点 ▶▶▶

一、肩袖钙化性肌腱炎

肩袖钙化性肌腱炎为钙盐（主要为羟磷灰石钙）在肩袖各肌腱内沉积所致的病变。该病为常见的自限性疾病，可见于7.5%的成年人。女性较男性更为常见，多见于40～60岁。最常累及的肌腱为冈上肌腱（80%），其次为冈下肌腱（15%）和肩胛下肌腱（5%），其中冈上肌腱距肱骨大结节止点1 cm处、冈下肌腱下1/3处、肩胛下肌腱近止点处为钙化灶最常累及的部位。

肩袖钙化性肌腱炎的少见并发症之一为腱体内的钙化灶可自肌腱扩展至肩峰下−三角肌下滑囊下区域，或滑囊内区域，或进入肱骨头内。该并发症常伴有肩部剧烈疼痛、局部压痛、肩部活动受限、全身症状（如发热、白细胞增高）等。

肩峰下−三角肌下滑囊下扩展是指钙化灶扩展至肩峰下−三角肌下滑囊与肌腱之间。

肩峰下−三角肌下滑囊内扩展是指钙化灶扩展至肩峰下−三角肌下滑囊内，此时可见滑囊壁增厚，内部积液不均匀，含有钙化物质。在钙化灶自肌腱向外扩展过程中，有时可发生肌腱滑囊侧的撕裂。

肌腱内钙化灶可向骨内迁移，此征象不仅可见于肩袖肌腱，亦可见于其他部位的肌腱，如胸大肌肌腱、臀大肌肌腱与臀中肌肌腱、大收肌肌腱和三角肌止点处等。在肩部，如钙化灶位于冈上肌腱与冈下肌腱近止点部位，则易发生向肱骨头内的迁移。如钙化灶一开始即位于肱骨大结节内，导致局部发生骨溶解后，钙化灶可向骨外迁移。

Flemming等回顾分析了50例钙化性肌腱炎累及骨质者，结果显示，病变分别位于股骨干（19例）、肱骨大结节与肱骨小结节（11例）、肱骨干（9例）、手腕部（3例）、足部（3例）、髋臼（2例）、股骨远段（1例）、颈椎（1例）、锁骨（1例）。累及股骨者，病变位于股骨后部转子下方的股骨粗线处，在股骨小转子水平或其以下6 cm范围内；累及股骨远段者，病变位于股骨内侧髁；累及肱骨干者，病变位于肱骨前部，在胸大肌止点处或附近；累及肱骨近段者，病变位于肱骨小结节或者肱骨大结节；累及手腕者，病变可见位于头状骨背侧或者第1掌指关节；累及足部者，病变可见位于第1跖趾关节；累及髋部者，病变可见位于髋臼缘下内侧或者上外侧髋臼唇。

钙化性肌腱炎侵及骨质时最常见的表现为骨皮质侵蚀性改变，占78%，少数患者表现为骨髓病变而无明确的骨皮质缺损改变。诊断时，若发现邻近肌腱的钙化灶且该部位为钙化性肌腱炎累及骨质的典型部位及周围软组织未见明显占位性病变，可提示钙化性肌腱炎侵蚀骨质。

二、肩袖钙化灶的超声分型

Ⅰ型：强回声斑伴边界清楚的声影（钙化灶的形成期，患者肩痛不明显）。

Ⅱ型：强回声团伴弱声影。

Ⅲ型：强回声团后方无声影。

Ⅱ型与Ⅲ型被认为是钙化灶的吸收期，超声显示钙化灶内部结构较为疏松。如患者肩痛较为显著，且探头加压时疼痛加重，可对此类钙化灶进行超声引导下穿刺抽吸，以缓解患者疼痛的症状。

三、与其他含钙化病变的鉴别

（一）原发性滑膜软骨瘤病

该病为少见的良性肿瘤性病变，为关节、腱鞘或滑囊的滑膜内软骨结节形成所致。软骨结节增大后可脱离滑膜进入关节腔内或腱鞘内、滑囊内。该病多见于成年男性，膝关节与髋关节为好发部位。临床表现为疼痛肿胀、受累关节活动受限。X线检查可见关节内多发钙化灶，常见的特异性征象为无数的、大小类似的钙化灶，或出现典型的软骨样环形或弧形矿化表现。这些结节也可发生骨化，表现为周边的骨皮质和内部的骨小梁结构。关节内这些结节的机械压力可导致骨侵蚀病变及继发性骨性关节炎。

（二）肿瘤样钙质沉积

该病为少见遗传性疾病，为磷酸盐代谢异常所致的大量关节周围钙质沉积。钙化性病灶常见于髋关节、肘关节、肩关节、足与腕关节周围，一般无痛，除非钙化灶卡压局部神经。需鉴别的病变包括软组织肉瘤所致的钙质沉积。鉴别要点为肿瘤样钙质沉积一般无实性成分，而滑膜肉瘤、骨外骨肉瘤、软骨肉瘤都有非钙化的实性成分；肿瘤样钙质沉积一般为多灶性病变。此外，还需与代谢性钙化灶（与异常钙/磷水平有关）、营养不良性钙化（常为炎性病变或感染性病变所致）相鉴别。

（三）钙化性腱膜纤维瘤

该病为少见的、良性但具有局部侵及性的成纤维细胞肿瘤，最常累及手部的掌侧深筋膜、肌腱与腱膜，其次为足部。少数情况下，可见于颈部、大腿、前臂、腘窝和腰骶部。该病多见于儿童和青少年，男性较女性多见。超声上可表现为一软组织肿块，边界不清，内部可见数量不等的细小、点状钙化。目前，影像学鉴别该肿瘤与软组织肉瘤较为困难。常需要通过活检与病理学检查进行诊断。

（四）血管畸形

静脉石可见于约50%的静脉畸形病变，为血流缓慢、血栓形成所致；而高流速的血管畸形病变则易在动脉管壁内形成轨道样钙化。

四、钙化与骨化

鉴别钙化与骨化对于诊断与鉴别诊断非常重要。对于软组织的钙化与骨化，X线检查为首要手段。X线上，钙化表现为矿化密度，而成熟骨表现为外部的骨皮质和内部的骨小梁结构。CT对于检测钙化与骨化更为敏感。CT上，钙化的CT值范围较宽，常为100~400 Hu，而骨的CT值更高（骨小梁为700 Hu，骨皮质大于1500 Hu）。超声鉴别钙化与骨化较为困难。

第四节　肱二头肌长头肌腱病变

病例 1　肱二头肌长头肌腱腱鞘炎

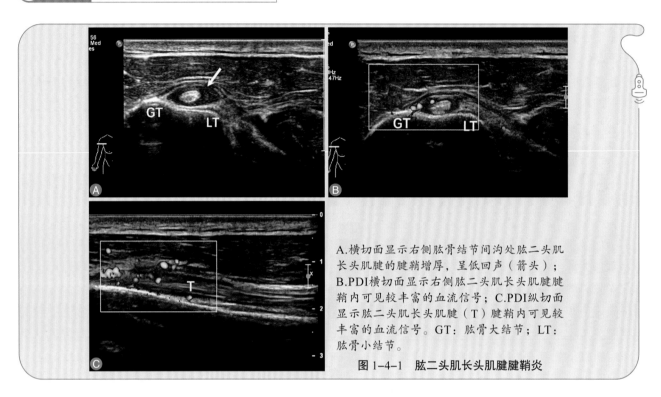

A.横切面显示右侧肱骨结节间沟处肱二头肌长头肌腱的腱鞘增厚，呈低回声（箭头）；B.PDI横切面显示右侧肱二头肌长头肌腱腱鞘内可见较丰富的血流信号；C.PDI纵切面显示肱二头肌长头肌腱（T）腱鞘内可见较丰富的血流信号。GT：肱骨大结节；LT：肱骨小结节。

图1-4-1　肱二头肌长头肌腱腱鞘炎

病例 2　肱二头肌长头肌腱腱鞘炎伴肱骨大结节与小结节骨赘形成

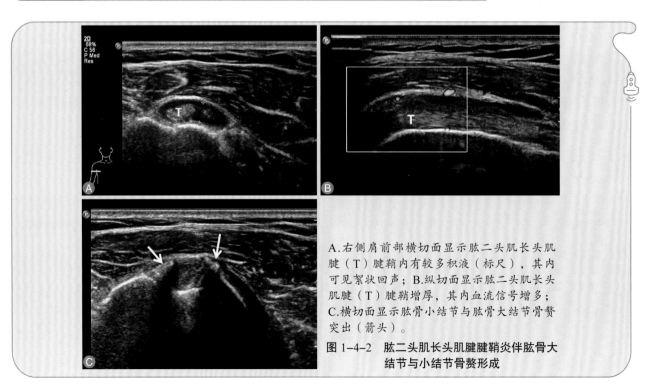

A.右侧肩前部横切面显示肱二头肌长头肌腱（T）腱鞘内有较多积液（标尺），其内可见絮状回声；B.纵切面显示肱二头肌长头肌腱（T）腱鞘增厚，其内血流信号增多；C.横切面显示肱骨小结节与肱骨大结节骨赘突出（箭头）。

图1-4-2　肱二头肌长头肌腱腱鞘炎伴肱骨大结节与小结节骨赘形成

·超声检查注意事项 ▶▶▶

　　肱骨结节间沟的骨赘可导致肱二头肌长头肌腱的磨损，从而引起腱鞘炎、肌腱磨损变细甚至肌腱撕裂。因此，应注意对肱骨结节间沟的骨质进行检查，观察骨表面是否平滑、有无外突的骨赘、肱二头肌长头肌腱有无增粗、内部回声有无不均等表现。

病例3　**先天性双侧肱骨结节间沟平坦伴肱二头肌长头肌腱脱位**

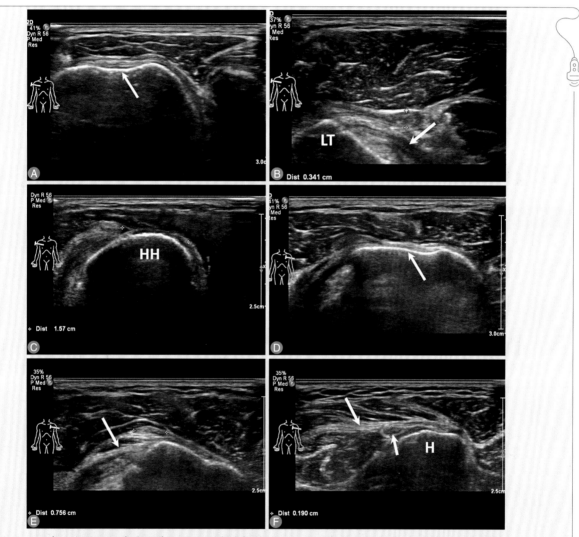

　　患者，女性，64岁，主因双侧肩痛就诊。A.右侧肩前部横切面显示肱骨结节间沟平坦（箭头），其内未见明显长头肌腱结构；B.于右侧肱骨小结节（LT）内侧、肩胛下肌腱（箭头）浅侧可见肱二头肌长头肌腱结构（标尺），为长头肌腱脱位表现；C.横切面显示右侧冈上肌腱全层撕裂（标尺），其深方可见肱骨头（HH）；D.左侧肩前部横切面可见肱骨结节间沟平坦（箭头），其内未见明显长头肌腱结构；E.探头向内侧移动，于左侧肩胛下肌腱（箭头）浅侧可见肱二头肌长头肌腱结构（标尺），较为细小；F.自上一切面连续横切向下扫查以明确该肌腱是否为肱二头肌长头肌腱，见该肌腱位于左侧胸大肌肌腱（长箭头）深方，再向远侧其周围出现肱二头肌长头的肌腹，证实该肌腱为肱二头肌长头肌腱（短箭头）。H：肱骨。

图1-4-3　先天性双侧肱骨结节间沟平坦伴肱二头肌长头肌腱脱位

（肩）病例 4　肱二头肌长头肌腱半脱位

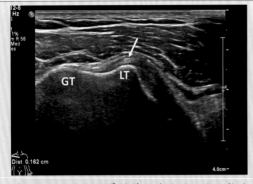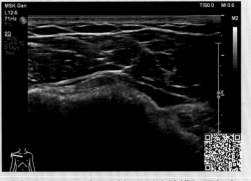

横切面显示右侧肱骨结节间沟处肱二头肌长头肌腱（箭头）部分位于肱骨小结节的浅侧，为半脱位表现。GT：肱骨大结节；LT：肱骨小结节。

动态图 1-4-1　自远侧向近侧连续横切面扫查可见肱二头肌长头肌腱部分"骑跨"于肱骨小结节的浅侧

图 1-4-4　肱二头肌长头肌腱半脱位

（肩）病例 5　肱二头肌长头肌腱卡压

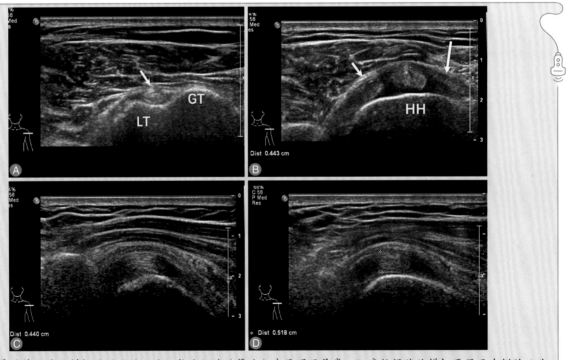

A.左侧肱骨结节间沟处横切面显示肱二头肌长头肌腱（箭头）未见明显异常；B.肩袖间隙处横切面显示左侧肱二头肌长头肌腱显著增粗（标尺），短箭头示肩胛下肌腱，长箭头示冈上肌腱；C.长轴切面肩部中立位显示肱二头肌长头肌腱厚约4.4 mm；D.肩部外展位时显示肱二头肌长头肌腱（标尺）较中立位时增粗，厚约5.2 mm。LT：肱骨小结节；GT：肱骨大结节；HH：肱骨头。

图 1-4-5　肱二头肌长头肌腱卡压（1）

病例6　肱二头肌长头肌腱卡压

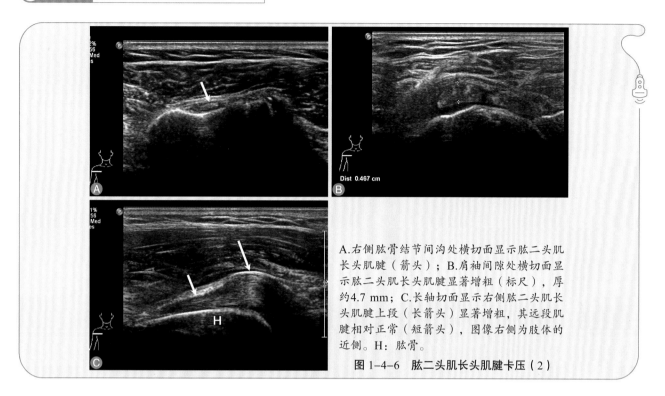

A.右侧肱骨结节间沟处横切面显示肱二头肌长头肌腱（箭头）；B.肩袖间隙处横切面显示肱二头肌长头肌腱显著增粗（标尺），厚约4.7 mm；C.长轴切面显示右侧肱二头肌长头肌腱上段（长箭头）显著增粗，其远段肌腱相对正常（短箭头），图像右侧为肢体的近侧。H：肱骨。

图1-4-6　肱二头肌长头肌腱卡压（2）

病例7　肱二头肌长头肌腱腱鞘炎伴上段肌腱肌腱病

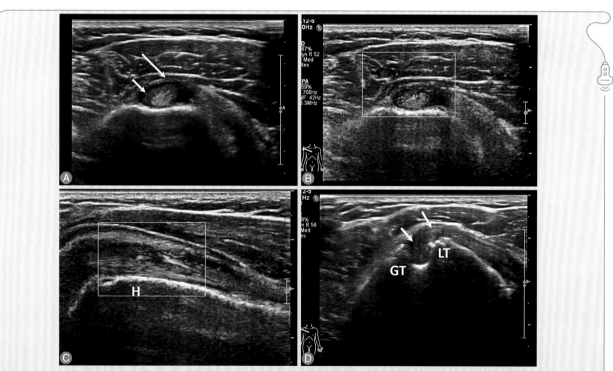

A.横切面显示右侧肱骨结节间沟处肱二头肌长头肌腱的腱鞘扩张，内可见少量积液，另可见腱鞘的壁层（长箭头）与脏层（短箭头）均增厚；B.PDI横切面于增厚的腱鞘内可见血流信号增多；C.PDI长轴切面于增厚的腱鞘内可见血流信号增多，H：肱骨；D.探头横切面向上扫查，于肱骨结节间沟上段可见肱二头肌长头肌腱增粗（箭头），肱骨小结节（LT）表面不平，可见骨赘突出，GT：肱骨大结节。

图1-4-7　肱二头肌长头肌腱腱鞘炎伴上段肌腱肌腱病

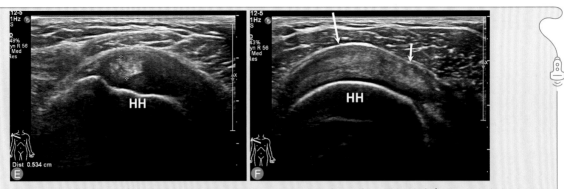

E.探头横切面继续向上方移动，于肩袖间隙处可见肱二头肌长头肌腱增粗（标尺），为肌腱病表现；F.短轴切面显示右侧冈上肌腱后部增厚（长箭头），短箭头所指为冈上肌腱的前部。H：肱骨；GT：肱骨大结节；LT：肱骨小结节；HH：肱骨头。

图 1-4-7 肱二头肌长头肌腱腱鞘炎伴上段肌腱肌腱病（续）

三病例 8 双侧肱二头肌长头肌腱腱鞘内多发强回声灶，为滑膜软骨瘤病

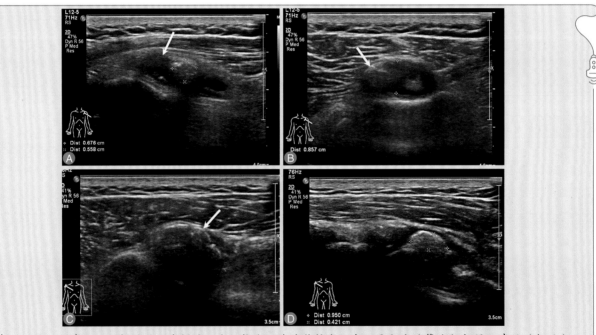

患者，男性，54岁。A.纵切面显示左侧肱二头肌长头肌腱腱鞘扩张，内可见积液（箭头）与强回声灶（标尺）；B.横切面显示左侧肱二头肌长头肌腱腱鞘扩张，内可见积液（标尺）与强回声灶（箭头）；C.横切面显示右侧肱二头肌长头肌腱腱鞘扩张，内可见一强回声灶（箭头），后方伴声影；D.纵切面显示右侧肱二头肌长头肌腱腱鞘扩张，内可见另一强回声灶（标尺）。

图 1-4-8 双侧肱二头肌长头肌腱腱鞘内多发强回声灶，为滑膜软骨瘤病

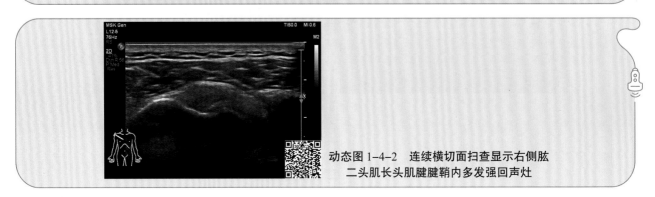

动态图 1-4-2 连续横切面扫查显示右侧肱二头肌长头肌腱腱鞘内多发强回声灶

病例9　肱二头肌长头肌腱腱鞘内色素沉着绒毛结节滑膜炎

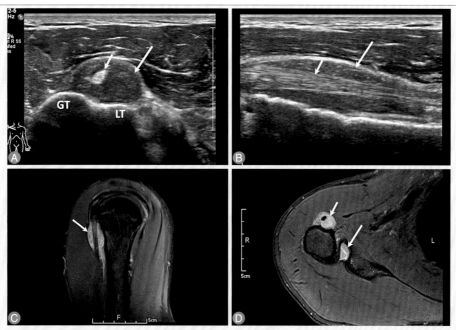

患者，男性，33岁。A.右侧肱骨结节间沟处横切面显示肱二头肌长头肌腱（短箭头）腱鞘扩张（长箭头），内呈低回声；B.右侧肱骨结节间沟处纵切面显示肱二头肌长头肌腱（短箭头）腱鞘扩张（长箭头），内呈低回声，PDI于其内未见明显血流信号；C.MRI矢状面显示肱二头肌长头肌腱腱鞘扩张（箭头），内可见积液与细小结节状低信号；D.MRI横断面显示肱二头肌长头肌腱腱鞘扩张（短箭头）与腋窝处关节囊扩张（长箭头），内可见积液与细小结节状低信号。GT：肱骨大结节；LT：肱骨小结节。

图1-4-9　肱二头肌长头肌腱腱鞘内色素沉着绒毛结节滑膜炎

病例10　肱二头肌长头肌腱断裂

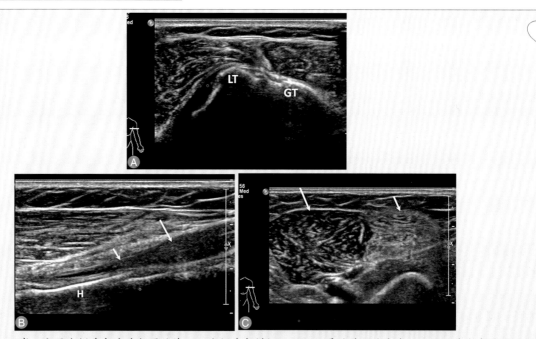

患者，男性，58岁，主因左侧肩部疼痛数周就诊。A.左侧肩部横切面显示肱骨结节间沟空虚、不平，其内未见明显长头肌腱结构；B.于肱骨结节间沟远侧可见肱二头肌长头肌腱远侧断端（长箭头），较正常增粗，回声减低，其近侧肌腱逐渐变细，直至中断（短箭头）；C.横切面于上臂前部中段可见肱二头肌长头肌腹变薄，回声增高（短箭头），为肌萎缩表现，其内侧可见正常肱二头肌短头肌腹（长箭头）。LT：肱骨小结节；GT：肱骨大结节；H：肱骨。

图1-4-10　肱二头肌长头肌腱断裂

• 相关知识点 ▶▶▶

一、肱二头肌长头肌腱与肩袖间隙

肱二头肌长头肌腱的走行较为复杂，包括关节囊内部分与关节囊外部分。该肌腱起自盂上结节和上盂唇。肱二头肌长头肌腱首先走行于关节囊内，即肩袖间隙，继而走行于肱骨结节间沟内（关节囊外）。肩袖间隙为一个三角形的间隙，其后方为冈上肌腱的前缘，前方为肩胛下肌腱的上缘，底部为喙突基底部，尖部为肱横韧带。肩袖间隙实际上为肩袖的一个缺损部位，为喙突在冈上肌腱与肩胛下肌腱之间突出所致。

在肩袖间隙内，肱二头肌长头肌腱被肱二头肌腱滑车所固定，该滑车由喙肱韧带和盂肱上韧带构成。喙肱韧带起自喙突基底部的外侧部分，向远侧分为两束，位于内侧的、较小的一束跨过肱二头肌长头肌腱，继而止于肱骨小结节；位于外侧的、较大的一束止于肱骨大结节及冈上肌腱前部。盂肱上韧带起自盂上结节，自肱二头肌长头肌腱的前侧，止于肱骨小结节。

肩袖间隙被认为是一个功能复合体，其内的多个结构包括肱二头肌长头肌腱、喙肱韧带、盂肱上韧带、冈上肌腱的前部和肩胛下肌腱的上部，彼此密切相关。肩袖间隙的病变可由急性创伤、反复的微小创伤或退行性病变导致。

二、肱二头肌长头肌腱腱鞘炎与肌腱病

1.肱二头肌长头肌腱的病变主要包括腱鞘炎与肌腱病，其发病机制为撞击与磨损。撞击损伤的机制与冈上肌腱的肩峰下撞击损伤相似，即位于关节囊内的肱二头肌长头肌腱在肩部外展与旋转时于肱骨头与喙肩弓之间受到撞击而损伤。磨损损伤是由于肱二头肌长头肌腱在肱骨结节间沟受到慢性磨损而发生的损伤，可由于肱骨结节间沟狭窄、肱骨小结节骨赘突出等导致。

2.肱二头肌长头肌肌腱病时，超声上可见肱二头肌长头肌腱增粗，内部回声不均匀，有时可见纵行无回声撕裂，甚至导致肌腱分成两束。肌腱病多发生在位于肱骨头浅侧与肱骨结节间沟近段的长头肌腱，因此应注意对这两个部位的长头肌腱进行检查。肱二头肌长头肌腱的反复磨损亦可导致肌腱变细，表面不平滑。

三、肱二头肌长头肌腱脱位

1.肱二头肌长头肌腱脱位的发生与固定长头肌腱的结构——喙肱韧带和盂肱上韧带、肱横韧带和胸大肌肌腱发生损伤有关，其中喙肱韧带对于长头肌腱的稳定起着重要作用。肱二头肌长头肌腱一般向内侧脱位。当肱二头肌强力收缩或外旋时易导致脱位的发生。正常肱骨结节间沟深度为4~5 mm，当结节间沟较浅（<3 mm）、肱骨小结节发育不良时，使得肱骨旋转时肱二头肌长头肌腱失去骨性阻挡作用而发生脱位。患者的主要症状为肩痛，有时肱骨内、外旋转时局部有弹响。

2.肱骨结节间沟是寻找肱二头肌长头肌腱的一个重要骨性标志结构。超声横切面检查时，于肱骨结节间沟内可见肱二头肌长头肌腱短轴切面，呈椭圆形高回声结构。如于肱骨结节间沟内未见肱二头肌长头肌腱结构，则应想到以下可能性。

（1）肱二头肌长头肌腱脱位。脱位的发生与固定长头肌腱的结构如喙肱韧带、盂肱上韧带、肱横韧带和胸大肌肌腱发生损伤有关，其中喙肱韧带对于长头肌腱的稳定起着重要作用。另外，先天性的肱骨结节间沟平坦（深度<3 mm）亦是长头肌腱发生脱位的原因。肱二头肌长头肌腱一般是向内侧脱位。脱位的长头肌腱可位于肩胛下肌腱浅侧。而当肩胛下肌腱同时发生损伤时，长头肌腱可脱位至肩胛下肌腱内部。

（2）肱二头肌长头肌腱完全断裂。长头肌腱断裂后，其两个断端可分别向两侧回缩，从而导致肱骨结节间沟内未见长头肌腱结构。此时，连续横切向远侧扫查，则可发现长头肌腱的远侧断端。

（3）肱二头肌长头肌腱切断术后。肱二头肌长头肌腱切断术是肩关节镜手术的常用术式之一。超声

检查前，应注意询问病史或查询相关手术记录。超声检查时，于肱骨结节间沟上段未见长头肌腱结构，而于稍远侧可见长头肌腱，其断端增粗且较为整齐。

3.喙肱韧带撕裂时，可导致肱二头肌长头肌腱向内发生半脱位或脱位。因此，应注重对喙肱韧带的检查。

4.肩胛下肌腱的上部撕裂（可单独发生或为冈上肌腱撕裂的向前延伸）时，可导致肱二头肌长头肌腱向内发生脱位。

四、盂肱关节腔内长头肌腱卡压

盂肱关节腔内长头肌腱卡压是由于盂肱关节腔内的肱二头肌长头肌腱显著增粗从而导致在肩部外展时，长头肌腱在肱骨结节间沟内滑动受阻，继而造成位于盂肱关节腔内的长头肌腱发生扭曲而导致患者出现疼痛症状，相关超声表现如下。

1.超声检查可见位于盂肱关节腔内的长头肌腱显著增粗。

2.动态超声检查可见肩部外展时，位于盂肱关节腔内的肱二头肌长头肌腱发生弯曲、扭曲或肌腱增粗，肌腱直径较肩关节中立位时进一步增粗，增粗程度常大于肩部中立位时长头肌腱直径的10%。

第五节　肩关节脱位

病例 1　肱骨头前脱位

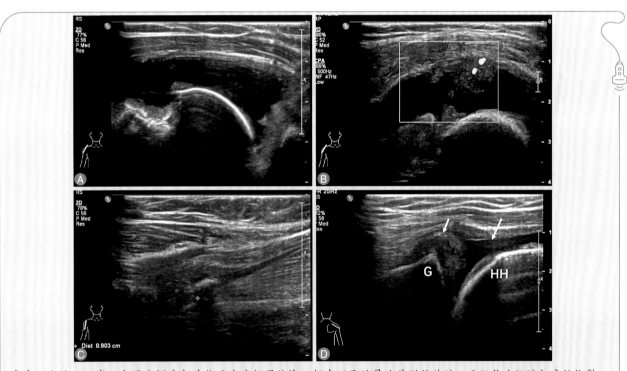

患者，女性，62岁，主因右侧肩部外伤后疼痛数周就诊。超声可见肱骨头前脱位伴肱二头肌长头肌腱与肩袖撕裂、三角肌下滑囊积液。A.右侧肩前部显示肱骨头表面肩袖结构缺失，三角肌下滑囊内可见较多积液，肱骨头局部缺损；B.三角肌下滑囊内可见滑膜增生，PDI显示其内可见血流信号；C.肩后部可见冈下肌腱远侧断端回缩增厚（标尺），其内可见强回声钙化灶；D.肩后部可见肩关节腔内积液（长箭头），肱骨头（HH）向前脱位，附着在关节盂（G）上的盂唇增厚，内回声不均（短箭头）。

图 1-5-1　肱骨头前脱位

病例 2 右侧肩关节脱位

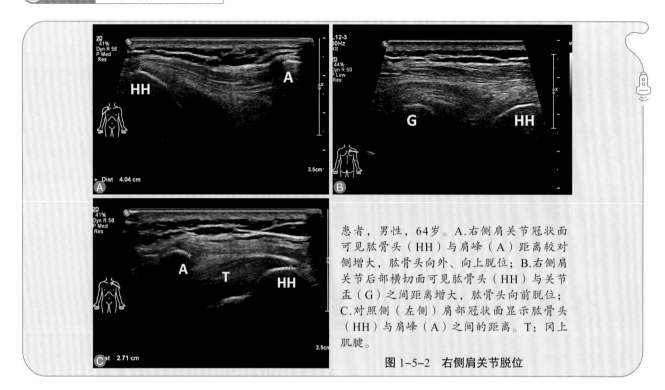

患者，男性，64岁。A.右侧肩关节冠状面可见肱骨头（HH）与肩峰（A）距离较对侧增大，肱骨头向外、向上脱位；B.右侧肩关节后部横切面可见肱骨头（HH）与关节盂（G）之间距离增大，肱骨头向前脱位；C.对照侧（左侧）肩部冠状面显示肱骨头（HH）与肩峰（A）之间的距离。T：冈上肌腱。

图 1-5-2 右侧肩关节脱位

第六节 弹力纤维瘤

病例 1 肩后部弹力纤维瘤

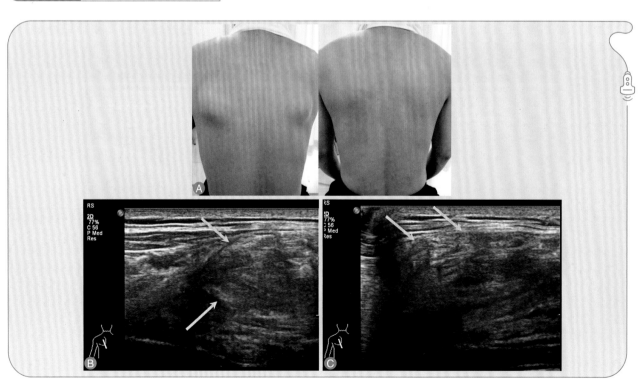

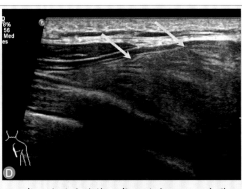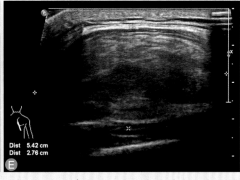

患者，男性，45岁，为游泳健将，每天游泳5 km，自觉双侧肩胛下角处有包块，左侧包块手术证实为弹力纤维瘤。A.左图显示双臂前屈时可见双侧肩胛下角区包块突出，右图显示双臂下垂时，肩后部包块不明显；B.左侧肩胛下角处包块位于肌层内，呈稍高回声（箭头）；C.左侧肩胛下角处包块位于肌层内，呈稍高回声（箭头），内呈分层状结构；D.右侧肩胛下角处包块位于肌层内，呈稍高回声（箭头）；E.右侧肩胛下角处包块位于肌层内，呈稍高回声（标尺），边界清晰。

图 1-6-1　肩后部弹力纤维瘤

病例 2　双肩后部弹力纤维瘤

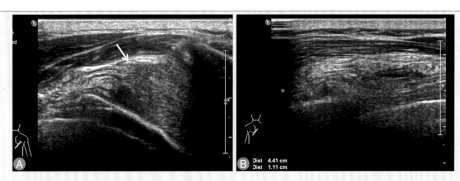

患者，女性，68岁，双侧肩胛下角处包块，右侧较大，左侧较小。超声引导下行右侧肩后部包块穿刺活检，病理证实为弹力纤维瘤。A.右侧肩胛下角处包块位于肌层内，呈稍高回声（箭头），边界清晰；B.左侧肩胛下角处包块位于肌层内，呈稍高回声（标尺），边界清晰。

图 1-6-2　双肩后部弹力纤维瘤

病例 3　左肩后部弹力纤维瘤

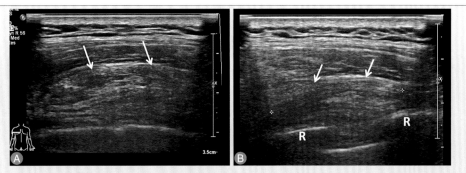

患者，女性，58岁。A.左侧肩胛骨下角处横切面肌层内可见一偏高回声团块（箭头），内可见条状高回声；B.左侧肩胛骨下角处纵切面肌层内可见一偏高回声团块（箭头与标尺），内呈分层状结构。R：肋骨。

图 1-6-3　左侧肩后部弹力纤维瘤

病例 4 双侧肩胛骨下角处弹力纤维瘤

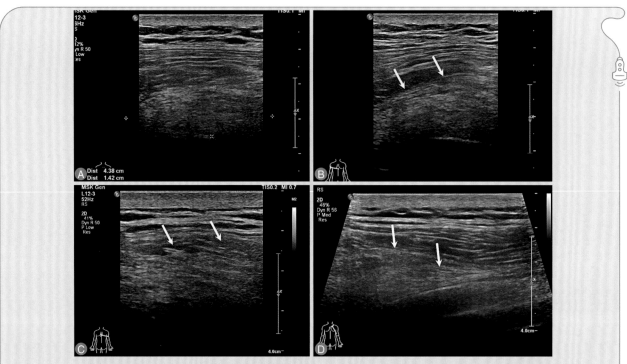

患者，男性，62岁。A.横切面显示左侧肩胛下角处肌层深部实性团块（标尺）；B.左侧肩胛下角处肌层深部实性团块（标尺）内呈分层状结构；C.同一患者右侧肩胛下角处实性团块（箭头），呈偏高回声；D.右侧肩胛下角处实性偏高回声团块（箭头），边界清晰，内呈分层状结构。

图 1-6-4 双侧肩胛骨下角处弹力纤维瘤

· 相关知识点 ▶▶▶

弹力纤维瘤为一少见的纤维弹力组织假瘤，并非真性肿瘤。女性多见，发病年龄为60岁以上。弹力纤维瘤多发生于肩胛骨的内下缘，位于背阔肌、前距肌和胸壁之间。其发生可能与肩胛骨和胸壁之间的反复摩擦有关。大体上，病变多呈扁圆形或扁梭形，无包膜，与周围组织分界不清；病变大小不一，大者直径可达15 cm，质地硬实，可见少量脂肪组织散在分布于灰白色的纤维组织间。镜下，病变由少细胞的胶原纤维和大量的弹力纤维构成，其间还可见成熟的脂肪组织。单纯手术切除可完全治愈，罕见复发。

病例 5 鉴别诊断：肩后部肩胛骨下方肌层内脂肪瘤，手术证实

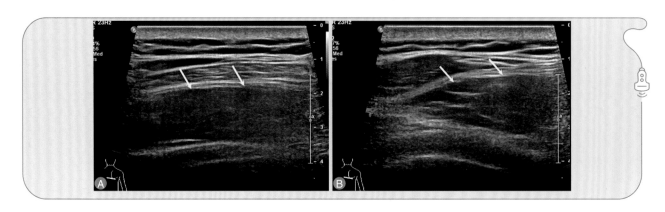

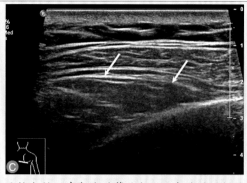

A.左侧肩后部肩胛下角处肌层内可见较大低回声包块（箭头）；B.包块的近侧端（箭头），边界清晰，内可见细线状高回声分隔；C.包块的远侧端（箭头），边界清晰，内可见细线状高回声分隔。

图1-6-5　肩后部肩胛骨下方肌层内脂肪瘤

病例6　鉴别诊断：肩后部脂肪瘤

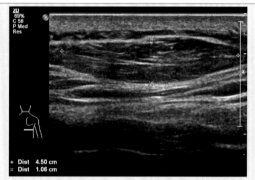

于右侧背部肩胛下角下方皮下与肌层之间可见低回声团块（标尺），边界清晰，内可见数条线状高回声。

图1-6-6　肩后部脂肪瘤

第七节　肩部其他病变

病例1　肩部三角肌下米粒体滑囊炎

患者，男性，62岁，主因左侧肩关节疼痛、活动受限1年余，加重半年就诊。口服止痛药效果不佳。患者无类风湿等全身系统性疾病史。超声检查显示左侧三角肌下滑囊显著扩张，其内透声差，可见多发短条状细线状回声（图1-7-1A）。MRI检查显示左侧肩关节腔及其周围、肩峰下三角肌下滑囊内异常颗粒状物质，考虑米粒体滑囊炎（图1-7-1B～图1-7-1D）。行超声引导下穿刺抽液，仅抽出少量黄色黏稠积液，积液抽吸困难（图1-7-1E）。肩部手术探查肩关节显示：肩关节囊粘连，三角肌下滑囊增生、肥厚，内含大量黄白色"米粒体"样物质。行关节囊松解术，去除三角肌下滑囊内黄白色"米粒体"样颗粒，切除增生、肥厚的滑囊组织。病理检查显示"米粒体"样物质为均质粉染无结构物，表面见少许急慢性炎细胞浸润及纤维素样沉积，大者3.0 cm×2.0 cm×0.8 cm，小者0.5 cm×0.4 cm×0.3 cm。肩关节囊为滑膜组织慢性炎伴急性炎，纤维组织增生伴玻璃样变性。

·　相关知识点　▶▶▶

1.米粒体：该病变见于关节腔和腱鞘内，可继发于结核和类风湿性关节炎，在其他关节炎性病变中亦有报道。其形成原因可能与以下机制有关，一为关节滑液内的纤连蛋白/纤维蛋白聚集所致；二为滑膜

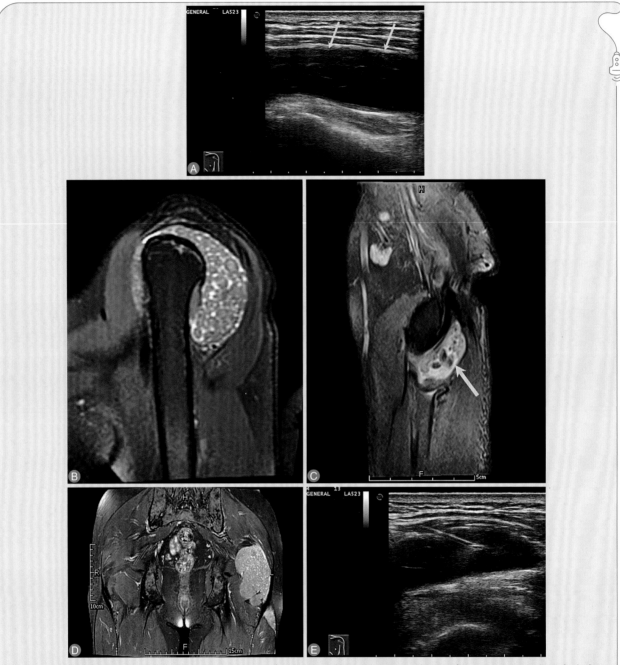

A.左侧肩部三角肌下滑囊扩张（箭头），为极低回声，内可见多发短条状、细线状回声；B.MRI显示左侧肩关节腔周围、肩峰下三角肌下滑囊内异常颗粒状物质，考虑米粒体滑囊炎；C.患者同时合并右侧肘关节内多发米粒体伴骨侵蚀改变；D.患者同时合并左侧臀肌间隙内多发米粒体病变；E.超声引导下行三角肌下滑囊穿刺抽液，积液抽出困难，仅抽出少许黄色黏稠液体。

图1-7-1　肩部三角肌下米粒体滑囊炎

的微小梗死继而脱落，纤维蛋白包裹这些坏死组织从而形成米粒体。在超声上，米粒体显示为低回声的小球形结节，大小为数毫米。多数情况下，由于米粒体为低回声，从而使其难于与周围增生的滑膜或无回声的积液相鉴别。

　　该病例中三角肌下滑囊内的米粒体在超声上表现并不很明显，仅于滑囊积液内见多条细线状回声。另外，超声引导穿刺时积液抽出困难，均提示滑囊内可能不是单纯的积液。因此，当三角肌下滑囊出现较多积液时，应注意提高灰阶超声增益，仔细观察积液内有无异常回声。

　　2.原发性滑膜软骨瘤病：该病好发于40～50岁，男性较女性常见，其超声表现与其内部的成分如软骨或骨性成分有关。如病变内完全为软骨成分，即滑膜软骨瘤病，则病变表现为关节腔内或滑囊内低回声或无回声结节，有时难以与周围的积液相鉴别，也难以与米粒体性滑囊炎相鉴别。如病变内存在骨性成分，则在超声上表现为强回声结节。

病例2　三角肌下滑囊炎

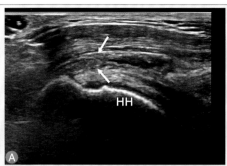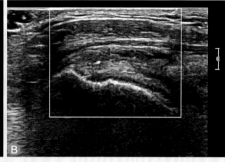

A.纵切面显示右侧三角肌下滑囊增厚，呈低回声（箭头），另可见无回声积液，其深方为冈上肌腱；B.PDI于增厚的滑囊内可见较丰富血流信号。HH：肱骨头。

图1-7-2　三角肌下滑囊炎（1）

病例3　三角肌下滑囊炎

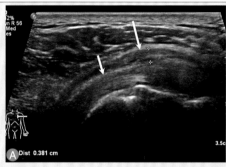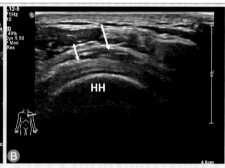

A.左侧冈上肌腱（短箭头）浅侧的三角肌下滑囊增厚（长箭头与标尺）、回声不均匀，为滑囊炎表现；B.另一患者左侧冈上肌腱偏内侧横切面显示深方的肌腱（短箭头）与浅侧的肌腹回声（长箭头）。注意勿将正常的肌腹当作增厚的三角肌下滑囊。HH：肱骨头。

图1-7-3　三角肌下滑囊炎（2）

病例4　三角肌下滑囊炎

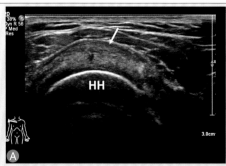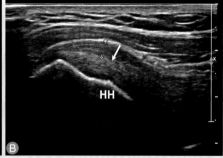

A.短轴切面显示右侧冈上肌腱似明显增厚（箭头）；B.长轴切面显示冈上肌腱（箭头）未见增厚，其浅侧滑囊明显增厚（标尺），呈低回声。HH：肱骨头。

图1-7-4　三角肌下滑囊炎（3）

📋病例5 肩胛上神经卡压

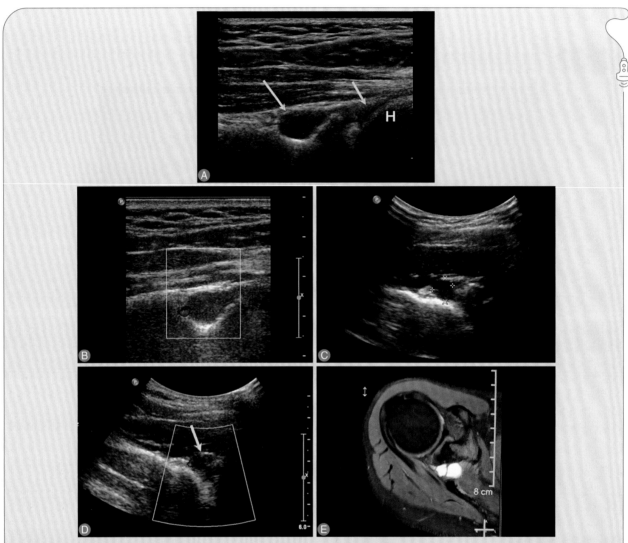

患者，女性，35岁，主因右侧肩部疼痛伴无力就诊。最终诊断为右侧盂唇旁囊肿卡压肩胛上神经。A.右侧肩后部肩关节后盂唇（短箭头）旁可见囊肿（长箭头）；B.囊肿旁可见肩胛上动静脉血流信号；C.囊肿（标尺）向上扩展至肩胛上切迹处；D.CDFI于肩胛上切迹囊肿（箭头）旁可见肩胛上动静脉血流信号；E.MRI显示后盂唇旁囊肿，呈高信号。H：肱骨。

图1-7-5 肩胛上神经卡压

· 相关知识点 ▶▶▶

肩胛上神经起源于臂丛上干（$C_5 \sim C_6$），向远侧走行过程中依次经过肩胛上切迹、冈盂切迹，并与肩胛上动脉、静脉伴行。肩胛上神经支配冈上肌、冈下肌及肩部大部分的感觉。肩胛上神经卡压常见的病因包括牵拉伤、韧带异常、劳损和占位性病变。

盂唇旁囊肿是最为常见的肩胛上神经卡压的原因，为上盂唇或后盂唇撕裂形成的囊肿。后盂唇旁的囊肿可扩展至冈盂切迹或肩胛上切迹，位于冈上肌或冈下肌的肌腱移行处深部。有时可见囊肿颈部与盂唇撕裂处相连。当临床上怀疑肩胛上神经卡压时，超声应仔细检查肩后部的冈盂切迹与肩上部的肩胛上切迹部位，观察有无囊肿及囊肿与盂唇之间的位置关系。

病例6 肩关节类风湿性关节炎

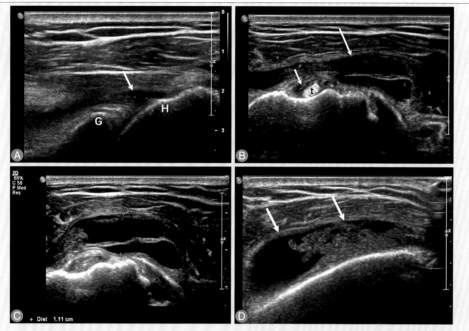

患者，女性，类风湿性关节炎病史多年，主因双侧肩痛就诊。A.右侧肩后部关节隐窝内可见积液（箭头）；B.横切面显示右侧肱二头肌长头肌腱（t）腱鞘增厚（短箭头），其浅侧可见三角肌下滑囊积液（长箭头）；C.右侧肩部三角肌下滑囊积液（标尺），其内可见分隔和增生的滑膜；D.右侧三角肌下滑囊内积液及低回声的增生滑膜（箭头）。H：肱骨头；G：关节盂。

图1-7-6 肩关节类风湿性关节炎

病例7 化脓性胸锁关节炎

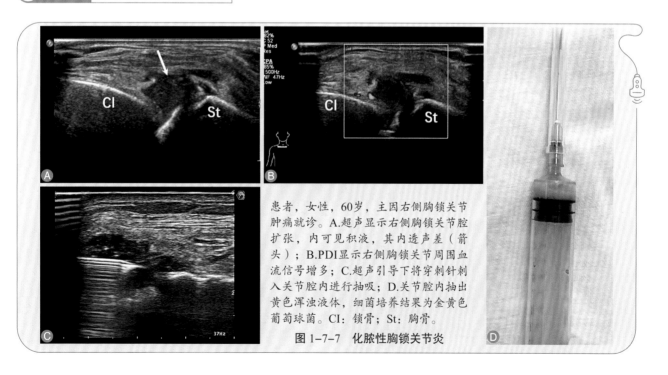

患者，女性，60岁，主因右侧胸锁关节肿痛就诊。A.超声显示右侧胸锁关节腔扩张，内可见积液，其内透声差（箭头）；B.PDI显示右侧胸锁关节周围血流信号增多；C.超声引导下将穿刺针刺入关节腔内进行抽吸；D.关节腔内抽出黄色浑浊液体，细菌培养结果为金黄色葡萄球菌。Cl：锁骨；St：胸骨。

图1-7-7 化脓性胸锁关节炎

病例 8 喙突下滑囊积液伴冈上肌肌腱病

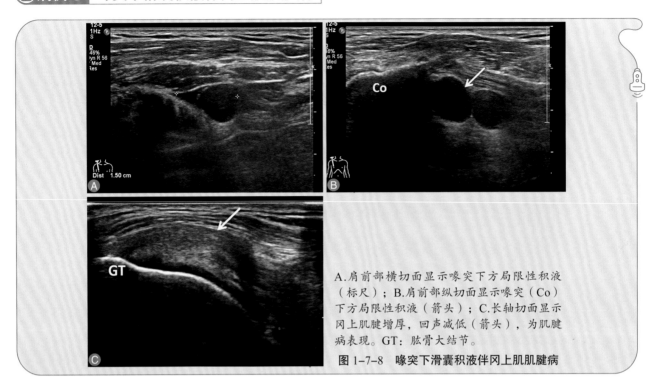

A.肩前部横切面显示喙突下方局限性积液（标尺）；B.肩前部纵切面显示喙突（Co）下方局限性积液（箭头）；C.长轴切面显示冈上肌腱增厚，回声减低（箭头），为肌腱病表现。GT:肱骨大结节。

图 1-7-8 喙突下滑囊积液伴冈上肌肌腱病

• 相关知识点 ▶▶▶

　　喙突下滑囊位于肩胛下肌的前面、喙突的下方和内侧，其作用为减少肩胛下肌腱与肱二头肌短头肌腱、喙肱肌肌腱之间的摩擦。喙突下滑囊不与盂肱关节腔相通，但在50%的病例可以与肩峰下-三角肌下滑囊相通。

病例 9 骨化性肌炎

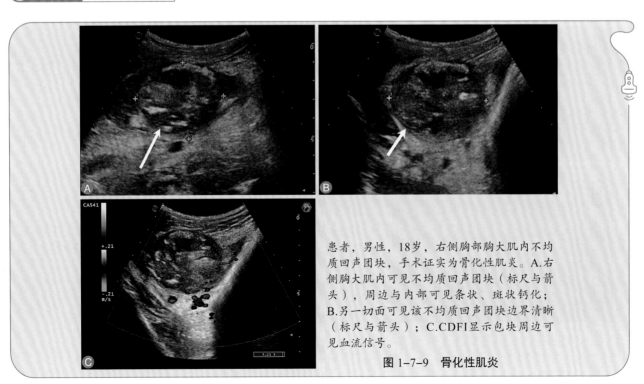

患者，男性，18岁，右侧胸部胸大肌内不均质回声团块，手术证实为骨化性肌炎。A.右侧胸大肌内可见不均质回声团块（标尺与箭头），周边与内部可见条状、斑状钙化；B.另一切面可见该不均质回声团块边界清晰（标尺与箭头）；C.CDFI显示包块周边可见血流信号。

图 1-7-9 骨化性肌炎

病例 10　右侧肩锁关节骨性关节炎

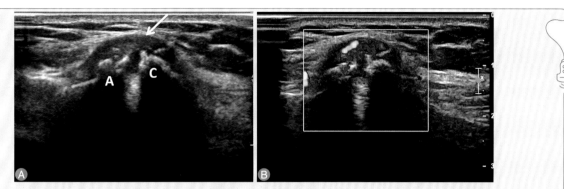

A.右侧肩锁关节骨赘突出，关节囊增厚（箭头）；B.PDI显示肩锁关节囊内可见较丰富血流信号。A：肩峰；C：锁骨。

图 1-7-10　右侧肩锁关节骨性关节炎

病例 11　右侧胸锁关节炎

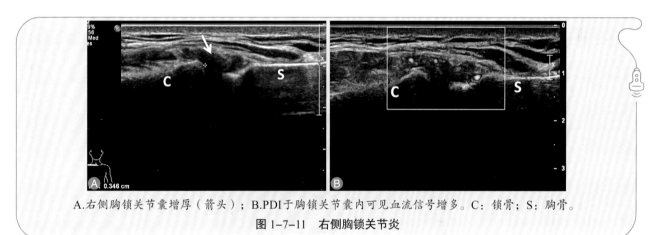

A.右侧胸锁关节囊增厚（箭头）；B.PDI于胸锁关节囊内可见血流信号增多。C：锁骨；S：胸骨。

图 1-7-11　右侧胸锁关节炎

病例 12　左侧胸锁关节炎

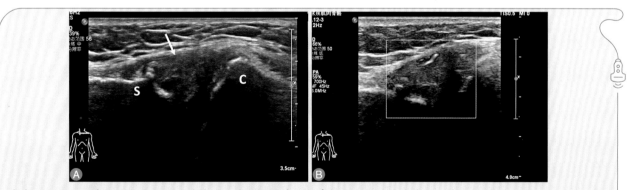

患者，女性，57岁，主因左侧胸锁关节处肿痛数周就诊。超声提示左侧胸锁关节炎，并经MRI检查证实。A.左侧胸锁关节腔扩张，内呈低回声（箭头）；B.PDI于左侧胸锁关节增生的滑膜内可见血流信号增多。C：锁骨；S：胸骨。

图 1-7-12　左侧胸锁关节炎

病例 13　右侧胸锁关节坏死及肉芽肿病变

患者，男性，37岁，主因右侧胸锁关节处肿痛数周就诊。超声提示右侧胸锁关节腔内低回声病变

（图1-7-13）。超声引导下穿刺活检显示坏死及肉芽肿病变，不排除结核等特殊菌感染可能。特殊染色结果：PAS（－），抗酸染色（－）。

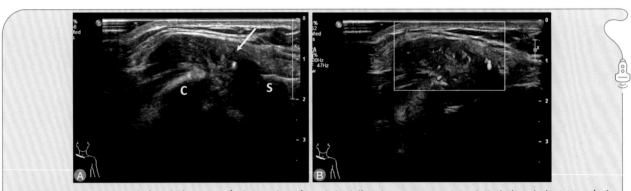

A.横切面显示右侧胸锁关节腔内实性低回声病变，内回声不均匀（箭头）；B.PDI于右侧胸锁关节腔内实性低回声病变的部分区域可见血流信号。C：锁骨；S：胸骨。

图1-7-13　右侧胸锁关节坏死及肉芽肿病变

病例 14　右侧第 1 胸肋关节骨性关节炎

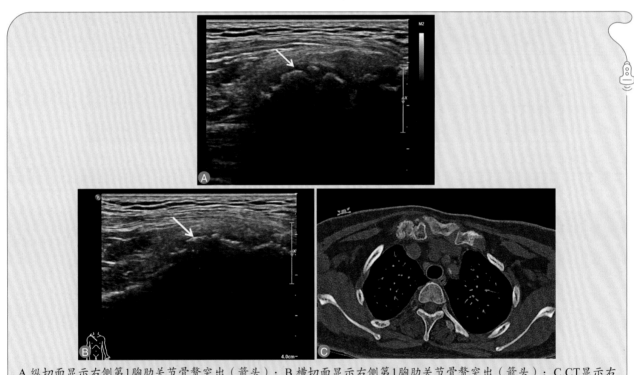

A.纵切面显示右侧第1胸肋关节骨赘突出（箭头）；B.横切面显示右侧第1胸肋关节骨赘突出（箭头）；C.CT显示右侧锁骨近端骨赘突出。

图1-7-14　右侧第1胸肋关节骨性关节炎

病例 15　肱二头肌长头肌腱旁淋巴瘤

　　患者，男性，40岁，淋巴瘤化疗中。PET-CT发现右侧肩部结节，超声检查于右侧肱骨结节间沟肱二头肌长头肌腱旁可见实性结节，可疑淋巴瘤（图1-7-15）。超声引导下对该结节进行穿刺活检，病理提示符合弥漫性大B细胞淋巴瘤，生发中心来源。

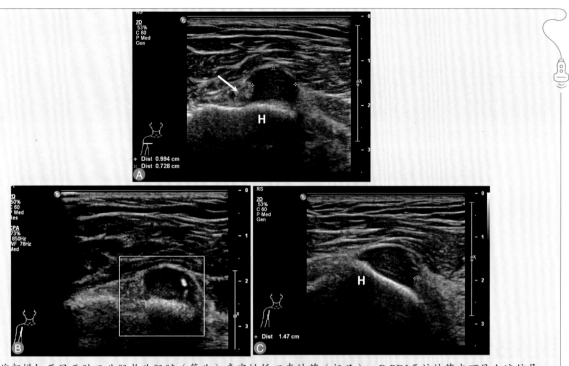

A.右侧肩前部横切面显示肱二头肌长头肌腱（箭头）旁实性低回声结节（标尺）；B.PDI于该结节内可见血流信号；C.纵切面显示该结节呈实性低回声（标尺），内部回声尚均匀。H：肱骨结间沟。

图1-7-15 肱二头肌长头肌腱旁淋巴瘤

病例 16　肩关节类风湿性关节炎伴肱骨头骨侵蚀

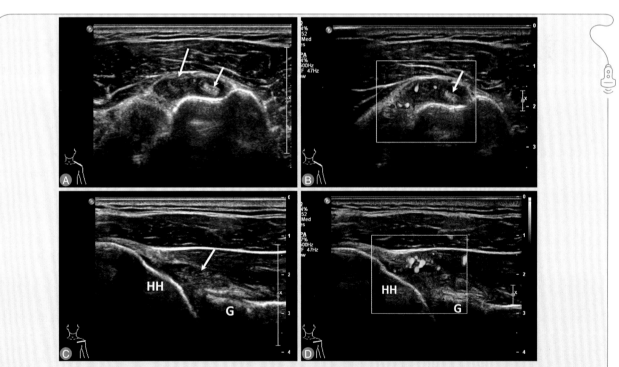

患者，女性，81岁，类风湿性关节炎多年，左侧肩关节肿痛数月。A.左侧肩前部横切面显示肱二头肌长头肌腱（短箭头）腱鞘扩张，内呈低回声（长箭头），为腱鞘滑膜增生改变；B.PDI于腱鞘增生滑膜内可见较丰富血流信号，箭头所指为肱二头肌长头肌腱；C.于左侧肩关节后部可见关节隐窝扩张，内呈实性低回声，为关节腔内滑膜增生（箭头）；D.PDI于关节囊处可见较丰富血流信号。

图1-7-16 肩关节类风湿性关节炎伴肱骨头骨侵蚀

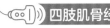
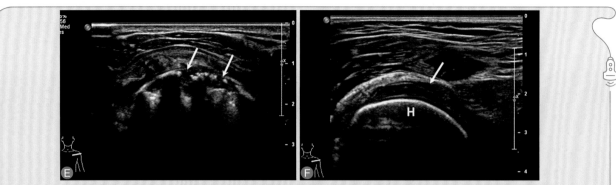

E.可见肱骨头多处缺损，呈低回声（箭头），为滑膜炎所致骨侵蚀改变；F.左侧腋窝处肩关节腔内可见实性低回声，为增生滑膜所致（箭头）。H/HH：肱骨头；G：关节盂。

图 1-7-16　肩关节类风湿性关节炎伴肱骨头骨侵蚀（续）

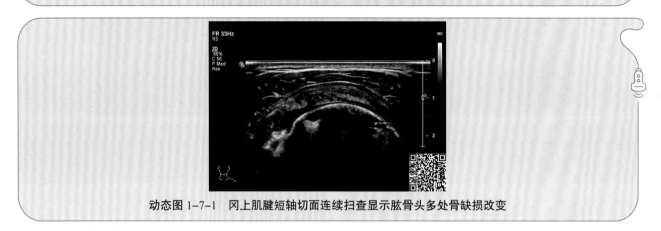

动态图 1-7-1　冈上肌腱短轴切面连续扫查显示肱骨头多处骨缺损改变

参考文献

[1]　CHALLOUMAS D, BIDDLE M, MCLEAN M, et al. Comparison of treatments for frozen shoulder: a systematic review and meta-analysis[J]. JAMA Netw Open,2020,3(12):e2029581.

[2]　DELLA VALLE V, BASSI E M, CALLIADA F. Migration of calcium deposits into subacromial-subdeltoid bursa and into humeral head as a rare complication of calcifying tendinitis: sonography and imaging[J]. J Ultrasound,2015,18(3):259-263.

[3]　FIELDS BKK, SKALSKI M R, PATEL D B, et al. Adhesive capsulitis: review of imaging findings, pathophysiology, clinical presentation, and treatment options[J]. Skeletal Radiol,2019,48(8):1171-1184.

[4]　HAIBO Z, TIANRUI W, WENLIAN S, et al. A case of rice body synovitis of the knee joint[J]. Orthop Surg,2022,14(3):628-632.

[5]　KWEE R M, KWEE T C. Calcified or ossified benign soft tissue lesions that may simulate malignancy[J]. Skeletal Radiol,2019,48(12):1875-1890.

[6]　LEE Y T, CHUN K S, YOON K J, et al. Correlation of joint volume and passive range of motion with capsulo-synovial thickness measured by contrast-enhanced magnetic resonance imaging in adhesive capsulitis[J]. PM R,2018,10(2):137-145.

[7]　MESSINA C, BANFI G, ORLANDI D, et al. Ultrasound-guided interventional procedures around the shoulder[J]. Br J Radiol,2016,89(1057):20150372.

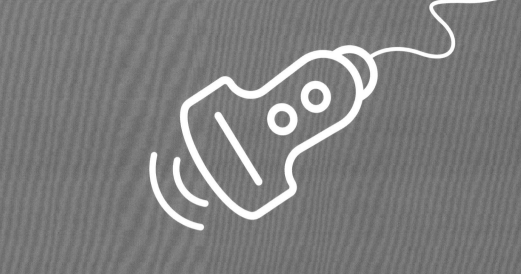

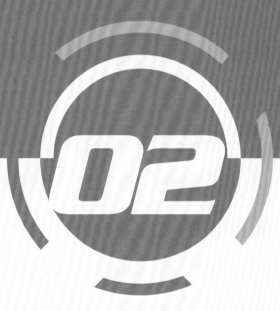

第二章
肘关节病变超声解析

第一节　肌腱病变

病例 1　肘内侧屈肌总腱钙化性肌腱病

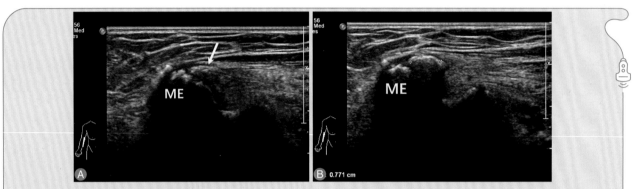

A.纵切面显示右侧肘内侧屈肌总腱增厚，近肱骨内上髁处（ME）强回声钙化灶（箭头），肱骨内上髁表面不规则；
B.纵切面显示右侧肘内侧屈肌总腱近肱骨内上髁处（ME）另一个强回声钙化灶（标尺）。

图 2-1-1　肘内侧屈肌总腱钙化性肌腱病

·　超声检查注意事项　▶▶▶

1.超声检查时应注意病变是位于肘内侧屈肌总腱还是其深方的肘内侧副韧带，或两者同时发生病变。

2.肘内侧屈肌总腱肌腱病有时可导致肘管内尺神经损伤，因此，应同时检查肘管内尺神经有无损伤。

3.肘内侧副韧带前束在肘关节屈曲位时紧张，超声上更容易显示其内的纤维状结构。

病例 2　肘外侧伸肌总腱肌腱病

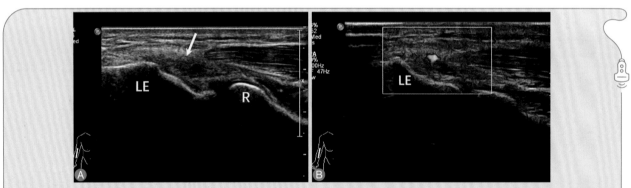

A.纵切面显示右侧肘外侧伸肌总腱增厚，回声减低（箭头）；B.PDI显示肌腱低回声病变处血流信号增多。LE：肱骨外上髁；R：桡骨头。

图 2-1-2　肘外侧伸肌总腱肌腱病

·　超声检查注意事项　▶▶▶

肘外侧伸肌总腱位置表浅，超声检查时探头一定不要加压，且嘱患者局部放松，以利于肌腱内血流的显示。

病例3 肘外侧伸肌总腱肌腱病

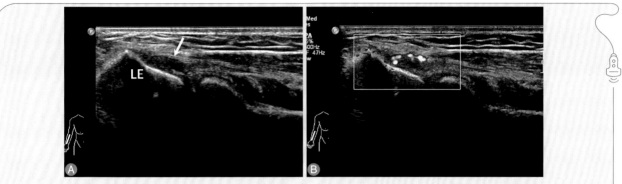

A.纵切面显示右侧肘外侧伸肌总腱增厚，回声减低（箭头）；B.PDI于肌腱低回声区内可见较丰富血流信号。LE：肱骨外上髁。

图 2-1-3 肘外侧伸肌总腱肌腱病

病例4 肘外侧伸肌总腱肌腱病伴肘外侧痛风石、肘关节腔积液

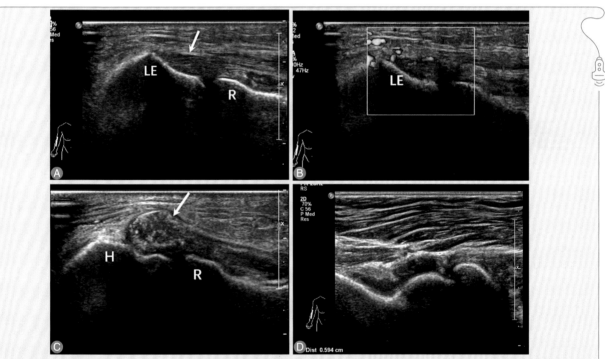

A.纵切面显示右侧肘外侧伸肌总腱增厚，回声减低（箭头）；B.PDI显示肌腱内血流信号增多；C.右侧肘外侧肱桡关节旁可见强回声痛风石（箭头），内见多发点状强回声；D.纵切面显示右侧肘前部关节腔内可见积液（标尺）及少许滑膜增生。LE：肱骨外上髁；R：桡骨头；H：肱骨小头。

图 2-1-4 肘外侧伸肌总腱肌腱病伴肘外侧痛风石、肘关节腔积液

病例5 肘外侧伸肌总腱钙化性肌腱炎

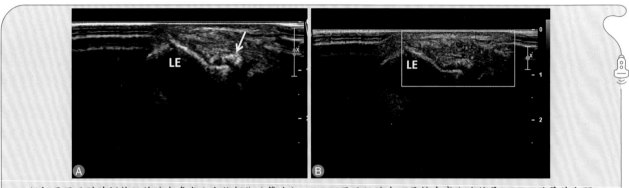

A.纵切面显示肘外侧伸肌总腱内多发斑点状钙化（箭头）；B.PDI显示肌腱内可见较丰富血流信号。LE：肱骨外上髁。

图2-1-5 肘外侧伸肌总腱钙化性肌腱炎

病例6 肘外侧伸肌总腱肌腱病

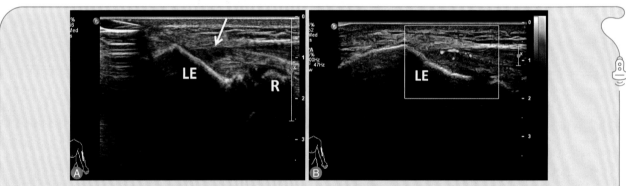

A.纵切面显示肘外侧伸肌总腱浅层回声减低（箭头）；B.PDI于肘外侧伸肌总腱低回声病变内可见较丰富血流信号。LE：肱骨外上髁；R：桡骨头。

图2-1-6 肘外侧伸肌总腱肌腱病

病例7 肘外侧伸肌总腱陈旧性损伤

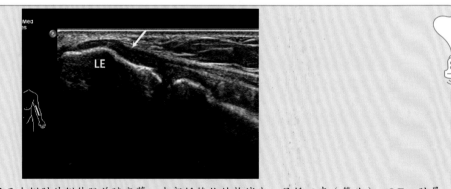

患者为肘外伤后2年。纵切面显示左侧肘外侧伸肌总腱变薄，内部纤维状结构消失，呈低回声（箭头）。LE：肱骨外上髁。

图2-1-7 肘外侧伸肌总腱陈旧性损伤

🔲 **病例 8** 肘外侧伸肌总腱部分撕裂

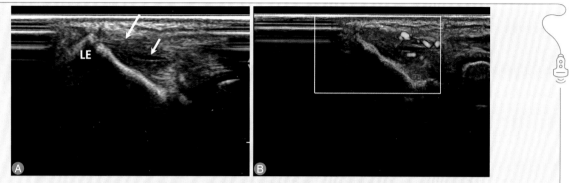

患者为外伤后右侧肘部疼痛4个月。A.纵切面显示右肘外侧伸肌总腱（长箭头）回声减低，其内可见条状无回声裂隙（短箭头），为纵行撕裂表现；B.PDI于肌腱撕裂处周围可见血流信号增多。LE：肱骨外上髁。

图2-1-8 肘外侧伸肌总腱部分撕裂（1）

🔲 **病例 9** 肘外侧伸肌总腱部分撕裂

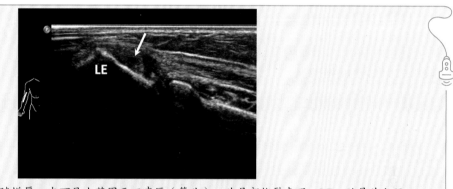

纵切面显示右肘外侧伸肌总腱增厚，内可见小范围无回声区（箭头），为局部撕裂表现。LE：肱骨外上髁。

图2-1-9 肘外侧伸肌总腱部分撕裂（2）

• **相关知识点** ▶▶▶

1.肘外侧伸肌总腱肌腱病为肘部最常见的肌腱病变。超声上典型的征象为肌腱局部或弥漫性增厚、回声减低，有时肌腱内可见钙化灶。能量多普勒超声PDI于肌腱病变处常可见血流信号增多。超声检查时，注意应用PDI，以发现病变处异常增多的血流信号。

2.肘外侧伸肌总腱部分撕裂时，肌腱局部会变薄，或于腱体内可见边界清晰的无回声区域。

3.肘外侧伸肌总腱肌腱病时，超声要注意同时观察该肌腱深方的肘外侧副韧带复合体有无损伤。

4.肘关节抗阻力内翻动作时动态超声检查有助于发现肘外侧伸肌总腱及其深方桡侧副韧带的撕裂，亦可见肘外侧关节间隙增宽。

5.肘外侧伸肌总腱肌腱病在临床上除表现为肘外侧的疼痛外，有时还可放射至前臂近段。因此，对于前臂近段疼痛的患者，应注意检查肘外侧伸肌总腱。

6.注意与骨间后神经卡压相鉴别。骨间后神经卡压的发病机制为前臂长期的伸屈旋转运动使Frohse弓及桡侧腕短伸肌腱增厚或桡侧返动脉增粗，导致骨间后神经受压而损伤。临床症状：①常见于男性优势手，以手工劳动者多见；②肘外侧疼痛为早期症状，多为放射性疼痛，向上可放射至肘部，向下可放射至前臂远段，夜间或休息时疼痛更为明显；③手部无力，患者主诉伸指、伸拇及前臂旋后无力；④手功能障碍，晚期患者可出现指下垂、拇下垂。体征：①可见前臂伸肌群的萎缩；②局部压痛：压痛一般局限在肱骨外上髁下方2～4 cm处，肱骨外上髁亦可能同时存在压痛；③诱发痛：伸肘时抗阻力旋后，可诱发疼痛。

· 超声检查注意事项 ▶▶▶

正常桡神经深支在旋后肌近侧的部分可能会较其在旋后肌浅层与深层之间的部分稍增粗，为正常表现，勿当作病变。

病例 10 肘前部肱二头肌远侧肌腱钙化性肌腱炎

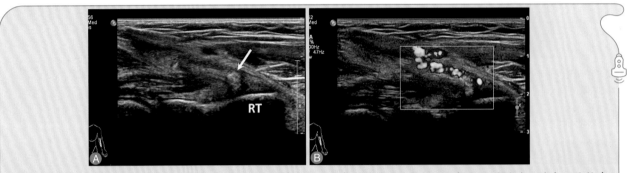

A.纵切面于肘前部可见肱二头肌远侧肌腱内钙化灶（箭头），局部压痛明显；B.PDI于钙化灶周围的肌腱内可见较丰富血流信号。RT：桡骨粗隆。

图2-1-10 肘前部肱二头肌远侧肌腱钙化性肌腱炎

· 相关知识点 ▶▶▶

1.肱二头肌远侧肌腱止点处位置较深，其病变易被遗漏。因此，对于肘部疼痛尤其是肘前部疼痛的患者，应注意检查该肌腱。

2.鉴别：肱二头肌远侧肌腱断裂后，其近侧肌腹回缩会导致上臂屈侧出现包块，在临床上难以与肱二头肌近侧的长头肌腱断裂后所致的包块相鉴别，而超声检查有助于明确诊断。肱二头肌远侧肌腱断裂的超声特征为肱二头肌远侧肌腱结构缺失，局部可见低回声血肿，于其近侧部位可见断裂回缩的肌腱。

病例 11 双肘后部与双膝前部多发痛风石

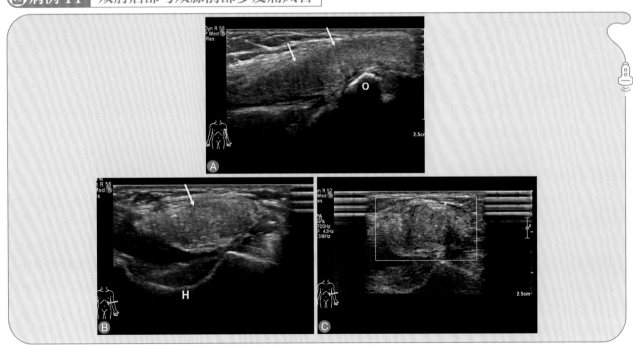

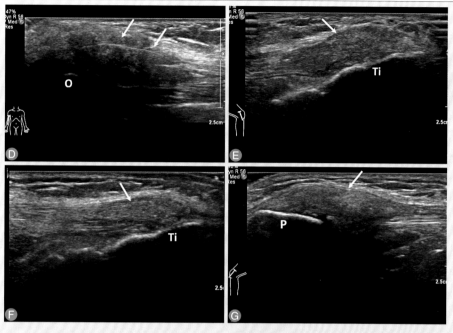

患者，男性，26岁，主因四肢关节处多发结节就诊，既往有痛风病史。A.左侧肘后部纵切面显示肱三头肌肌腱增厚（箭头），呈稍高回声，其内肌腱纤维结构显示不清；B.左侧肘后部横切面显示肱三头肌肌腱增厚（箭头），呈稍高回声，其内肌腱纤维结构显示不清；C.PDI显示左侧增厚的肱三头肌肌腱内血流信号稍增多；D.右侧肘后部纵切面显示肱三头肌肌腱增厚（箭头），可见偏高回声区，后方回声衰减明显，为痛风石表现；E.纵切面显示左侧髌腱远段增厚（箭头），呈稍高回声团，其内肌腱纤维结构显示不清，为痛风石表现；F.另一纵切面显示左侧髌腱远段内尿酸盐沉积，呈云雾状稍高回声；G.纵切面显示右侧髌腱近段增厚（箭头），呈稍高回声，其内肌腱纤维结构显示不清，为尿酸盐沉积所致。O：尺骨鹰嘴；H：肱骨后部鹰嘴窝；Ti：胫骨粗隆；P：髌骨。

图2-1-11 双肘后部与双膝前部多发痛风石

第二节 韧带病变

病例1 肘内侧副韧带撕裂

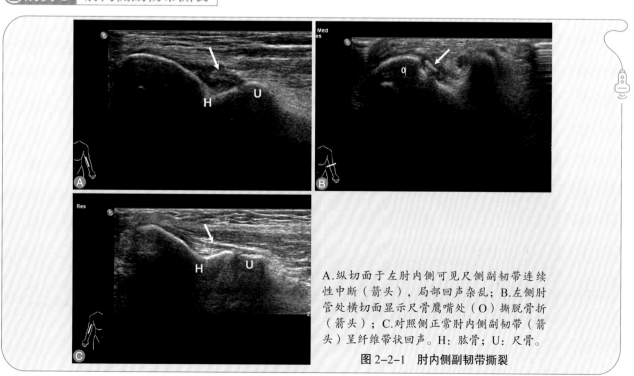

A.纵切面于左肘内侧可见尺侧副韧带连续性中断（箭头），局部回声杂乱；B.左侧肘管处横切面显示尺骨鹰嘴处（O）撕脱骨折（箭头）；C.对照侧正常肘内侧副韧带（箭头）呈纤维带状回声。H：肱骨；U：尺骨。

图2-2-1 肘内侧副韧带撕裂

相关知识点 ▶▶▶

1.肘内侧副韧带包括前束、后束和横束。其中前束最为重要，其起自肱骨内上髁，止于尺骨冠突。

2.肘内侧副韧带的主要作用为抗肘部外翻。

超声检查注意事项 ▶▶▶

1.检查前束时，肘部屈曲90°。肘部屈曲时，前束处于紧张状态而有助于显示韧带内部的纤维状结构。稍微向前或向后倾斜探头，利用韧带的各向异性伪像有助于鉴别韧带与周围的脂肪组织。

2.检查后束时，探头放置在肘部的后内侧，与超声检查尺神经和Osborne韧带的位置相似。后束跨越肱尺关节，形似吊床，构成肘管的底部，尺神经位于其浅侧。

3.动态超声检查（肘部抗阻力外翻）有助于判断肘内侧副韧带是否为完全撕裂，同时可检查肱尺关节间隙有无异常增大。研究显示，在抗阻力外翻时如肱尺关节间隙较放松状态下的肱尺关节间隙增大2.4 mm，或者此变化值较对侧正常肘关节增大1 mm，可提示肘内侧副韧带损伤致肱尺关节异常松弛。

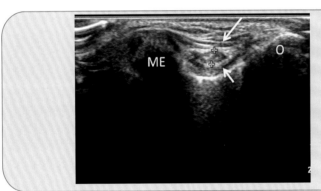

肘管处横切面显示肘内侧副韧带后束（短箭头）跨越肱尺关节，形似吊床，构成肘管的底部，尺神经（标尺）位于其浅侧。ME：肱骨内上髁；O：尺骨鹰嘴。

图 2-2-2　正常肘内侧副韧带后束

第三节　肘关节病变

病例 1　肘关节神经性关节病

患者，女性，54岁，主因左侧肘关节肿胀就诊。超声显示左侧肘关节腔内积液及滑膜增生，并可见大量强回声游离体。追问病史，患者左肩亦有疼痛且伴活动受限。超声进一步检查肩关节，显示肩胛下肌腱部分撕裂，冈上肌腱、冈下肌腱全层撕裂，肌腱结构消失。冈上肌与冈下肌均有明显肌萎缩改变。根据患者左侧肩关节与肘关节较为严重的病变，怀疑患者为神经性关节病，进一步行脊髓MRI检查显示，胸1～胸8水平脊髓萎缩伴中央管增宽，从而确定为神经性关节病。相关超声表现见图2-3-1。

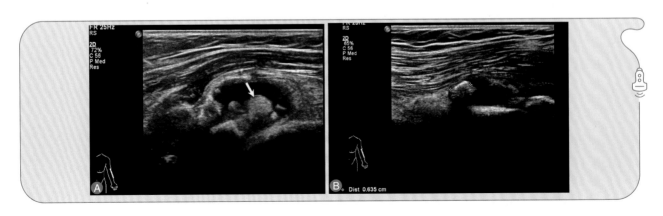

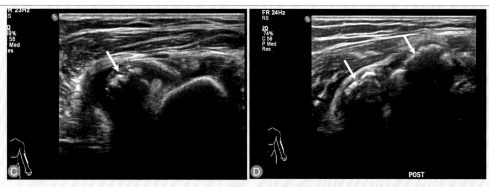

A.纵切面显示左侧肘前部关节腔内积液，并可见增生滑膜呈稍高回声（箭头）；B.纵切面显示肘前部关节腔内积液，其内可见强回声游离体（标尺）；C.纵切面显示肘前部关节腔内积液，并可见一较大的强回声游离体（箭头），后方伴声影；D.于肘关节腔后部可见多发强回声游离体（箭头），其后方可见声影。

图 2-3-1　肘关节神经性关节病

相关知识点 ▶▶▶

该病例提示，对于较为严重的肩关节或肘关节病变，一定要注意对其病因的追查，要将神经性关节病列为鉴别诊断之一。

神经性关节病最早由Jean Martin Charcot在1868年报道，其认为该病为失神经支配导致的关节破坏，继发于三期梅毒所致的脊髓痨。目前，该病亦称为Charcot病或夏科关节病，为慢性、进展性退行性关节炎，为中枢神经或周围神经病变所致，常见的病因包括糖尿病、脊髓空洞症、周围神经病变等。影像学表现为"6D"，分别为骨密度增大、关节软骨破坏、关节畸形、关节内游离体、关节腔积液和关节脱位。

脊髓空洞症为绝大多数上肢神经性关节病的病因。脊髓空洞症可累及外侧脊髓丘脑束的交叉纤维，从而导致支配肩关节的神经异常，继而导致局部充血、破骨细胞激活及骨吸收，其早期症状包括一些非特异性征象，如肿胀、皮肤红斑、感觉异常、功能减退，常使早期诊断较为困难。肩关节神经性关节病时，X线可见肱骨头与关节盂骨质吸收、骨质破坏。治疗引起神经性关节病的病因如脊髓空洞症，有助于阻止肩部病变的进展。神经性关节病很少累及肘关节，如被累及，其原因多为颈髓空洞症或者脊髓痨。

对于足部的Charcot病，糖尿病性神经病为最常见的发病原因。急性期可表现为肿胀、皮肤发红、皮温升高，但疼痛轻微或无痛（由于感觉功能障碍）。该表现与其他病变如细菌感染、痛风、静脉血栓或创伤类似，因此常导致延误诊断。急性期的Charcot病漏诊率可高达25%。在急性期，恰当的治疗包括足部避免负重、关节支具固定（平均8~12周）直至病变稳定（临床上的病变稳定可通过两足皮温相差小于2 ℃来确定；核素骨扫描可见放射性药物摄取降低，MRI上异常信号强度减弱或信号完全正常；X线上可显示骨硬化改变），否则可导致骨与关节的迅速破坏，继而发生骨折、脱位及严重的足部畸形。

病例2　肘关节内炎性肉芽组织病变

患者，男性，57岁。主因左侧肘关节肿胀数月就诊。行左侧关节腔内病变活检，病理显示为纤维组织伴含铁血黄素沉积，局部见较多纤维素样坏死。另见炎性肉芽组织、灶状浆细胞及灶状中性粒细胞积聚。相关超声表现见图2-3-2。

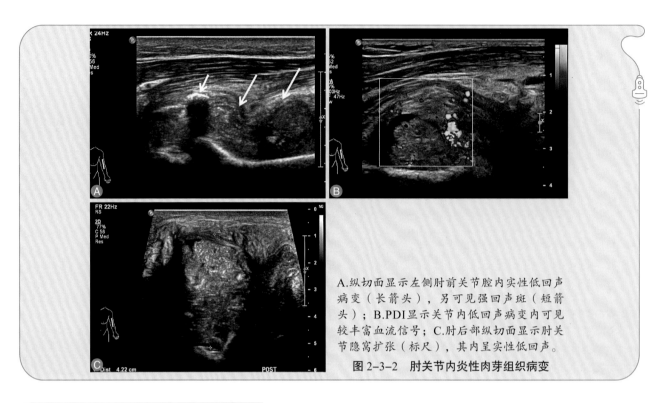

A.纵切面显示左侧肘前关节腔内实性低回声病变（长箭头），另可见强回声斑（短箭头）；B.PDI显示关节内低回声病变内可见较丰富血流信号；C.肘后部纵切面显示肘关节隐窝扩张（标尺），其内呈实性低回声。

图2-3-2 肘关节内炎性肉芽组织病变

病例 3 右侧肘关节骨性关节炎

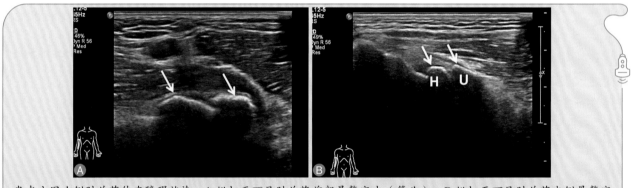

患者主因右侧肘关节伸直障碍就诊。A.纵切面可见肘关节前部骨赘突出（箭头）；B.纵切面可见肘关节内侧骨赘突出（箭头）。H：肱骨远端；U：尺骨近端。

图2-3-3 右侧肘关节骨性关节炎（1）

病例 4 右侧肘关节骨性关节炎

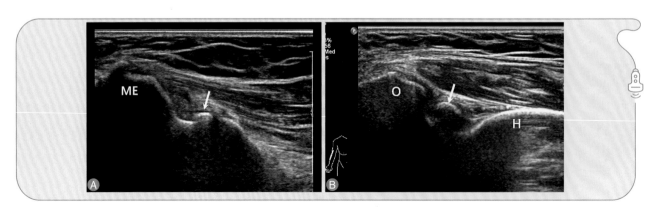

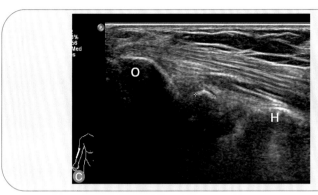

患者，女性，57岁。A.右侧肘关节内侧可见骨赘突出（箭头）；B.纵切面于肘后部可见肘后关节隐窝内一强回声游离体（箭头）；C.纵切面于肘后部可见肘后关节隐窝另一强回声游离体（标尺）。ME：肱骨内上髁；O：尺骨鹰嘴；H：肱骨。

图2-3-4　右侧肘关节骨性关节炎（2）

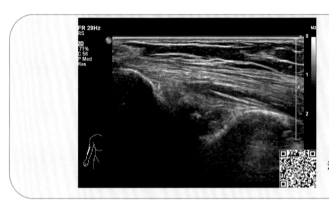

动态图2-3-1　连续纵切面扫查于肘后部关节隐窝可见多个强回声骨性游离体

• 相关知识点 ▶▶▶

1.肘关节骨性关节炎多为创伤所致。超声上可见关节腔内积液、滑膜增生、骨赘形成、关节腔内游离体、关节软骨破坏等表现。关节腔内游离体可通过观察该游离体位于关节软骨与前、后关节囊之间来确定。

2.注意骨赘与关节腔内骨性游离体的鉴别。伸屈关节动态超声观察有助于鉴别，骨赘与其深方骨的位置关系固定，而骨性游离体可随关节的移动而在关节腔内的位置发生改变。

3.超声检查时要注意观察关节软骨与软骨下骨，正常情况下，关节软骨表面与软骨下骨表面平滑。

4.伸屈肘关节动态观察有助于关节腔内积液与增生滑膜的鉴别。

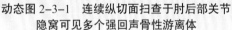
第四节　滑囊病变

病例1　肱桡滑囊积液

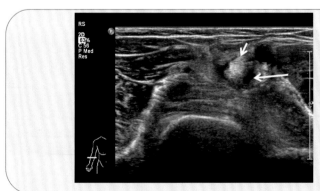

横切面于肘关节稍下方显示肱二头肌远侧肌腱（短箭头）周围可见积液（长箭头）。

图2-4-1　肱桡滑囊积液

病例 2 肘前部肱二头肌远侧肌腱的肌腱病伴肱桡滑囊炎

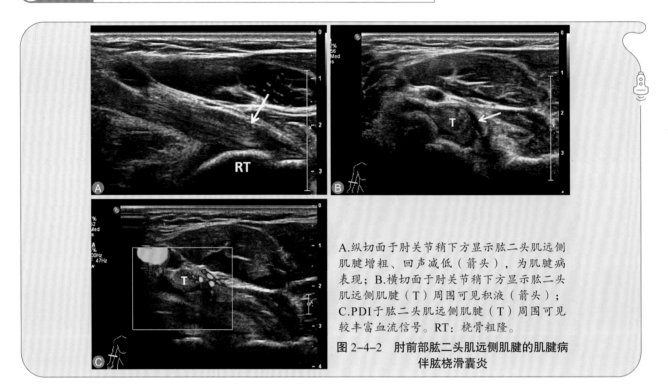

A.纵切面于肘关节稍下方显示肱二头肌远侧肌腱增粗、回声减低（箭头），为肌腱病表现；B.横切面于肘关节稍下方显示肱二头肌远侧肌腱（T）周围可见积液（箭头）；C.PDI于肱二头肌远侧肌腱（T）周围可见较丰富血流信号。RT：桡骨粗隆。

图 2-4-2 肘前部肱二头肌远侧肌腱的肌腱病伴肱桡滑囊炎

病例 3 肱桡滑囊炎

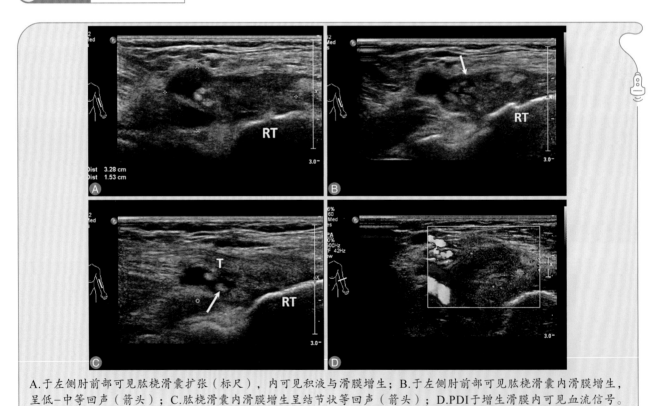

A.于左侧肘前部可见肱桡滑囊扩张（标尺），内可见积液与滑膜增生；B.于左侧肘前部可见肱桡滑囊内滑膜增生，呈低-中等回声（箭头）；C.肱桡滑囊内滑膜增生呈结节状等回声（箭头）；D.PDI于增生滑膜内可见血流信号。RT：桡骨粗隆；T：肱二头肌远侧肌腱。

图 2-4-3 肱桡滑囊炎

相关知识点 ▶▶▶

1.肱二头肌远侧肌腱周围无腱鞘，为腱围组织。在肌腱止点处的近侧，肌腱与肱桡滑囊相邻。肱桡滑囊位于肱二头肌远侧肌腱与桡骨粗隆之间，其作用为减少前臂旋前动作中肌腱与桡骨粗隆之间的摩擦。

2.肱桡滑囊显著扩张时，该滑囊可完全包绕肱二头肌远侧肌腱的远侧部分，超声上类似腱鞘炎的表现。

3.横切面检查有助于显示肱二头肌远侧肌腱与肱桡滑囊的位置关系。

4.超声诊断时，注意肱桡滑囊炎与来自肘关节的滑膜囊肿、腱鞘囊肿及其他占位性病变的鉴别。其中，肘前部的腱鞘囊肿一般起自肘关节囊，可向关节前方软组织内扩展。

5.钙化性肱桡滑囊炎可见于肾性骨营养不良患者。

病例 4　肘后部尺骨鹰嘴滑囊积液

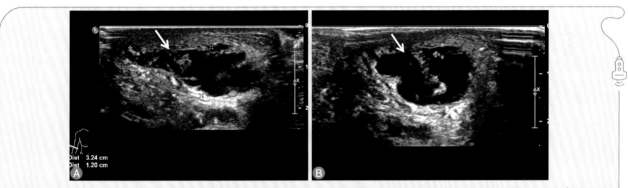

A.于肘后部皮下可见尺骨鹰嘴滑囊扩张，其内可见积液（标尺与箭头）；B.另一切面显示肘后部皮下尺骨鹰嘴滑囊内的积液（箭头）。

图 2-4-4　肘后部尺骨鹰嘴滑囊积液

相关知识点 ▶▶▶

1.尺骨鹰嘴滑囊炎的常见病因为局部反复的挫伤，亦可见于全身系统性疾病，如类风湿性关节炎、痛风、羟磷灰石钙沉积病、感染、慢性血液透析等。

2.感染或痛风所致的滑囊炎，常伴有疼痛、局部皮肤发红、发热；晶体沉积所致的滑囊炎，滑囊内积液常呈高回声，滑囊壁增厚、回声增高；化脓性滑囊炎，滑囊内常呈混杂回声，伴周围软组织水肿及蜂窝织炎。

3.有时仅凭超声检查难以明确滑囊内积液性质，需行超声引导下穿刺抽液以进一步行积液常规与细菌或真菌培养检查。

第五节　肘部其他病变

病例1　异物残留

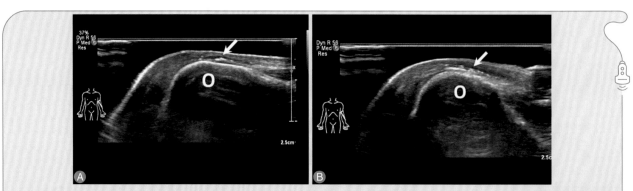

患者因左肘部瓷器外伤后伴肘后部疼痛数月就诊。A.于左侧肘后部尺骨鹰嘴处（O）皮下可见多个点状强回声异物（箭头）；B.另一切面于肘后部尺骨鹰嘴处（O）皮下可见多个点状强回声异物（箭头）。

图 2-5-1　异物残留

病例2　肘后部痛风石

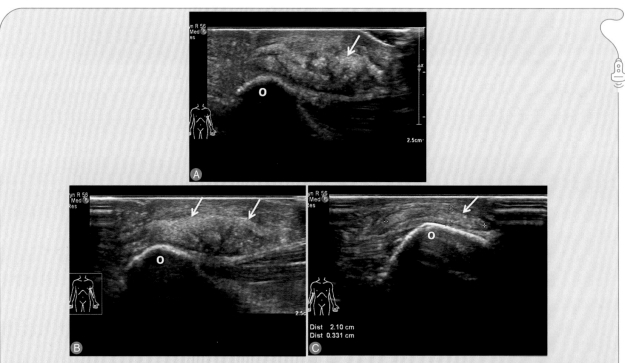

患者，男性，29岁，主因双侧肘后部包块就诊，既往有足部痛风发作病史。A.显示左侧肘后部皮下偏强回声团块（箭头），为痛风石；B.另一切面显示左侧肘后部皮下偏强回声团块（箭头），为痛风石；C.右侧肘后部皮下可见偏强回声区域（箭头与标尺），为痛风石。O：尺骨鹰嘴。

图 2-5-2　肘后部痛风石

病例 3　肘前部腱鞘囊肿

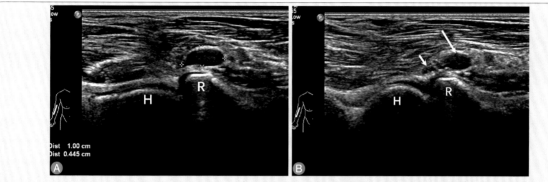

A.纵切面于右侧肘前部偏外侧肘关节囊浅侧可见囊性结节（标尺）；B.仔细观察可见囊肿底部呈细小筛网状回声，紧邻深方的肘关节囊。H：肱骨；R：桡骨。

图 2-5-3　肘前部腱鞘囊肿

相关知识点 ▶▶▶

肘前部的腱鞘囊肿在临床上较为常见。超声检查时，应注意检查囊肿与深部肘关节囊的位置关系。囊肿较大时，可卡压局部的神经，如桡神经深支、浅支等，此时要注意观察囊肿与其周围神经的位置关系，观察神经有无局部受压移位或者变扁，其近侧神经可见增粗伴回声减低。此外，肘前部的囊性包块还需要与肱桡滑囊积液相鉴别。肱桡滑囊炎超声表现为滑囊内积液增多，滑囊壁可见增厚、回声减低，PDI于囊壁内常可见血流信号增多。肱桡滑囊的积液常包绕肱二头肌远侧肌腱。

● 参考文献 ●

[1] KONARSKI W, POBOŻY T, KOTELA A, et al. Ultrasound in the differential diagnosis of medial epicondylalgia and medial elbow pain-imaging findings and narrative literature review[J]. Healthcare (Basel),2022,10(8):1529.

[2] KONARZEWSKA A, RZEPECKA-WEJS L, KORZON-BURAKOWSKA A.Ultrasound-diagnosed bone and joint destruction as a typical image in advanced Charcots arthropathy - case report[J].J Ultrason,2012,12(49):226-232.

[3] NAMBIAR M, ONGGO J R, PAI V. Neuropathic arthropathy of the shoulder joint secondary to a syringomyelia[J]. BMJ Case Rep,2018,11(1):bcr2018228228.

[4] RICKERT M M, CANNON J G, KIRKPATRICK J S.Neuropathic arthropathy of the shoulder：a systematic review of classifications and treatments[J].JBJS Rev,2019,7(10):e1.

[5] SUTTERER B J, BOETTCHER B J, PAYNE J M, et al. The role of ultrasound in the evaluation of elbow medial ulnar collateral ligament injuries in throwing athletes[J]. Curr Rev Musculoskelet Med,2022,15(6):535-546.

第二章　肘关节病变超声解析

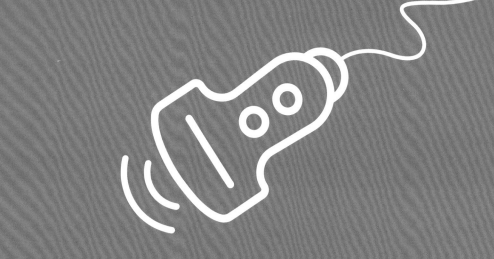

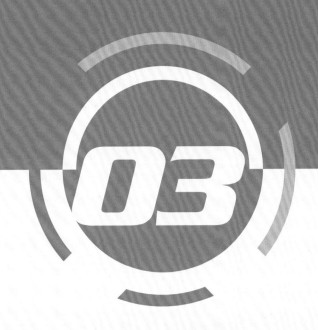

第三章
手腕部病变超声解析

第一节　手腕部腱鞘炎

📖病例1　桡侧腕屈肌腱腱鞘炎

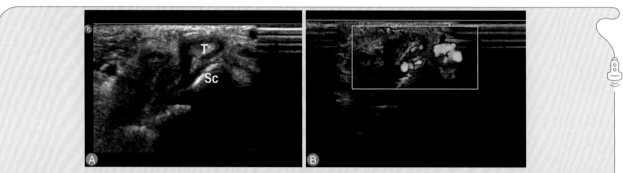

A.横切面于腕掌侧可见桡侧腕屈肌腱（T）腱鞘增厚，回声减低；B.PDI于桡侧腕屈肌腱腱鞘内可见丰富血流信号。Sc：手舟骨。

图 3-1-1　桡侧腕屈肌腱腱鞘炎

·　相关知识点　▶▶▶

1.在腕管近段，桡侧腕屈肌腱包裹于腕横韧带的前后两束之间，其后方为手舟骨–大多角骨–小多角骨关节，再向远侧，该肌腱从大多角骨结节的深方经过，该处位置较深，最后桡侧腕屈肌腱止于第2、第3掌骨底部。

2.桡侧腕屈肌腱在腕部与正中神经掌皮支关系密切，桡侧腕屈肌腱的病变可能会导致该神经的卡压，从而出现相应临床症状。因此，当大鱼际皮肤出现麻痛等异常感觉时，应注意检查正中神经掌皮支。

📖病例2　腕管内指屈肌腱腱鞘炎

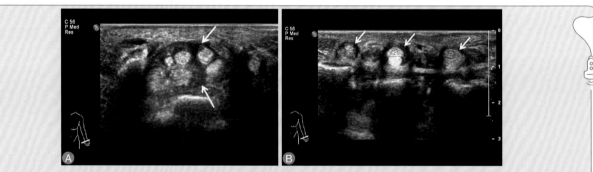

A.横切面于左侧腕管内可见指屈肌腱腱鞘增厚、回声减低（箭头）；B.横切面于左侧手掌处可见多个指屈肌腱腱鞘增厚、回声减低（箭头）。

图 3-1-2　腕管内指屈肌腱腱鞘炎

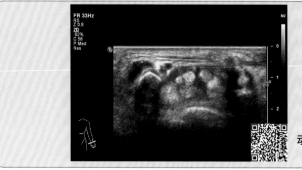

动态图 3-1-1　连续横切面扫查可见腕管内及手掌处指屈肌腱腱鞘增厚

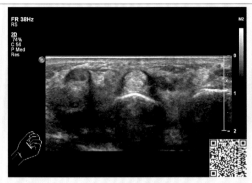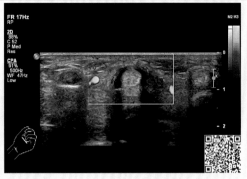

动态图 3-1-2 手掌处连续横切面扫查可见指屈肌腱腱鞘增厚

动态图 3-1-3 PDI 于中指指屈肌腱腱鞘内可见较丰富血流信号

病例3 拇长屈肌腱腱鞘炎

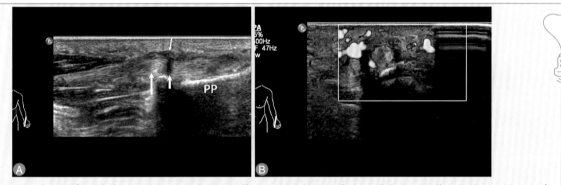

A.纵切面显示左手拇指掌指关节处拇长屈肌腱增粗（长箭头），局部受增厚的A1滑车（短细箭头）挤压而出现超声各向异性伪像，局部呈低回声（短粗箭头）；B.横切面PDI显示增厚的腱鞘内可见血流信号增多。PP：近节指骨。

图 3-1-3 拇长屈肌腱腱鞘炎

病例4 先天性狭窄性腱鞘炎

患儿，男性，3岁，主因左手拇指指间关节不能伸直1年就诊。查体显示小儿左手拇指屈曲畸形，被动伸直困难。高频超声检查显示左手拇指掌指关节处拇长屈肌腱增粗，走行弯曲（图3-1-4A）。由于该处位置表浅，超声图像质量不佳。局部放置导声垫后，纵切面可清晰显示拇长屈肌腱长轴，见该肌腱于掌指关节处增粗，且走行弯曲（图3-1-4B）；局部A1滑车稍增厚。被动伸屈拇指，可见拇长屈肌腱移动困难。其深方掌指关节腔内未见积液与滑膜增生。

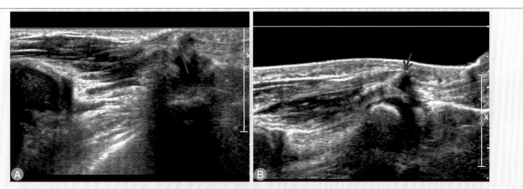

A.纵切面显示掌指关节处拇长屈肌腱（箭头）增粗；B.局部放置导声垫后可清晰显示掌指关节处拇长屈肌腱增粗（箭头），走行弯曲。MC：第1掌骨；PP：近节指骨。

图 3-1-4 先天性狭窄性腱鞘炎

• 病例分析 ▶▶▶

婴幼儿拇指狭窄性腱鞘炎多为先天畸形所致，在小儿畸形中较为常见，其发病的主要原因为拇长屈肌腱腱鞘局部先天性变性增厚、胶原纤维紊乱排列。临床多表现为小儿拇指指间关节不能伸直，掌指关节处皮下可扪及结节状物，压痛不明显，伸直指间关节时发生弹响，可单侧发病或双侧同时发病。由于小儿先天性拇指狭窄性腱鞘炎发病机制与成人不同，采用激素局部封闭治疗通常无效，因此确诊后建议手术治疗。

临床上很多病变如骨质病变、关节囊挛缩、狭窄性腱鞘炎等都可导致手指屈曲畸形，此时如需超声检查指屈肌腱，则常因关节屈曲畸形而导致局部放置超声探头困难。由于导声垫可较好地充填手指弯曲处的空间，故局部应用导声垫可使超声检查指屈肌腱及其深方的关节成为可能（图3-1-5）。

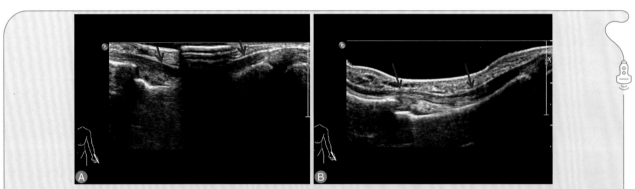

A.因手指屈曲畸形，导致超声探头难以平放在局部皮肤表面，因而显示指屈肌腱（箭头）较为困难；B.局部放置导声垫后，有助于肌腱（箭头）长轴切面的显示。

图3-1-5 手指屈曲畸形时超声显示指屈肌腱

病例5 尺侧腕屈肌腱钙化性肌腱炎

患者，女性，35岁，主因左手腕部疼痛数天就诊。疼痛部位位于左腕掌侧豌豆骨处。超声于疼痛部位进行检查，发现豌豆骨处可见一强回声钙化灶（图3-1-6A），呈稍高回声，并位于尺侧腕屈肌腱远端。探头按压，局部疼痛明显。PDI于钙化灶周围可见较丰富血流信号（图3-1-6B）。

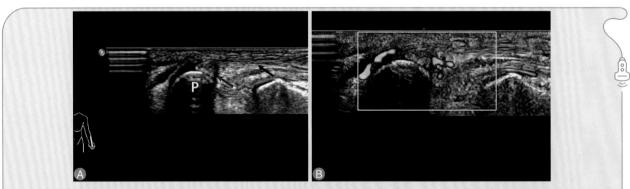

A.左侧腕部掌侧纵切面显示钙化灶（红箭头）位于尺侧腕屈肌腱远端（蓝箭头），呈稍高回声；B.PDI于钙化灶周围可见较丰富血流信号。P：豌豆骨。

图3-1-6 尺侧腕屈肌腱钙化性肌腱炎

病例 6 尺侧腕屈肌腱钙化性肌腱炎

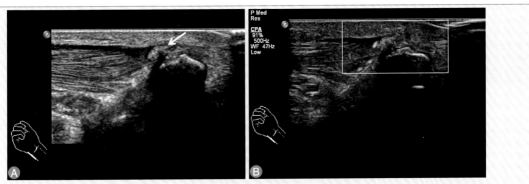

患者，女性，35岁，主因右腕尺侧疼痛就诊。A.纵切面显示右侧尺侧腕屈肌腱远端近豌豆骨处强回声斑（箭头），局部压痛明显，为肌腱内钙化灶；B.PDI于钙化灶周围可见较丰富血流信号。

图 3-1-7 尺侧腕屈肌腱钙化性肌腱炎

• 相关知识点 ▶▶▶

1.尺侧腕屈肌腱无腱鞘。

2.尺侧腕屈肌腱最常见的病变为钙化性肌腱炎。多见于中青年女性，表现为腕掌侧的尺侧部位疼痛。

3.超声检查可见尺侧腕屈肌腱近豌豆骨止点处增厚，其内可见强回声钙化灶，钙化灶周边可见血流信号增多，探头加压时局部疼痛明显。肌腱于豌豆骨止点处有时可见骨表面不平，为炎症所致的骨侵蚀改变。

病例 7 指伸肌腱钙化性肌腱炎

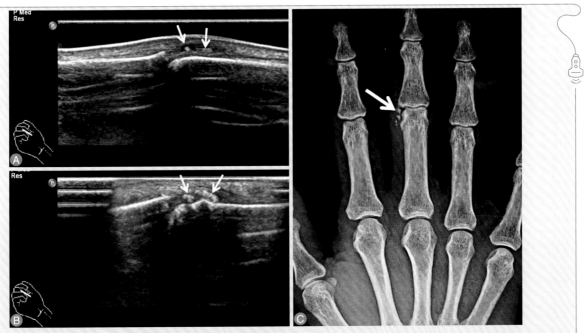

患者，女性，45岁，主因右手中指近侧指间关节处肿胀疼痛就诊。A.纵切面显示右手中指近侧指间关节处指伸肌腱增厚，内可见钙化灶（箭头）；B.纵切面显示右手中指指伸肌腱旁多发钙化灶（箭头）；C.X线片显示中指近侧指间关节处多发钙化灶（箭头）。

图 3-1-8 指伸肌腱钙化性肌腱炎

病例 8 右手中指指屈肌腱腱鞘炎及左手桡侧腕屈肌腱腱鞘炎

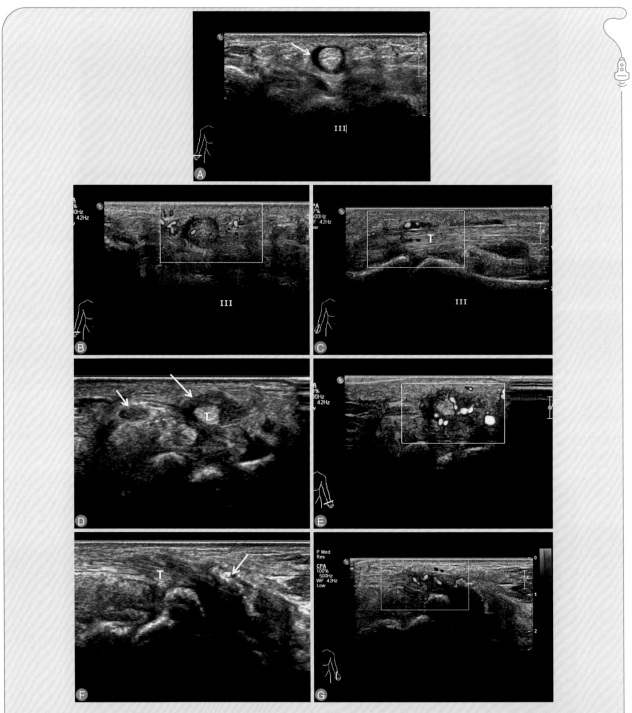

A.横切面于右侧手掌处可见中指指屈肌腱腱鞘增厚（箭头），回声减低；B.PDI横切面于右侧手掌处可见中指指屈肌腱内血流信号增多；C.PDI纵切面于右侧手掌处可见中指指屈肌腱（T）腱鞘内血流信号增多；D.横切面于左侧腕部可见桡侧腕屈肌腱（T）腱鞘增厚，回声减低（长箭头），短箭头为腕管内正中神经；E.PDI横切面于左侧腕部可见桡侧腕屈肌腱腱鞘内较丰富血流信号；F.纵切面可见左侧桡侧腕屈肌腱（T）向远侧自手舟骨结节（箭头）的深方走行；G.PDI纵切面于桡侧腕屈肌腱及其腱鞘内均可见较丰富血流信号。

图 3-1-9 右手中指指屈肌腱腱鞘炎及左手桡侧腕屈肌腱腱鞘炎

第三章
手腕部病变超声解析

病例9　腕背侧伸肌总腱腱鞘炎

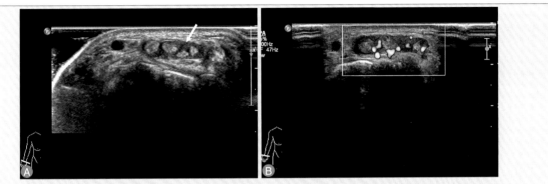

A.腕背侧横切面显示指伸肌腱腱鞘增厚，回声减低（箭头）；B.PDI于指伸肌腱腱鞘内可见较丰富血流信号。

图3-1-10　腕背侧伸肌总腱腱鞘炎

病例10　De Quervain综合征

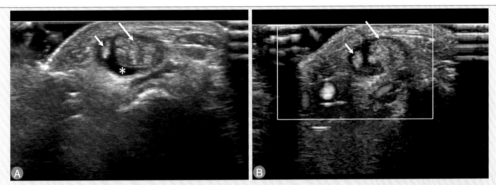

患者，女性，62岁，主因右手腕部桡侧疼痛1周就诊。A.横切面于右手腕部桡侧可见腕背侧第一腔室内拇长展肌腱增粗（长箭头），其腱鞘内可见积液（*），拇短伸肌腱未见明显增粗（短箭头）；B.PDI于拇长展肌腱（长箭头）腱鞘内可见少许血流信号，短箭头为拇短伸肌腱。

图3-1-11　De Quervain综合征

· 相关知识点　▶▶▶

1.De Quervain综合征为常见的腕部劳损性腱鞘炎，多见于从事反复拇指活动者。

2.典型临床表现为桡骨茎突处疼痛，拇指大范围活动时或者用力抓物时疼痛加重。

3.Finkelstein试验阳性，即拇指最大屈曲位腕关节被动尺偏动作时，患者桡骨茎突处疼痛加重。

4.超声检查时，短轴切面上可见拇长展肌腱、拇短伸肌腱增粗、变圆，有时两个肌腱的界线不清，其浅侧的伸肌支持带增厚。

5.拇长展肌腱、拇短伸肌腱之间有时可见一分隔，从而将腱鞘分为两部分。超声上显示为薄的垂直走行的低回声带。当该分隔存在时，病变有时可以仅累及其中的一个肌腱与腱鞘。该分隔的存在，提示在进行超声引导下腱鞘内注射治疗时，应将药物分别注射在两个肌腱的腱鞘内。

6.**鉴别诊断：** 由于腕背侧第一腔室肌腱浅侧为桡神经浅支走行区域，因此腕背桡侧区域疼痛时，还应该与桡神经浅支的病变相鉴别。该处桡神经浅支的病变称为Wartenberg病变，可由外伤性或医源性损伤导致。超声检查可见桡神经浅支局部增粗，回声减低，神经周围有时可见低回声的瘢痕组织。如桡神经浅支完全断裂，则可见神经连续性中断，两个断端回缩增粗，或形成残端神经瘤。

第二节　手腕部肌腱断裂

病例1　无名指指深屈肌腱断裂

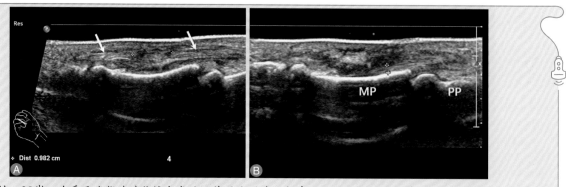

患者，男性，28岁，右手无名指玻璃伤缝合术后远节屈曲困难，超声显示指深屈肌腱断裂，经手术证实。A.纵切面显示右手无名指中节指骨处指深屈肌腱（箭头）连续中断，两断端（标尺）距离约0.9 cm；B.纵切面显示右手无名指指浅屈肌腱（标尺）连续完整，远端止于中节指骨。MP：中节指骨；PP：近节指骨。

图3-2-1　无名指指深屈肌腱断裂

病例2　小指铁棍伤缝合术后小指指屈肌腱断裂

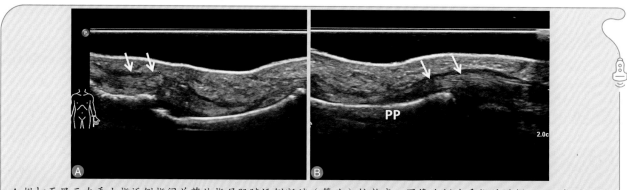

A.纵切面显示左手小指近侧指间关节处指屈肌腱远侧断端（箭头）较整齐，图像右侧为手指的近侧；B.纵切面显示小指指屈肌腱近侧断端（箭头），位于近节指骨（PP）的近段，图像右侧为手指的近侧。

图3-2-2　小指铁棍伤缝合术后小指指屈肌腱断裂

病例3　锐器伤后示指指屈肌腱完全断裂

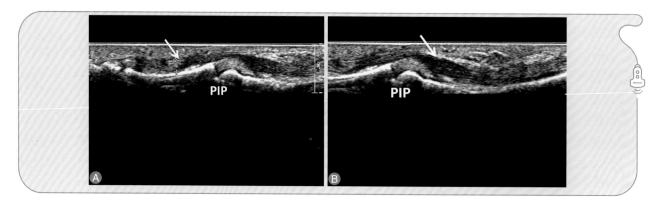

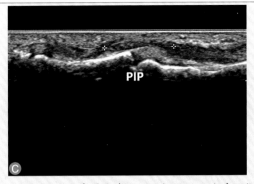

患者，女性，23岁，主因右手示指锐器伤后屈曲障碍就诊。A.纵切面显示右手示指近侧指间关节（PIP）稍远侧指屈肌腱的远侧断端（箭头与标尺），图像右侧为手指的近侧；B.纵切面显示右手示指近侧指间关节（PIP）稍近侧指屈肌腱的近侧断端（箭头），图像右侧为手指的近侧；C.纵切面显示示指近侧指间关节（PIP）处指屈肌腱远侧断端与近侧断端之间的距离（标尺之间），图像右侧为手指的近侧。

图 3-2-3　锐器伤后示指指屈肌腱完全断裂

📖病例 4　拇长伸肌腱完全断裂

患者，男性，32岁，主因右手拇指锐器伤后拇指不能伸直10天就诊。查体可见右手拇指背侧近指间关节处可见皮肤伤口，长度约为1 cm，已愈合。拇指呈屈曲畸形，不能主动伸直。因拇指指间关节呈屈曲畸形，超声检查时很难同时显示指间关节处的近侧肌腱与远侧肌腱。于拇指指间关节背侧局部放置导声垫后行高频超声检查，于拇指背侧指间关节处可见拇长伸肌腱连续中断，局部可见低回声瘢痕组织自皮肤向深方延伸，并可见肌腱近侧断端和远侧断端，均较正常增粗、回声减低。被动伸屈拇指远节，显示肌腱近侧断端未见移动。超声提示：右手拇指拇长伸肌腱完全断裂（图3-2-4）。

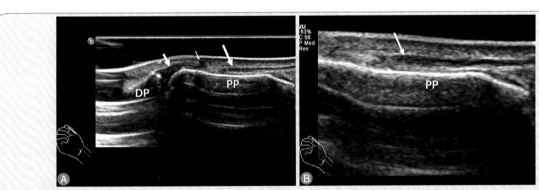

A.纵切面显示右手拇指指间关节稍近侧拇长伸肌腱连续中断，局部可见低回声瘢痕组织自皮肤向深方延伸（细短箭头），并可见肌腱近侧断端（长箭头）和远侧断端（短粗箭头）；B.纵切面显示右手拇指拇长伸肌腱连续中断，可见肌腱近侧断端（长箭头）增厚、回声减低。PP：拇指近节；DP：拇指远节。

图 3-2-4　拇长伸肌腱完全断裂

• 病例分析 ▶▶▶

1.超声医师检查患者前，需仔细询问患者的病史，并根据患者的主诉进行必要的查体。该患者有右手拇指锐器伤的病史，之后出现拇指不能伸直，查体可见拇指背侧伤口，拇指呈屈曲畸形，不能主动伸直。从临床表现上即可初步诊断为拇长伸肌腱断裂。所以接下来的超声检查就是验证我们的诊断。

2.拇长伸肌腱较为表浅，超声检查时常需局部放置较厚的耦合剂，但在局部关节有屈曲畸形时，关节背侧放置的耦合剂易滑落而不利于超声检查，而导声垫则可同时贴合在指间关节的近侧与远侧，从而有利于超声显示肌腱的全貌。

3.要充分发挥动态超声检查的优势：当判断拇长伸肌腱是部分撕裂还是完全撕裂较为困难时，可被动伸屈患者拇指的远节，同时超声观察近侧肌腱的滑动情况。如可见近侧肌腱随远节指骨的移动而滑动，则可除外完全撕裂；相反，如未见近侧肌腱的移动，则为肌腱的完全撕裂。

病例 5　外伤后拇长伸肌腱断裂

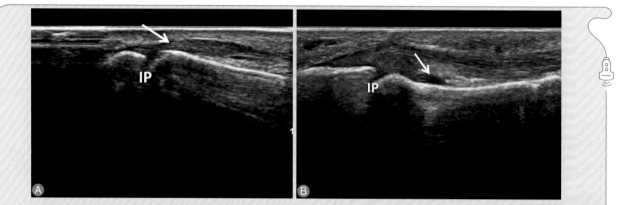

患者，男性，37岁，主因外伤后左手拇指指间关节不能伸直就诊。A.纵切面显示左手拇指背侧指间关节（IP）处拇长伸肌腱近侧断端（箭头）回缩增粗；B.于左手拇指指间关节（IP）掌侧关节隐窝内可见少量积液。

图 3-2-5　外伤后拇长伸肌腱断裂

病例 6　拇长伸肌腱断裂缝合术后再次断裂

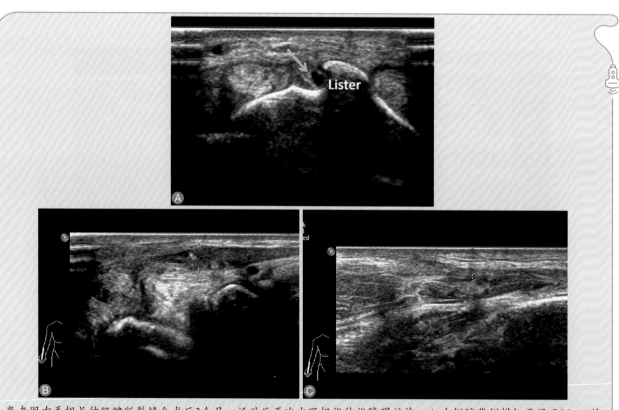

患者因右手拇长伸肌腱断裂缝合术后3个月，活动后再次出现拇指伸指障碍就诊。A.右侧腕背侧横切面显示Lister结节尺侧拇长伸肌腱结构缺失（箭头），局部可见积液；B.纵切面显示右手拇长伸肌腱近侧断端（标尺）增粗，回声不均，图像右侧为肢体的近侧；C.纵切面显示拇长伸肌腱远侧断端（标尺）回缩增厚，图像右侧为肢体的近侧。

图 3-2-6　拇长伸肌腱断裂缝合术后再次断裂

病例 7　中指远侧指间关节处指伸肌腱断裂

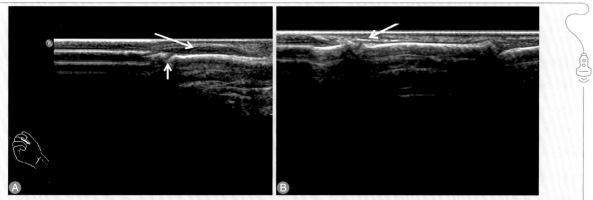

A.纵切面显示右手中指远侧指间关节处（短箭头）指伸肌腱连续中断，可见其近侧断端（长箭头）；B.纵切面显示对照侧中指远侧指间关节处正常指伸肌腱（箭头），呈纤细带状回声。

图 3-2-7　中指远侧指间关节处指伸肌腱断裂

病例 8　小指远侧指间关节处指伸肌腱断裂

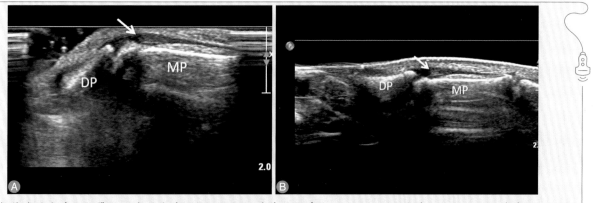

患者打篮球时左手小指戳伤，出现左手小指远侧指间关节屈曲畸形。A.纵切面于左手小指远侧指间关节处显示指伸肌腱断裂，可见近侧断端（箭头）；B.局部放置导声垫后显示小指远侧指间关节处指伸肌腱断裂，可见近侧断端（箭头）。MP：中节指骨；DP：远节指骨。

图 3-2-8　小指远侧指间关节处指伸肌腱断裂

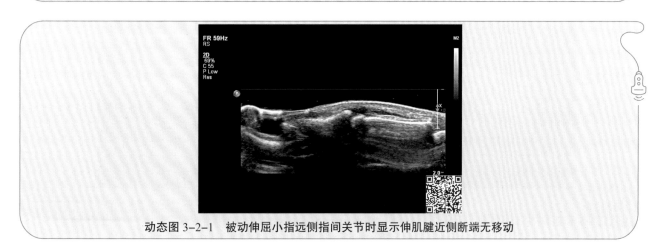

动态图 3-2-1　被动伸屈小指远侧指间关节时显示伸肌腱近侧断端无移动

病例9　示指远侧指间处关节指伸肌腱断裂

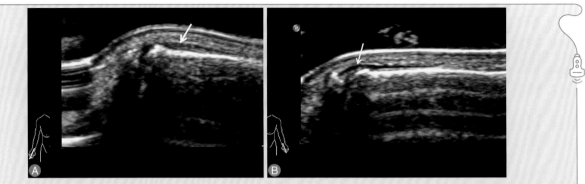

患者，女性，71岁，主因洗澡时自觉右手示指局部异响，后出现锤状指畸形1天就诊。A.纵切面显示右手示指远侧指间关节指伸肌腱连续性中断，可见近侧肌腱断端（箭头），较正常肌腱增粗；B.纵切面显示正常左手示指远侧指间关节处指伸肌腱（箭头），呈纤细带状回声。

图3-2-9　示指远侧指间处关节指伸肌腱断裂

病例10　无名指远侧指间关节处指伸肌腱断裂

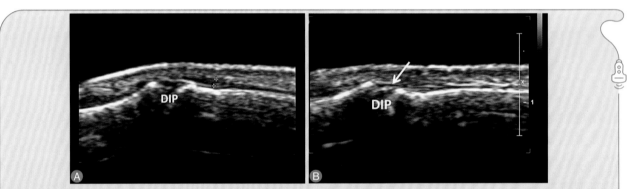

A.局部放置导声垫后纵切面显示左手无名指远侧指间关节处（DIP）指伸肌腱近侧断端（标尺）增粗；B.局部放置导声垫后纵切面显示对侧正常无名指远侧指间关节处（DIP）指伸肌腱（箭头），呈细带状回声。

图3-2-10　无名指远侧指间关节处指伸肌腱断裂

病例11　右手小指外伤后近侧指间关节处指伸肌腱断裂

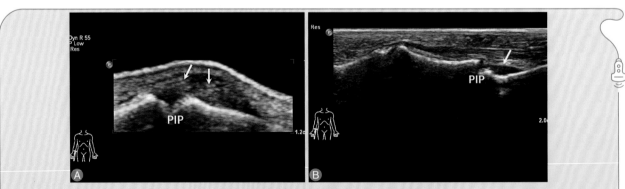

A.纵切面显示右手小指近侧指间关节处（PIP）指伸肌腱连续性中断，可见两侧断端（箭头）；B.纵切面显示右手小指近侧指间关节（PIP）掌侧关节腔内同时可见少量积液（箭头）。

图3-2-11　右手小指外伤后近侧指间关节处指伸肌腱断裂

病例 12 左侧示指掌指关节背侧指伸肌腱断裂

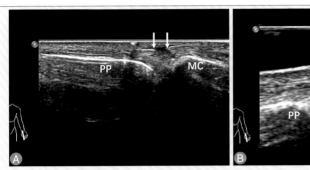

A.纵切面显示左侧示指掌指关节处指伸肌腱连续性中断，可见两个肌腱断端（箭头）；B.局部放置导声垫后可以更清晰地显示掌指关节处指伸肌腱连续性中断，可见两个肌腱断端（箭头），断端较整齐。PP：近节指骨；MC：掌骨。

图 3-2-12 左侧示指掌指关节背侧指伸肌腱断裂

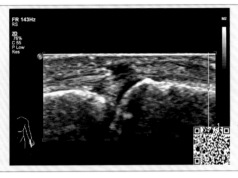

动态图 3-2-2 伸屈手指动态观察可见肌腱的两个断端之间由低回声的瘢痕组织相连，两个断端尚能一起滑动

病例 13 腕背侧示指指伸肌腱断裂

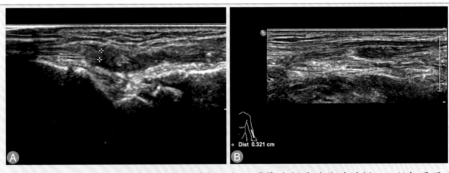

A.纵切面显示左侧腕背侧示指指伸肌腱的远侧断端（标尺），图像右侧为肢体的近侧；B.纵切面显示左侧前臂远段示指指伸肌腱的近侧断端（标尺），图像右侧为肢体的近侧。

图 3-2-13 腕背侧示指指伸肌腱断裂

病例 14 左侧前臂远段掌侧多条肌腱外伤缝合术后，锻炼时再次断裂

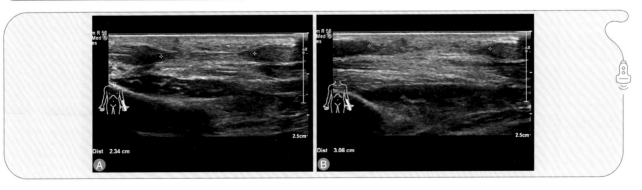

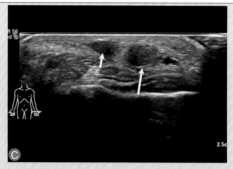

A.左侧前臂远段掌侧纵切面显示桡侧腕屈肌腱断裂，两个断端间距（标尺）约为2.3 cm；B.左侧前臂远段掌侧纵切面显示掌长肌腱断裂，两个断端间距（标尺）约为3.1 cm；C.左侧前臂远段掌侧横切面显示桡侧腕屈肌腱（长箭头）与掌长肌腱（短箭头）的近侧断端，较正常肌腱明显增粗。

图 3-2-14　左侧前臂远段掌侧多条肌腱外伤缝合术后，锻炼时再次断裂

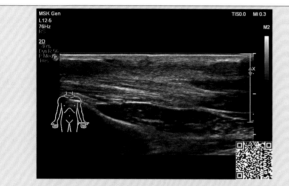

动态图 3-2-3　左侧前臂远段掌侧纵切面显示掌长肌腱与桡侧腕屈肌腱断裂

动态图 3-2-4　左侧前臂远段掌侧横切面显示掌长肌腱与桡侧腕屈肌腱断裂

（注意探头标尺仅代表探头的位置，不代表探头的方向）

病例 15　拇长伸肌腱于前臂远段断裂

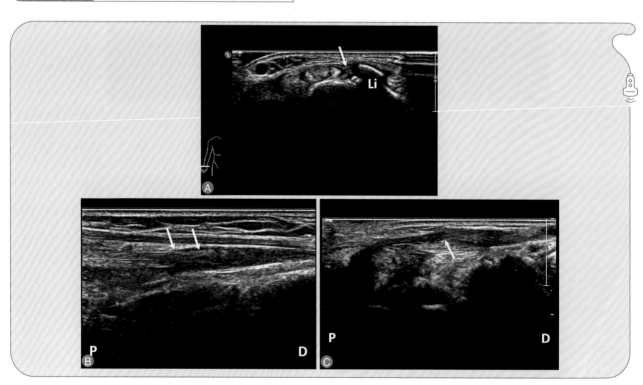

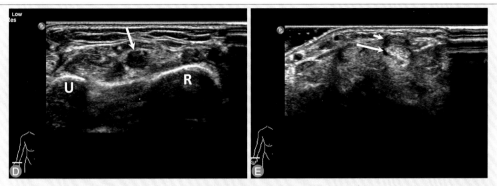

患者因干活过程中右手拇指突然疼痛不能伸直就诊。A.横切面显示右侧桡骨远端Lister结节（Li）尺侧的拇长伸肌腱结构缺失（箭头）；B.纵切面于右侧前臂远段背侧可见拇长伸肌腱的近侧断端（箭头），断端不整齐；C.纵切面于右侧前臂远段背侧可见拇长伸肌腱的远侧断端（箭头）；D.横切面于右侧前臂远段背侧可见拇长伸肌腱的近侧断端（箭头），明显增粗，回声不均匀；E.自切面D再向远侧移动探头，可见拇长伸肌腱（短箭头）跨过桡侧腕长伸肌腱（长箭头）向拇指走行。P：肢体的近侧；D：肢体的远侧。U：尺骨；R：桡骨。

图 3-2-15　拇长伸肌腱于前臂远段断裂

• 相关知识点 ▶▶▶

（一）指伸肌腱断裂

常见指伸肌腱撕裂有两个部位：一为远节指骨底部，该处指伸肌腱撕裂后可导致远侧指间关节屈曲畸形，常被称为"锤状指"。超声表现：远侧指间关节处未见指伸肌腱结构，稍近侧可见回缩的肌腱断端，呈增厚的低回声结构。伸屈远节指骨时，该肌腱的近侧断端静止不动。该处亦可发生撕脱骨折，可见远节指骨底部撕脱的骨折片呈强回声，其近侧与指伸肌腱相连。二为近侧指间关节处指伸肌腱中央束，如局部为撕脱骨折，则于中节指骨底部可见撕脱的骨折片，骨折片近侧与指伸肌腱相延续，临床上可表现为纽扣畸形，即由于伸肌腱的中央腱束断裂，使近侧指间关节突出于侧束之间，表现为近侧指间关节屈曲，远侧指间关节过伸畸形。纵切面超声于近侧指间关节背侧中央可见止于中节指骨底部的指伸肌腱中央束结构缺失，而其两个侧束于中节指骨的两侧在横切面超声上较易显示。如中央束为部分撕裂，则可见该肌腱增厚、回声减低。

注意：指伸肌腱较细，伸屈手指时进行动态超声检查有助于观察肌腱的连续性，以及鉴别肌腱是部分撕裂还是完全撕裂。

（二）指屈肌腱损伤分区

Ⅰ区：损伤位于指浅屈肌腱止点处远侧；Ⅱ区：损伤位于指浅屈肌腱止点与A1滑车之间；Ⅲ区：损伤位于A1滑车近侧缘与蚓状肌于指深屈肌腱起点处之间；Ⅳ区：损伤位于腕管区域；Ⅴ区：损伤位于肌-腱移行处与腕管之间。

对于拇指来说：TⅠ区：拇指远节至拇指指间关节；TⅡ区：位于拇指指间关节与A1滑车之间；TⅢ区：大鱼际区域。

（三）指伸肌腱损伤分区

Ⅰ区：位于远侧指间关节；Ⅱ区：位于远侧指间关节与近侧指间关节之间；Ⅲ区：近侧指间关节；Ⅳ区：位于近侧指间关节与掌指关节之间；Ⅴ区：掌指关节；Ⅵ区：掌骨水平；Ⅶ区：腕骨水平；Ⅷ区：桡尺骨远段水平。

对于拇指来说：TⅠ区：拇指指间关节区域；TⅡ区：拇指指间关节与掌指关节之间的区域；TⅢ区：拇指掌指关节区域；TⅣ区：第1掌骨水平；TⅤ区：腕骨水平。

第三节　手腕部关节炎

病例 **1**　类风湿性关节炎（累及腕部多个关节）

　　患者，女性，65岁，主因右侧腕部肿胀疼痛2年余就诊。实验室检查提示类风湿因子阳性，C-反应蛋白增高。相关超声检查如下（图3-3-1）。

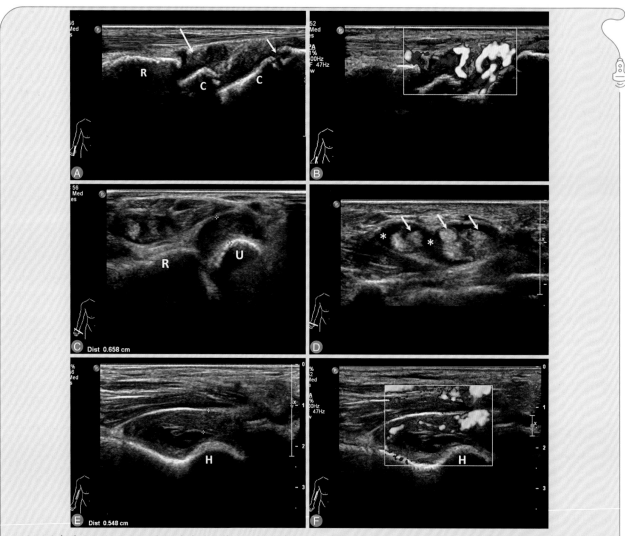

A.右侧腕部背侧纵切面可见桡腕关节（长箭头）与腕骨间关节扩张，其内可见滑膜增生，局部腕骨可见骨质凹陷，为骨侵蚀改变（短箭头）；B.PDI于桡腕关节与腕骨间关节内可见丰富血流信号；C.右侧腕部横切面可见远侧桡尺关节扩张，其内滑膜增生呈低回声（标尺）；D.右侧腕管处横切面显示腕管内指屈肌腱（箭头）腱鞘扩张，内可见积液（*）；E.右肘前部纵切面可见肘关节腔扩张，其内滑膜增生呈低回声（标尺）；F.PDI于右侧肘关节增厚的滑膜内可见较丰富血流信号。R：桡骨；C：腕骨；U：尺骨；H：肱骨远端。

图3-3-1　类风湿性关节炎（累及腕部多个关节）

· 相关知识点　▶▶▶

　　1.经腕关节背侧超声检查是显示腕关节腔病变的较好部位。

　　2.横切面超声检查有助于鉴别腕关节腔内的病变与关节浅侧伸肌腱的病变。

　　3.除检查桡腕关节、腕骨间关节外，还应检查远侧桡尺关节。

病例 2　手舟骨 – 大多角骨骨性关节炎

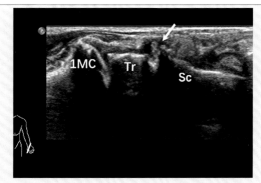

纵切面于左侧腕背侧可见手舟骨–大多角骨关节骨赘突出（箭头）。1MC：第1掌骨；Sc：手舟骨；Tr：大多角骨。

图 3-3-2　手舟骨 – 大多角骨骨性关节炎

病例 3　双手第 1 掌腕关节骨性关节炎

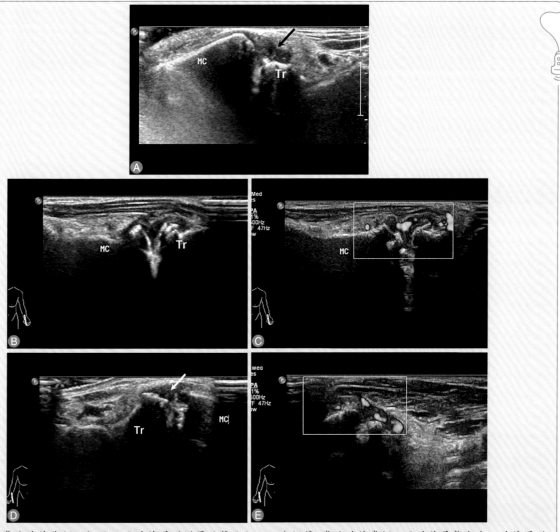

A.左侧第1掌腕关节背侧纵切面可见关节滑膜增厚（箭头）；B.左侧第1掌腕关节掌侧可见关节骨赘突出，关节滑膜增厚；C.PDI显示左侧第1掌腕关节掌侧关节滑膜内血流信号增多；D.同一患者右侧第1掌腕关节背侧扫查可见关节滑膜增厚（箭头）；E.PDI显示右侧第1掌腕关节背侧滑膜内血流信号增多。Tr：大多角骨；MC：第1掌骨。

图 3-3-3　双手第 1 掌腕关节骨性关节炎

病例 4 双手第 1 掌腕关节骨性关节炎伴腕桡侧疼痛

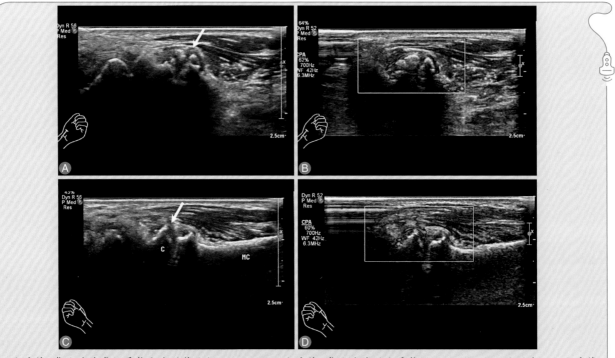

A.左手第1掌腕关节掌侧骨赘突出（箭头）；B.PDI显示左手第1掌腕关节增生骨赘周围可见血流信号增多；C.右手第1掌腕关节掌侧骨赘突出（箭头）；D.PDI显示右手第1掌腕关节增生骨赘周围可见血流信号增多。MC：第1掌骨；C：腕骨。

图 3-3-4 双手第 1 掌腕关节骨性关节炎伴腕桡侧疼痛

· **相关知识点** ▶▶▶

　　骨性关节炎最常累及膝关节，其次为手与髋关节。手的骨性关节炎可分为三种，即侵蚀性手部骨性关节炎、结节性手部骨性关节炎（非侵蚀性骨性关节炎）和第1掌腕关节骨性关节炎。其中侵蚀性手部骨性关节炎为最严重的手部骨性关节炎，表现为近侧与远侧指间关节的炎症与骨侵蚀改变；女性、肥胖、高血压和血脂异常为该病的危险因素；临床表现为手部关节急性发作的疼痛、肿胀和发红，最终可导致关节破坏、功能丧失；影像学特征为中心部骨侵蚀、锯齿状和鸥翼状病变，少数情况下可出现关节强直。研究显示，侵蚀性骨性关节炎的能量多普勒血流信号较非侵蚀性骨性关节炎要丰富，且能量多普勒血流信号丰富程度与X线上的关节破坏、新的骨侵蚀病灶的出现相关。结节性手部骨性关节炎主要累及远侧指间关节，其次为拇指的掌腕关节和近侧指间关节。该病特征性病变为远侧指间关节的Heberden结节、近侧指间关节的Bouchard结节，这些结节为关节的骨性增大所致，也可以同时有关节滑膜炎性改变和软组织肿胀。

　　第1掌腕关节的骨性关节炎为第二常见的手部退行性关节病变，常发生于绝经后的中老年女性。其原发性骨性关节炎常为特发性，继发性骨性关节炎常与拇指反复活动有关，少数情况下与类风湿性关节炎或创伤有关。另外，肥胖亦是手部骨性关节炎的危险因素之一。

· **鉴别诊断** ▶▶▶

　　银屑病性关节炎为炎症性关节炎，可见于5%～40%的银屑病患者。其特征之一为关节的滑膜增生与附着点炎。该病常累及远侧指间关节，因此应与远侧指间关节的骨性关节炎相鉴别。

病例5 指间关节炎伴骨侵蚀

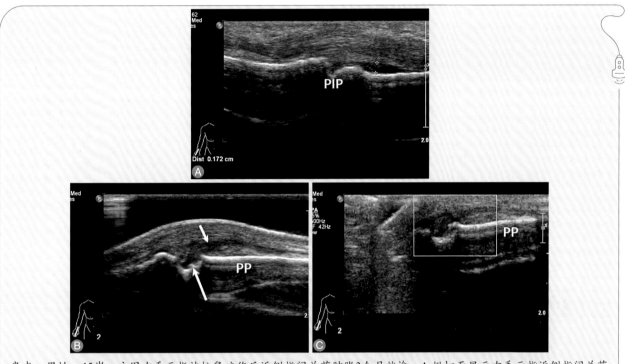

患者，男性，45岁，主因右手示指被松鼠咬伤后近侧指间关节肿胀3个月就诊。A.纵切面显示右手示指近侧指间关节腔（PIP）扩张，内可见少量积液，滑膜稍增厚（标尺）；B.纵切面显示右手示指近侧指间关节背侧可见指骨头骨侵蚀改变（长箭头），其浅侧指伸肌腱增粗、回声减低（短箭头）；C.PDI于指骨头骨侵蚀处可见增多的血流信号。PP：近节指骨。

图3-3-5　指间关节炎伴骨侵蚀

· 超声检查注意事项 ▶▶▶

1.超声检查指间关节与掌指关节时，手指轻度屈曲，有利于掌侧关节隐窝内少量积液的显示，因为此时关节背侧隐窝的积液被挤压至掌侧关节隐窝。

2.掌侧关节隐窝内的积液多位于关节间隙的近侧，因关节间隙处有掌板的存在从而影响关节腔的扩张。

3.如关节腔内游离体位于掌侧关节隐窝，则需要注意与籽骨相鉴别。籽骨位于关节囊外，而关节腔内游离体位于关节囊内。

病例6 腕背侧第1掌腕关节骨性关节炎伴腕背侧第1腔室内腱鞘炎

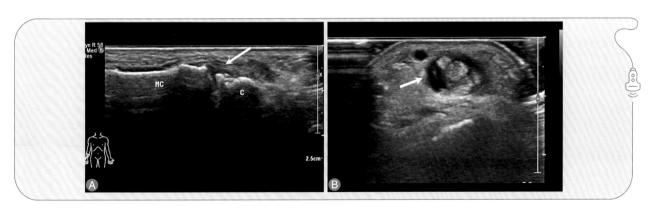

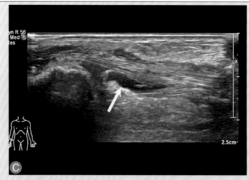

A.右手第1掌腕关节骨质轻度增生，关节囊增厚（箭头）；B.横切面显示右手腕背侧第1腔室内肌腱增粗，其腱鞘内可见积液（箭头）；C.纵切面显示右腕背侧第1腔室内肌腱增粗，其腱鞘内可见积液（箭头）。C：腕骨（大多角骨）；MC：第1掌骨。

图3-3-6　腕背侧第1掌腕关节骨性关节炎伴腕背侧第1腔室内腱鞘炎

病例7　掌指关节炎

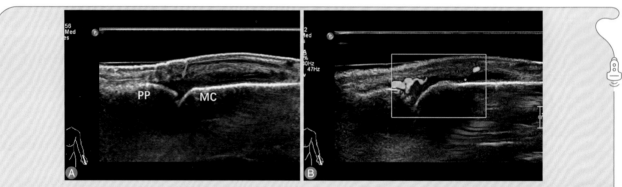

A.纵切面显示左手中指掌指关节背侧隐窝稍扩张，其内滑膜增生呈低回声（绿箭头）；B.PDI于增生滑膜内可见较丰富血流信号。PP：近节指骨；MC：掌骨。

图3-3-7　掌指关节炎（1）

病例8　掌指关节炎

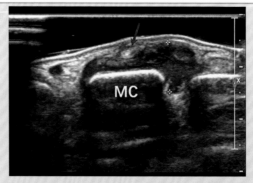

横切面于右手中指掌指关节背侧可见指伸肌腱（红箭头）深方的掌指关节腔内滑膜增生（标尺）。MC：掌骨。

图3-3-8　掌指关节炎（2）

病例 9　第 2、第 3 掌指关节背侧隐窝游离体

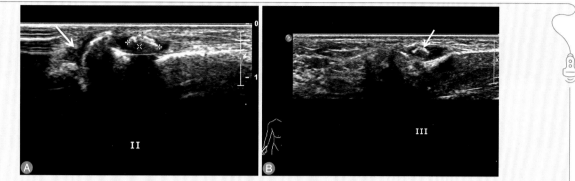

患者，女性，56 岁。A.纵切面显示右手示指掌指关节（箭头）背侧隐窝内强回声游离体（标尺）；B.纵切面显示右手中指掌指关节背侧隐窝内强回声游离体（箭头），其周围可见少量积液。

图 3-3-9　第 2、第 3 掌指关节背侧隐窝游离体

病例 10　双手第 1 掌腕关节骨性关节炎

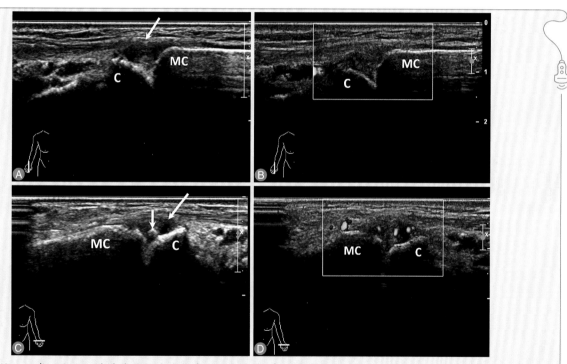

患者，男性，55 岁，主因双手手背桡侧疼痛就诊。A.右手第 1 掌腕关节滑膜增生，呈低回声（箭头）；B.PDI 于右手第 1 掌腕关节增生滑膜内可见血流信号；C.左手第 1 掌腕关节滑膜增生，呈低回声（长箭头），另于关节腔内可见一骨性游离体（短箭头）；D.PDI 于左手第 1 掌腕关节增生滑膜内可见血流信号。C：大多角骨；MC：第 1 掌骨。

图 3-3-10　双手第 1 掌腕关节骨性关节炎

• 相关知识点 ▶▶▶

（一）关节滑膜炎

关节滑膜炎在超声上主要表现为关节腔内积液、关节内滑膜增生，增生滑膜多呈低回声（相对于皮下脂肪组织），常难以被推移，且难以被加压变形。随着滑膜增生的进展，关节软骨被破坏，骨-软骨交界处可见骨侵蚀病变。

灰阶超声显示滑膜增厚后，需进一步行能量多普勒超声检查，以观察滑膜内有无血流信号，血流信

号的存在常提示炎症处于活动期。超声检查可以发现一些亚临床的滑膜炎，即在无症状的关节内显示滑膜炎，因此，可以将一些少关节炎的诊断更改为多关节炎。

观察受累关节的部位有助于关节炎的鉴别诊断。如远侧指间关节的滑膜炎常提示银屑病性关节炎，而不是类风湿性关节炎。在早期银屑病性关节炎患者中，常可见关节周围软组织水肿、掌指关节处伸肌腱周围炎、近侧指间关节处伸肌腱附着点炎。此外，还可见掌板炎性改变、手指肌腱附着点炎和侧副韧带附着点炎。在银屑病指炎患者中，还可见弥漫分布的指伸肌腱腱围炎和指屈肌腱腱鞘炎。指屈肌腱腱鞘炎与指炎密切相关，可见于32%～48%的银屑病关节炎患者。近侧指间关节与掌指关节的滑膜炎常见于类风湿性关节炎，超声可通过观察关节的掌侧与背侧关节隐窝来进行评估。掌指关节滑膜炎时，于掌指关节的背侧隐窝较易显示增生的滑膜，而近侧指间关节滑膜炎时，于关节的掌侧关节隐窝较易显示增生的滑膜。超声检查还可以显示类风湿性关节炎的其他病变，如类风湿结节与滑膜囊肿等。

（二）类风湿性关节炎

类风湿性关节炎为慢性全身性自身免疫性疾病。类风湿性关节炎主要累及关节，但亦可累及关节周围和关节外组织。类风湿性关节炎累及的靶目标为滑膜，当抗原出现在滑膜内时可引发细胞免疫反应，从而导致滑膜炎。此外，类风湿性关节炎还可以累及内衬滑膜的腱鞘、滑囊及附着点（韧带、肌腱和关节囊在骨的附着处）。因此，超声检查类风湿性关节炎时，除注意关节有无病变之外，还应检查关节周围的肌腱、韧带有无相关病变，如腱鞘炎、滑囊炎、附着点炎。

超声检查可用于观察类风湿性关节从早期至晚期的一系列病变。早期可见关节腔积液与滑膜增生，关节软骨未见变薄，增生的滑膜可导致边缘性骨侵蚀，即位于关节的边缘区域，该处无关节软骨覆盖，距离关节囊于骨的止点处有一定距离，因此为关节内骨质的裸区，在类风湿性关节炎的早期易发生骨侵蚀病变。以后血管翳会逐渐破坏关节囊、关节软骨、关节周围韧带，最后可导致关节不稳。因此，超声检查类风湿性关节炎时，除观察关节腔内有无积液、滑膜有无增生、滑膜内血流是否丰富外，还应观察关节软骨有无变薄、缺失，骨质有无骨侵蚀改变。由于桡腕关节和腕骨间关节的很多关节面呈垂直方向，从而使超声检查难以显示这些关节面的关节软骨，因此，在手腕部超声检查仅能显示部分关节软骨，难以对关节软骨进行全面检查。

慢性类风湿性关节炎在超声的征象常常不典型，应注意识别。因此时关节腔内常无明显积液，关节内滑膜血管翳为纤维性滑膜血管翳，超声上多呈薄的低回声区。而关节骨质由于广泛的骨侵蚀与骨破坏，可以表现为骨质形态不规则，分界不清，关节间隙变窄，骨质融合后则表现为关节间隙消失。由于韧带变薄或撕裂，关节还可以出现脱位改变。

研究显示，腱鞘的炎性病变即腱鞘炎，在类风湿性关节炎患者中有较高的发生率，其在手、足部位的发生率为12.2%～50.0%。类风湿性关节炎患者腱鞘炎的病理机制与关节滑膜炎的病理机制类似，包括滑膜的增生、炎症细胞与炎性介质的浸润。腱鞘炎亦为类风湿性关节炎进展的预测因子。

在手腕部，类风湿性关节炎最易累及的肌腱为腕背侧的伸肌腱，从第1腔室至第6腔室。其中，尺侧腕伸肌腱最易被累及；而腕掌侧的屈肌腱较少被累及。在踝关节，最易被累及的肌腱为胫骨后肌腱、趾长屈肌腱、踇长屈肌腱、腓骨长、短肌腱，而趾伸肌腱相对较少累及。在类风湿性关节炎的慢性期，由于腱鞘的炎症导致腱鞘薄弱或肌腱在因骨侵蚀所致表面不规则的骨面上滑动而发生摩擦受损，肌腱可发生部分撕裂或完全撕裂。

腱鞘炎可以通过灰阶超声和能量多普勒超声进行半定量评估。国际风湿性结局评估工作组（OMERACT）对腱鞘炎的超声评估方法进行了总结，认为腱鞘炎的灰阶超声评估可采用四级半定量方法，即0级，正常；1级，轻度；2级，中度；3级，重度。多普勒超声评估分级：0级，腱鞘内无血流信号；1级，增厚的腱鞘内可见局灶性血流信号，需在两个相互垂直的切面上显示，要除外正常滋养血管；2级，增厚的腱鞘内可见多处血流信号，需在两个相互垂直的切面上显示，要除外正常滋养血管；3级，腱鞘内可见弥漫性血流信号，需在两个相互垂直的切面上显示，要除外正常滋养血管。此外，如果除在腱鞘内可见血流信号增多外，另于肌腱内可见血流信号（在两个相互垂直的切面上均有显示，并除外肌腱内滋养血管），则需要在1级或2级的基础上增加1级。OMERACT超声工作组对肌腱损伤进行半定量分类，包括灰阶超声分类：0级，正常肌腱；1级，肌腱部分撕裂，需在两个相互垂直的切面上显示；2级，肌腱完全断裂，需在两个相互垂直的切面上显示。

鉴别诊断：类风湿性关节炎所致的腱鞘炎需与其他感染或炎性病变所致的腱鞘炎相鉴别，如结核、银屑病性关节炎、劳损性腱鞘炎，但仅凭超声表现有时却很难鉴别。有研究显示，结核常选择性地累及腕掌侧的指屈肌腱；银屑病性关节炎常累及远侧指间关节处的指屈肌腱，而不是腕部，其特征性病变包括累及手指的附着点炎、皮肤病损、指甲病变、腊肠指有助于将该病与类风湿性关节炎所致的腱鞘炎相鉴别。

类风湿性关节炎还可累及滑囊，可累及人体任何部位的滑囊，尤其是肩峰下–三角肌下滑囊、尺骨鹰嘴滑囊、转子囊、前足部位的滑囊与跟骨后滑囊。

附着点炎在脊柱关节病中较为常见，但亦可出现在类风湿性关节炎患者。附着点炎超声表现：附着点处回声减低（失去正常纤维状结构）和（或）增厚；急性期于附着点周围常可见多普勒血流信号增多；有时还可见骨侵蚀、滑囊炎和附着点骨赘形成。在疾病的非活动期或慢性期，超声检查可见肌腱或韧带增厚、骨赘形成、肌腱内钙化灶和骨侵蚀。

跟腱的附着点在类风湿性关节炎患者亦可受累。跟腱的附着点炎在类风湿性关节炎较脊柱关节病少见，但仍可见于22%的早期类风湿性关节炎伴有踝关节疼痛的患者。研究显示，跟骨后滑囊炎可先于或伴发跟腱附着点炎发生，提示滑膜的炎症可导致滑膜–附着点复合体炎症的发生。

类风湿性关节炎关节外的病变还包括类风湿结节，该结节常见于病程较长的类风湿性关节炎患者，其在血清阳性类风湿性关节炎患者中的发生率为20%～30%。该结节多见于局部易发生机械磨损和受压部位，包括尺骨鹰嘴、前臂、手指关节等。结节多无明显症状，临床查体可触及。超声上表现为分叶状、不均质的低回声结节，常邻近骨表面。有时结节中心部可见低回声坏死组织。

对于类风湿性关节炎，超声除应观察关节内病变外，还应观察关节周围的肌腱有无异常，如腱鞘炎、肌腱病变。肌腱可以表现为增厚、内纤维状结构不清；肌腱部分撕裂后可导致肌腱变薄；肌腱完全断裂后，则导致肌腱连续性中断，两断端回缩。

病例 11　银屑病性关节炎

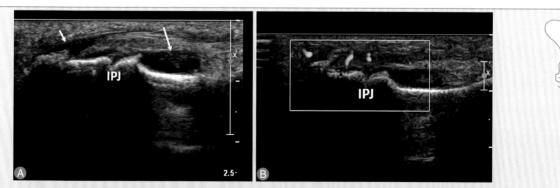

患者，女性，38岁，主因右手拇指肿胀数月就诊。患者既往有银屑病病史。A.纵切面显示右手拇指掌侧指间关节腔（IPJ）扩张，并可见滑膜增生（长箭头），拇长屈肌腱止点处增厚，回声减低，止点处骨质不规则（短箭头）；B.PDI于拇长屈肌腱止点处可见血流信号增多，为附着点炎表现。

图 3-3-11　银屑病性关节炎

·相关知识点 ▶▶▶

银屑病性关节炎为脊柱关节病家族中的一种慢性炎性病变，可见于患有银屑病的患者或有家族银屑病倾向的患者。临床表现为四肢关节滑膜炎、指（趾）炎和脊柱炎。附着点炎为银屑病性关节炎的特征性改变，在银屑病性关节炎中较为常见。超声检查可见附着点处增厚（测量部位在骨止点近侧2 mm区域内；参考标准：股四头肌腱＞6.1 mm，髌腱近端和远段＞4 mm，跟腱＞5.29 mm，足底筋膜＞4.4 mm），附着点回声减低、边界不清；还可见骨侵蚀改变（为骨表面的缺损改变；需在两个相互垂直的切面可见）、骨赘突出（为骨末端的骨质突出；需在两个相互垂直的切面可见；伴或不伴声影）、周围滑囊扩张。其中附着点的增厚、回声减低、边界不清、滑囊扩张被认为是急性炎性病变，而骨侵蚀、钙化和骨赘被认为是慢性结构性病变。附着点内能量多普勒血流信号的出现提示急性病变。

第四节 手腕部占位性病变

病例 1 指间关节背侧腱鞘囊肿

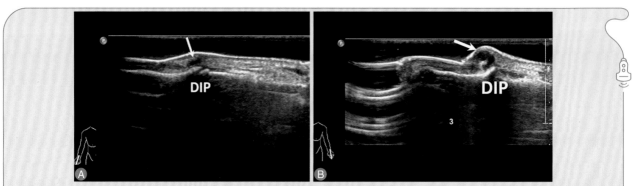

A.纵切面显示右手中指远侧指间关节（DIP）浅侧小囊肿（箭头）；B.纵切面显示左手中指远侧指间关节（DIP）浅侧小囊肿（箭头），形态不规则。

图 3-4-1 指间关节背侧腱鞘囊肿

病例 2 腱鞘囊肿

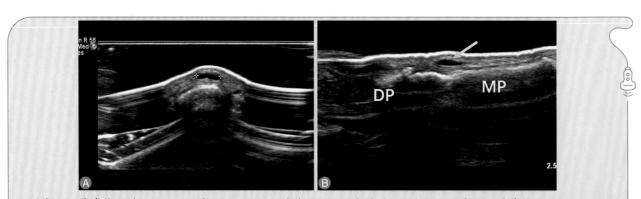

A.局部加用导声垫后横切面显示右手示指远侧指间关节近侧腱鞘囊肿（标尺）；B.局部加用导声垫后纵切面显示右手示指远侧指间关节近侧腱鞘囊肿（箭头）。DP：远侧指骨；MP：中节指骨。

图 3-4-2 腱鞘囊肿

病例 3 腕背侧厚壁腱鞘囊肿

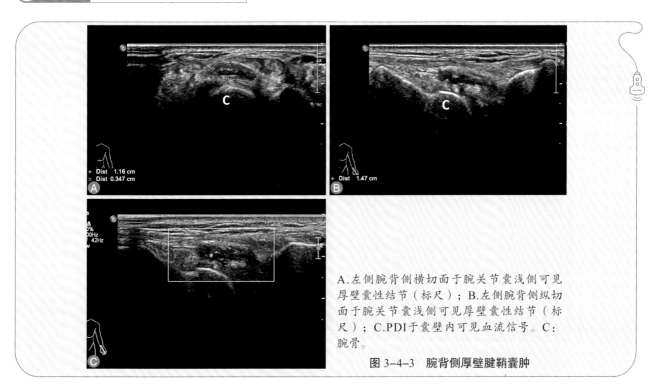

A.左侧腕背侧横切面于腕关节囊浅侧可见厚壁囊性结节（标尺）；B.左侧腕背侧纵切面于腕关节囊浅侧可见厚壁囊性结节（标尺）；C.PDI于囊壁内可见血流信号。C：腕骨。

图 3-4-3 腕背侧厚壁腱鞘囊肿

病例 4 腱鞘囊肿，包绕桡侧腕屈肌腱

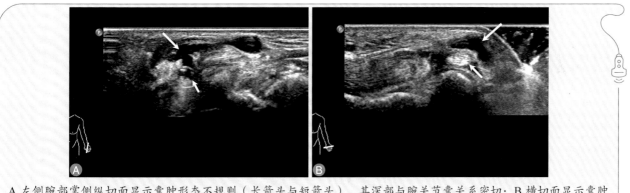

A.左侧腕部掌侧纵切面显示囊肿形态不规则（长箭头与短箭头），其深部与腕关节囊关系密切；B.横切面显示囊肿（长箭头）部分区域位于桡侧腕屈肌腱（短箭头）的浅侧。

图 3-4-4 腱鞘囊肿，包绕桡侧腕屈肌腱

• 相关知识点 ▶▶▶

1.病程较长的腱鞘囊肿其囊壁及其内部的分隔常较厚，超声检查时应注意识别。诊断时主要根据腱鞘囊肿特殊的解剖学部位，结合其内部的声像图特征来进行诊断与鉴别。

2.腕背侧的腱鞘囊肿多起自关节囊，并位于舟月韧带的浅侧，由于囊肿导致关节囊内的压力增加，可引起局部疼痛。

3.腕掌侧的腱鞘囊肿多位于桡侧部位，常起自手舟骨-大多角骨关节，并向近侧扩展，从而可能会挤压桡动脉与桡神经浅支。

4.手部的腱鞘囊肿可起自关节囊（多位于远侧指间关节背侧，为骨性关节炎所致）或肌腱、腱周组织（多位于手指根部，与指屈肌腱关节关系密切，少数情况下囊肿可以位于肌腱内；多见于第3、

第4指）。

5.注意与其他囊性病变如动脉瘤和假性动脉瘤相鉴别。腕掌侧的尺侧部位由于反复的微小创伤可导致尺动脉的损伤，使其管壁变薄甚至形成动脉瘤。

6.腱鞘囊肿有时触诊较硬，注意与某些骨质病变相鉴别，如腕骨骨突。腕骨骨突为位于手背第2、第3掌骨底部、头状骨、小多角骨之间的骨性突起。与该处的副骨化中心或掌腕关节的骨性关节炎有关。一般无症状，少数情况下可出现局部疼痛。

病例5 腱鞘巨细胞瘤

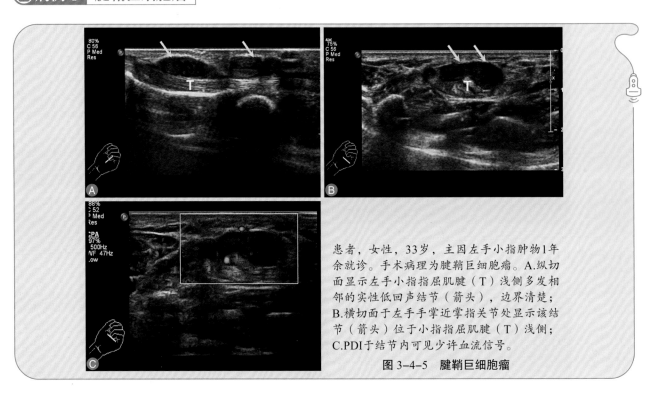

患者，女性，33岁，主因左手小指肿物1年余就诊。手术病理为腱鞘巨细胞瘤。A.纵切面显示左手小指指屈肌腱（T）浅侧多发相邻的实性低回声结节（箭头），边界清楚；B.横切面于左手手掌近掌指关节处显示该结节（箭头）位于小指指屈肌腱（T）浅侧；C.PDI于结节内可见少许血流信号。

图3-4-5 腱鞘巨细胞瘤

病例6 腱鞘巨细胞瘤术后复发

患者，女性，64岁，主因左手拇指腱鞘巨细胞瘤术后1年复查。超声检查（图3-4-6）发现左手拇指掌指关节处拇长屈肌腱深方可见实性低回声结节，边界清晰，形态尚规则，CDFI于结节内未见明显血流信号。再次手术证实为腱鞘巨细胞瘤复发。

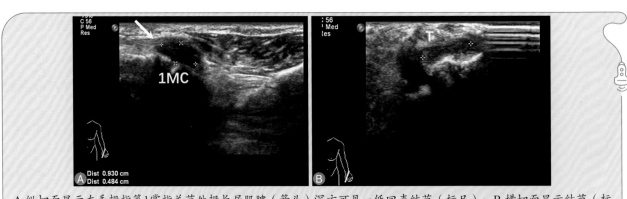

A.纵切面显示左手拇指第1掌指关节处拇长屈肌腱（箭头）深方可见一低回声结节（标尺）；B.横切面显示结节（标尺）位于拇长屈肌腱（T）与深方的掌指关节之间。1MC：第1掌骨。

图3-4-6 腱鞘巨细胞瘤术后复发

• 相关知识点 ▶▶▶

　　腱鞘巨细胞瘤为手部第二位常见的软组织包块，仅次于腱鞘囊肿。腱鞘巨细胞瘤发病的高峰年龄为30～40岁，女性较男性多见。肿瘤多表现为可触及的、局限性、无痛的实性结节。腱鞘巨细胞瘤可分为局限型与弥漫型。局限型主要位于手指与腕部（占85%），而在足踝、膝、髋或其他关节则较为少见。弥漫型主要累及较大关节如膝关节、髋关节、踝关节与肘关节，病理上常为浸润性生长，可侵及骨质，导致关节破坏。弥漫型肿瘤手术切除后易复发。

📖 病例 7　拇指甲下血管球瘤

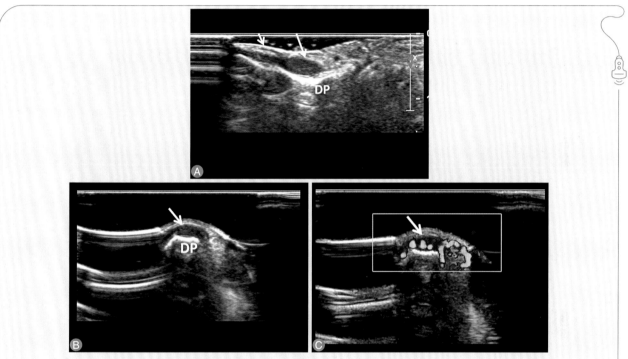

　　患者，女性，56岁，主因右手拇指甲根部疼痛就诊。A.纵切面于右手拇指甲根部可见实性低回声结节（长箭头），边界清晰，短箭头为指甲，图像右侧为手指的近侧；B.横切面于拇指甲根部可见实性低回声结节（箭头）；C.PDI于结节内可见较丰富血流信号。DP：远节指骨。

图3-4-7　拇指甲下血管球瘤

📖 病例 8　示指甲下血管球瘤

　　患者，女性，37岁，主因左手示指甲下疼痛7年余就诊。手术病理：甲下血管球瘤。相关超声表现见图3-4-8。

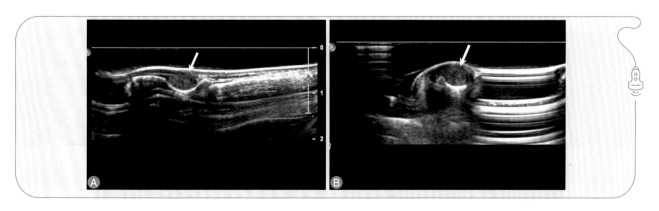

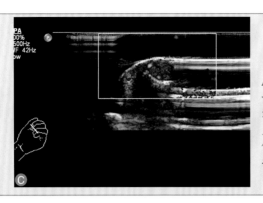

A.局部放置导声垫后纵切面于左手示指甲根部可见一实性低回声结节（箭头），边界尚清，结节深方指骨受压凹陷；B.局部放置导声垫后横切面于左手示指甲根部可见一实性低回声结节（箭头），边界尚清，结节深方指骨受压凹陷；C.PDI结节内可见血流信号。

图3-4-8 示指甲下血管球瘤

病例 9 拇指甲下偏远侧血管球瘤

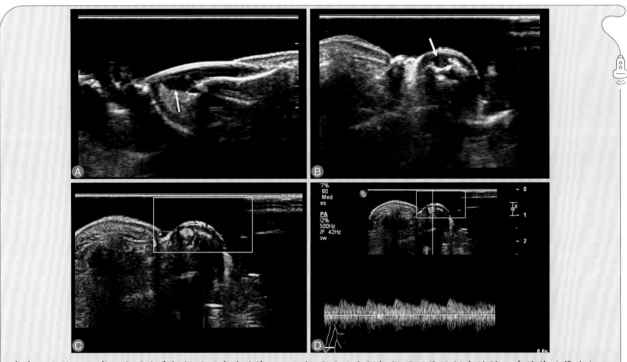

患者，女性，37岁，主因右手拇指甲下疼痛就诊。A.纵切面显示右侧拇指甲下偏远侧实性低回声结节（箭头）；B.横切面显示甲下实性低回声结节（箭头），其深方骨质受压凹陷；C.PDI于结节内可见丰富血流信号；D.PW于结节内可见动脉血流频谱。

图3-4-9 拇指甲下偏远侧血管球瘤

病例 10 左手示指甲根部血管球瘤

患者，男性，46岁，主因左手示指甲根部疼痛数年就诊。手术证实：血管球瘤。相关超声表现见图3-4-10。

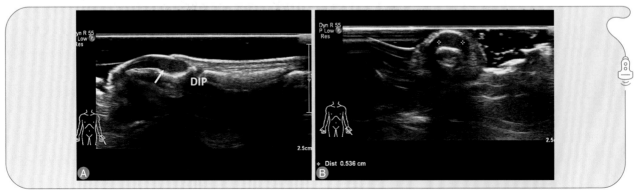

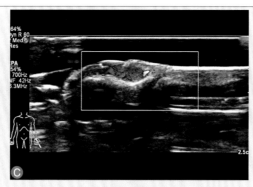

A.纵切面显示左手示指甲根部实性低回声结节（箭头），边界清楚；B.横切面显示左手示指甲根部实性低回声结节（标尺），边界清楚；C.PDI显示结节内可见血流信号。DIP：远侧指间关节。

图 3-4-10　左手示指甲根部血管球瘤

• 相关知识点 ▶▶▶

血管球瘤起源于小动-静脉吻合处的神经肌性动脉球即血管球组织，内含大量神经末梢，感受机体刺激后可调节动静脉吻合的开放，以调整局部温度。血管球瘤最常见分布部位为甲床下或掌侧指尖，典型临床表现为瘤体受压或冷刺激后，引起阵发性疼痛。超声表现为甲床下的低回声结节，一般大小为数毫米，边界清晰，深方指骨有时可见受压改变。

第五节　手腕部其他病变

病例1 手指末节异物

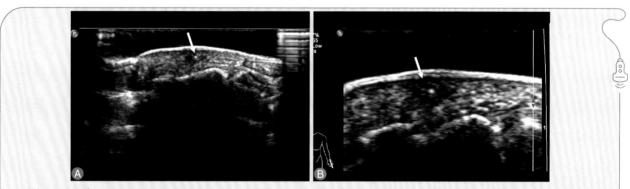

A.局部放置导声垫后于左手中指末节结节处皮下可见点状强回声异物（箭头），其周围组织回声减低；B.局部放大后显示点状强回声异物周围组织回声减低。

图 3-5-1　手指末节异物

病例2 软组织异物

患者，男性，51岁，主因玻璃炸伤后2周伴局部疼痛就诊。高频超声于右手示指掌指关节背侧疼痛处探查，首先常规使用耦合剂，于局部皮下隐约可见点状强回声，难以明确诊断。局部放置导声垫后（图3-5-2）再次检查，可见示指指伸肌腱显示清晰，未见异常，于其桡侧可见多发点状强回声，后方声影不明显，其周围组织未见明显积液，局部按压时疼痛明显。结合患者2周前局部有玻璃炸伤史，考虑皮下异物残留。

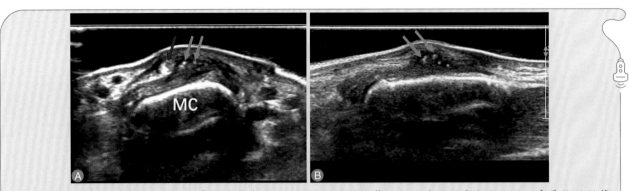

A.局部放置导声垫后横切面于示指掌指关节背侧可见指伸肌腱（红箭头）及其周围多发点状强回声异物（绿箭头）；B.局部放置导声垫后纵切面显示皮下多个点状强回声异物（绿箭头），其周围组织回声减低。MC：掌骨。

图 3-5-2　软组织异物

· **病例分析** ▶▶▶

超声检查手指背侧软组织时，因该处皮下组织较薄，指伸肌腱亦较细，检查时需放置较厚超声耦合剂以提高对病变的分辨率。但有时受手指活动影响或探头压力稍大，都会将耦合剂挤出超声检查区域。此时若放置固态导声垫将会大大提高对指伸肌腱及其周围软组织的分辨率，从而有利于作出明确诊断。

病例 3　三角纤维软骨钙化灶

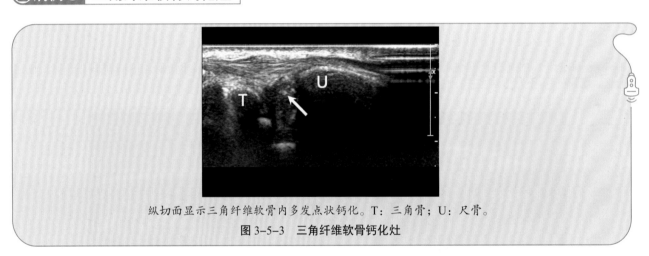

纵切面显示三角纤维软骨内多发点状钙化。T：三角骨；U：尺骨。

图 3-5-3　三角纤维软骨钙化灶

病例 4　软组织钙化灶伴周围组织水肿

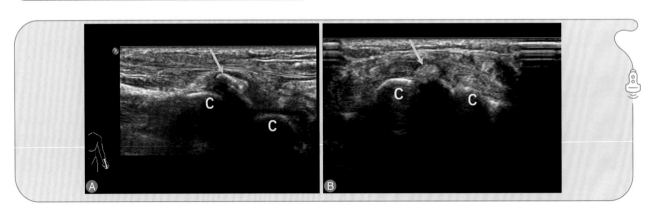

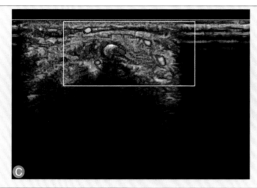

患者，女性，52岁，主因左手背侧疼痛2天就诊。A.左腕背侧纵切面显示钙化灶位于腕骨（C）背侧软组织内，呈强回声（箭头），其周围组织水肿、回声减低；B.左腕背侧横切面显示钙化灶（箭头）紧邻腕骨间关节（C）；C.PDI显示钙化灶周围可见较丰富血流信号。

图 3-5-4　软组织钙化灶伴周围组织水肿

病例 5　腕关节囊周围钙化灶伴疼痛

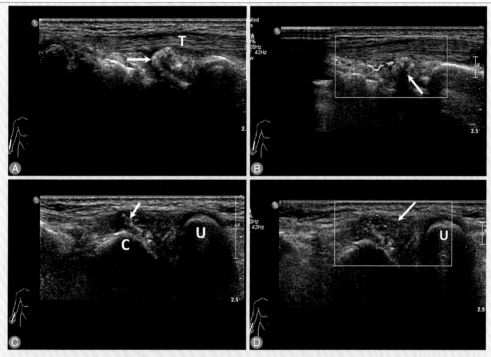

患者，女性，55岁，半年前因右侧腕部疼痛手术行腕背侧第1腔室肌腱松解术，术后腕部疼痛无明显缓解。A.腕背侧纵切面显示右侧腕关节囊浅侧钙化灶（箭头），其浅侧为指伸肌腱（T）；B.PDI显示钙化灶（箭头）周围血流信号增多；C.另于右侧腕部偏尺侧可见多发点状、条状钙化（箭头），其周围组织回声减低；D.PDI于钙化灶周围可见血流信号增多。C：腕骨；U：尺骨远端。

图 3-5-5　腕关节囊周围钙化灶伴疼痛

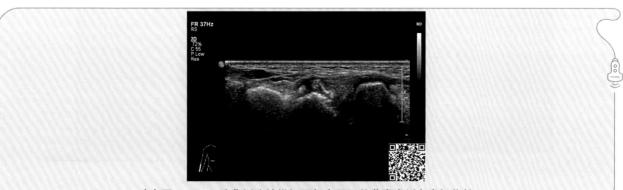

动态图 3-5-1　腕背侧连续纵切面超声显示关节囊浅侧多发钙化灶

• **病例分析** ▶▶▶

　　软组织内钙化物质的沉积是导致软组织疼痛的重要原因之一，患者常疼痛明显，且无明显外伤史。超声检查时，常发现钙化灶呈强回声，后方多无明显声影，探头加压时可引起疼痛。钙化灶周围的软组织常因水肿而回声减低，PDI于钙化灶周围常可见血流信号增多。因此，应仔细询问患者疼痛部位，于疼痛部位进行重点检查。

病例 6　掌腱膜挛缩

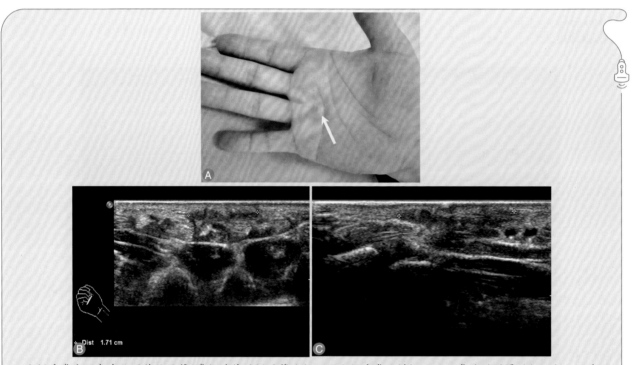

A.右侧手掌皮下条索状硬节位于第4掌指关节近侧（箭头）；B.右侧手掌处横切面显示掌腱膜增厚（标尺），形态不规则，呈低回声，其深方紧邻指屈肌腱；C.右侧手掌处纵切面显示掌腱膜增厚（标尺），形态不规则，呈低回声。

图 3-5-6　掌腱膜挛缩

病例 7　痛风

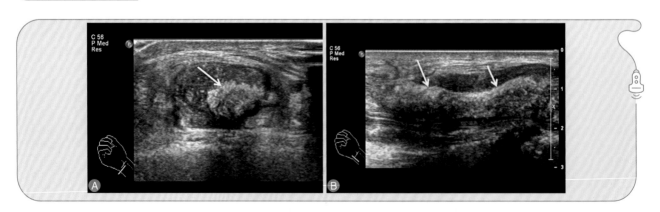

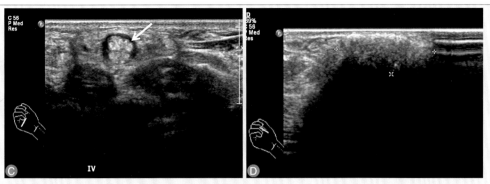

患者有多年痛风病史，目前右手手指屈曲障碍伴疼痛。A.横切面显示右侧腕管内较大痛风石（箭头），呈强回声；B.纵切面显示右侧腕管内较大痛风石（箭头），部分区域后方可见声影；C.横切面显示右侧手掌处第4指指屈腱腱鞘炎，腱鞘增厚（箭头），回声减低；D.右侧手掌皮下较大痛风石（标尺），后方声影明显。

图 3-5-7 痛风

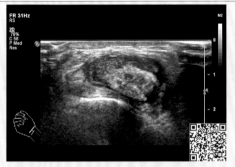

动态图 3-5-2 探头局部加压显示腕管内较大痛风石呈强回声，部分区域呈液性回声

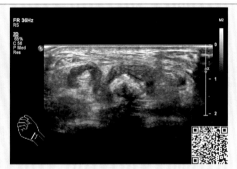

动态图 3-5-3 连续横切面扫查显示腕管内多个痛风石

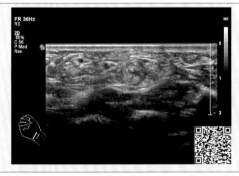

动态图 3-5-4 连续横切面扫查显示第4指指屈肌腱腱鞘炎

病例8 手指近节背侧软性痛风石（该结节触诊较软）

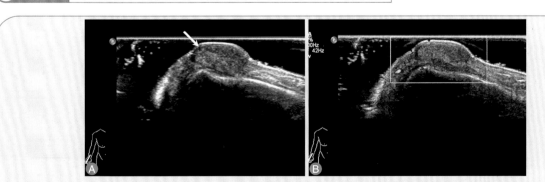

A.纵切面显示中指近节背侧低回声结节（箭头），内可见点状强回声；B.PDI于结节内未见明显血流信号。

图 3-5-8 手指近节背侧软性痛风石（该结节触诊较软）

📋**病例 9** 右手中指近节痛风结节伴指屈肌腱内尿酸盐沉积

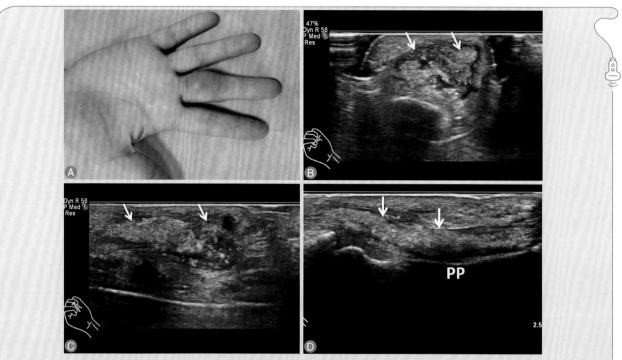

A.患者右手中指近节肿胀、发红；B.横切面显示右手中指指屈肌腱旁高回声区域（箭头与标尺），内见多发点状强回声，为痛风石；C.纵切面显示右手中指指屈肌腱旁高回声区域（箭头与标尺），为痛风石；D.纵切面显示右手中指指屈肌腱内高回声区域（箭头），为尿酸盐沉积所致。PP：近侧指骨。

图 3-5-9　右手中指近节痛风结节伴指屈肌腱内尿酸盐沉积

📋**病例 10** 手背副肌

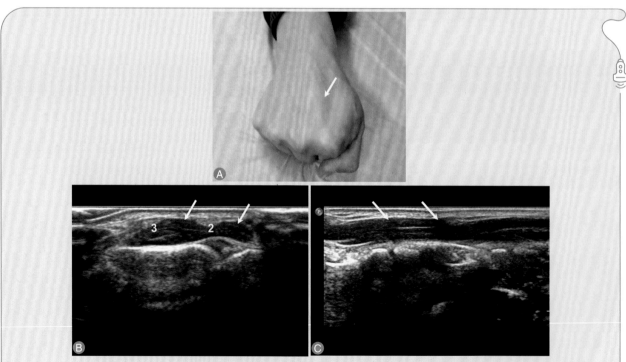

A.右侧手背副肌形成的包块，握拳时明显（箭头）；B.手背横切面显示副肌（箭头）呈低回声，位于第2、第3指指伸肌腱深方；C.纵切面显示副肌长轴切面，呈低回声，其内纤维脂肪分隔呈细线状高回声。

图 3-5-10　手背副肌

· 病例分析 ▶▶▶

　　副肌在超声上的表现与正常肌肉相同，均呈低回声，内部可见线状纤维脂肪分隔。用力收缩时，可见副肌增厚，放松时则缩小。不同的是其特殊的部位。因此，应了解副肌常见的发生部位。

🔊 病例 11　右侧腕部掌侧动静脉畸形，其近侧与桡动脉相连

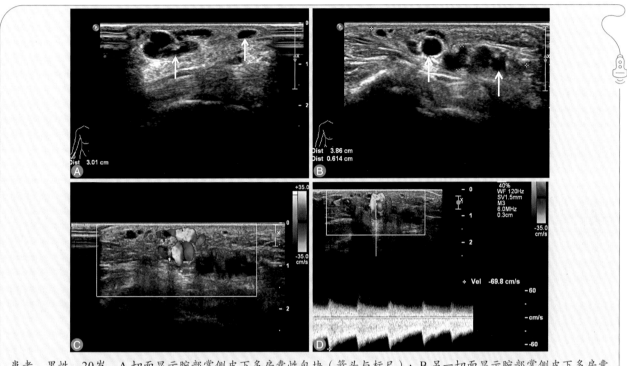

　　患者，男性，20岁。A.切面显示腕部掌侧皮下多房囊性包块（箭头与标尺）；B.另一切面显示腕部掌侧皮下多房囊性包块（箭头与标尺）；C.CDFI显示包块内可见较丰富血流信号；D.PW于包块内可见高速低阻动脉血流频谱。

图 3-5-11　右侧腕部掌侧动静脉畸形，其近侧与桡动脉相连

· 超声检查注意事项 ▶▶▶

　　对于软组织内的囊性包块，一定要进行彩色多普勒或能量多普勒超声检查，与腱鞘囊肿、淋巴囊肿、局部积液等囊性包块相鉴别。对于高流量型的血管畸形，病灶内常可见丰富的动脉血流信号，PW可引出动脉血流频谱。

🔊 病例 12　小指掌指关节背侧血管畸形伴动静脉瘘，局部压痛

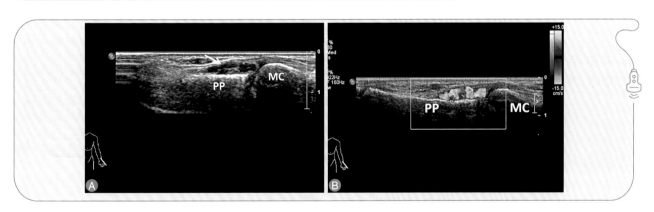

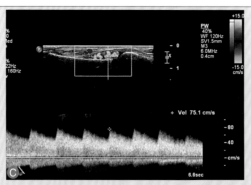

A.纵切面于左侧小指掌指关节背侧可见极低回声结节（箭头），注意该结节呈极低回声，在灰阶超声上易被误诊为腱鞘囊肿；B.CDFI于结节内可见较丰富血流信号；C.PW于结节内可见高速低阻动脉血流频谱，较高流速为75.1 cm/s。MC：掌骨；PP：近节指骨。

图3-5-12　小指掌指关节背侧血管畸形伴动静脉瘘，局部压痛

病例 13　掌指关节处矢状束损伤

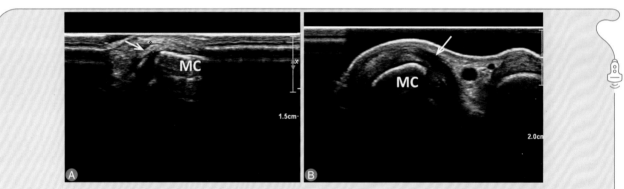

A.左手中指掌指关节屈曲时，掌骨头（MC）浅侧指伸肌腱（标尺与箭头）可见向桡侧脱位；B.横切面可见掌骨头（MC）处矢状束结构不清，局部回声减低，为撕裂后表现。

图3-5-13　掌指关节处矢状束损伤

参考文献

[1] ALETAHA D, SMOLEN J S. Achieving clinical remission for patients with rheumatoid arthritis[J]. JAMA,2019,321(5):457-458.

[2] BAIDOO P K, BADDOO D, OCLOO A, et al. Tuberculous tenosynovitis of the flexor tendons of the wrist: a case report[J]. BMC Res Notes,2018,11(1):238.

[3] BAKER K F, THOMPSON B, LENDREM D W, et al. Lack of association between clinical and ultrasound measures of disease activity in rheumatoid arthritis remission[J]. Ther Adv Musculoskelet Dis, 2020,12:1759720X20915322.

[4] BRUYN GA, HANOVA P, IAGNOCCO A, et al.Ultrasound definition of tendon damage in patients with rheumatoid arthritis. Results of a OMERACT consensus-based ultrasound score focussing on the diagnostic reliability[J]. Ann Rheum Dis, 2014,73(11):1929-1934.

[5] FAVERO M, BELLUZZI E, ORTOLAN A, et al. Erosive hand osteoarthritis: latest findings and outlook[J]. Nat Rev Rheumatol,2022,18(3):171-183.

[6] KAELEY G S.Visualization of enthesitis by ultrasound：a key diagnostic tool in spondyloarthropathy diagnosis and management[J]. Curr Rheumatol Rep,2020,22(9):48.

[7]　KAELEY G S, BAKEWELL C, DEODHAR A.The importance of ultrasound in identifying and differentiating patients with early inflammatory arthritis：a narrative review[J].Arthritis Res Ther,2020,22(1):1.

[8]　KORKMAZ M Ç, TOLU S, ŞIMŞEK S. A rare case of flexor tenosynovitis due to tuberculosis in hand and wrist: a case report[J]. Acta Chir Orthop Traumatol Cech,2021,88(3):237-239.

[9]　ROCCHI L, MEROLLI A, GIORDANI L, et al. Trapeziometacarpal joint osteoarthritis: a prospective trial on two widespread conservative therapies[J]. Muscles Ligaments Tendons J,2018,7(4):603-610.

[10]　ROSSKOPF A B, MARTINOLI C, SCONFIENZA L M, et al. Sonography of tendon pathology in the hand and wrist[J]. J Ultrason,2021,21(87):e306-e317.

[11]　SHARMA A, BIJARNIYA S, MOGER N M, et al. Tubercular tenosynovitis of extensor tendons of ankle : a case report[J]. J Orthop Case Rep,2021,11(10):61-64.

[12]　SUH J Y, PARK S Y, KOH S H, et al. Unusual, but important, peri- and extra-articular manifestations of rheumatoid arthritis: a pictorial essay[J]. Ultrasonography,2021,40(4):602-616.

[13]　TENTI S, CHELESCHI S, MONDANELLI N, et al. New trends in injection-based therapy for thumb-base osteoarthritis: where are we and where are we going[J]. Front Pharmacol,2021,12:637904.

[14]　YAMADA Y, INUI K, OKANO T, et al. Ultrasound assessment,unlike clinical assessment，reflects enthesitis in patients with psoriatic arthritis[J].Clin Exp Rheumatol,2021,39(1):139-145.

第三章

手腕部病变超声解析

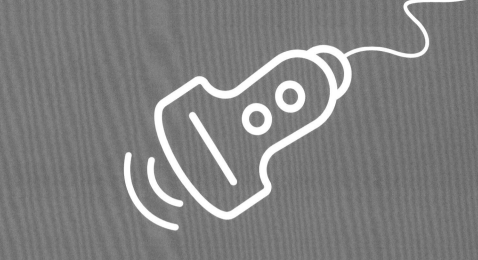

04

第四章
髋关节与大腿病变超声解析

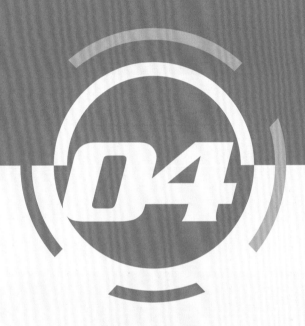

第一节　髋前部病变

病例 1　髋关节滑膜炎

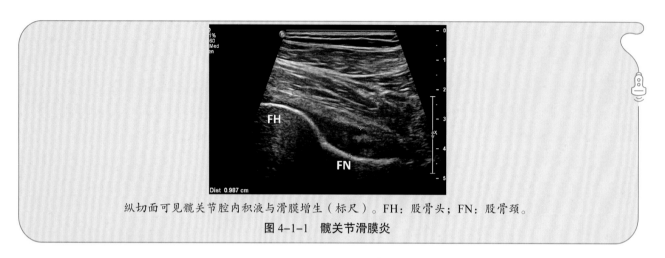

纵切面可见髋关节腔内积液与滑膜增生（标尺）。FH：股骨头；FN：股骨颈。

图 4-1-1　髋关节滑膜炎

· 相关知识点 ▶▶▶

髋关节的前关节囊厚度≥7 mm或较对侧无症状侧增厚≥1 mm时提示髋关节腔积液或滑膜增厚。

病例 2　强直性脊柱炎累及髋关节

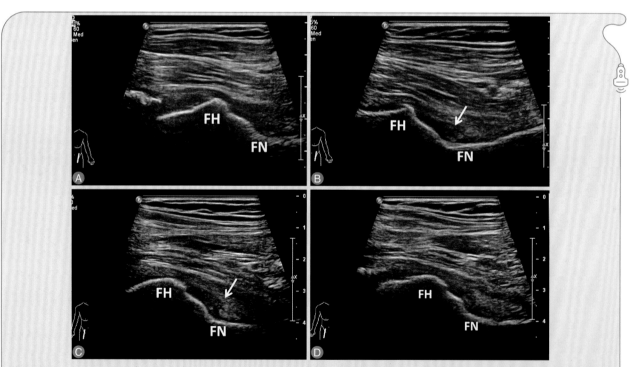

年轻男性，主因强直性脊柱炎多年就诊。A.纵切面可见左侧股骨头形态异常；B.纵切面可见左侧髋关节腔内少量积液与滑膜增生（箭头）；C.纵切面可见右侧髋关节腔内少量积液与滑膜增生（箭头）；D.纵切面可见右侧股骨头形态异常。FH：股骨头；FN：股骨颈。

图 4-1-2　强直性脊柱炎累及髋关节（1）

病例 3　强直性脊柱炎累及髋关节

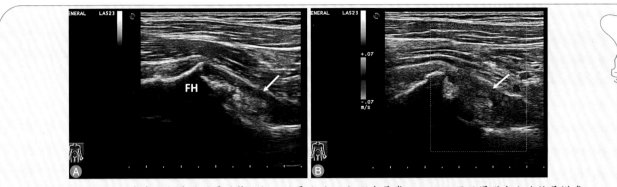

A.纵切面可见左侧髋关节腔内滑膜增厚（箭头），股骨头（FH）形态异常；B.CDFI显示滑膜内血流信号增多。

图 4-1-3　强直性脊柱炎累及髋关节（2）

• **超声检查注意事项** ▶▶▶

　　超声检查髋关节前部关节囊时，应让患者取髋关节外旋位。因正常髋关节内旋位时，髋关节囊可明显增厚（图4-1-4），难以与关节滑膜增生相鉴别。

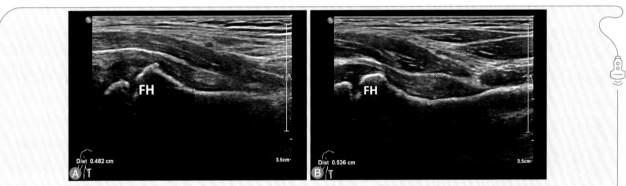

A.纵切面显示右侧髋关节外旋位时正常关节囊厚度约为4.8 mm；B.髋关节内旋位时可见关节囊局部隆起增厚（约为5.4 mm）。FH：股骨头。

图 4-1-4　髋关节体位对髋关节囊厚度的影响

病例 4　小儿暂时性髋关节炎

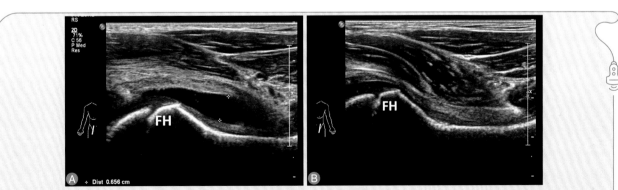

患儿，男性，3岁，主因右侧髋关节疼痛数日就诊。A.纵切面显示右侧髋关节腔内积液，厚约0.7 cm；B.纵切面显示左侧无症状侧髋关节腔内未见明显积液。FH：股骨头。

图 4-1-5　小儿暂时性髋关节炎（1）

• **相关知识点** ▶▶▶

暂时性髋关节滑膜炎，又称一过性髋关节滑膜炎，是小儿常见的髋关节疾病之一，是一种可自愈的非特异性炎症。目前其病因尚不明确。该病好发于5～10岁的儿童，多为单侧发病。超声上表现为患侧髋关节前隐窝增宽，内可见无回声积液，伴或不伴有滑膜增生。该病需与化脓性髋关节炎相鉴别。当患者症状不典型时，可行超声引导下穿刺抽液化验以明确诊断。

鉴别诊断： 化脓性髋关节炎。化脓性髋关节炎一般累及一个关节，但在少数情况下（可高达20%）可累及多个关节，多关节累及者多为免疫受损患者。单关节累及者最常累及膝关节，其次为髋关节、肩关节和肘关节。发病原因多为菌血症，少数为直接创伤或邻近病变直接蔓延所致，如骨髓炎、脓肿、蜂窝织炎或化脓性滑囊炎。该病多见于儿童和55岁以上的成人，其致病菌多为革兰阳性菌，如金黄色葡萄球菌，仅少数为革兰阴性菌。化脓性关节炎如治疗不及时，可导致关节结构在数日内破坏，其死亡率为3%～25%。尽管该病为严重疾病，但其症状有时可能较为轻微，患者常缺乏典型的临床表现或实验室检查结果。关节液化验为该病诊断的金标准。关节液内白细胞>50×10⁹/L可提示化脓性关节炎。关节液培养为最重要的检查，其阳性结果可见于80%的非淋球菌性化脓性关节炎。为了提高关节液培养的阳性率，要尽可能多地收集关节腔积液。

对于髋关节腔积液，于髋前部纵切面检查时，如显示股骨颈与关节囊外缘之间的距离在儿童中大于5 mm、在成人中大于7 mm，可提示髋关节腔异常扩张；或者患侧较无症状侧增大在儿童中大于2 mm、在成人中大于1 mm，亦提示髋关节腔异常扩张。然而，应注意，仅凭超声检查，很难判断关节腔积液是否合并感染，因此，怀疑感染性关节炎时，要进行超声引导下的关节腔积液穿刺抽吸。

超声引导下行髋关节腔积液穿刺抽吸的绝对禁忌证为穿刺路径上皮肤或软组织的感染性病变，相对禁忌证为患者凝血障碍。

病例5 小儿暂时性髋关节炎

患儿，男性，5岁，家长主诉小儿左侧腿疼，临床要求检查膝关节。超声检查左侧膝关节未见明显异常，继而检查左侧髋关节，显示左侧髋关节腔积液，提示小儿暂时性髋关节炎（图4-1-6）。

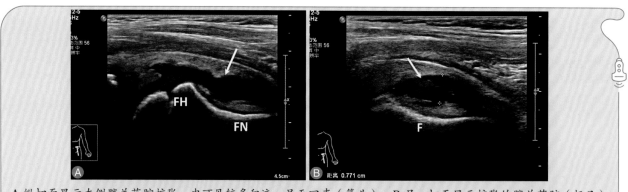

A.纵切面显示左侧髋关节腔扩张，内可见较多积液，呈无回声（箭头）；B.另一切面显示扩张的髋关节腔（标尺）内透声差，可见偏高回声区（箭头）。FH/F：股骨头；FN：股骨颈。

图4-1-6 小儿暂时性髋关节炎（2）

病例6 髋臼唇撕裂

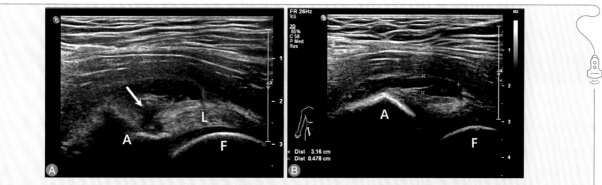

A.右侧髋前部纵切面显示髋臼唇（L）基底部连续中断（箭头），呈低回声，其周围可见积液；B.右侧髋前部纵切面显示髋臼唇浅侧囊肿（标尺）。A：髋臼；F：股骨头。

图4-1-7 髋臼唇撕裂（1）

病例7 髋臼唇旁囊肿

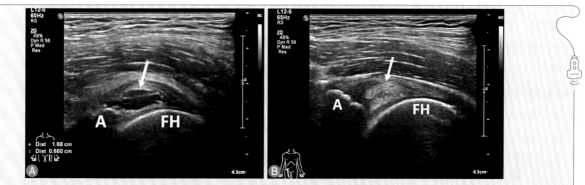

A.左侧髋前部纵切面显示髋臼唇旁囊肿（箭头），内见少许分隔；B.同一患者，髋前部纵切面显示右侧髋臼唇增厚，内可见短条形低回声区，为髋臼唇撕裂。A：髋臼；FH：股骨头。

图4-1-8 髋臼唇旁囊肿

病例8 髋臼唇撕裂伴囊肿

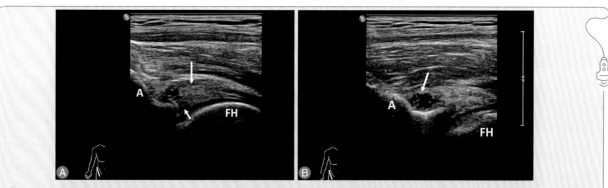

患者，女性，44岁，右侧髋关节撞击征。A.右侧髋前部纵切面显示髋臼唇（长箭头）底部撕裂（短箭头），局部可见积液；B.右侧髋前部纵切面显示髋臼唇撕裂处的积液向上延伸（箭头）。FH：股骨头；A：髋臼。

图4-1-9 髋臼唇撕裂伴囊肿

病例 9 髋臼唇撕裂

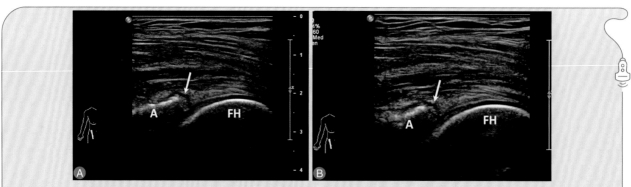

患者，女性，39岁，主因右髋疼痛2周就诊。A.右侧髋前部纵切面显示髋臼唇底部连续性中断，可见条形低回声区（箭头）；B.另一切面显示髋臼唇底部不规则条形低回声区（箭头）。FH：股骨头；A：髋臼。

图4-1-10 髋臼唇撕裂（2）

· 相关知识点 ▶▶▶

髋臼唇囊肿的发生与髋臼唇撕裂密切相关。髋臼唇撕裂后，由于股骨头与髋臼之间的协调性减低，导致髋关节腔内压力增加，从而使关节腔内滑液自髋臼唇撕裂处流至周围组织。髋臼唇囊肿可导致疼痛与髋关节不稳。囊肿较大时，可卡压周围的神经，位于髋关节前部的髋臼唇囊肿可卡压闭孔神经，位于髋关节后部的髋臼唇囊肿可卡压坐骨神经。

病例 10 股直肌肌腱病

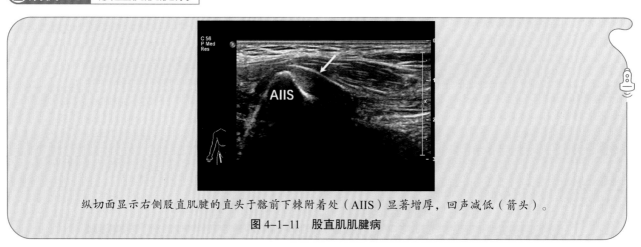

纵切面显示右侧股直肌腱的直头于髂前下棘附着处（AIIS）显著增厚，回声减低（箭头）。

图4-1-11 股直肌肌腱病

病例 11 髂腰肌滑囊炎伴积液

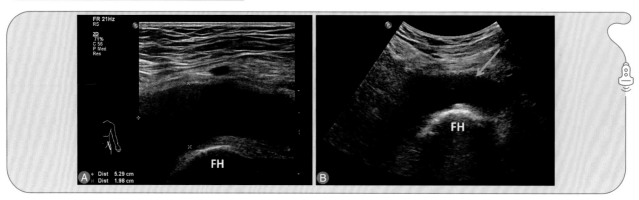

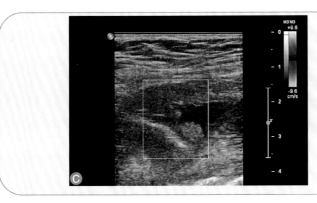

A.纵切面显示左侧股骨头（FH）前方无回声积液（标尺）；B.横切面显示股骨头（FH）前方无回声积液（箭头）；C.CDFI于增厚的滑囊壁上可见少许血流信号。

图4-1-12 髂腰肌滑囊炎伴积液

· 相关知识点 ▶▶▶

　　髂腰肌滑囊位于髂腰肌及其肌腱与髋关节前关节囊之间，长为5~7 cm，宽为2~4 cm，在10%~15%的人群中其与髋关节腔相通。其主要功能为减少髂腰肌肌腱与髋关节前部之间的摩擦。当髋关节腔内有积液时，积液可通过其与髂腰肌滑囊之间的通道进入髂腰肌滑囊内，从而减轻关节腔内的压力。因此，髋关节腔内的病变如积液、滑膜增生、游离体亦可发生在髂腰肌滑囊内。由于髂腰肌滑囊邻近股动静脉，因此，髂腰肌滑囊的病变可能会导致股动静脉、股神经的压迫。较大的髂腰肌滑囊还可以向盆腔扩展而位于髂骨与髂腰肌之间。

病例12 髋关节前部巨大囊肿

　　患者，男性，62岁，主因右侧髋前部包块10余年伴大腿麻木就诊。行超声引导下穿刺抽液，抽出1000 mL陈旧血性液体。手术切除病理为囊壁样组织，未见明显衬覆上皮，局部见纤维素性渗出，伴少量炎细胞浸润。相关超声表现见图4-1-13。

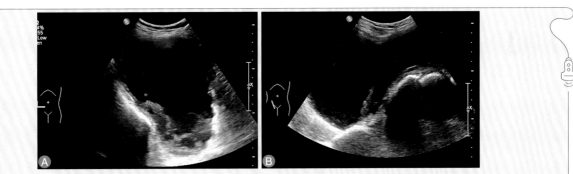

A.右侧髋前部横切面显示股骨头前方较大囊性包块，囊肿底部可见条索状回声；B.右侧髋前部纵切面显示股骨头前方较大囊性包块。

图4-1-13 髋关节前部巨大囊肿

病例13 髋关节前方囊肿

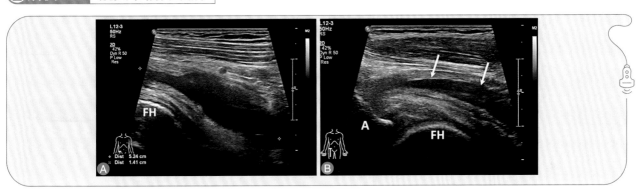

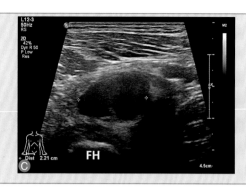

A.右侧股骨头（FH）前方肌层内可见囊性包块（标尺）；B.囊肿上缘呈尖形（箭头），紧邻髋臼；C.横切面显示囊肿（标尺）位于股骨头（FH）浅侧的肌层内。A：髋臼；FH：股骨头。

图 4-1-14 髋关节前方囊肿

病例 14 髋关节周围囊肿

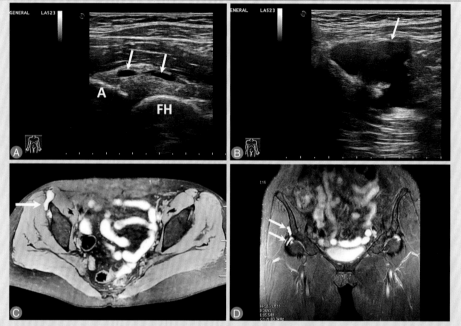

A.右侧髋前部纵切面显示位于髋臼唇浅侧的囊肿（箭头），其形态不规则；B.囊肿部分位于髋外侧（箭头）；C.轴位MRI显示囊肿位于髋外侧与髋前部（箭头）；D.冠状位MRI显示囊肿位于髋关节外侧（箭头）。A：髋臼；FH：股骨头。

图 4-1-15 髋关节周围囊肿

病例 15 腹股沟区囊肿卡压股静脉

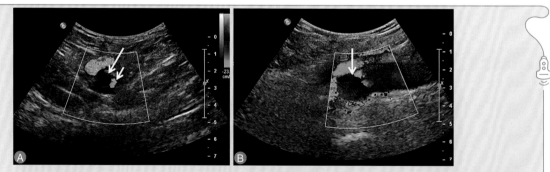

患者，男性，25岁，主因右侧下肢水肿1年就诊。A.右侧腹股沟区横切面显示囊肿（长箭头），其内侧可见股静脉受压，其内血流变细（短箭头），血流速度增高；B.右侧腹股沟区纵切面显示囊肿（箭头），其远侧可见股静脉血流信号。超声引导下行囊肿穿刺抽液，抽出少量胶冻状液体。术后患者右侧下肢水肿症状明显改善。

图 4-1-16 腹股沟区囊肿卡压股静脉

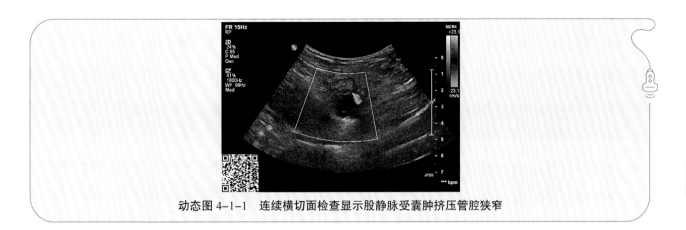

动态图 4-1-1 连续横切面检查显示股静脉受囊肿挤压管腔狭窄

病例 16　腹股沟区圆韧带囊肿

患者，女性，36岁，主因发现左下腹部包块伴左下腹隐痛4个月就诊。术中见左侧圆韧带表面附着数个直径约为2 cm的囊肿，内见清亮液体。遂行腹腔镜下左侧圆韧带囊肿切除术。术后病理诊断：左侧圆韧带囊肿。相关超声表现见图4-1-17。

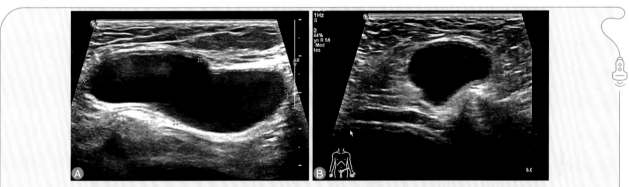

A.左侧腹股沟区腹股沟管走行区域可见一囊性包块（标尺），最大径线5.7 cm，边界清晰；B.囊肿边界清晰，内呈无回声。

图 4-1-17 腹股沟区圆韧带囊肿

·　相关知识点　▶▶▶

子宫圆韧带囊肿：胚胎早期，腹膜在腹股沟内环处向外有一袋形突出，称为腹膜鞘状突。在男性中，腹膜鞘状突沿睾丸引带下降。睾丸引带是连接位于后腹膜的睾丸与阴囊底部的索带。鞘状突随睾丸下降，继而进入阴囊。在女性中，腹膜鞘状突随子宫圆韧带下降至大阴唇，称为Nuck管。正常情况下，Nuck管在出生时闭合。如未闭合，且鞘状突口径较大，会导致腹腔内脏器突入而形成疝；如鞘状突口径较小，腹腔内液体可经细窄的鞘状突到达腹股沟区或大阴唇，从而形成子宫圆韧带囊肿。

子宫圆韧带为子宫韧带之一，主要作用是维持子宫前倾位。子宫圆韧带为一对长条状圆索，全长12～14 cm，由平滑肌和结缔组织构成。其起于子宫外侧缘、输卵管子宫口的前下方。在子宫阔韧带前层覆盖下，子宫圆韧带走向前外侧，经过腹股沟管，终止于阴阜及大阴唇上部。

病例 17 左侧腹股沟区圆韧带静脉曲张伴其旁斜疝

　　患者，女性，38岁，主因左侧腹股沟区包块2年就诊。2年前孕期时该包块明显增大，产后该包块缩小。相关超声表现见图4-1-18。

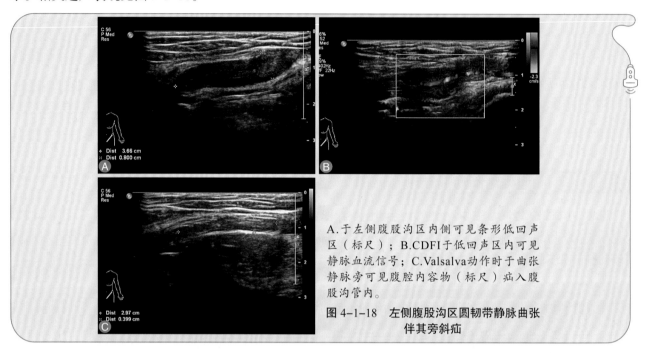

A.于左侧腹股沟区内侧可见条形低回声区（标尺）；B.CDFI于低回声区内可见静脉血流信号；C.Valsalva动作时于曲张静脉旁可见腹腔内容物（标尺）疝入腹股沟管内。

图 4-1-18　左侧腹股沟区圆韧带静脉曲张伴其旁斜疝

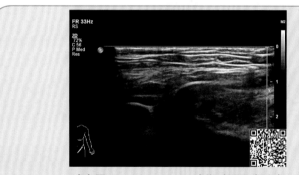

动态图 4-1-2　Valsalva 动作时可见腹腔内容物疝入腹股沟管内

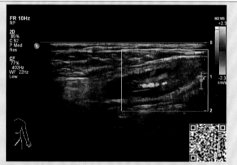

动态图 4-1-3　CDFI 示探头加压时腹股沟区内侧条形低回声区内可见静脉血流信号

病例 18 腹股沟斜疝

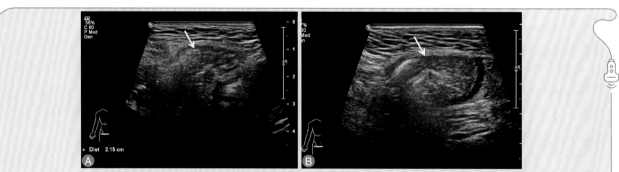

A.右侧腹股沟区可见疝囊样结构（箭头），Valsalva动作可见腹腔内容物突出；B.右侧腹股沟区疝囊内可见腹腔内容物突出（箭头），并可见少量积液，探头加压可向腹腔内回纳。

图 4-1-19　腹股沟斜疝

病例 19　右侧腹股沟斜疝伴血管瘤

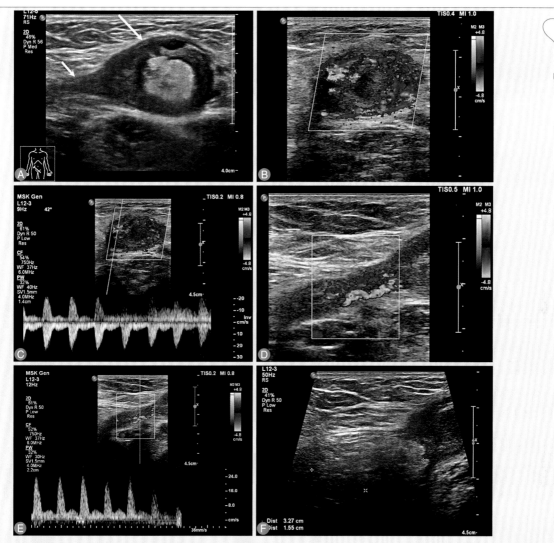

患者，女性，40岁，主因左侧腹股沟区包块就诊。A.于右侧腹股沟区内侧可见低回声包块（长箭头），中心部可见脂肪样强回声团，该包块外侧可见条形低回声区（短箭头）沿腹股沟管走行；B.于包块周边低回声区内可见较丰富动脉血流信号；C.PW显示为动脉血流频谱；D.沿腹股沟管走行的条形低回声区内亦可见较丰富动脉血流信号；E.PW显示沿腹股沟管走行的条形低回声区内可见动脉血流频谱；F.Valsalva动作时于腹股沟管条形低回声区旁可见腹腔内偏高回声内容物（标尺）疝出，探头加压时可向深方回纳。

图 4-1-20　右侧腹股沟斜疝伴血管瘤

• 相关知识点：腹股沟区囊性包块诊断与鉴别 ▶▶▶

一、子宫圆韧带静脉曲张

1.子宫圆韧带静脉曲张多见于孕期，因静脉迂曲扩张而形成，可发生于子宫圆韧带走行的任何区段，包括子宫肌层、腹股沟管及大阴唇，其中以腹腔段和腹股沟管多见。

2.病理生理机制：孕期雌激素介导的平滑肌松弛、心输出量和循环容量的增加、下肢静脉回流增加以及子宫增大造成的盆腔内静脉压迫等机制。

3.临床表现：腹股沟区肿块，直立时可缓慢增大。

二、子宫圆韧带囊肿

1.腹膜鞘状突随子宫圆韧带下降到达阴唇，称为Nuck管，正常情况下出生时闭合。

2.如未闭合，鞘状突口径较大，则腹腔内容物突入从而形成疝。

3.如口径较小，腹腔内液体经过狭窄的鞘状突管达腹股沟区或大阴唇，形成圆韧带囊肿。

三、血管外膜囊性病变

1.该病为非常少见的病变，多见于中青年人群，男性较女性多见。

2.该病主要累及动脉系统，累及静脉的血管外膜囊性病变只占所有血管外膜囊性病变的7.4%。

3.为黏液物质在血管外膜积聚所致，由于动脉或静脉管腔受压可导致间歇性跛行或小腿肿胀。

4.约16.4%的病变与邻近关节腔相通。

5.有文献研究结果显示，47例血管外膜囊性病变患者中，32例为男性，15例为女性；病变累及腘动脉41例、桡动脉3例、股浅动脉/股总动脉2例、股总静脉1例。

6.发病机制：①退行性学说：与全身性病变有关的黏液或黏液瘤样系统性退变；②反复创伤理论：反复创伤导致邻近血管外膜组织的破坏和囊性变；③腱鞘囊肿学说：关节囊壁组织形成腱鞘囊肿，并沿血管分支走行，逐渐累及邻近大血管外膜；④发育异常：位于邻近关节的分泌黏蛋白的间充质细胞在发育过程中异常出现在血管壁上。

7.治疗方案：穿刺抽吸（可用较粗穿刺针；多点穿刺以缩小囊肿，恢复受压血管的血流）；手术治疗（切除囊肿、血管重建）。

四、血管外膜囊性病变与腱鞘囊肿的鉴别

相同点：①二者病变均较硬；②囊内均为胶冻状液体；③囊壁均为致密胶原纤维组织；④均可导致血管受压；⑤均可以与邻近关节腔相通。

不同点：血管外膜囊性病变在切除囊肿后需要进行血管重建；腱鞘囊肿的囊肿可以与血管壁完全分离而无血管壁损伤，因此不需要血管重建。

五、腱鞘囊肿与滑膜囊肿的鉴别

腱鞘囊肿一般认为是纤维组织黏液变性所致，囊壁无滑膜细胞；滑膜囊肿内衬滑膜细胞，有时与邻近的关节腔相通。腱鞘囊肿与滑膜囊肿内部均为黏稠的液体，内含透明质酸和黏多糖。临床和影像学检查常难以鉴别此二类囊肿。对于与关节腔相通的囊肿，如相通部位较为细小，影像学上常难以判断囊肿是否与关节腔相通。

📋 病例 20 右侧腹股沟区大隐静脉内血栓

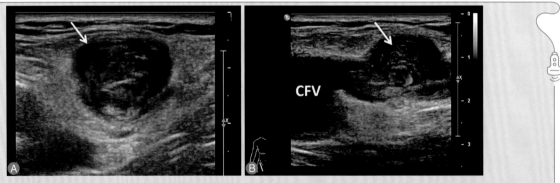

A.右侧腹股沟区横切面可见不均质低回声包块（箭头）；B.右侧腹股沟区纵切面可见该包块（箭头）位于扩张的大隐静脉内，为静脉内血栓形成。

图 4-1-21 右侧腹股沟区大隐静脉内血栓

第二节　髋内侧病变

病例 1　内收肌钙化性肌腱病

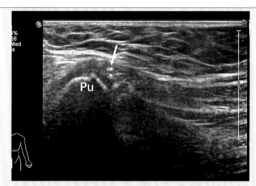

左侧耻骨结节下端（Pu）内收肌附着处可见多发斑点状钙化（箭头），局部压痛明显。

图 4-2-1　内收肌钙化性肌腱病（1）

病例 2　内收肌钙化性肌腱病

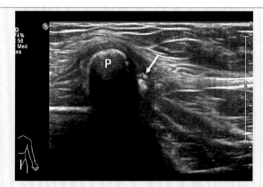

左侧耻骨结节下端（P）内收肌附着处可见多发斑点状钙化（箭头），局部压痛明显。

图 4-2-2　内收肌钙化性肌腱病（2）

病例 3　内收肌骨化性肌炎

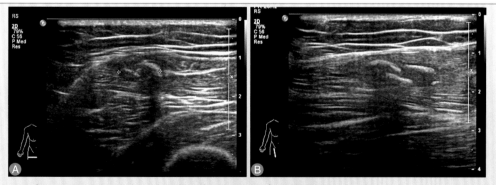

患者，女性，38岁，主因右侧大腿内上段包块就诊，1个月前有局部外伤史。A.横切面于右侧大腿内上段肌层内可见强回声钙化灶（标尺）；B.纵切面于右侧大腿内上段肌层内可见多个强回声钙化灶。

图 4-2-3　内收肌骨化性肌炎

病例 4 　大腿内侧骨化性肌炎

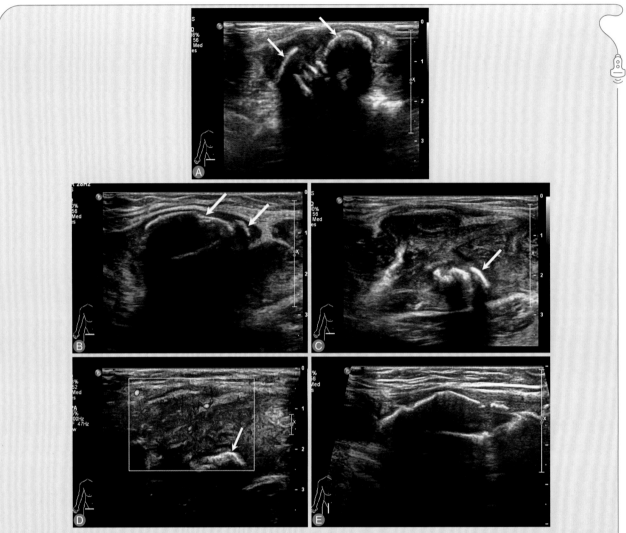

患者，女性，17岁，主因右侧大腿内侧包块就诊，1个月前有局部拉伤史。穿刺检病理：骨化性肌炎。A.横切面于右侧大腿内上段肌层内可见多发强回声斑（箭头），后方伴声影，周围组织回声减低；B.另一切面可见多发强回声斑（箭头）后方伴声影；C.横切面可见大腿内上段肌层组织回声减低、杂乱，其内可见数个钙化灶（箭头）；D.PDI于肌肉低回声区内可见血流信号增多，箭头所指为钙化灶；E.纵切面可见肌层内一薄层钙化灶。

图 4-2-4　大腿内侧骨化性肌炎

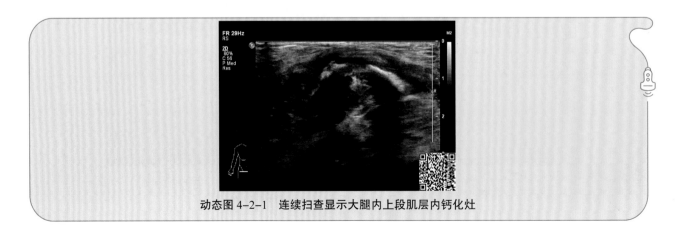

动态图 4-2-1　连续扫查显示大腿内上段肌层内钙化灶

病例 5 大腿前内侧骨化性肌炎

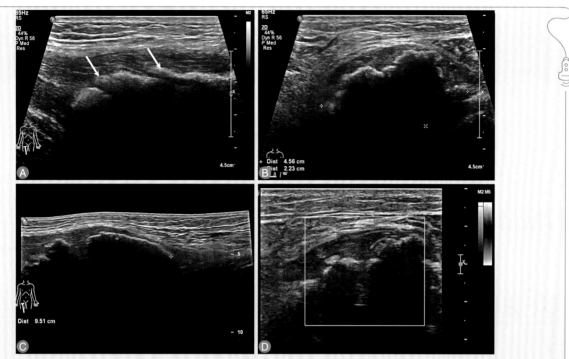

患者，男性，53岁，主因右侧大腿前内侧包块就诊。超声引导下穿刺活检证实为骨化性肌炎，CT检查亦证实。A.纵切面于右侧大腿内侧肌层内可见强回声团块（箭头），后方伴声影；B.横切面于右侧大腿内侧肌层内可见强回声团块（标尺），后方伴声影；C.超声宽景成像显示右侧大腿内侧肌层内强回声团块（标尺），后方伴声影，其长径约为9.5cm；D.PDI于强回声团块周围可见血流信号。

图 4-2-5 大腿前内侧骨化性肌炎

第三节 髋外侧病变

病例 1 股骨大转子处钙化性肌腱病

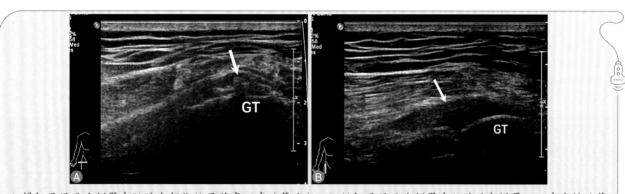

A.横切面显示右侧臀中肌腱内钙化灶呈稍高回声（箭头）；B.纵切面显示右侧臀中肌腱后部增厚，回声减低（箭头）。GT：股骨大转子。

图 4-3-1 股骨大转子处钙化性肌腱病

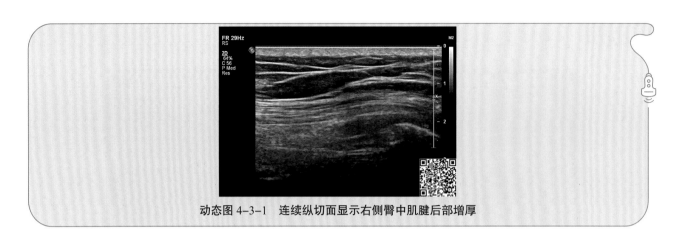

动态图 4-3-1　连续纵切面显示右侧臀中肌腱后部增厚

病例 2　臀中肌腱钙化性肌腱病

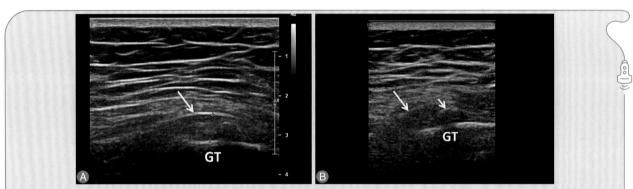

A.纵切面显示左侧臀中肌腱后上部增厚，回声减低（箭头与标尺）；B.增厚的臀中肌腱（长箭头）内可见斑状钙化（短箭头）。GT：股骨大转子。

图 4-3-2　臀中肌腱钙化性肌腱病

病例 3　股骨大转子骨赘突出伴臀小肌腱的肌腱病

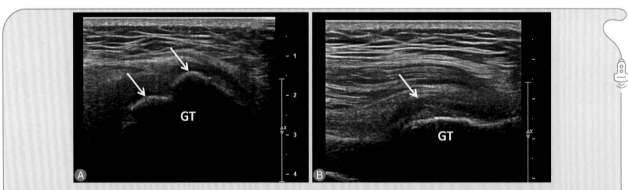

A.横切面可见右侧股骨大转子处（GT）强回声骨赘突出（箭头）；B.纵切面可见右侧股骨大转子（GT）处臀小肌腱增厚，回声减低（箭头）。

图 4-3-3　股骨大转子骨赘突出伴臀小肌腱的肌腱病

病例 4　臀中肌腱、臀小肌腱钙化性肌腱病

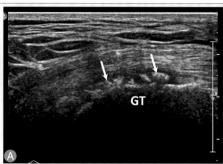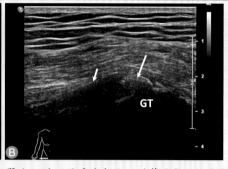

A.右侧髋外侧横切面显示股骨大转子处（GT）臀中肌腱、臀小肌腱可见多发钙化灶（箭头）；B.右侧髋外侧纵切面显示股骨大转子处（GT）臀中肌腱内钙化灶（长箭头），其近侧肌腱增厚、回声减低（短箭头），为肌腱病表现。

图 4-3-4　臀中肌腱、臀小肌腱钙化性肌腱病

病例 5　钙化性肌腱炎

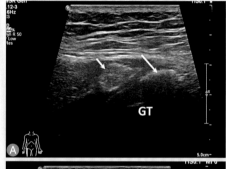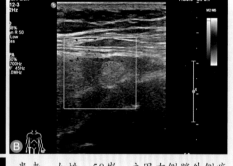

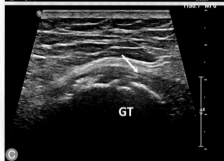

患者，女性，58岁，主因右侧髋外侧疼痛数天就诊，近几天疼痛有所减轻。A.纵切面于右侧髋外侧可见臀中肌腱内钙化灶（长箭头），后方可见声影。另其浅侧的臀大肌内可见钙化灶（短箭头），后方声影不明显；B.PDI于钙化灶周围可见血流信号增多；C.横切面显示右侧臀小肌腱与臀中肌腱内多发钙化灶（箭头）。GT：股骨大转子。

图 4-3-5　钙化性肌腱炎

病例 6　转子囊积液

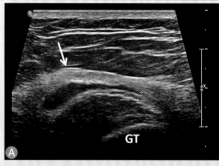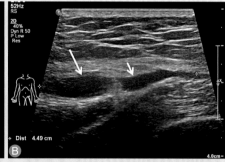

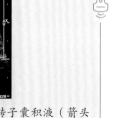

A.横切面于左侧髂胫束（箭头）深方可见转子囊内的积液（标尺）；B.纵切面可见髂胫束深方的转子囊积液（箭头与标尺）。GT：股骨大转子。

图 4-3-6　转子囊积液

· 相关知识点 ▶▶▶

1.**股骨大转子疼痛综合征**：研究显示，在股骨大转子疼痛患者中，50%为臀中肌腱或臀小肌腱的肌腱病，28.5%可见髂胫束增厚，20%为该处的滑囊炎，仅1.5%为臀中肌腱或臀小肌腱的撕裂。该处还可发生髋外部弹响，即髂胫束或臀大肌在髋关节伸直动作时于股骨大转子上方滑动受阻而发生弹响。

鉴别诊断：股外侧皮神经与髂腹下神经损伤所致的疼痛可类似股骨大转子疼痛综合征。股外侧皮神经卡压的致病因素包括肥胖、怀孕、穿紧身衣或深方髂肌的血肿等，其主要症状为大腿前外侧皮肤的疼痛、麻木等感觉异常。而髂腹下神经的外侧皮支支配臀前部的皮肤感觉。

2.**臀中肌步态**：为臀中肌功能障碍时出现的异常步态。正常步态步行周期中，在支撑相，臀中肌发挥作用使双侧髋部保持在同一水平。当一侧髋部外展肌力量减弱，患侧下肢承受重力时（支撑相），对侧盆腔下降，为了保持重心在患侧下肢上，躯干向患侧（支撑侧）弯曲，称为臀中肌步态，亦称Trendelenburg步态。若双侧外展肌力减弱，患者行走时上身便会左右交替摇摆，状如鸭子，又称为"鸭步"。

匜病例 7 臀大肌止点处钙化灶

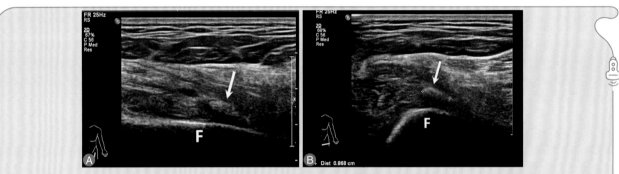

患者，男性，52岁，主因左侧大腿外上段局部疼痛明显就诊。A.纵切面显示左侧臀大肌止点处强回声钙化灶（箭头），局部压痛明显；B.横切面显示左侧臀大肌止点处强回声钙化灶（箭头）。F：股骨。

图4-3-7 臀大肌止点处钙化灶

匜病例 8 大腿外上段肌内脓肿

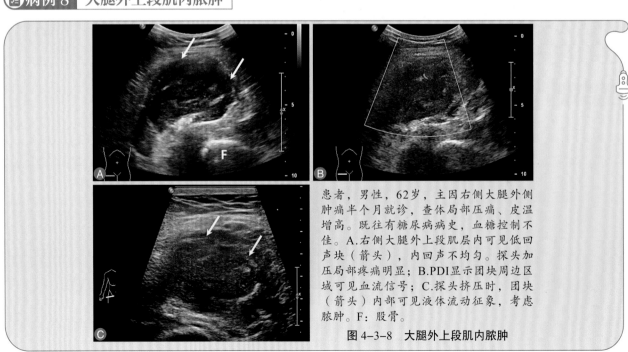

患者，男性，62岁，主因右侧大腿外侧肿痛半个月就诊，查体局部压痛、皮温增高。既往有糖尿病病史，血糖控制不佳。A.右侧大腿外上段肌层内可见低回声块（箭头），内回声不均匀。探头加压局部疼痛明显；B.PDI显示团块周边区域可见血流信号；C.探头挤压时，团块（箭头）内部可见液体流动征象，考虑脓肿。F：股骨。

图4-3-8 大腿外上段肌内脓肿

• 文献回顾：糖尿病软组织病变 ▶▶▶

一、糖尿病性肌坏死

为较少见并发症，可见于多年糖尿病病史且血糖控制较差者，为自限性病变。糖尿病肌坏死易被临床忽略。临床上可表现为突发的大腿或小腿剧烈疼痛、肿胀。发热与白细胞升高可不明显。病变可累及多块肌肉。最常累及的肌肉为股四头肌、髋部内收肌与腘绳肌。少数情况下可累及双侧肢体。

二、感染性肌炎、肌脓肿

糖尿病患者亦会发生感染，最常见为金黄色葡萄球菌。超声检查可发现肌肉脓肿。需要与肿瘤坏死与血肿相鉴别。

三、糖尿病风湿性病变

持续的高血糖可导致糖基化终末产物增加，从而促进胶原交联，降低胶原的柔软性，使胶原硬度增加，继而使以胶原为框架的结构如肌腱的硬度增加，易于发生挛缩。此外，还可导致胶原沉积在皮肤和关节周围的结缔组织内。

1.冻结肩：糖尿病患者的冻结肩发生率为11%～30%，显著高于非糖尿病患者（2%～10%）。

2.糖尿病手关节病：亦称僵硬手综合征。临床特征包括关节活动受限、手背皮肤增厚、僵硬、苍白、手指屈曲挛缩。超声上可见指屈肌腱的腱鞘增厚、皮下组织增厚。

3.掌腱膜挛缩：糖尿病掌腱膜挛缩的发生率为20%～63%，显著高于一般人群（约13%）。最常累及第3、第4指，超声上显示手掌近掌指关节处皮下低回声结节或低回声带，多位于第3、第4指指屈肌腱浅侧，病程长者可与深方指屈肌腱粘连。

4.扳机指：糖尿病患者的扳机指发生率为11%，而非糖尿病患者的扳机指发生率<1%。多累及无名指。常累及A1滑车，亦可累及A2和A3滑车。超声上表现为掌指关节处A1滑车增厚。指屈肌腱与滑车之间的反复磨损亦可导致指屈肌腱增厚、肌腱病与腱鞘炎。

5.反射性交感神经营养不良综合征：是以四肢远端严重疼痛伴自主神经功能紊乱为特征的临床综合征，表现为受累区域的疼痛、血管舒缩症状、肿胀、多汗、毛发异常、肌肉痉挛等。

6.腕管综合征：糖尿病患者的腕管综合征发病率为13%～49%，显著高于非糖尿病患者的1.6%～13%。超声典型征象为正中神经在腕管远段受压变扁、于腕管近段神经增粗、回声减低，PDI于增粗的神经内有时可见血流信号增多。

四、足部并发症

1.夏科关节：在糖尿病患者中的发生率为15%。由于周围神经病变导致关节缺乏本体感觉和疼痛感觉，继而导致正常负重活动下关节与韧带的破坏。主要累及负重关节如跗跖关节和跗骨间关节，其他关节如脊柱、膝关节和上肢关节较少累及。

2.骨髓炎：在糖尿病患者中的发生率为15%，为骨髓的感染性病变。

3.化脓性关节炎：多为邻近骨的感染性病变扩展而致。早期可见关节腔积液、骨侵蚀病变、关节周围骨量减少，晚期可见关节间隙消失、关节破坏。化脓性关节炎需立即治疗，因关节感染可迅速导致关节软骨的破坏，继而造成永久性关节破坏。

五、皮肤与软组织病变

1.蜂窝织炎：糖尿病患者的皮肤与软组织感染发生率是非糖尿病患者的5倍。蜂窝织炎为皮肤与皮下组织的感染性病变，常由革兰阳性球菌导致。超声表现为皮肤增厚、皮下组织水肿，血流增多，脂肪小叶周围可见积液并沿小叶间分隔扩散。

2.坏死性筋膜炎：为一种快速进展的位于深筋膜周围的感染性病变，可导致组织坏死和全身毒性反应，常需要手术干预治疗。影像学可显示筋膜增厚（＞3 mm）、水肿，增强显像显示筋膜明显强化。如发现深筋膜层的气体，而患者无穿透外伤、溃疡和近期的局部手术时，结合相应临床表现，可高度提示坏死性筋膜炎。CT和X线较易显示局部的气体。但气体并非早期诊断坏死性筋膜炎的必要条件，有时仅见皮肤与筋膜层的增厚。

3.气性坏疽：为进展迅速、危及生命的细菌感染性病变（多为梭菌属），可导致败血症的发生。由于软组织内气体的产生，临床查体时可触及捻发音，X线检查可见气体。迅速的手术探查与抗生素治疗是成功治疗的关键。

📖 病例 9　大腿外上段外伤后皮下积液（可见脂液平面）

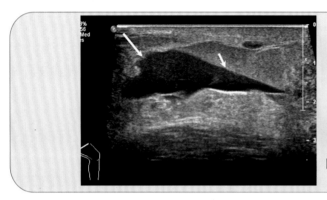

于左侧大腿外上段皮下可见积液，其内可见无回声积液（长箭头）及脂液平面（短箭头），提示浅层呈偏高回声的为液化的脂肪组织。

图 4-3-9　大腿外上段外伤后皮下积液（可见脂液平面）

📖 病例 10　股骨大转子处神经鞘瘤

患者，女性，56岁，主因左侧髋外侧局部疼痛5年、加重1年就诊。左髋外侧局部按压时疼痛明显。超声检查（图4-3-10）显示左侧臀中肌腱浅侧实性低回声结节，边界清晰。手术切除该结节，病理为神经鞘瘤。

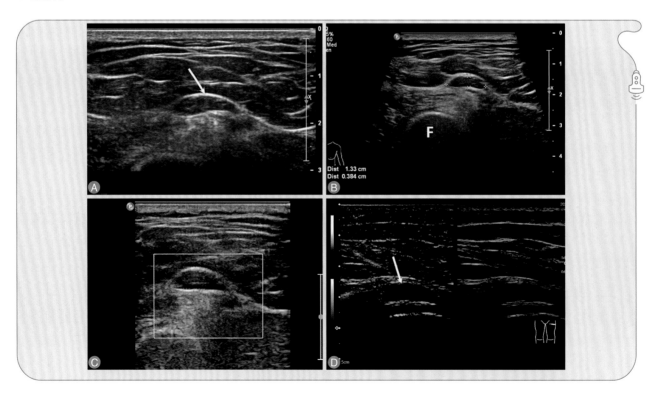

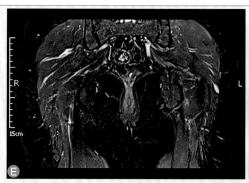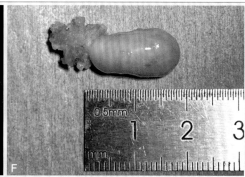

A.纵切面于左侧股骨大转子处臀中肌腱浅侧可见一低回声结节（箭头），边界清晰；B.横切面于左侧股骨大转子处臀中肌腱浅侧可见一低回声结节（标尺），边界清晰；C.PDI于结节内未见明显血流信号；D.超声造影下该结节（箭头）未见明显增强，呈边界清晰的无增强区；E.MRI显示左侧髋部肌层内高信号结节；F.手术切除该结节显示为实性结节，边界清晰。F：股骨上段。

图 4-3-10　股骨大转子处神经鞘瘤

第四节　髋后部病变

病例 1　坐骨结节滑囊炎

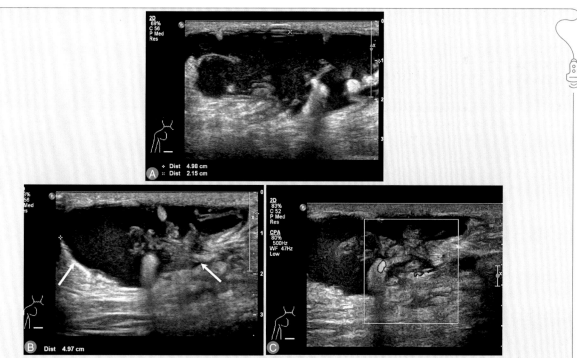

A.左侧坐骨结节浅侧可见囊性包块（标尺），内可见结节状高回声；B.包块（箭头）内滑膜增生，呈结节状高回声；C.PDI于包块高回声区域内可见血流信号。

图 4-4-1　坐骨结节滑囊炎（1）

病例 2　坐骨结节滑囊炎

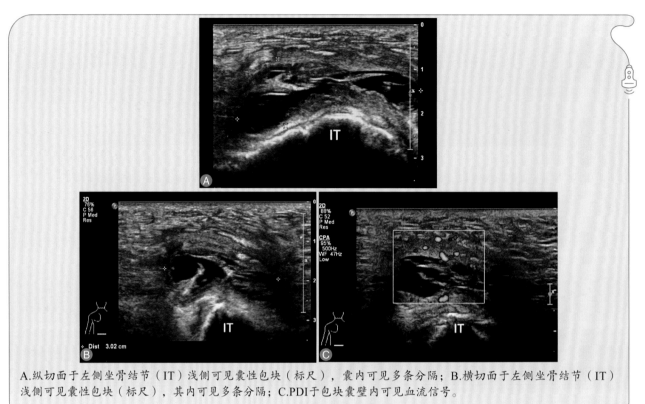

A.纵切面于左侧坐骨结节（IT）浅侧可见囊性包块（标尺），囊内可见多条分隔；B.横切面于左侧坐骨结节（IT）浅侧可见囊性包块（标尺），其内可见多条分隔；C.PDI于包块囊壁内可见血流信号。

图 4-4-2　坐骨结节滑囊炎（2）

病例 3　坐骨结节滑囊积液

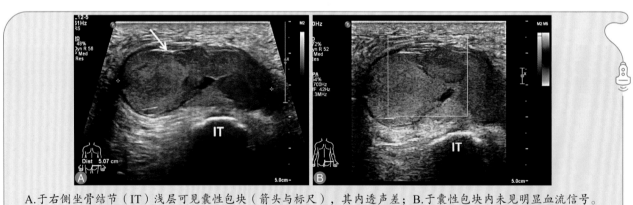

A.于右侧坐骨结节（IT）浅层可见囊性包块（箭头与标尺），其内透声差；B.于囊性包块内未见明显血流信号。

图 4-4-3　坐骨结节滑囊积液

· 相关知识点 ▶▶▶

坐骨结节滑囊位于坐骨结节与臀大肌之间，其作用为减少臀大肌与坐骨结节之间的摩擦。由于该滑囊邻近坐骨神经与股后皮神经，坐骨结节滑囊炎时可能会出现坐骨神经痛的临床表现。

病例 4 坐骨结节下端大收肌附着处钙化性肌腱病

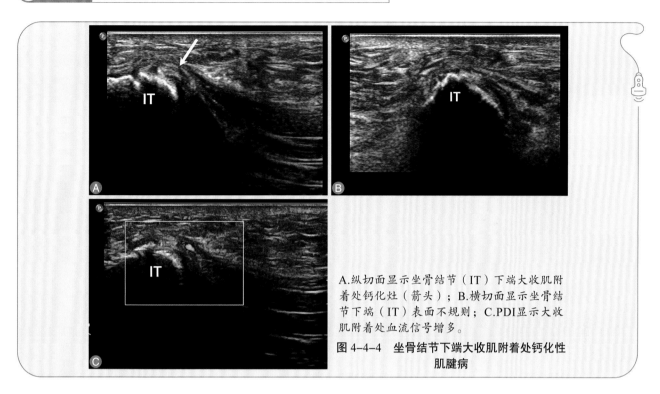

A.纵切面显示坐骨结节（IT）下端大收肌附着处钙化灶（箭头）；B.横切面显示坐骨结节下端（IT）表面不规则；C.PDI显示大收肌附着处血流信号增多。

图 4-4-4 坐骨结节下端大收肌附着处钙化性肌腱病

· 相关知识点 ▶▶▶

坐骨可分为上下两个分支，在两支骨汇合处有向后下凸起的粗隆，即坐骨结节，该处有五块肌肉附着于此，分别为股方肌、大收肌、股二头肌、半腱肌、半膜肌。其中股方肌起点为坐骨结节外侧面，止点为转子间嵴，其功能为股骨外旋、内收。大收肌起自坐骨结节、坐骨支和耻骨下支的前面，肌纤维束呈扇形分散，上束几乎呈水平方向，最下束则几乎垂直，止于股骨粗线内外唇的全长及内上髁。股二头肌长头、半腱肌、半膜肌起于坐骨结节。股二头肌长头止于腓骨头，半腱肌止于胫骨上端内侧，半膜肌止于胫骨内侧髁后面。

病例 5 腘绳肌肌腱病

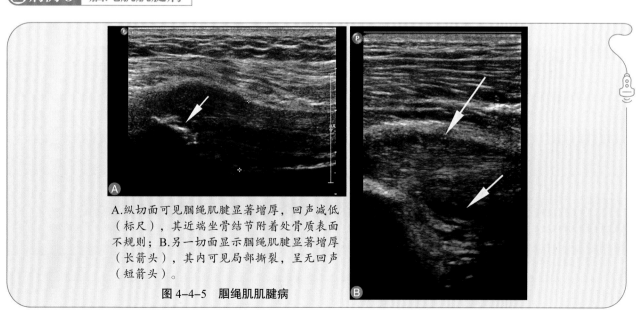

A.纵切面可见腘绳肌腱显著增厚，回声减低（标尺），其近端坐骨结节附着处骨质表面不规则；B.另一切面显示腘绳肌腱显著增厚（长箭头），其内可见局部撕裂，呈无回声（短箭头）。

图 4-4-5 腘绳肌肌腱病

• **相关知识点** ▶▶▶

　　腘绳肌腱附着于坐骨结节上，其中股二头肌长头肌腱与半腱肌形成联合腱，起自坐骨结节的外侧面，半膜肌腱起自坐骨结节的下部且偏内侧。联合腱病变较半膜肌腱的病变更为常见，因此要分别检查坐骨结节附着处的联合腱与半膜肌腱。外伤性腘绳肌腱病变可以单独累及股二头肌长头–半腱肌的联合腱或联合腱与半膜肌腱同时损伤。坐骨结节处腘绳肌腱的病变有时可累及坐骨神经，导致患者出现坐骨神经痛的症状。

病例 6　坐骨结节处皮下组织慢性炎性病变

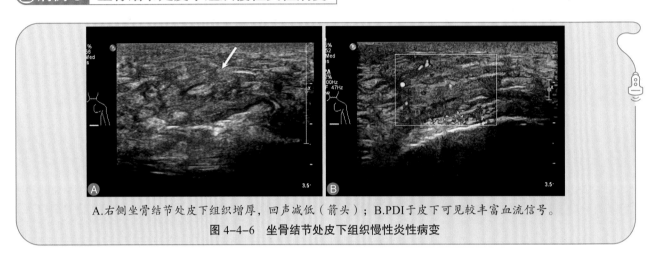

A.右侧坐骨结节处皮下组织增厚，回声减低（箭头）；B.PDI于皮下可见较丰富血流信号。

图 4-4-6　坐骨结节处皮下组织慢性炎性病变

病例 7　臀大肌近段增生性肌炎

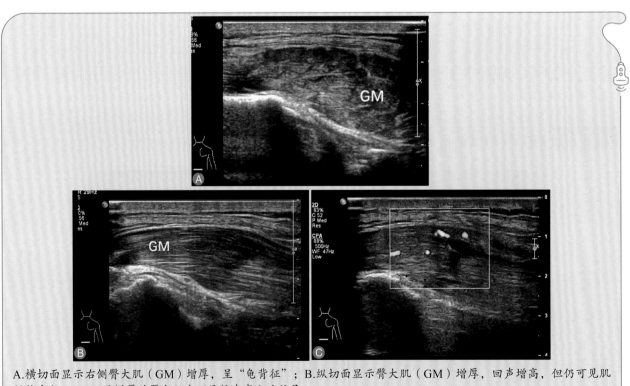

A.横切面显示右侧臀大肌（GM）增厚，呈"龟背征"；B.纵切面显示臀大肌（GM）增厚，回声增高，但仍可见肌纤维走行；C.PDI于增厚的臀大肌内可见较丰富血流信号。

图 4-4-7　臀大肌近段增生性肌炎

病例8　臀部骨化性肌炎

　　患者，女性，32岁，主因右侧股骨大转子处疼痛1年余就诊。CT显示右侧臀肌内较大钙化灶，中心部密度稍低。MRI显示右侧股骨大转子上方钙化灶伴周围臀肌广泛水肿，考虑骨化性肌炎。超声显示右侧股骨大转子外上方臀中肌内可见强回声病灶，后方伴声影，其浅层可见不均质回声区。另可见臀中肌和臀小肌明显增厚，其内回声增高，CDFI于肌层内可见较丰富血流信号。相关检查结果见图4-4-8。

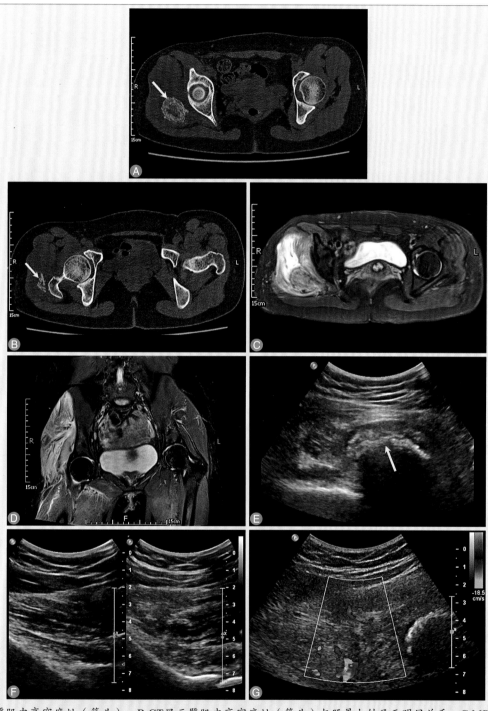

　　A.CT显示臀肌内高密度灶（箭头）；B.CT显示臀肌内高密度灶（箭头）与股骨大转子无明显关系；C.MRI轴位切面显示右侧臀肌广泛水肿，其内可见低信号病灶，结合CT考虑为钙化灶；D.MRI冠状面显示右侧臀肌广泛水肿；E.超声于右侧股骨大转子外上方臀中肌内可见强回声钙化灶（箭头），后方伴声影；F.双侧对比：右图为右侧臀中肌增厚、回声增高，为肌肉水肿表现，左图为左侧正常臀中肌；G.CDFI于右侧臀中肌内可见较丰富血流信号。

图4-4-8　臀部骨化性肌炎

⊟病例 9 **臀中肌骨化性肌炎**

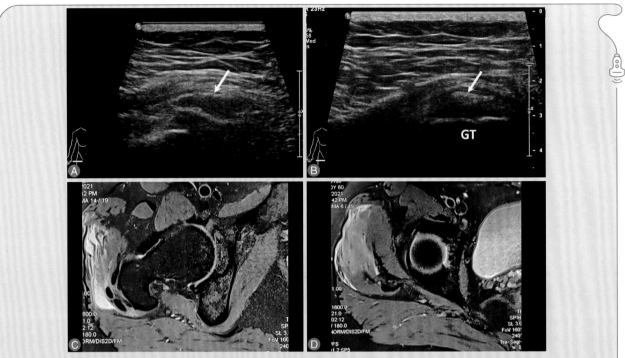

患者，女性，52岁，主因右侧臀部疼痛数周就诊。A.横切面显示右侧臀中肌近止点处可见囊状钙化（箭头），其周边呈强回声，中心部呈低回声；B.于右侧臀中肌肌腱内可见强回声钙化灶（箭头）；C.MRI于右侧臀中肌内可见多发钙化灶；D.MRI显示右侧臀中肌内较广泛水肿信号。GT：股骨大转子。

图 4-4-9 臀中肌骨化性肌炎

・ **相关知识点** ▶▶▶

骨化性肌炎可分为以下3种类型。

1.先天性：如进行性骨化性纤维发育不良、进行性骨发育异常和Albright遗传性骨营养不良症。其中进行性骨化性纤维发育不良是一种罕见的遗传性、进行性结缔组织疾病，以先天性拇指畸形和进行性横纹肌骨化为特征。

2.特发性：目前对该类型的名称及其发病机制尚存在争议；可继发于烧伤、破伤风、脊髓灰质炎、脊髓神经源性损伤、中枢神经系统感染等病变。

3.创伤性：此类最为多见。一般骨化性肌炎即指此类，为肌肉内的异位骨形成，可见于任何年龄，但以青少年与青壮年多见。临床表现为肌肉内迅速增大的包块伴疼痛。

骨化性肌炎可分为三期：早期（<4周）、中期（4~8周）及成熟期（>8周）。

组织学上，早期病灶内主要为成纤维细胞与肌成纤维细胞，仅有非常少量的骨样组织，显微镜下常难以与其他恶性肿瘤如肉瘤相鉴别。因此，此期常被称为"假肉瘤期"。中期病灶逐渐形成离心状分层区域，中心区为未成熟的骨样组织，向周边区逐渐转变为成熟的骨组织。典型者可表现为三区：中心部位为增生的成纤维细胞伴有不同范围的出血与坏死灶；中间区为较多的成骨细胞和不成熟的骨样组织；周边区为较多的成熟骨。成熟期病灶完全为板层骨。病灶的完全成熟常需要6~12个月。

影像学上，早期病变的钙化可不明显。超声可见低回声病变，周边可见薄层强回声，提示钙化的形成。CDFI于病灶内可见血流信号。超声上显示的钙化要早于CT或MRI。中期可见无定形的钙化物质，

X线上表现为周边致密的环状钙化，中心部密度较低，多出现于中期的终末阶段。超声上有时可见三环征：周边呈低回声，为病灶周边的充血带；中间为强回声钙化；最中心部位为低回声的基质成分。成熟期X线与CT上可见完全钙化病灶，骨小梁形成，病变可以表现为周边环状骨化，也可以表现为弥漫性骨化灶，骨化灶常沿肌肉的长轴分布，且不与邻近骨相连。此外，骨化灶的出现与成熟的快慢与患者的年龄有关，类似骨痂的形成，因骨化性肌炎主要的病理改变为富血供的肉芽组织分化为骨组织。因此，同年轻患者的骨痂形成与成熟速度较快一样，骨化性肌炎在年轻患者中，其内骨化灶的出现与成熟的速度亦较快。

骨化性肌炎治疗上多采取保守治疗，因多数病灶可缩小甚至消失。当病灶影响关节活动、卡压邻近的血管、神经时，可采取手术切除。手术切除应在病灶成熟后进行。

值得强调的几点：

1.骨化性肌炎的发生可以无明显外伤史，其病变早期难以与其他良性或恶性病变相鉴别。

2.最常见的发病部位为股四头肌、肱肌和大腿内收肌，少数亦可见于肩周软组织、头颈部，例如咀嚼肌、踝部的三角韧带等。

3.超声检查相较于CT或MRI可以更敏感地显示周边的钙化灶。

4.避免进行穿刺活检，因病理上易被误诊为肉瘤等恶性病变。

5.影像学随访如显示快速形成的钙化灶即可明确诊断。

病例 10　下孖肌深方囊肿

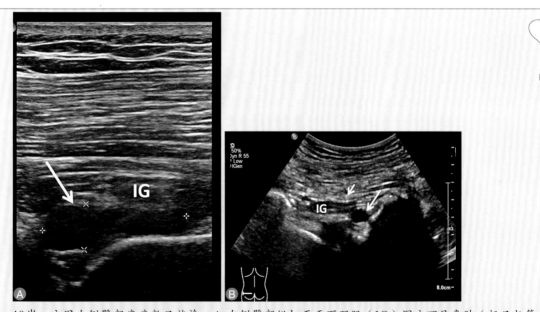

患者，男性，48岁，主因左侧臀部疼痛数日就诊。A.左侧臀部纵切面于下孖肌（IG）深方可见囊肿（标尺与箭头）；B.左侧臀部横切面于下孖肌（IG）深方可见囊肿（长箭头），局部压痛明显，下孖肌浅侧可见坐骨神经（短箭头）。

图 4-4-10　下孖肌深方囊肿

第五节　大腿病变

病例 1 　股二头肌 – 半腱肌联合腱拉伤

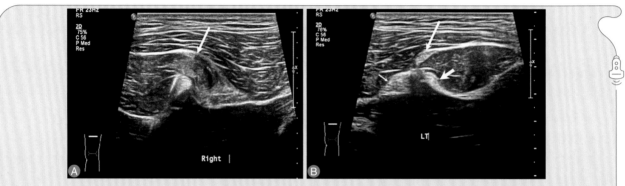

患者，男性，17岁，运动员，主因右侧大腿后上部疼痛就诊，既往有大腿后部肌肉拉伤史。A.横切面于右侧大腿后上段显示股二头肌–半腱肌联合腱结构不清（箭头），呈偏高回声区；B.横切面显示左侧大腿后上段同一水平的正常股二头肌–半腱肌联合腱（长箭头），呈边界清晰的高回声结构，短粗箭头为半膜肌腱，短细箭头为坐骨神经。

图 4-5-1　股二头肌 – 半腱肌联合腱拉伤

病例 2 　陈旧性半膜肌损伤

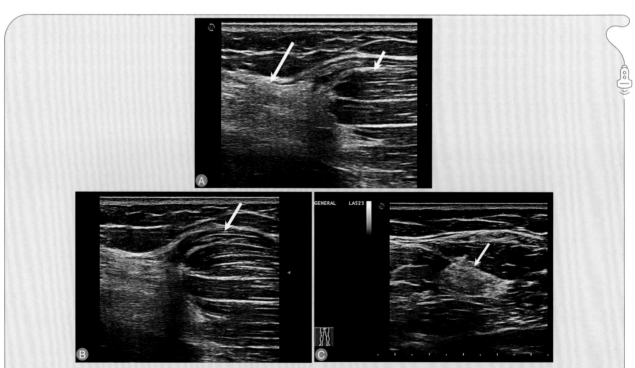

患者，女性，18岁，左侧大腿后部中段包块4年余，局部用力时包块明显，放松不明显。A.左侧大腿后部纵切面显示包块处为半膜肌肌肉组织（短箭头），其近侧肌层内可见瘢痕组织，呈偏高回声（长箭头）；B.患者大腿用力后显示包块处肌肉组织显著增厚（箭头），肌肉放松时可缩小；C.横切面显示肌肉内瘢痕组织呈偏高回声（箭头）。

图 4-5-2　陈旧性半膜肌损伤（1）

病例3 陈旧性半膜肌损伤

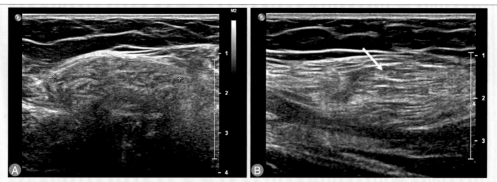

患者，女性，47岁，右侧大腿后内侧中段包块，用力时明显。1年前有局部拉伤史，后出现包块。A.横切面显示右侧大腿中段后内侧局部半膜肌突出（标尺）；B.纵切面显示右侧大腿中段后内侧局部半膜肌突出（箭头），回声增高，其近侧可见高回声瘢痕组织。

图4-5-3 陈旧性半膜肌损伤（2）

病例4 外伤后大腿后部半腱肌与股二头肌之间筋膜水肿增厚

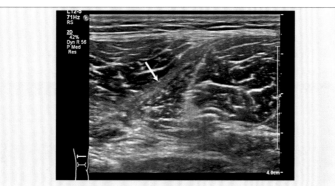

左侧大腿后部横切面显示半腱肌与股二头肌之间的筋膜增厚、回声增高（箭头）。

图4-5-4 外伤后大腿后部半腱肌与股二头肌之间筋膜水肿增厚

病例5 大腿后部中段半膜肌损伤

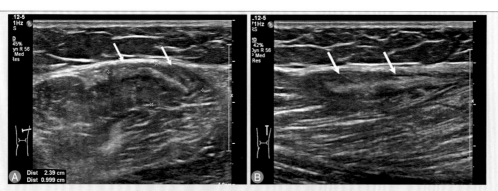

患者为外伤后10天。A.横切面显示左侧大腿中段半膜肌回声杂乱（标尺与箭头）；B.纵切面显示左侧大腿中段半膜肌回声杂乱（箭头）。

图4-5-5 大腿后部中段半膜肌损伤

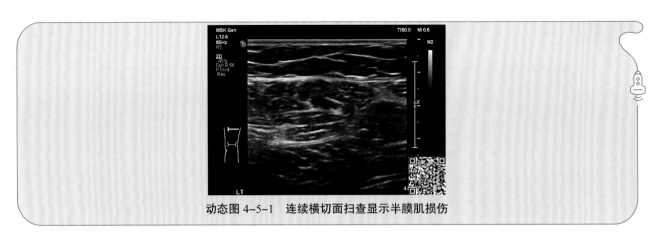

动态图 4-5-1　连续横切面扫查显示半膜肌损伤

病例6　股直肌中央腱拉伤

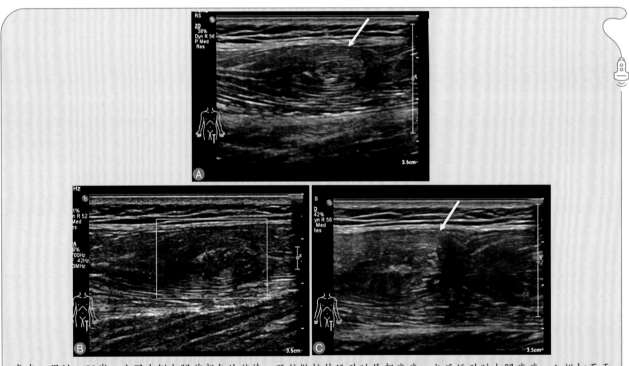

患者，男性，50岁，主因左侧大腿前部包块就诊。既往做拉伸运动时局部疼痛，之后运动时大腿疼痛。A.纵切面于左侧大腿前部显示股直肌增厚（箭头），结构紊乱；B.增厚的肌层内可见少许血流信号；C.大腿用力时可见包块增大（箭头）。

图 4-5-6　股直肌中央腱拉伤

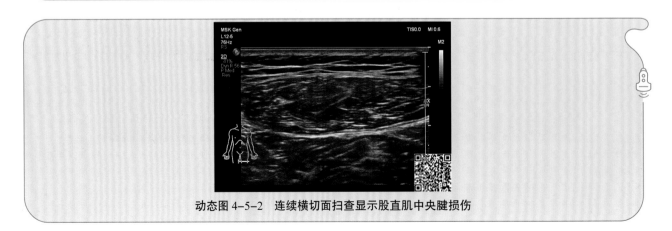

动态图 4-5-2　连续横切面扫查显示股直肌中央腱损伤

病例 7 股直肌损伤

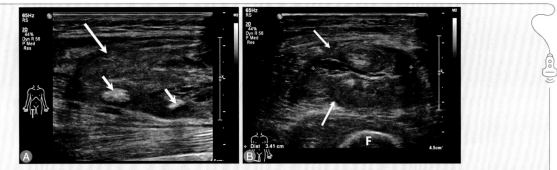

A.纵切面显示右侧大腿前部股直肌呈不均质低回声（长箭头），内可见多发强回声钙化（短箭头）；B.横切面显示大腿前部股直肌呈不均质低回声（箭头与标尺），局部撕裂，可见少许液性区。F：股骨。

图 4-5-7 股直肌损伤

病例 8 股直肌完全断裂

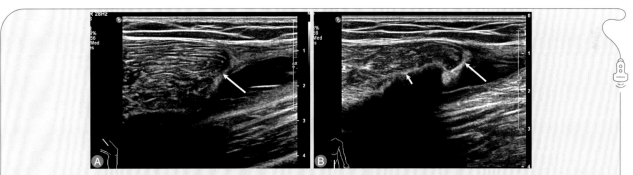

患者为跑步拉伤后2个月。A.左侧大腿前部中下段可见股直肌连续性中断，其近侧端回缩（箭头）；B.纵切面于股直肌近侧断端（长箭头）的深层可见强回声钙化灶（短箭头），后方伴声影。

图 4-5-8 股直肌完全断裂

病例 9 左侧大腿股直肌陈旧性损伤

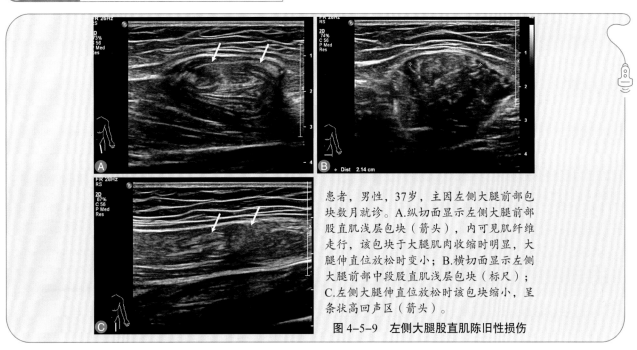

患者，男性，37岁，主因左侧大腿前部包块数月就诊。A.纵切面显示左侧大腿前部股直肌浅层包块（箭头），内可见肌纤维走行，该包块于大腿肌肉收缩时明显，大腿伸直位放松时变小；B.横切面显示左侧大腿前部中段股直肌浅层包块（标尺）；C.左侧大腿伸直位放松时该包块缩小，呈条状高回声区（箭头）。

图 4-5-9 左侧大腿股直肌陈旧性损伤

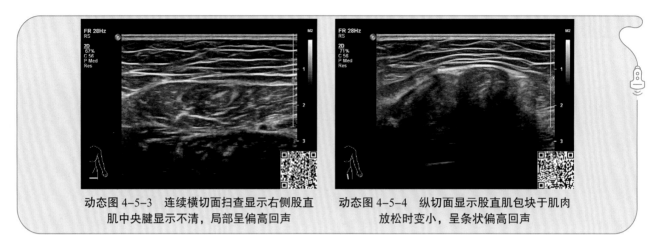

动态图 4-5-3　连续横切面扫查显示右侧股直肌中央腱显示不清，局部呈偏高回声

动态图 4-5-4　纵切面显示股直肌包块于肌肉放松时变小，呈条状偏高回声

病例 10　大腿肌层内血管瘤

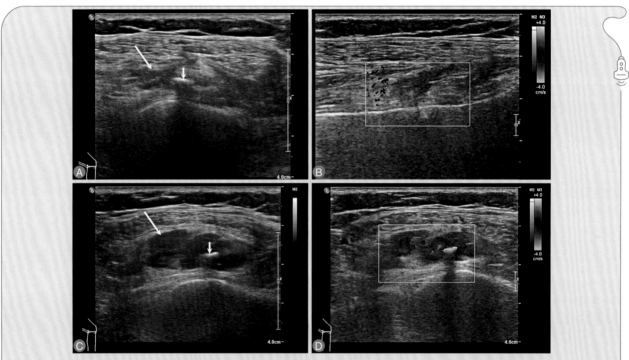

A.平卧位超声检查显示左膝内上方肌层内低回声区（箭头），其内可见一强回声静脉石（短箭头）；B.CDFI探头加压时包块内可见血流信号；C.站立位超声检查显示该包块明显增大（长箭头），内见多条管状回声，其内强回声斑（短箭头）显示得更为清晰，为静脉石；D.探头加压时，包块内可见静脉血流充填，为典型血管瘤表现。

图 4-5-10　大腿肌层内血管瘤

● 参考文献 ●

[1]　DEVILBISS Z, HESS M, HO GWK. Myositis ossificans in sport: a review[J]. Curr Sports Med Rep,2018,17(9):290-295.

[2]　LONG B, KOYFMAN A, GOTTLIEB M.Evaluation and management of septic arthritis and its mimics in the emergency department[J]. West J Emerg Med, 2019,20(2):331-341.

[3]　HANISCH M, HANISCH L, FRÖHLICH L F, et al. Myositis ossificans traumatica of the masticatory muscles: etiology, diagnosis and treatment[J]. Head Face Med, 2018,14(1):23.

[4]　KAMALAPUR M G, PATIL P B, JOSHI S, et al. Pseudomalignant myositis ossificans involving multiple mastica-

tory muscles: Imaging evaluation[J]. Indian J Radiol Imaging, 2014,24(1):75-79.

[5]　KIM S H, SEOK H, LEE S Y, et al. Acetabular paralabral cyst as a rare cause of obturator neuropathy: a case report[J]. Ann Rehabil Med,2014,38(3):427-432.

[6]　LAINE J C, DENNING J R, RICCIO A I, et al. The use of ultrasound in the management of septic arthritis of the hip[J]. J Pediatr Orthop B,2015,24(2):95-98.

[7]　LEJAY A, OHANA M, DELAY C, et al. Cystic adventitial pathology as an entity in peripheral arterial disease[J]. J Cardiovasc Surg (Torino),2016,57(2):282-291.

[8]　MOTAGANAHALLI R L, SMEDS M R, HARLANDER-LOCKE M P, et al. A multi-institutional experience in adventitial cystic disease[J]. J Vasc Surg,2017,65(1):157-161.

[9]　RAO A, GANDIKOTA G. Beyond ulcers and osteomyelitis: imaging of less common musculoskeletal complications in diabetes mellitus[J]. Br J Radiol,2018,91(1088):20170301.

[10]　ROSIAK G, MILCZAREK K, CIESZANOWSKI A, et al. Ultrasound-guided percutaneous aspiration of adventitial cysts in the occluded popliteal artery-clinical results and MR findings at 5-year follow-up[J]. J Ultrason, 2017,17(70):212-216.

[11]　SCOTT E, WESTERMANN R, ROSNECK J. A posterior labral cyst associated with an anterior labral tear of the hip[J]. Skeletal Radiol, 2018,47(6):849-852.

[12]　SWARUP I, LAVALVA S, SHAH R, et al. Septic arthritis of the hip in children: a critical analysis review[J]. JBJS Rev, 2020,8(2):e0103.

[13]　WANG J, SHAO J, QIU C,et al. Synovial cysts of the hip joint: a single-center experience[J]. BMC Surg, 2018,18(1):113.

[14]　YOO Y S, CHOI Y D, LEE H K. Adventitial cystic disease of the superficial femoral vein without a joint connection: a case report[J]. Vasc Specialist Int, 2021,37:15.

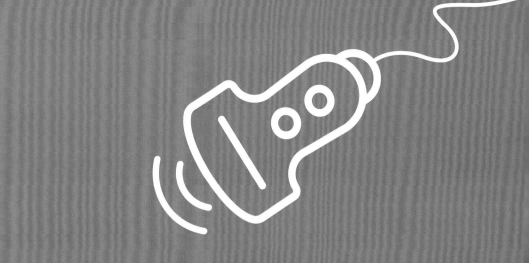

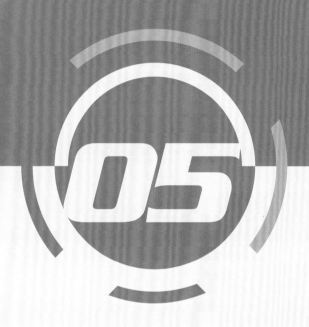

第五章
膝关节与小腿病变超声解析

第一节　膝关节炎

病例 1　膝关节滑膜炎

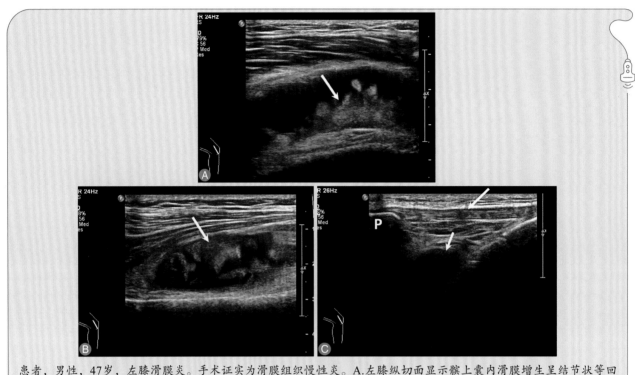

患者，男性，47岁，左膝滑膜炎。手术证实为滑膜组织慢性炎。A.左膝纵切面显示髌上囊内滑膜增生呈结节状等回声（箭头）；B.左膝纵切面显示髌上囊内积液与增生的滑膜（箭头）；C.左膝纵切面显示髌下关节隐窝内可见积液（短箭头），长箭头为髌腱。P：髌骨。

图 5-1-1　膝关节滑膜炎

· 鉴别诊断　▶▶▶

　　股骨前方脂肪垫有时可向髌上囊内突出，类似增生的滑膜，超声检查应注意鉴别。股骨前方脂肪垫局部突出时呈结节状改变，较软，探头加压时可明显变扁，超声上呈稍低回声，其深方与股骨前脂肪垫融合。

病例 2　双膝骨性关节炎伴关节腔游离体

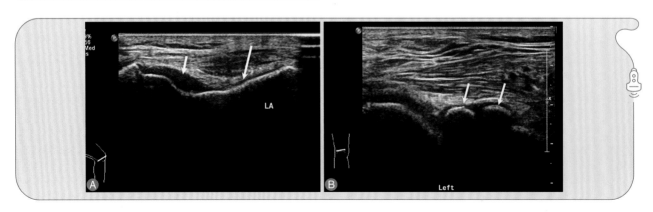

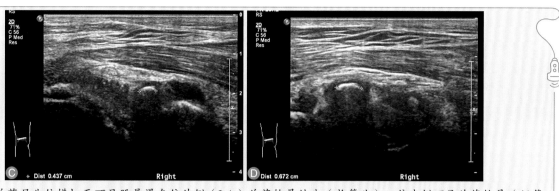

A.左侧膝关节屈曲位横切面可见股骨滑车偏外侧（LA）关节软骨缺失（长箭头），偏内侧可见关节软骨（短箭头）；B.左侧膝关节后部关节隐窝可见多发游离体强回声（箭头）；C.右侧腘窝膝关节后隐窝内可见强回声游离体（标尺）；D.右侧腘窝膝关节后隐窝内可见另一强回声游离体（标尺）。

图 5-1-2　双膝骨性关节炎伴关节腔游离体

· 相关知识点 ▶▶▶

　　膝关节内游离体的病因为创伤或骨性关节炎、神经性关节病、原发或继发性滑膜骨软骨瘤病等。其中滑膜骨软骨瘤病为滑膜的软骨化生继而脱落至关节腔内所致，导致关节腔内多发、大小和形态相似的游离体。超声检查膝关节腔内游离体时要注意进行动态超声检查，即让患者伸屈膝关节进行动态超声检查。

病例3　右膝关节骨性关节炎

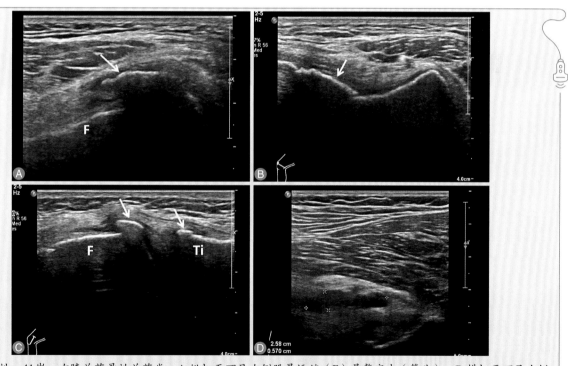

患者，男性，41岁，右膝关节骨性关节炎。A.纵切面可见右侧股骨远端（F）骨赘突出（箭头）；B.横切面可见右侧股骨滑车处关节软骨变薄（箭头）；C.右膝内侧纵切面可见关节内侧骨赘突出（箭头）；D.膝关节后部脂肪垫内可见囊肿（标尺）。F：股骨远端；Ti：胫骨近端。

图 5-1-3　右膝关节骨性关节炎

• 相关知识点 ▶▶▶

骨性关节炎为最常见的关节病变，膝关节与髋关节的骨性关节炎在65岁以上人群中的发病率约为40%。常规X线检查被广泛用于骨性关节炎的诊断。膝关节骨性关节炎在X线片上最主要的特征为关节间隙变窄和骨赘形成。然而，X线检查在评估骨性关节炎早期病变（关节软骨病变）上并不敏感，因其显示的关节间隙变窄和骨赘形成，为骨性关节炎较晚期的改变。MRI被认为是评估膝关节骨性关节炎最准确的检查手段。然而，MRI检查由于价格昂贵及操作较为复杂，在临床工作中一般不作为初筛手段，也难以做到对患者的系列多次检查。超声检查由于对软组织病变显示的敏感性与操作的便捷性，已成为骨性关节炎检查的重要手段。超声检查可发现骨性关节炎的以下病变。

1.滑膜炎：OMERACT超声工作组将滑膜增生定义为"关节腔内异常的低回声组织（相对于皮下组织呈低回声，但有时可呈等回声或高回声），难以被推移、较难被压缩，有时其内可见血流信号"。滑膜内能量多普勒血流信号的增多常提示活动期滑膜炎的存在。

能量多普勒超声可以敏感地显示增生滑膜内的血流信号。研究显示，能量多普勒超声所显示的血流丰富程度与病理学上滑膜炎的参数，包括炎细胞浸润、滑膜层的厚度及血管丰富程度显著相关。

2.关节腔积液：OMERACT超声工作组将关节腔积液定义为"关节腔内的异常低回声或无回声（相对于皮下脂肪组织呈低回声或无回声，但有时可呈等回声或高回声），可被推移、可被压缩，但其内无血流信号"。关节腔积液的多少与关节的炎性活动相关。超声引导下对关节腔积液的抽吸化验可用于关节炎的鉴别诊断。

3.关节软骨：超声在评估关节软骨方面有一定的局限性，仅能显示部分股骨关节软骨，大部分胫骨与髌骨的关节软骨难以显示。骨性关节炎关节软骨的病变在超声上表现为：关节软骨浅侧边界不清或不规则；失去内部正常的无回声特征；关节软骨局灶性、不对称的变薄，甚至关节软骨完全消失。

尽管超声检查在评估关节软骨方面存在局限性，但研究显示，超声检查可敏感地显示骨性关节炎早期股骨内侧髁关节软骨的病变，超声所测软骨厚度值与MRI检查所测值呈中–高度相关。超声评估股骨关节软骨时，患者可采取仰卧位，膝关节最大限度屈曲，探头可放在髌骨上方行横切面超声检查，亦可放在髌骨内侧行纵切面超声检查。有研究显示，纵切面超声检查较横切面超声检查可以更好地显示股骨内侧髁关节软骨的前部、中部和后部，纵切面超声检查所测得的关节软骨最大厚度和最小厚度与MRI有较好的相关性。

4.骨赘：为骨远端或关节周缘的骨质隆起改变，在两个相互垂直的切面上均可见。研究表明，超声检查显示膝关节骨赘的敏感性要高于X线检查，超声检查所测得的骨赘大小与关节损害的严重程度和骨性关节炎的病程显著相关。

5.骨侵蚀：为关节内的骨表面缺损改变，在两个相互垂直的切面上均可见。

6.内侧半月板外突：膝关节骨性关节炎可导致内侧半月板外突，该病变与患者的疼痛症状和X线片上显示的膝内侧关节间隙变窄显著相关。研究表明，超声检查显示半月板外突的敏感性要高于X线检查；骨性关节炎患者膝内侧半月板外突程度要显著高于无症状受试者；膝内侧半月板外突的程度与X线片上胫股关节内侧间隙变窄相关；膝内侧半月板外突可能早于关节软骨退变的发生；在膝关节炎患者中，膝内侧半月板外突的出现可能与患者的预后有关，因存在膝内侧半月板外突的患者，远期随访观察显示其关节软骨损伤更为显著，骨性关节炎病变进展更快。

测量膝内侧半月板外突程度时，患者可取仰卧位，探头纵切面放在膝内侧，显示膝内侧半月板与内侧副韧带，测量内侧半月板的最内缘至胫骨平台之间的距离。如果胫骨平台存在骨赘，则需避开骨赘，测量内侧半月板最内缘至胫骨内侧缘之间的距离，而不是至骨赘的距离。

半月板的功能之一为将通过膝关节的垂直压力转化为环形压力。在膝关节的伸屈活动中，半月板传递了50%～85%的负荷，起到了稳定关节、减轻关节软骨负荷的作用。而半月板外突则可能会影响膝关节负荷的传递，增加膝关节内的负荷强度，从而增加软骨损伤的风险。

7.Baker囊肿：Baker囊肿可见于无明显临床症状的人群，但更多见于膝关节骨性关节炎患者，其在膝关节骨性关节炎患者中的发病率为20%~40%，且可随患者的年龄、骨性关节炎的严重程度、病程的增加而增加。Baker囊肿与膝关节腔之间在多数情况下相通，少数情况下亦可以不相通。Baker囊肿与膝关节腔之间的通道邻近股骨内侧髁近侧的后外缘，为长15~20 mm横向的关节囊裂隙。通道处具有"瓣膜"作用，即膝关节屈曲时，关节腔内的积液由于压力增加而流至滑囊内；而在膝关节伸直时，由于腓肠肌内侧头与半膜肌腱的张力增加，使通道关闭，导致滑囊内积液不能反流至关节腔内。对于膝关节骨性关节炎所致的Baker囊肿，可以在超声引导下对囊肿进行穿刺抽吸及皮质激素注射治疗，以缓解症状、减少囊肿的体积。

Baker囊肿在超声上可分为单纯性囊肿与复杂性囊肿。单纯性囊肿表现为无回声的囊肿，其囊壁平滑、较薄，边界清晰。复杂性囊肿则表现为内部回声不均、可见强回声灶、较多分隔、可见不规则的滑膜增生。研究显示，膝关节髌上囊内有大量积液与滑膜增生的患者，其Baker囊肿多为复杂性囊肿。

病例 4　强直性脊柱炎累及膝关节

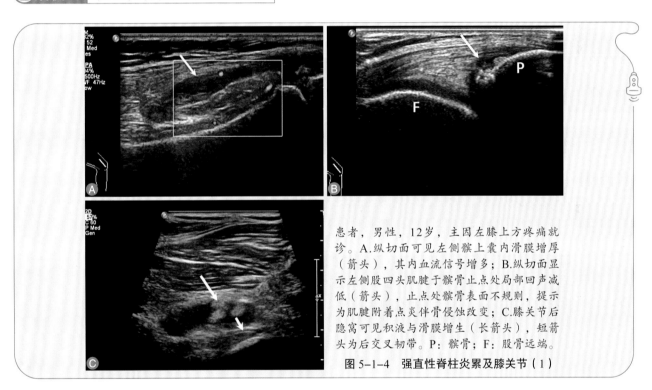

患者，男性，12岁，主因左膝上方疼痛就诊。A.纵切面可见左侧髌上囊内滑膜增厚（箭头），其内血流信号增多；B.纵切面显示左侧股四头肌腱于髌骨止点处局部回声减低（箭头），止点处髌骨表面不规则，提示为肌腱附着点炎伴骨侵蚀改变；C.膝关节后隐窝可见积液与滑膜增生（长箭头），短箭头为后交叉韧带。P：髌骨；F：股骨远端。

图5-1-4　强直性脊柱炎累及膝关节（1）

● **相关知识点** ▶▶▶

附着点是指肌腱、韧带、关节囊和筋膜附着于骨质的部位，其不仅为韧带、肌腱等结构的止点而有利于肢体活动，也具有显著的减震功能。附着点炎为脊柱关节病，如银屑病性关节炎、强直性脊柱炎、反应性关节炎、炎性肠病相关性关节炎等的重要病理生理特征。附着点处的炎性病变有时无明显临床症状，临床查体容易漏诊。

超声检查附着点病变时，可根据以下特征对病变进行半定量评估。

1.附着点结构改变（呈低回声），表现为肌腱/韧带在附着点处失去均匀的纤维状结构（需除外各向异性伪像）（评分：0=无该表现，1=有该表现）。

2.附着点增厚，表现为肌腱/韧带在附着点处厚度增加，测量时需在肌腱或韧带最厚处长轴切面上进行，自止点处骨质至肌腱或韧带边缘（评分：0=无该表现，1=有该表现）。

3.骨侵蚀，表现为肌腱/韧带止点处骨质在两个相互垂直的切面上均显示中断、凹陷（评分：0=无该表现，1=有该表现）。

4.骨表面不规则，表现为止点处骨质表面不规则样突起（评分：0=无该表现，1=有该表现）。

5.附着点骨赘，表现为自骨表面的显著骨性突起（评分：0=无，1=小骨赘，2=中等骨赘，3=大骨赘）。

6.钙化，表现为位于附着点近侧的肌腱或韧带内的强回声钙化，与骨质不连（评分：0=无该表现，1=有该表现）。

7.滑囊炎，表现为位于已知解剖学部位的滑囊扩张呈低回声，探头加压时滑囊可变形（评分：0=无该表现，1=有该表现）。

8.多普勒血流信号，表现为附着点处可见明确的血流信号，且在两个相互垂直的切面上均可见，并能除外镜面伪像及滋养血管。血流信号的部位可分为3个解剖学区域，分别为骨皮质近侧2 mm以内、骨皮质近侧2~5 mm及邻近滑囊内。此外，血流信号的强度可分为0~3级：0=无血流信号；1=轻度增多的血流信号；2=中度增多的血流信号；3=显著增多的血流信号。

Stephanie Tom等的研究结果显示，附着点的超声表现如附着点骨赘、多普勒血流信号、骨侵蚀、附着点增厚、回声减低等有助于鉴别银屑病性关节炎与其他病变，可通过检查6个附着点进行评估，包括髌腱上端于髌骨附着处、髌腱下端于胫骨粗隆附着处、跟腱与足底筋膜于跟骨附着处、肘外侧伸肌总腱于肱骨外上髁附着处、冈上肌腱于肱骨大结节附着处。

病例 5　强直性脊柱炎累及膝关节

患者，男性，23岁，主因外伤后右膝疼痛、肿胀伴活动障碍1月余就诊。患者有间断发热，体温最高38.8 ℃。询问病史，10年前有右侧足跟腱炎病史，局部疼痛并肿胀持续1年。2个月前有腰背痛、晨僵病史。查HLA-B27阳性。住院后行各项检查，X线片显示双侧骶髂关节间隙变窄，关节面不光滑，髂骨侧可见骨质硬化改变，考虑双侧骶髂关节改变，脊柱关节病可能。骶髂关节MRI提示双侧骶髂关节炎性病变可能性大。最后诊断为强直性脊柱炎。相关超声表现见图5-1-5。

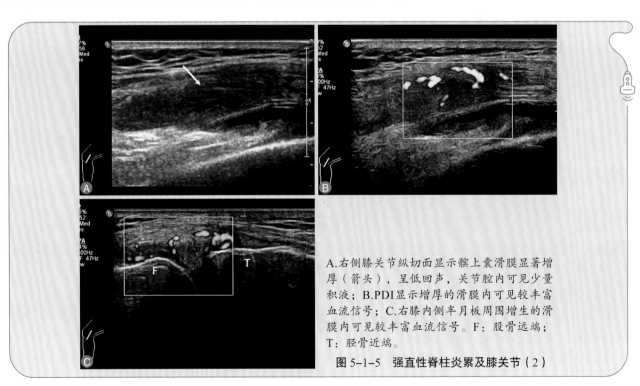

A.右侧膝关节纵切面显示髌上囊滑膜显著增厚（箭头），呈低回声，关节腔内可见少量积液；B.PDI显示增厚的滑膜内可见较丰富血流信号；C.右膝内侧半月板周围增生的滑膜内可见较丰富血流信号。F：股骨远端；T：胫骨近端。

图5-1-5　强直性脊柱炎累及膝关节（2）

· **病例分析与文献回顾** ▶▶▶

　　强直性脊柱炎可累及四肢关节，导致关节腔内出现积液与滑膜增生。因此，对于年轻患者的关节炎，超声检查时不应仅关注局部关节的病变，还应询问有无全身其他关节的病变，以排除全身系统性病变，如类风湿性关节炎、血清阴性脊柱关节病等。

　　强直性脊柱炎是以脊柱为主要病变部位的自身免疫性疾病，累及骶髂关节，引起脊柱强直和纤维化，造成不同程度的眼、肺、肌肉、骨骼病变。一般认为与HLA-B27有直接关系，HLA-B27阳性者强直性脊柱炎的发病率为10%～20%，患者以青年男性多见。强直性脊柱炎一般起病比较隐匿，早期可无任何临床症状，或表现为轻度的全身症状，如乏力、消瘦、长期或间断低热、厌食、轻度贫血等。强直性脊柱炎患者多有关节病变，且绝大多数首先侵犯骶髂关节，以后上行发展至颈椎，接着累及腰椎、胸椎，还可导致周围关节病变。约50%强直性脊柱炎患者有短暂的急性周围关节炎，约25%有永久性周围关节损害，一般多发生于大关节，下肢多于上肢。强直性脊柱炎还可以出现关节外表现，如心脏病变、眼部病变、耳部病变、肺部病变、神经系统病变等。X线检查对强直性脊柱炎的诊断有极为重要的意义，98%～100%的病例早期即有骶髂关节的X线改变，是本病诊断的重要依据。

📖病例6 膝关节滑膜炎

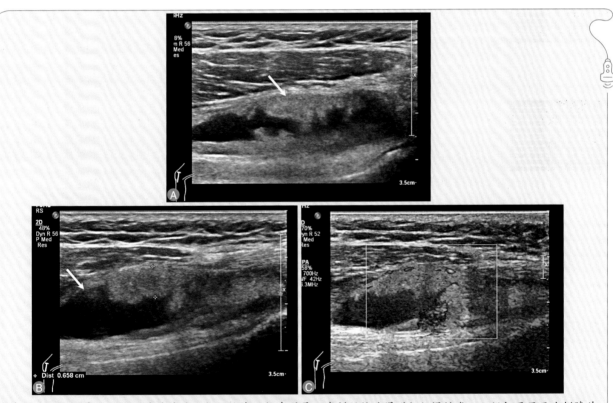

　　患者，女性，17岁，主因右膝关节肿胀数日就诊。超声引导下穿刺活检为滑膜组织慢性炎。A.纵切面显示右侧膝关节髌上囊内滑膜增生，呈等回声（箭头），另于关节腔内可见积液；B.纵切面显示右侧膝关节髌上囊内滑膜增生，呈等回声（标尺），另于关节腔内可见积液（箭头）；C.PDI于增厚滑膜内可见少许血流信号。

图 5-1-6 膝关节滑膜炎

📱病例 7　膝关节痛风

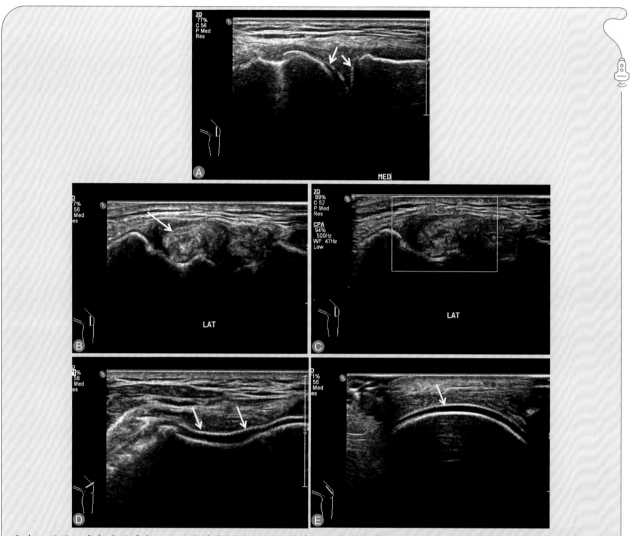

患者，男性，多年痛风病史。A.于左膝内侧（MED）关节间隙关节软骨与半月板之间可见尿酸盐沉积，呈线状强回声（箭头）；B.左侧膝外侧（LAT）腘肌腱起始部可见痛风石呈强回声团（箭头）；C.PDI于左侧膝外侧（LAT）腘肌腱起始部痛风石周围可见血流信号增多；D.左侧髌骨上方横切面显示股骨滑车处关节软骨表面尿酸盐沉积，呈线状强回声（箭头）；E.左侧髌骨上方纵切面显示股骨滑车处关节软骨表面尿酸盐沉积，呈线状强回声（箭头）。

图 5-1-7　膝关节痛风（1）

📱病例 8　膝关节痛风

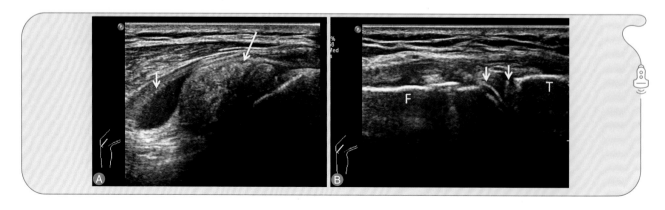

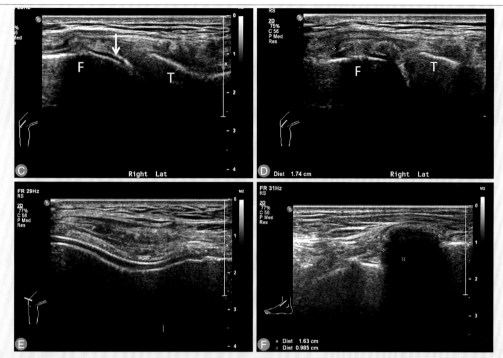

患者主因右侧膝关节肿胀就诊。A.纵切面显示右侧髌上囊内少量积液（短箭头），其深方可见较大痛风石（长箭头），内见多发点状强回声；B.膝内侧纵切面显示右膝内侧半月板与股骨、胫骨关节软骨之间尿酸盐沉积，呈线状强回声（箭头）；C.膝外侧纵切面显示右侧股骨关节软骨表面尿酸盐沉积，呈线状强回声（箭头）；D.膝外侧纵切面显示右侧股骨旁痛风石（标尺）呈强回声；E.横切面显示右侧股骨滑车处关节软骨表面可见线状强回声；F.另于该患者左侧踝前部关节浅侧软组织内可见痛风石（标尺），后方伴声影。F：股骨；T：胫骨；Right：右侧；Lat：外侧。

图 5-1-8　膝关节痛风（2）

病例9　膝关节痛风

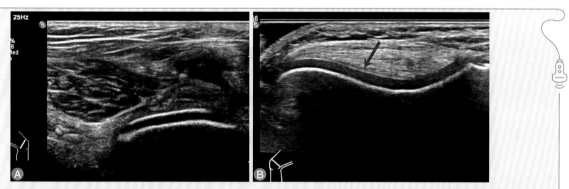

A.于左侧膝关节后部关节软骨表面可见尿酸盐沉积，呈较粗线状高回声（箭头）；B.正常受试者膝关节股骨滑车处关节软骨界面征（箭头）。

图 5-1-9　膝关节痛风（3）

• 超声检查注意事项 ▶▶▶

痛风患者的双轨征为位于关节软骨表面的线状强回声，长短不一，常较正常关节软骨表面的线状强回声（界面征）粗，且不受声束方向的影响。而正常关节软骨表面的细线状强回声为界面回声，易受声束方向的影响，如声束不垂直于软骨表面，则无明显细线状强回声。

病例 10 幼年特发性关节炎累及双膝关节与双踝关节

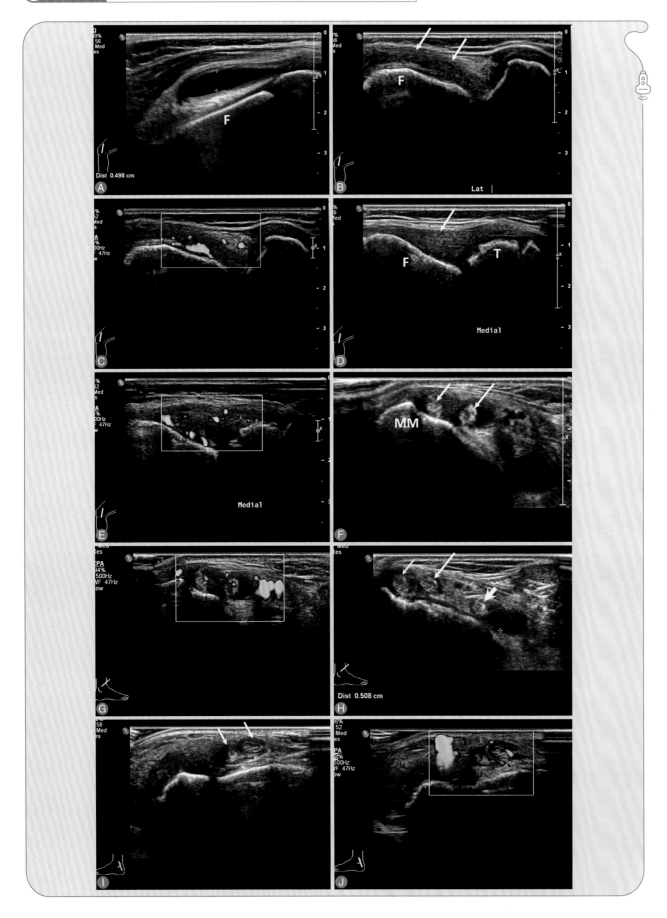

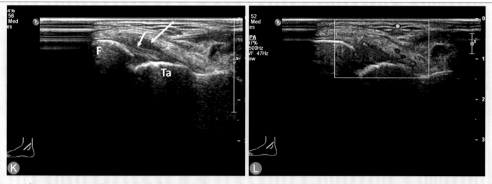

患儿，女性，9岁，主因四肢多发性关节炎5年就诊。临床诊断为幼年特发性关节炎。A.纵切面显示右膝髌上囊内积液（标尺），内呈无回声，F：股骨远端；B.纵切面显示右膝外侧关节隐窝内滑膜增生，呈低回声（箭头），F：股骨外侧髁；C.PDI于右膝外侧关节隐窝增生滑膜内可见丰富血流信号；D.纵切面显示右膝内侧关节隐窝内滑膜增生，呈低回声（箭头），F：股骨内侧髁，T：胫骨上端；E.PDI于右膝内侧关节隐窝增生滑膜内可见丰富血流信号；F.于该患者右侧内踝（MM）可见胫骨后肌腱（短箭头）、趾长屈肌腱（长箭头）腱鞘增厚，回声减低；G.PDI于右侧内踝胫骨后肌腱、趾长屈肌腱增厚腱鞘内可见血流信号增多，为腱鞘炎；H.于右侧内踝踇长屈肌腱（短粗箭头）腱鞘内可见积液（标尺），短细箭头为胫骨后肌腱，长箭头为趾长屈肌腱；I.于左侧外踝可见腓骨长肌腱与腓骨短肌腱腱鞘增厚（箭头），呈低回声，为腱鞘炎表现；J.PDI于左侧外踝腓骨长肌腱与腓骨短肌腱增厚腱鞘内可见血流信号增多；K.于左侧踝关节外侧隐窝可见滑膜增生，呈低回声（长箭头），短箭头为距腓前韧带，Ta：距骨，F：腓骨远端；L.于左侧踝关节外侧隐窝增生滑膜内可见血流信号增多，为滑膜炎表现。Medial：内侧；Lat：外侧。

图5-1-10　幼年特发性关节炎累及双膝关节与双踝关节

第二节　膝关节周围肌腱、韧带、半月板病变

病例1　股四头肌腱末端病

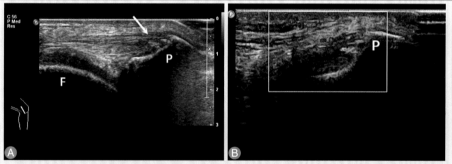

A.纵切面显示左侧股四头肌腱末端增厚（箭头），回声减低，内可见多发钙化灶；B.PDI显示肌腱内可见血流信号增多。F：股骨远端；P：髌骨近端。

图5-2-1　股四头肌腱末端病

病例2　髌腱病

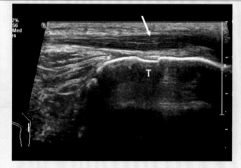

纵切面显示左侧髌腱远段增厚，回声减低（箭头），T：胫骨粗隆。

图5-2-2　髌腱病（1）

📖病例 3 髌腱病

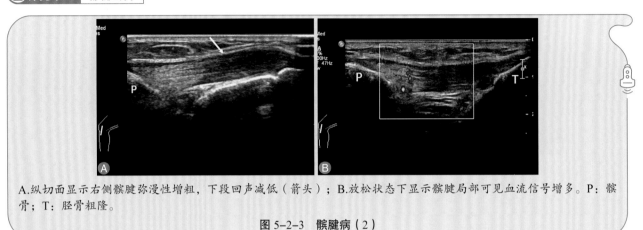

A.纵切面显示右侧髌腱弥漫性增粗，下段回声减低（箭头）；B.放松状态下显示髌腱局部可见血流信号增多。P：髌骨；T：胫骨粗隆。

图 5-2-3 髌腱病（2）

· 超声检查注意事项 ▷▷▷

　　超声检查髌腱或股四头肌腱内的血流信号时，注意让患者膝关节伸直，以使肌腱处于放松状态，同时探头要轻放在局部，不能加压。应用能量多普勒超声时，注意调节PDI的增益。以上这些措施都有利于肌腱内微小血流的显示。

📖病例 4 强直性脊柱炎伴双侧髌腱附着点炎

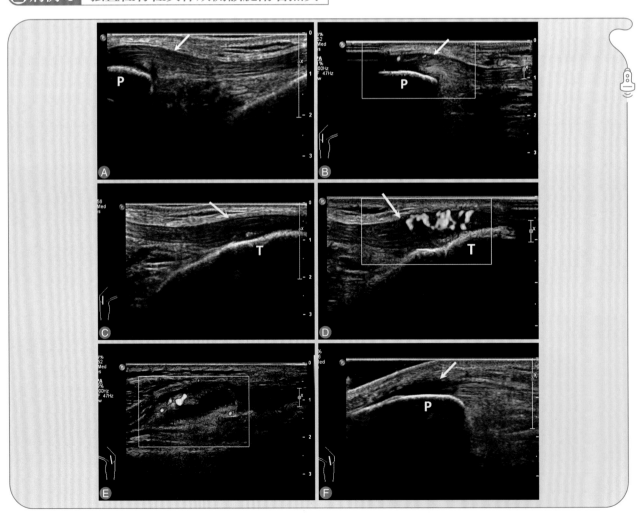

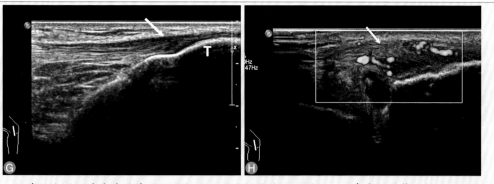

患者，男性，35岁，主因双膝疼痛就诊。A.纵切面显示右侧髌腱上段增粗，回声减低（箭头）；B.右侧髌腱近段内血流信号增多（箭头）；C.右侧髌腱远段增粗，回声减低（箭头）；D.PDI显示右侧髌腱远段内血流信号较为丰富；E.左侧膝关节腔内积液与滑膜增生，PDI于增生滑膜内可见较丰富血流信号；F.左侧髌腱近段回声减低（箭头）；G.左侧髌腱远段回声减低（箭头）；H.PDI显示左侧髌腱远段内丰富血流信号。P：髌骨；T：胫骨粗隆。

图 5-2-4　强直性脊柱炎伴双侧髌腱附着点炎

病例5　髌腱肌腱病伴钙化与局部撕裂

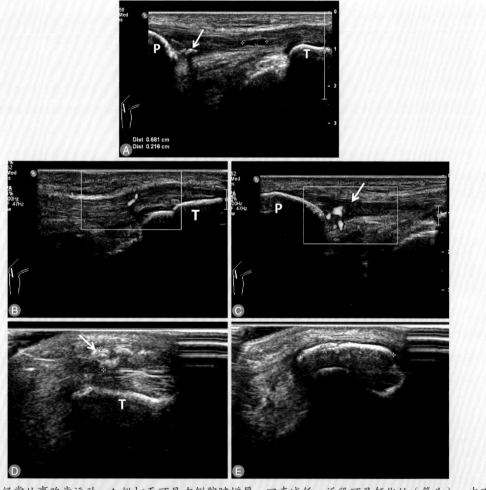

患者，23岁，经常从事跑步运动。A.纵切面可见右侧髌腱增厚，回声减低，近段可见钙化灶（箭头），中下段可见撕裂呈无回声（标尺）；B.PDI于髌腱远段内可见血流信号；C.PDI于髌腱近段内可见较丰富血流信号；D.纵切面显示右侧髌腱远段浅层内多发钙化灶（标尺与箭头）；E.横切面显示右侧髌腱远段一较大钙化灶（标尺）。P：髌骨；T：胫骨粗隆。

图 5-2-5　髌腱肌腱病伴钙化与局部撕裂

病例 6   髌腱断裂

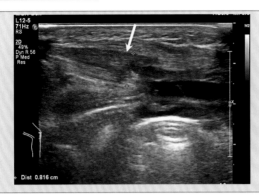

患者，左侧膝关节置换术后膝关节不能伸直。纵切面可见左侧髌腱连续性中断，标尺与箭头所指为髌腱近侧断端。

图 5-2-6   髌腱断裂

病例 7   髌腱钙化性肌腱病

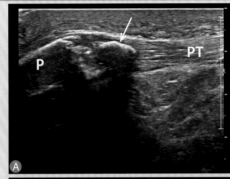

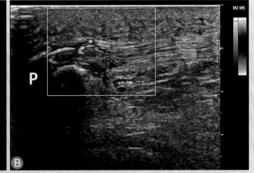

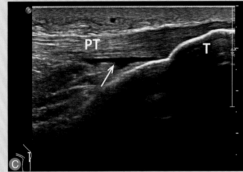

患者，男性，32岁，经常从事长跑运动，主因左侧膝关节前部疼痛数日就诊。A.纵切面显示左侧膝关节前部髌腱（PT）近段内多发钙化灶（箭头），其近侧髌骨（P）附着处表面不规则；B.PDI显示髌腱近段增厚处血流信号增多；C.纵切面显示髌腱远段稍增粗、回声减低。另可见髌下深囊内积液增多（箭头）。P：髌骨；PT：髌腱；T：胫骨粗隆。

图 5-2-7   髌腱钙化性肌腱病

病例 8   髂胫束肌腱病

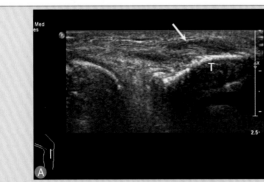

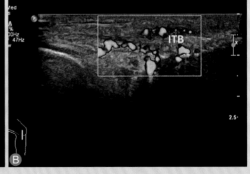

A.纵切面可见左侧髂胫束于胫骨Gerdy结节止点处（T）增粗，回声减低（箭头）；B.PDI于髂胫束（ITB）增厚区域可见较丰富血流信号。

图 5-2-8   髂胫束肌腱病

• 相关知识点 ▶▶▶

髂胫束为阔筋膜的一部分，由阔筋膜张肌与臀大肌的肌纤维汇合而成，位于大腿外侧，向远侧呈带状结构止于胫骨外侧髁前部的Gerdy结节。髂胫束传递力自髋关节至膝关节，为膝关节的外侧稳定结构。髂胫束在股骨外上髁水平正常厚度为1.1～1.9 mm，在胫骨外侧髁水平为3.4 mm。髂胫束综合征，亦称髂胫束摩擦综合征，为膝关节外侧的劳损病变，最常见于跑步运动员，亦可见于其他如骑行、篮球、足球或曲棍球等运动员。髂胫束综合征时，超声检查可见髂胫束与股骨外上髁之间软组织水肿增厚、回声减低，伴或不伴髂胫束增厚；有时可见股骨外上髁骨皮质不规则。超声检查时，注意与膝关节外侧隐窝内的积液相鉴别。该隐窝位于髂胫束深方，可自关节腔延伸至股骨外侧髁处，超声检查可显示该隐窝内的积液与关节腔相通。

📋 病例 9 膝内侧副韧带损伤伴半月板损伤

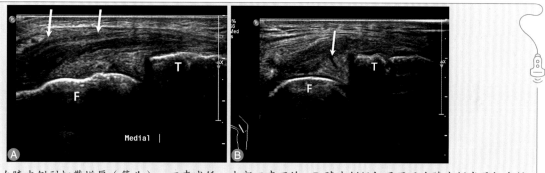

A.纵切面显示左膝内侧副韧带增厚（箭头），回声减低，内部回声不均；B.膝内侧纵切面显示左膝内侧半月板内低回声裂隙（箭头）。F：股骨；T：胫骨；Medial：内侧。

图 5-2-9 膝内侧副韧带损伤伴半月板损伤

📋 病例 10 膝内侧半月板损伤

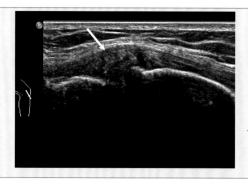

左膝内侧半月板明显外突，内部回声不均（箭头）。

图 5-2-10 膝内侧半月板损伤

📋 病例 11 膝内侧半月板突出、变性

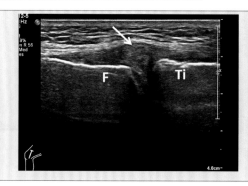

患者，男性，77岁。右膝内侧纵切面显示内侧半月板明显突出伴不均质改变（箭头）。F：股骨远端；Ti：胫骨近端。

图 5-2-11 膝内侧半月板突出、变性

病例 12　后交叉韧带钙化灶伴疼痛

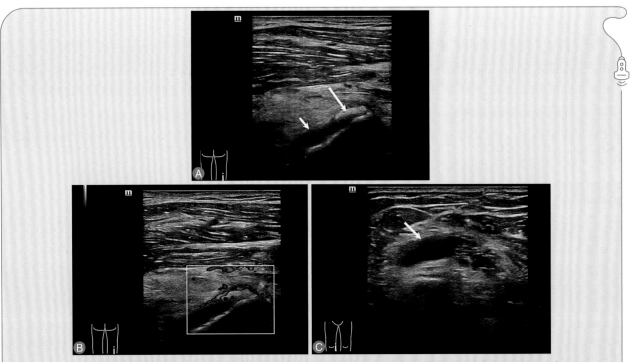

患者，男性，50岁，主因左侧腘窝部疼痛数日就诊。A.右侧腘窝后交叉韧带（短箭头）浅侧可见较粗的条形钙化灶（长箭头），探头加压可引发局部疼痛；B.PDI于腘窝钙化灶周围可见较丰富血流信号；C.同时于膝关节内侧可见腱鞘囊肿（箭头），内见少许分隔，局部无明显疼痛。

图 5-2-12　后交叉韧带钙化灶伴疼痛

· 病例分析　▶▶▶

　　该患者主因膝关节后部疼痛就诊。超声检查首先发现膝关节内侧软组织内腱鞘囊肿，但患者主诉局部无明显疼痛，且探头在该处加压亦无明显疼痛，提示该囊肿不是引起患者疼痛的责任病灶，应进一步检查。在患者主诉疼痛的膝关节后部进行重点扫查后，发现了位于后交叉韧带浅层的钙化灶，且探头加压可引起局部明显疼痛，应用PDI检查进一步发现钙化灶周围可见较丰富血流信号，提示该钙化灶为引起患者疼痛的责任病灶。该病例提示，应注重询问患者的主诉、疼痛部位，应对疼痛部位进行全面细致的检查，以发现责任病灶。对检查中发现的多个病灶，应明确哪个是责任病灶，哪个是无症状病灶，以便对责任病灶进行针对性治疗。

病例 13　二分髌骨

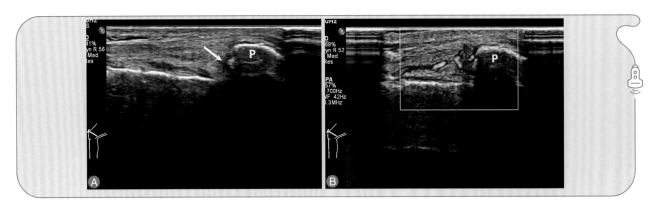

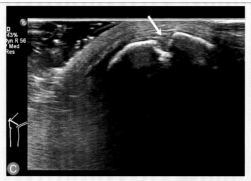

患者，男性，35岁，主因右膝髌骨外侧缘反复运动后疼痛就诊。既往曾被诊断为二分髌骨。A.横切面显示右侧髌骨（P）外侧缘表面不规则，其周围组织回声减低（箭头）；B.PDI于髌骨外侧缘周围软组织可见较丰富血流信号；C.该患者髌骨局部连续中断（箭头），结合既往X线检查结果，考虑为二分髌骨。

图5-2-13 二分髌骨

• **文献回顾** ▶▶▶

二分髌骨，又称髌骨双分裂，为青少年阶段髌骨的异常发育，出现1个或多个副骨化中心，最常见于髌骨外侧髌上1/4、外1/4处，且常呈双侧对称发生，而发生在中部的、分左右或上下贯通的少见，个别在骨发育成熟后仍不与主骨融合。其可分为3型：Ⅰ型：骨化核位于髌骨下极；Ⅱ型：位于髌骨外侧；Ⅲ型：位于外上角，其中Ⅲ型最多见，占75%。

二分髌骨与骨折的鉴别要点为：①二分髌骨一般无外伤史；②二分髌骨多位于髌骨外上角，主、副髌骨二者间透光带呈弯曲状，且透光带较宽，并且宽窄较一致（X线表现）；③超声上显示副髌骨的边缘较圆、较规则，其通过纤维软骨与主骨连接，局部无明显压痛；④在随访过程中，二分髌骨既不出现骨痂生长、骨折愈合的X线征象，也不会发生主、副髌骨间融合。

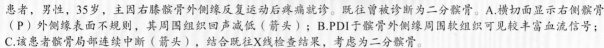

第三节 膝关节周围囊肿

病例1 撞伤后内侧副韧带囊肿

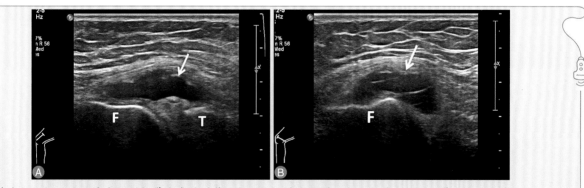

A.右膝内侧纵切面可见膝内侧副韧带内囊肿（箭头）；B.右膝内侧横切面可见膝内侧副韧带内囊肿（箭头），内见少许分隔。F：股骨远段；T：胫骨近段。

图5-3-1 撞伤后内侧副韧带囊肿

病例2 膝外侧半月板撕裂伴囊肿

患者，女性，23岁，主因右膝关节疼痛7年就诊。患者于7年前无诱因出现右膝关节疼痛，无绞锁，于活动后疼痛明显，下楼时明显，休息后缓解，反复发作，曾于当地医院就诊，行右膝X线未见骨质异常。此后间歇出现疼痛，后在当地医院行MRI检查示右膝半月板囊肿。住院后行右膝关节镜检查显示，膝关节腔内大量滑膜充血、水肿，髌骨软骨及股骨滑车软骨正常，股骨外侧髁及外侧胫骨平台软骨正常，外侧半月板前角损伤，半月板与关节囊相连处可见囊肿嵌顿。术中行射频将外侧半月板囊肿切除，并缝合外侧半月板体部撕裂部分，缝合后外侧半月板撕裂部分复位良好、稳定性良好。相关超声表现见图5-3-2。

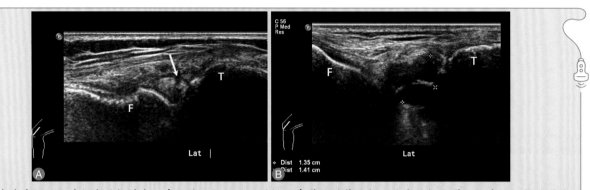

A.右膝前外侧显示外侧半月板前角回声不均，可见不规则低回声裂隙（箭头），为半月板撕裂；B.自上一切面稍向前，可见位于股骨与胫骨之间的囊肿（标尺），内见少许分隔。该囊肿紧邻外侧半月板。F：股骨断端；T：胫骨近端；Lat：外侧。

图 5-3-2 膝外侧半月板撕裂伴囊肿

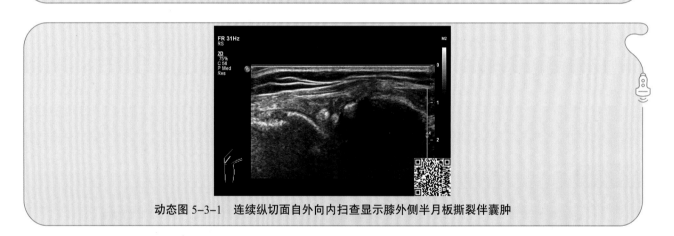

动态图 5-3-1 连续纵切面自外向内扫查显示膝外侧半月板撕裂伴囊肿

病例3 膝外侧半月板囊肿

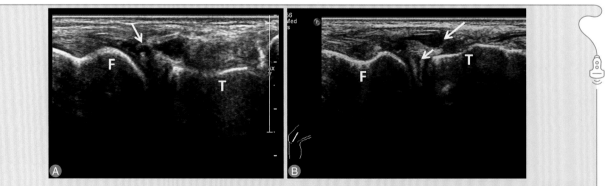

患者，男性，23岁。A.右膝外侧纵切面可见外侧半月板旁囊肿，形态不规则（箭头）；B.纵切面可见右膝外侧半月板内条形低回声区（短箭头），为撕裂表现。半月板浅侧可见囊肿（长箭头）。F：股骨断端；T：胫骨近端。

图 5-3-3 膝外侧半月板囊肿（1）

病例4 膝外侧半月板囊肿

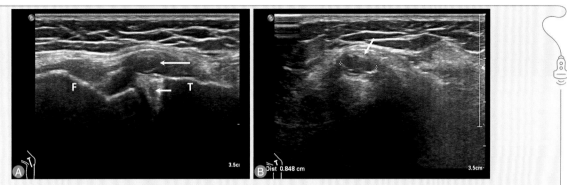

患者，女性，24岁，主因左侧膝关节外侧间断疼痛就诊。A.纵切面显示左膝外侧半月板内条形低回声（短箭头），其浅侧可见一囊肿（长箭头），内见少许分隔；B.左膝外侧横切面显示膝外侧半月板旁囊肿（箭头与标尺）。F：股骨；T：胫骨。

图 5-3-4 膝外侧半月板囊肿（2）

· 相关知识点 ▶▶▶

半月板囊肿多见于20～30岁的年轻人，男性比女性多见，外侧半月板囊肿比内侧半月板囊肿多见，约80%的患者合并半月板撕裂。半月板囊肿可导致膝关节局部疼痛、肿胀，有时在关节间隙可触及肿块。多数学者认为，其形成机制为半月板撕裂后膝关节腔积液自裂口处向外渗出。术中可见囊肿内为黄色"果冻样"的黏稠液体，囊肿可与半月板紧密相连或通过窦道与之相连。囊肿可压迫周围的血管、神经、甚至股骨、胫骨。超声引导下可对囊肿进行穿刺抽吸与皮质激素注射治疗。

半月板退变超声上表现为半月板肿胀、回声减低，有时内部回声不均匀，其外缘可向关节外突出。如半月板内部出现低回声裂隙，则为半月板撕裂。因此，要注意观察半月板内部的回声。

· 鉴别诊断：半月板小骨 ▶▶▶

半月板小骨为半月板前角或后角内圆形的骨性结构，其中内侧半月板后角为好发部位。半月板小骨的周边为环形的骨皮质，内部为骨小梁结构。超声上表现为半月板内圆形的高回声结构。

病例5 鹅足腱滑囊积液

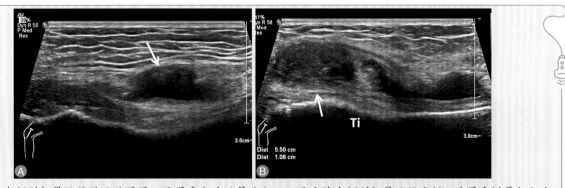

A.于右膝内侧副韧带远段鹅足腱周围可见滑囊积液（箭头）；B.于右膝内侧副韧带远段浅侧可见滑囊增厚与积液（标尺与箭头）。Ti：胫骨近段。

图 5-3-5 鹅足腱滑囊积液

病例6　鹅足腱腱鞘囊肿

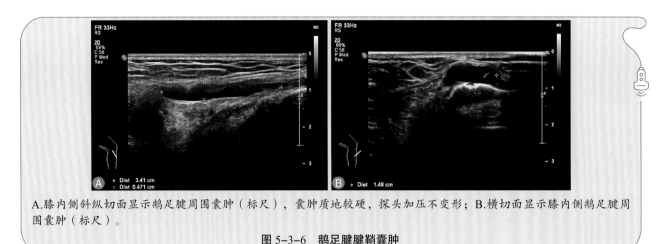

A.膝内侧斜纵切面显示鹅足腱周围囊肿（标尺），囊肿质地较硬，探头加压不变形；B.横切面显示膝内侧鹅足腱周围囊肿（标尺）。

图5-3-6　鹅足腱腱鞘囊肿

· 鉴别诊断：腱鞘囊肿与滑囊积液　▶▶▶

　　超声上二者均为囊性包块，但滑囊积液内有时可见增生的滑膜，呈结节状低回声或等回声，增生的滑膜内有时可见血流信号。滑囊内出现积液时，囊性包块常较软，探头加压可变形。而腱鞘囊肿周边为纤维性囊壁，无滑膜细胞，囊内为黏液状液体，一般较硬，探头加压不易变形，且囊内无增生的滑膜。腱鞘囊肿可起自关节囊、韧带、腱鞘等组织，一般不直接与关节腔相通。位于膝关节的腱鞘囊肿一般位置较深，常紧邻股骨远段干骺端的后部。膝部的腱鞘囊肿有时会导致膝关节屈曲受限、关节绞索、疼痛等症状。超声上表现为一边界清晰、多房、椭圆形或分叶形、无回声或低回声的包块，彩色多普勒于其内部无明显血流信号。

病例7　近侧胫腓关节囊肿

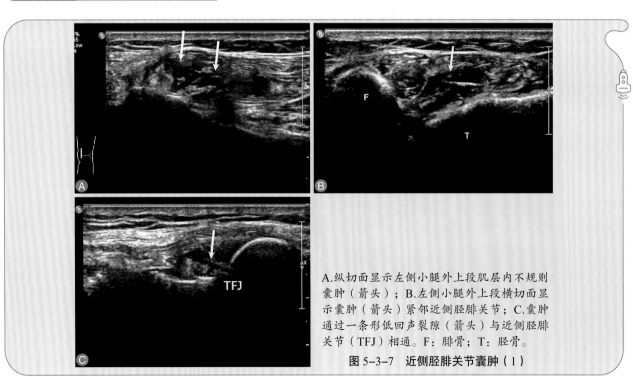

A.纵切面显示左侧小腿外上段肌层内不规则囊肿（箭头）；B.左侧小腿外上段横切面显示囊肿（箭头）紧邻近侧胫腓关节；C.囊肿通过一条形低回声裂隙（箭头）与近侧胫腓关节（TFJ）相通。F：腓骨；T：胫骨。

图5-3-7　近侧胫腓关节囊肿（1）

病例8　近侧胫腓关节囊肿

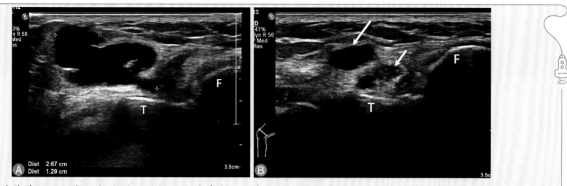

A.右侧膝关节外侧可见囊性包块（标尺），边界清晰，形态不规则。该包块位于近侧胫腓关节的浅侧；B.该囊性包块（长箭头）的底部呈筛网状结构（短箭头），其深方紧邻近侧胫腓关节。T：胫骨上端；F：腓骨上端。

图 5-3-8　近侧胫腓关节囊肿（2）

• 相关知识点　▶▶▶

　　近侧胫腓关节是一个滑膜关节，由于膝关节力学改变、踝关节损伤、微小创伤等而易受到损伤。当关节受损出现积液时，积液可向小腿前外肌层组织内扩展（最常累及胫骨前肌、腓骨长肌）形成囊肿。囊肿较大时，可压迫局部胫骨、腓骨导致骨皮质凹陷或侵蚀性改变。超声上，该囊肿常呈梨形，近侧呈尖状并邻近近侧胫腓关节，而其远端则呈圆形，扩展至肌内或肌间。近侧胫腓关节囊肿可卡压腓总神经，或通过一小的神经分支逆向扩展至腓总神经内，导致神经损伤与垂足。位于神经内的囊肿显示为神经内的囊性结节，可挤压神经纤维束，并使神经干呈梭形增粗。

病例9　腘窝 Baker 囊肿

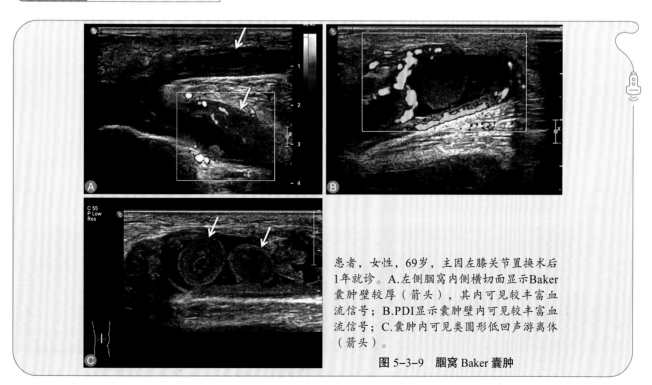

患者，女性，69岁，主因左膝关节置换术后1年就诊。A.左侧腘窝内侧横切面显示Baker囊肿壁较厚（箭头），其内可见较丰富血流信号；B.PDI显示囊肿壁内可见较丰富血流信号；C.囊肿内可见类圆形低回声游离体（箭头）。

图 5-3-9　腘窝 Baker 囊肿

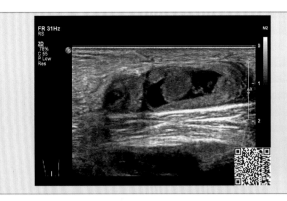

动态图 5-3-2　腘窝连续纵切面扫查可见
Baker 囊肿内低回声游离体

病例 10　Baker 囊肿伴其内骨性游离体

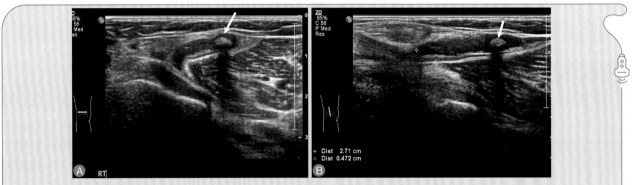

A.横切面显示右侧腘窝Baker囊肿内强回声游离体（箭头）；B.纵切面显示Baker囊肿（标尺）内可见强回声游离体
（箭头），后方伴声影。

图 5-3-10　Baker 囊肿伴其内骨性游离体

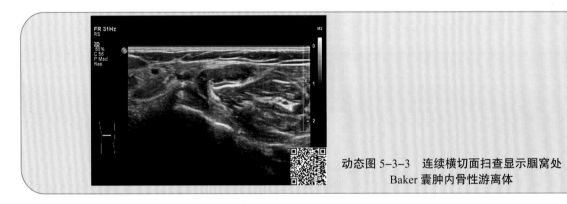

动态图 5-3-3　连续横切面扫查显示腘窝处
Baker 囊肿内骨性游离体

病例 11　Baker 囊肿破裂至小腿

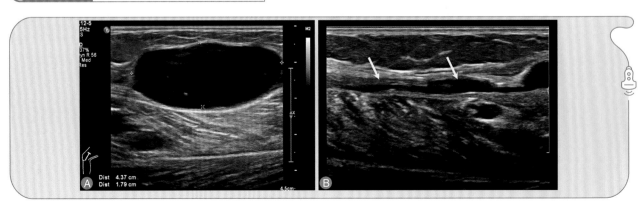

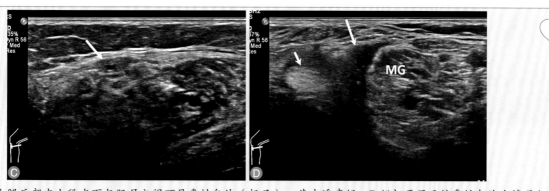

A.于右侧小腿后部内上段皮下与肌层之间可见囊性包块（标尺），其内透声好；B.纵切面显示该囊性包块上缘呈细条形囊性区（箭头）向上延伸；C.近腘窝区横切面显示条形囊性区的囊壁较厚（箭头）；D.再向上扫查显示该囊性区(长箭头)位于腓肠肌内侧头（MG）与半膜肌腱（短箭头）之间，提示为Baker囊肿。

图 5-3-11　Baker 囊肿破裂至小腿

病例 12　Baker 囊肿破裂

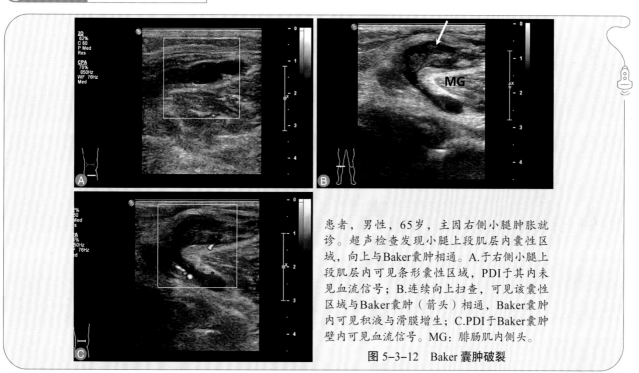

患者，男性，65岁，主因右侧小腿肿胀就诊。超声检查发现小腿上段肌层内囊性区域，向上与Baker囊肿相通。A.于右侧小腿上段肌层内可见条形囊性区域，PDI于其内未见血流信号；B.连续向上扫查，可见该囊性区域与Baker囊肿（箭头）相通，Baker囊肿内可见积液与滑膜增生；C.PDI于Baker囊肿壁内可见血流信号。MG：腓肠肌内侧头。

图 5-3-12　Baker 囊肿破裂

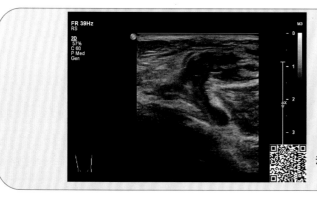

动态图 5-3-4　自上向下连续横切面扫查显示右侧腘窝 Baker 囊肿向下破入小腿皮下

· 相关知识点 ▶▶▶

　　位于膝关节后内侧的Baker囊肿有时可向下破入小腿。当超声检查发现小腿后部皮下或肌层内的囊肿或积液时，要想到Baker囊肿的可能。此时，可连续横切向上扫查囊肿，如发现囊肿最终来源于腘窝内侧的腓肠肌内侧头与半膜肌腱之间，则可确定为Baker囊肿。由于Baker囊肿在成年人中多与膝关节腔相通，发现Baker囊肿后，还应进一步检查膝关节腔内有无病变。

Baker囊肿破裂后，其形态常不规则，囊肿下缘失去圆形的形态，而呈尖形。囊肿破裂后有时局部包块常不明显，因积液可向周围软组织内扩散，从而表现为肌层或皮下软组织内的积液，积液内如合并出血，其内可呈混杂回声。积液周围组织可由于炎性反应而表现为回声增高、局部血流信号增多。

Baker囊肿还应与其他滑囊积液相鉴别。如半膜肌腱-内侧副韧带滑囊，该滑囊位于半膜肌腱与膝内侧副韧带之间，可延伸至半膜肌腱与胫骨内侧髁之间。膝外侧还有股二头肌腱-膝外侧副韧带滑囊，该滑囊位于膝外侧副韧带的浅侧、股二头肌腱的深方。

- **鉴别诊断：腘动脉瘤** ▶▶▶

腘动脉瘤为动脉局部扩张，管径>7 mm。50% ~ 70%的患者可为双侧发病，30% ~ 50%的患者同时伴有主动脉瘤。该病男性更为多见，男女比例为30∶1 ~ 10∶1。多数腘动脉瘤可以无症状，但如动脉瘤发生破裂、局部栓子脱落，可导致远侧动脉栓塞、血栓形成或压迫腘静脉而导致小腿肿胀和深静脉血栓形成，从而使患者出现相应症状。超声上，腘动脉瘤表现为腘动脉局部囊状扩张，其内有时可见血栓和分隔，CDFI可见搏动性血流自腘动脉进入动脉瘤内。

📖**病例 13** 髌前皮下滑囊积液

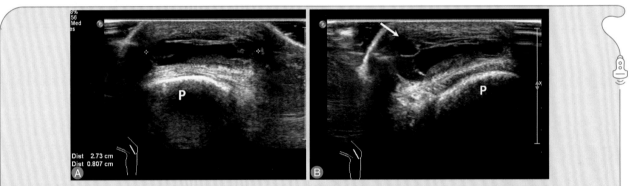

A.左侧髌前皮下滑囊扩张（标尺），局部囊壁增厚；B.左侧髌前皮下滑囊扩张（箭头），内可见数条分隔。P：髌骨。

图5-3-13 髌前皮下滑囊积液

📖**病例 14** 外伤后髌前滑囊积血

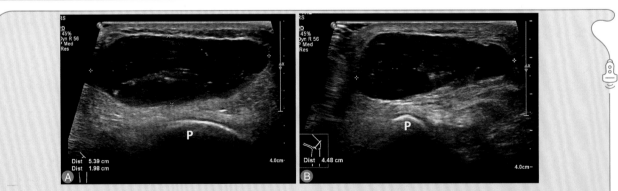

患者，左膝外伤后髌前滑囊积血2周，超声引导下穿刺抽吸仅抽出少量陈旧性血液，抽出困难，提示其内血液凝固。
A.左侧髌前皮下滑囊扩张（标尺），内呈无回声，并可见条索状回声；B.左膝髌前皮下滑囊积液（标尺）伴囊内数条纤细分隔。P：髌骨。

图5-3-14 外伤后髌前滑囊积血

病例 15　髁间窝腱鞘囊肿

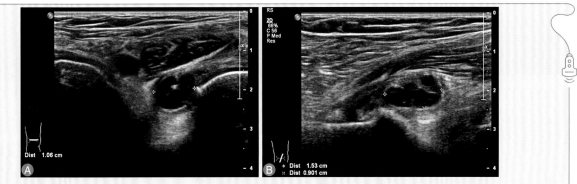

A.横切面于左侧髁间窝内侧壁可见一囊肿（标尺），边界清晰；B.纵切面显示该囊肿边界清晰（标尺），内见少许分隔。

图 5-3-15　髁间窝腱鞘囊肿

第四节　膝关节周围其他病变

病例 1　髌骨下方脂肪疝

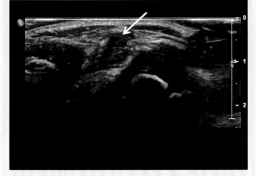

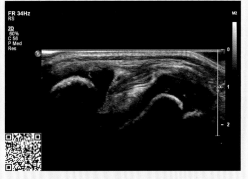

患儿，女性，5岁，主因左膝包块就诊，包块于屈膝位明显。超声于左膝髌骨下方偏外侧可见低回声脂肪组织（箭头），屈膝后可见其向皮下突出，探头加压可向深方回纳。该处的深筋膜可见连续性中断。

图 5-4-1　髌骨下方脂肪疝

动态图 5-4-1　探头加压可见脂肪组织向深方回纳

病例 2　腘窝股骨外侧髁周围腱鞘巨细胞瘤

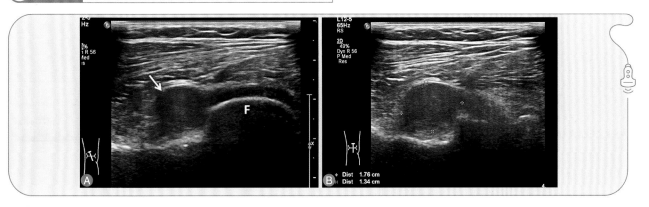

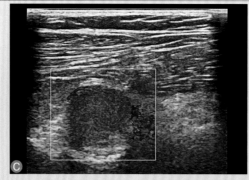

患者，女性，56岁。手术证实为左侧腘窝腱鞘巨细胞瘤。A.于左侧腘窝稍上方股骨外侧髁（F）上方可见实性低回声结节（箭头）；B.可见结节（标尺）边界尚清，其深方与膝关节囊关系密切；C.PDI于结节周边可见血流信号。

图 5-4-2　腘窝股骨外侧髁周围腱鞘巨细胞瘤

病例 3　膝关节置换术后感染，行清创术后膝关节后部炎性表现

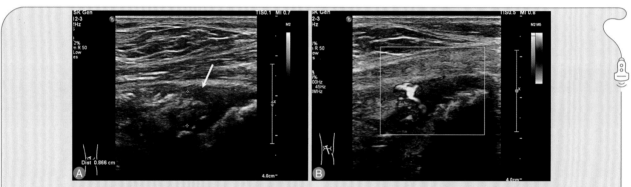

A.纵切面显示右侧膝关节后隐窝软组织呈不均质回声（箭头与标尺），未见明显积液；B.PDI于低回声区内可见较丰富血流信号。

图 5-4-3　膝关节置换术后感染，行清创术后膝关节后部炎性表现

第五节　小腿病变

病例 1　腓肠肌内侧头撕裂伴血肿

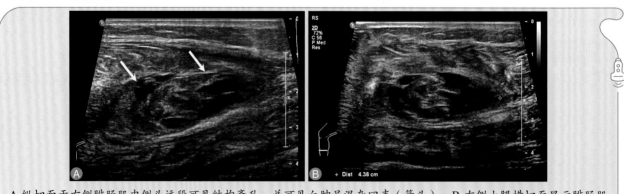

A.纵切面于右侧腓肠肌内侧头远段可见结构紊乱，并可见血肿呈混杂回声（箭头）；B.右侧小腿横切面显示腓肠肌内侧头深方血肿呈混杂回声（标尺）。

图 5-5-1　腓肠肌内侧头撕裂伴血肿

病例2 腓肠肌内侧头撕裂，跖肌腱未见异常

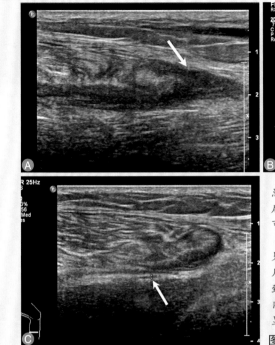
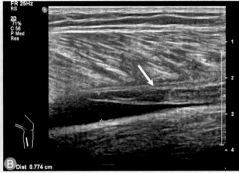
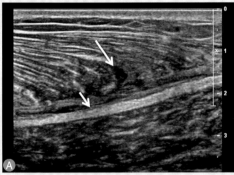

患者，男性，47岁，主因左侧小腿肌肉拉伤后14天就诊。A.纵切面于左侧小腿内侧中段可见腓肠肌内侧头连续性差，局部可见积液（箭头）；B.纵切面于左侧小腿内侧中段可见腓肠肌腱膜与比目鱼肌腱膜之间积液（标尺），另可见条形低回声区，为血肿机化所致（箭头）；C.左侧小腿横切面显示腓肠肌内侧头深方的跖肌腱（箭头与标尺）未见明显异常。

图5-5-2 腓肠肌内侧头撕裂，跖肌腱未见异常

病例3 腓肠肌内侧头撕裂

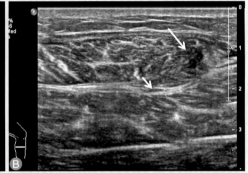

A.纵切面于左侧小腿内侧中段可见腓肠肌内侧头连续性差，回声杂乱（长箭头），短箭头显示比目鱼腱膜明显增厚、回声增高（短箭头），为损伤后改变；B.左侧小腿横切面可见腓肠肌内侧头病变（长箭头），其深方的跖肌腱（短箭头）未见明显异常。

图5-5-3 腓肠肌内侧头撕裂

病例4 腓肠肌内侧头远段陈旧性损伤

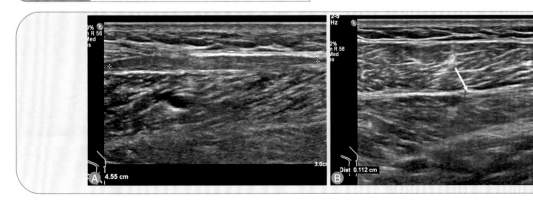
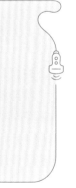

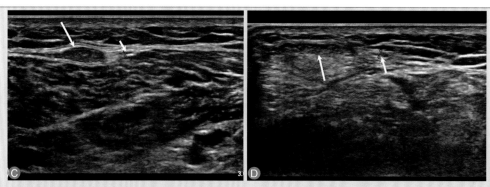

A.纵切面显示左侧小腿腓肠肌内侧头远段条形低回声区（标尺）；B.横切面显示左侧小腿后内侧中段跖肌腱（标尺与箭头）未见异常；C.连续向远侧扫查可见跖肌腱（短箭头）位于腓肠肌内侧头低回声病变（长箭头）的内侧；D.再向远侧横切面扫查可见跖肌腱（短箭头与标尺）位于跟腱（长箭头）内侧。

图 5-5-4　腓肠肌内侧头远段陈旧性损伤

病例 5　腓肠肌内侧头大部分撕裂

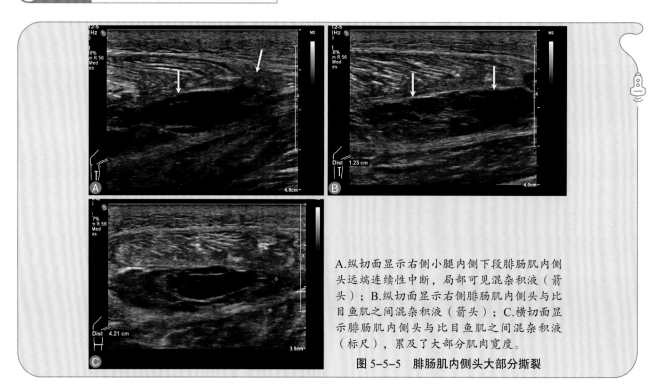

A.纵切面显示右侧小腿内侧下段腓肠肌内侧头远端连续性中断，局部可见混杂积液（箭头）；B.纵切面显示右侧腓肠肌内侧头与比目鱼肌之间混杂积液（箭头）；C.横切面显示腓肠肌内侧头与比目鱼肌之间混杂积液（标尺），累及了大部分肌肉宽度。

图 5-5-5　腓肠肌内侧头大部分撕裂

• **相关知识点** ▶▶▶

腓肠肌内侧头撕裂在超声上可有不同表现，其声像图表现与撕裂的大小、超声检查的时间有关。超声检查时，横切面可显示撕裂累及的宽度，而纵切面可显示肌肉近侧断端的回缩程度。当肌肉撕裂的宽度大于腓肠肌内侧头的1/2或为完全撕裂时，腓肠肌内侧头的腱膜常发生撕裂，导致积血于腓肠肌内侧头腱膜与比目鱼肌腱膜之间向上蔓延。超声检查时，应注意对腓肠肌内侧头的最前内侧部位进行检查，因较小的撕裂易发生在此处，检查时易漏诊。

动态超声检查：被动伸屈踝关节时实时观察腓肠肌内侧头断端的移动情况有助于判断肌肉的部分撕裂或完全撕裂。患者可采取俯卧位，足垂于检查床外，探头纵切面放在小腿后部显示腓肠肌内侧头。肌肉完全断裂时，伸屈踝关节时仅见深方的比目鱼肌移动，而其浅侧的腓肠肌内侧头则无明显移动。需注意被动伸屈患者的踝关节时，动作应轻柔。

　　鉴别诊断包括跖肌腱损伤、小腿血栓形成、Baker囊肿破裂、少见情况下的跟腱断裂等。需注意跖肌腱损伤可单独发生，或与腓肠肌内侧头撕裂同时发生。

病例6　跖肌腱损伤

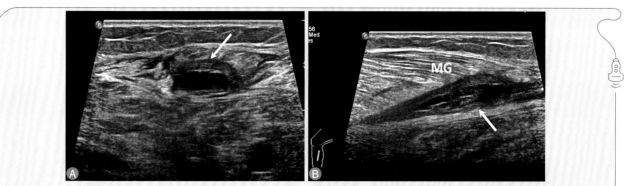

患者为右侧小腿拉伤后1个月。A.右侧小腿后内侧横切面可见腓肠肌内侧头深方后壁囊性包块（箭头），跖肌腱结构未显示；B.纵切面可见腓肠肌内侧头（MG）深方厚壁囊性区域（箭头），考虑跖肌腱损伤后血肿形成伴周边机化。

图5-5-6　跖肌腱损伤

附：正常跖肌腱声像图

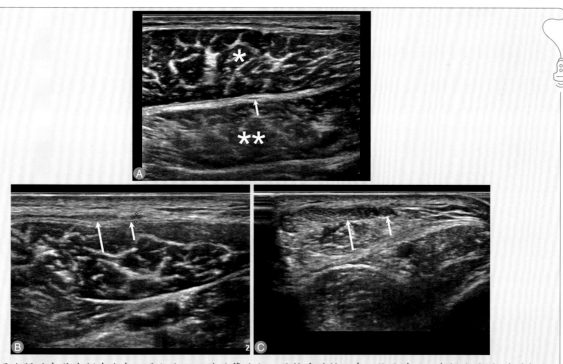

A.横切面于小腿后部偏内侧中上部可见细小跖肌腱（箭头），呈较扁的低回声，位于腓肠肌内侧头（*）腱膜与比目鱼肌（**）腱膜之间；B.连续横切面向下扫查，可见跖肌腱（短箭头与标尺）位于跟腱近端（长箭头）的内侧；C.继续横切面向下扫查，可见跟腱逐渐变粗（长箭头），其内侧为跖肌腱（短箭头）。

图5-5-7　正常跖肌腱声像图

📋 病例 7 小腿腓肠肌内血肿

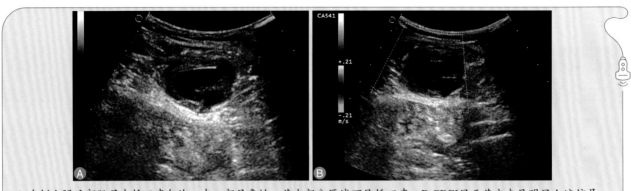

A.左侧小腿后部肌层内低回声包块，中心部呈囊性，其内部分区域可见低回声；B.CDFI显示其内未见明显血流信号。

图5-5-8 小腿腓肠肌内血肿

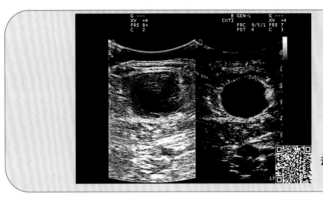

动态图5-5-1 超声造影显示包块周边薄环状
增强，内部未见增强

📋 病例 8 小腿胫前肌群炎性肉芽肿形成

患者，男性，57岁，主因左侧小腿疼痛就诊。左侧小腿胫前肌群内病变活检显示：骨骼肌及纤维组织内见炎性肉芽肿形成及多核巨细胞反应，背景内见多灶CD3阳性的T淋巴细胞聚集。特殊染色：PAS（-），抗酸染色（-）。相关超声表现见图5-5-9。

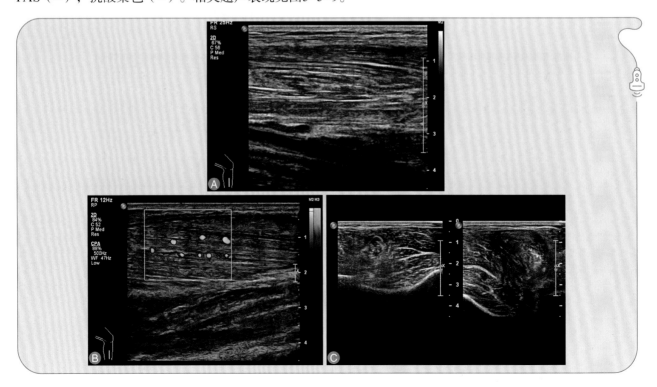

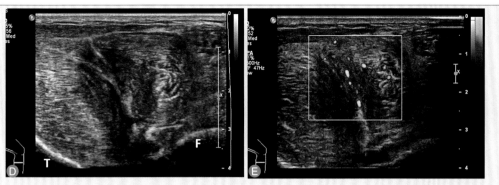

A.纵切面显示左侧小腿胫前肌群回声稍增高，其内肌纤维纹理清晰；B.PDI显示肌层内血流信号稍增多；C.双侧对比显示患侧（右图）胫前肌群增厚肿胀，局部回声减低，左图为正常胫前肌群；D.横切面显示左侧小腿胫前肌群中心部回声减低；E.PDI于肌肉低回声区内可见血流信号增多。F：腓骨；T：胫骨。

图 5-5-9　小腿胫前肌群炎性肉芽肿形成

病例9　小腿骨筋膜室综合征

　　患者，男性，19岁，1个月前连续行高强度体能测试，在行最后一项时左小腿不慎拉伤，当晚突然出现左下肢痉挛样疼痛伴肿胀，先后按痛风和软组织感染治疗后，疼痛明显减轻，但左足趾背屈、踝背屈受限明显。肌电图显示左下肢腓总神经运动波幅下降，末端潜伏期延长，速度未见明显异常，余左下肢所检神经未见明显异常。小腿MRI检查显示左侧小腿前外侧肌群及胫骨骨髓腔内异常信号，考虑水肿或炎性改变。超声检查显示左侧小腿趾长伸肌回声增高、内部结构模糊；腓浅神经和腓深神经弥漫性稍增粗（图5-5-10）。根据患者的病史、体征与超声检查结果，考虑为骨筋膜室综合征，行营养神经、针灸等保守治疗后，患者踝背屈受限有所改善。

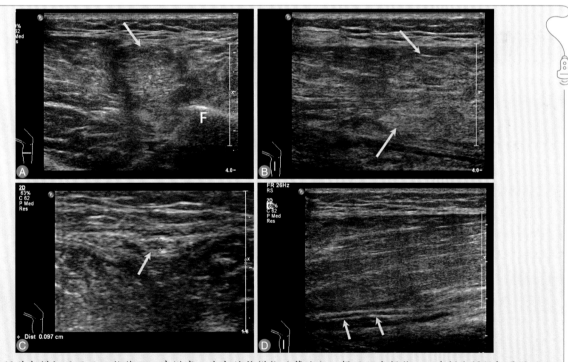

A.左侧小腿前部横切面显示趾长伸肌回声增高，内部结构模糊（箭头），提示肌肉损伤；B.左侧小腿纵切面显示趾长伸肌回声增高，内部结构模糊（箭头）；C.小腿中下段横切面显示腓浅神经稍增粗（箭头）；D.小腿中下段纵切面显示腓深神经稍增粗（箭头）。

图 5-5-10　小腿骨筋膜室综合征

· 相关知识点 ▶▶▶

急性骨筋膜室综合征为骨科医学与创伤医学中的急症之一，多发生于严重创伤如地震伤、车祸伤及各种原因所致挤压伤后，为骨筋膜室压力持续增高继而损伤局部微循环导致的危急重症，延误诊治可造成肌肉坏死、截肢、急性肾衰竭等严重后果，对患者的健康和生活带来严重影响。

骨折是急性骨筋膜室综合征最常见的病因，占69%～75%。2%～9%的胫骨骨折可并发小腿骨筋膜室综合征。开放性骨折与闭合性骨折的骨筋膜室综合征发生率并无差异，因开放性骨折时筋膜撕裂的程度常较小而不足以减轻骨筋膜室内的压力。此外，软组织与血管损伤为急性骨筋膜室综合征发病的另一重要原因。其中，横纹肌溶解并发急性骨筋膜室综合征的发生率高达23%。一旦软组织发生坏死，炎症与组织肿胀可导致骨筋膜室内压力升高。

目前，即使是有经验的外科医师临床上诊断急性骨筋膜室综合征仍较为困难。急性骨筋膜室综合征的诊断标准与手术切开指征也各有不同，诊断主要依赖临床查体与反复的骨筋膜室压力测定，然而目前还是缺乏一种准确且可靠的诊断标准，尤其是对于多发伤与昏迷的患者。

急性骨筋膜室综合征时，超声检查可发现患侧骨筋膜室前后径较健侧明显增加，肌肉坏死者可见肌纹理不清或消失，严重者局部可见液性区。并发神经损伤时，可见受累神经增粗，回声减低。病变严重者可导致骨筋膜室内的动脉血流受阻甚至闭塞。超声诊断时注意与其他导致小腿疼痛的病变相鉴别，如小腿深静脉血栓、Baker囊肿破裂。

· 鉴别诊断 ▶▶▶

一、慢性劳累性骨筋膜室综合征

该病诊断较为困难，常被低估；在跑步运动员中非常常见，多见于年轻的（中位年龄20岁）业余或专业跑步运动员、从事球类的运动员和部队新兵；病变多见于小腿前骨筋膜室与外侧骨筋膜室；70%～80%的患者为双侧发病。

小腿一般被分为4个骨筋膜室，分别为前、外、后骨筋膜室和后部深层骨筋膜室。发生慢性劳累性骨筋膜室综合征时病变可累及一个或多个小腿骨筋膜室。95%的患者累及小腿的前、外侧骨筋膜室，其疼痛产生的原因可能与缺血、供氧与需氧比例失调、刺激压力神经纤维有关。

诊断：病史非常重要，因体格检查很难发现异常征象。患者常表现为在运动后相同时间或跑相同距离后在小腿的某个骨筋膜室区域出现疼痛，如继续从事活动，疼痛可加剧，而休息一段时间（30～40分钟）后疼痛可减轻。疼痛可表现为烧灼感、疼痛感或压迫感，此外还有麻木、难以控制足部活动或足部松软。慢性骨筋膜室综合征表现为：休息时骨筋膜室压力≥15 mmHg，运动后1分钟压力≥30 mmHg，且运动后5分钟压力≥20 mmHg，常在持续运动或劳作后发生，休息后疼痛可逐渐缓解。

二、小腿应力骨折

胫骨干为最常见的发生下肢应力骨折的部位，约占运动员所有应力骨折的50%。腓骨骨折相对少见，占运动员所有应力骨折的4.6%～21%。骨质在反复的负荷下，如无足够的时间去修复，即会发生疲劳与衰竭。对于胫骨，应力骨折常累及其后内侧骨皮质。腓骨的应力骨折常位于远段骨干，即外踝近侧5～6 cm处。

胫骨应力骨折的危险因素包括骨密度减低、月经失调、低脂饮食、长距离的跑步、两个小腿长度不一致、较高的足部纵弓、前足过度内翻等。

临床上，患者主要表现为逐步加重的胫骨内侧局限性疼痛或其他部位的疼痛，疼痛较为剧烈且随着活动的增加而加剧，休息后可缓解。但随着应力骨折病变的进展，患者即使在休息或单纯走路时亦会出现疼痛。查体时可见局部压痛明显。对于低风险的应力骨折可采取保守治疗手段，包括休息、冰敷、使用止痛药物及逐步恢复训练，而高风险的应力骨折或保守治疗无效的应力骨折，可采取髓内钉固定等外科治疗手段。

三、内侧胫骨应力综合征

内侧胫骨应力综合征亦称胫痛症，其在运动员和军人中发病率为4%～35%。该病病因尚不明确，可能与以下因素有关：胫骨骨膜炎、胫骨后肌腱、胫骨前肌腱、比目鱼肌腱的肌腱病、骨膜重塑、应力反应、骨密度降低。

临床表现：胫骨后内侧疼痛，随着活动而疼痛加重，休息数天后疼痛才能缓解。慢性劳累性骨筋膜室综合征在停止活动后疼痛可在数分钟内缓解。查体可见在胫骨后内侧区域的压痛范围较广。

四、腘动脉卡压综合征

解剖学原因所致的腘动脉卡压综合征常为男性（占72%），平均年龄为43岁，久坐者占86%。而功能性腘动脉卡压综合征患者平均年龄为24岁，常为女性（占66%），活动爱好者占90%。腘动静脉一般位于腓肠肌和比目鱼肌深方、腘肌的浅侧。腘动脉卡压一般可分为7型：Ⅰ型，腘动脉位于腓肠肌内侧头的内侧；Ⅱ型，腓肠肌内侧头附着于外侧；Ⅲ型，腓肠肌的副肌或纤维束包绕腘动脉；Ⅳ型，腘动脉自腘肌或来自腘肌纤维束的深方经过；Ⅴ型，腘动脉与腘静脉均被卡压；Ⅵ型，其他变异；Ⅶ型，功能性卡压。

临床表现：在小腿前部和（或）后部区域出现疼痛而导致跛行。有时足部可出现麻木和刺痛。严重者，可出现胫后动脉和（或）足背动脉脉搏减弱或消失。膝关节伸直位时主动踝跖屈或被动踝背屈可导致脉搏减弱。

参考文献

[1] ABATE M, DICARLO L, DIIORIO A, et al. Baker's cyst with knee osteoarthritis: clinical and therapeutic implications[J]. Med Princ Pract, 2021,30(6):585-591.

[2] ACEBES C, ROMERO F I, CONTRERAS M A, et al. Dynamic ultrasound assessment of medial meniscal subluxation in knee osteoarthritis[J]. Rheumatology (Oxford), 2013,52(8):1443-1447.

[3] CHEN H. Diagnosis and treatment of a lateral meniscal cyst with musculoskeletal ultrasound[J]. Case Rep Orthop, 2015,2015:432187.

[4] JIMÉNEZ DÍAZ F, GITTO S, SCONFIENZA L M,et al. Ultrasound of iliotibial band syndrome[J]. J Ultrasound, 2020,23(3):379-385.

[5] KANDEMIRLI G C, BASARAN M, KANDEMIRLI S, et al. Assessment of knee osteoarthritis by ultrasonography and its association with knee pain[J]. J Back Musculoskelet Rehabil, 2020,33(4):711-717.

[6] KÖROĞLU M, CALLıOĞLU M, ERIŞ H N, et al. Ultrasound guided percutaneous treatment and follow-up of Baker's cyst in knee osteoarthritis[J]. Eur J Radiol, 2012,81(11):3466-3471.

[7] OKANO T, FILIPPUCCI E, DI CARLO M, et al. Ultrasonographic evaluation of joint damage in knee osteoarthritis: feature-specific comparisons with conventional radiography[J]. Rheumatology (Oxford), 2016,55(11):2040-2049.

[8] OKANO T, MAMOTO K, DI CARLO M, et al. Clinical utility and potential of ultrasound in osteoarthritis[J]. Radiol Med, 2019,124(11):1101-1111.

[9] PARK G Y, KWON D R, KWON D G. Clinical, radiographic, and ultrasound findings between simple and complicated Baker's cysts[J]. Am J Phys Med Rehabil, 2020,99(1):7-12.

[10] SCHMITZ R J, WANG H M, POLPRASERT D R, et al. Evaluation of knee cartilage thickness: a comparison between ultrasound and magnetic resonance imaging methods[J]. Knee, 2017,24(2):217-223.

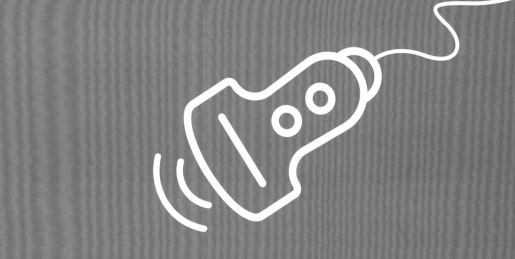

第六章
足踝部肌骨病变超声解析

第一节 足踝部关节病变

病例 1 踝关节滑膜炎

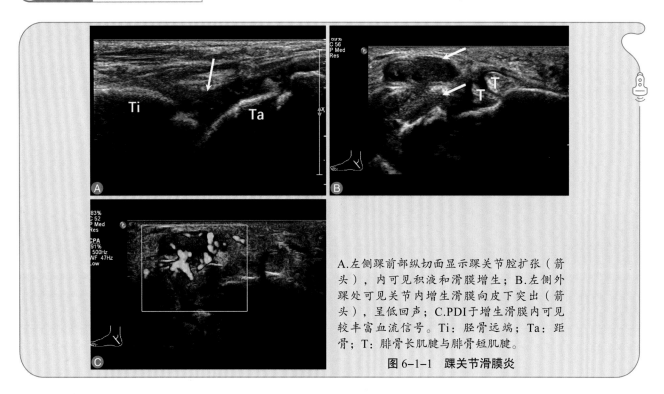

A.左侧踝前部纵切面显示踝关节腔扩张（箭头），内可见积液和滑膜增生；B.左侧外踝处可见关节内增生滑膜向皮下突出（箭头），呈低回声；C.PDI于增生滑膜内可见较丰富血流信号。Ti：胫骨远端；Ta：距骨；T：腓骨长肌腱与腓骨短肌腱。

图 6-1-1 踝关节滑膜炎

病例 2 右侧踝关节滑膜炎伴游离体、关节周围腱鞘炎

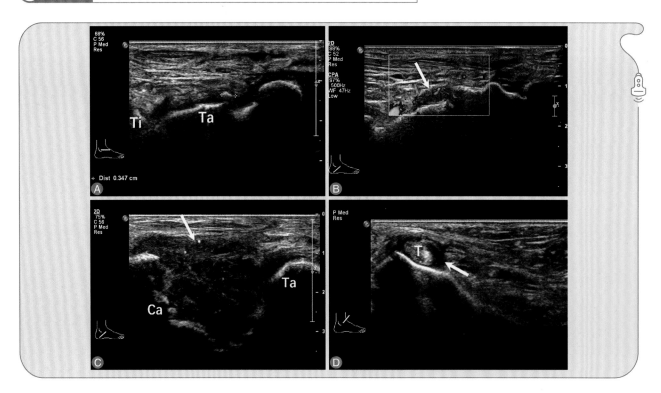

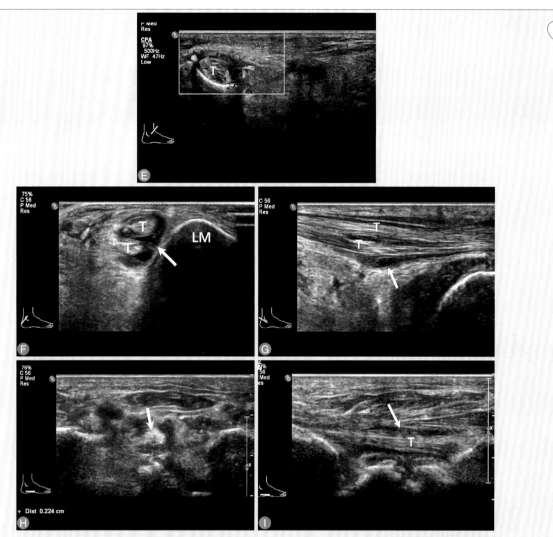

患者，男性，60岁。A.右侧踝前部纵切面显示踝关节腔稍扩张，内呈低回声，并可见强回声游离体（标尺）；B.足背跖骨间关节滑膜增生，呈低回声（箭头），其内可见较丰富血流信号；C.跗骨窦区可见滑膜增生，呈实性低回声（箭头）；D.横切面显示内踝后方胫骨后肌腱（T）腱鞘增厚（箭头），提示腱鞘炎；E.PDI显示胫骨后肌腱（T）腱鞘内可见较丰富血流信号；F.横切面于右侧外踝（LM）后方显示腓骨长肌腱与腓骨短肌腱（T）腱鞘扩张，腱鞘壁增厚，其内可见积液（箭头）；G.纵切面于外踝（LM）后方显示腓骨长肌腱与腓骨短肌腱（T）腱鞘扩张，腱鞘壁增厚，其内可见积液（箭头），提示腱鞘炎；H.足底部斜横切面显示腓骨长肌腱远段（箭头）腱鞘扩张，内呈低回声（标尺），提示腱鞘炎；I.纵切面于足底部可见腓骨长肌腱（T）腱鞘扩张，内呈低回声（箭头）。Ti：胫骨远端；Ta：距骨；Ca：跟骨。

图 6-1-2　右侧踝关节滑膜炎伴游离体、关节周围腱鞘炎

• 超声检查注意事项 ▶▶▶

　　腓骨长肌腱的走行较长，自外踝后方向前下走行，继而绕骰骨走行于足底，该肌腱斜穿足底部，其肌腱纤维大部分止于第1跖骨底部。因此，当怀疑腓骨长肌腱腱鞘炎时，除注意观察外踝区域外，还应检查该肌腱在足底区域有无异常。

病例 3　踝关节滑膜炎伴内踝、外踝多处肌腱腱鞘炎

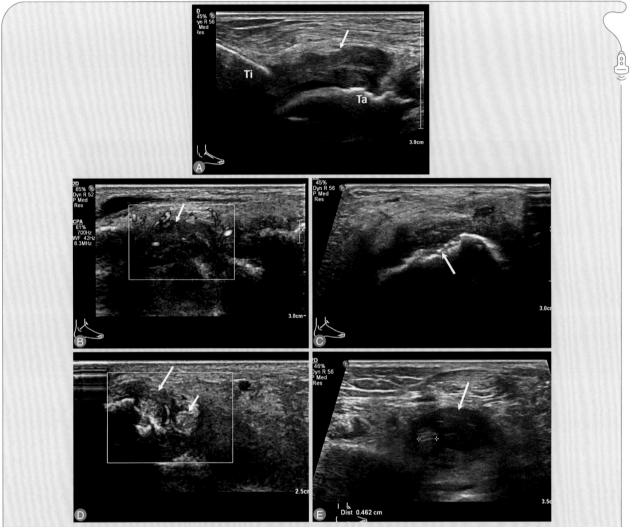

踝关节滑膜炎伴内踝、外踝多处肌腱腱鞘炎。A.右侧踝前部纵切面显示踝关节囊明显增厚（箭头），关节腔内可见少量积液；B.PDI显示增厚的关节囊内可见较丰富血流信号；C.于增生滑膜的深方可见骨侵蚀改变（箭头）；D.横切面显示右侧踝管内胫骨后肌腱腱鞘增厚（长箭头），回声减低，其内可见血流信号，短箭头所指为趾长屈肌腱；E.横切面显示踝管内踇长屈肌腱（标尺）腱鞘扩张，内可见积液（箭头）。Ti：胫骨；Ta：距骨。该患者手术病理为踝关节滑膜组织增生，慢性炎伴急性炎。

图 6-1-3　踝关节滑膜炎伴内踝、外踝多处肌腱腱鞘炎

· **超声检查注意事项** ▶▶▶

1.踝管内踇长屈肌腱的位置较为靠后，超声检查时易被忽略，应注意对此肌腱的检查。

2.踇长屈肌腱腱鞘在20%的病例与邻近的踝关节腔相通。因此，该腱鞘内的积液可能为腱鞘炎所致，亦可能为踝关节腔病变所致，应注意同时检查踝关节腔有无病变。

3.在足底部，踇长屈肌腱与趾长屈肌腱交叉，交叉处趾长屈肌腱位于踇长屈肌腱的浅侧，再向浅侧为踇外展肌。

病例 4　左侧足背楔舟关节骨性关节炎伴滑膜增厚

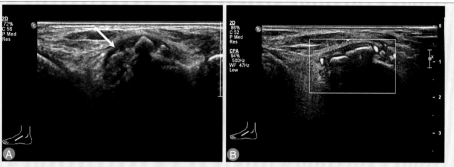

A.纵切面显示左侧足背楔舟关节骨质增生伴关节滑膜增生（箭头）；B.PDI于增生的滑膜内可见较丰富血流信号。

图 6-1-4　左侧足背楔舟关节骨性关节炎伴滑膜增厚

病例 5　第 1 跖趾关节骨性关节炎

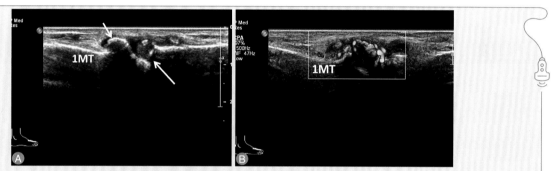

A.纵切面可见第1跖趾关节腔（长箭头）内骨赘突出（短箭头），并可见关节腔内少许滑膜增生；B.PDI于第1跖趾关节增生的滑膜内可见较丰富血流信号。1MT：第1跖骨。

图 6-1-5　第 1 跖趾关节骨性关节炎

· 超声检查注意事项　▶▶▶

　　第1跖趾关节为最常见的骨性关节炎好发部位。X线上可表现为非对称性关节间隙狭窄、背侧和外侧骨赘突出、软骨下骨硬化与关节内游离体。超声检查可发现关节腔积液、滑膜增生、骨赘突出、关节软骨变薄等征象。

病例 6　第 1 跖趾关节滑膜炎伴骨侵蚀改变

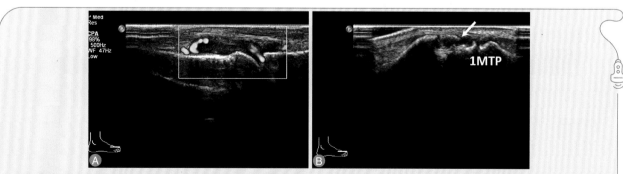

A.纵切面显示右侧足背第1跖趾关节内滑膜增生，PDI示其内血流信号增多；B.于右侧第1跖趾关节（1MTP）偏内侧跖骨头处可见骨质缺损，表面不规则（箭头），为骨侵蚀改变。

图 6-1-6　第 1 跖趾关节滑膜炎伴骨侵蚀改变

病例 7 足背第 2 跖跗关节骨性关节炎伴局部疼痛

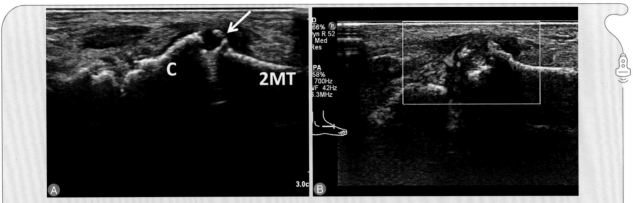

A.足背纵切面可见第2跖跗关节骨赘突出（箭头）；B.PDI于增生的滑膜内可见较丰富血流信号。C：楔骨；2MT：第2跖骨。

图 6-1-7 足背第 2 跖跗关节骨性关节炎伴局部疼痛

病例 8 足背多发跗骨间关节、跖跗关节骨性关节炎

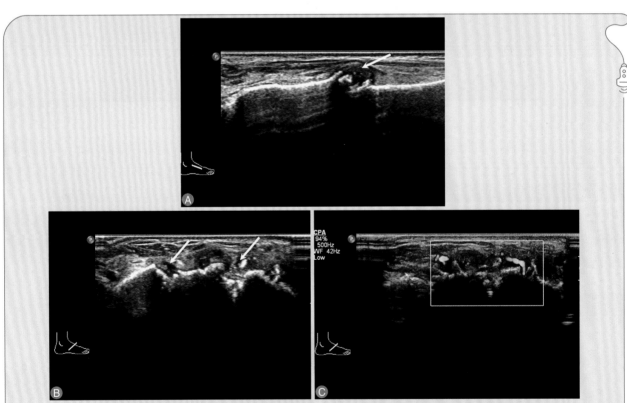

患者，女性，51岁，为芭蕾舞演员，主因右侧足背疼痛数周就诊。A.纵切面显示右侧足背第2跖跗关节骨赘突出，关节内滑膜增厚，呈低回声（箭头）；B.横切面显示右侧足背多个跗骨间关节滑膜增生（箭头），骨表面不平；C.PDI于增生滑膜内可见血流信号增多。

图 6-1-8 足背多发跗骨间关节、跖跗关节骨性关节炎

第二节　痛风

病例 1　痛风性关节炎累及第 1 跖趾关节与踝关节

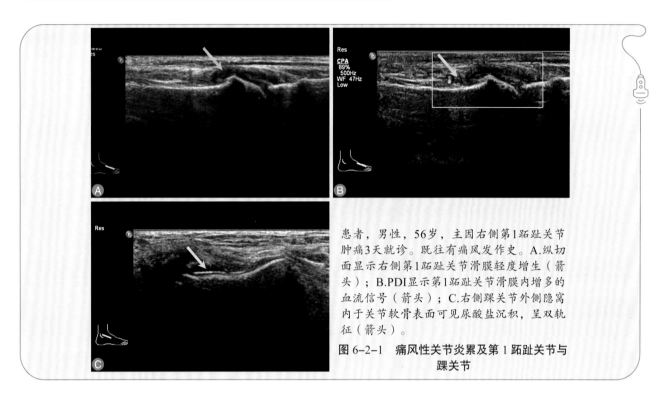

患者，男性，56岁，主因右侧第1跖趾关节肿痛3天就诊。既往有痛风发作史。A.纵切面显示右侧第1跖趾关节滑膜轻度增生（箭头）；B.PDI显示第1跖趾关节滑膜内增多的血流信号（箭头）；C.右侧踝关节外侧隐窝内于关节软骨表面可见尿酸盐沉积，呈双轨征（箭头）。

图 6-2-1　痛风性关节炎累及第 1 跖趾关节与踝关节

● 相关知识点　▶▶▶

痛风是由于遗传性或获得性病因引起嘌呤代谢紊乱所致的疾病，其特征性病理改变为痛风石形成。痛风石常见于关节软骨、滑膜、腱鞘、关节周围组织、皮下组织、骨骺及肾间质等部位。关节软骨是尿酸盐最常见的沉积部位，有时是唯一的沉积处。该患者虽然于踝关节腔内未见明显积液与滑膜增生，但在踝关节外侧隐窝的关节软骨表面发现了尿酸盐沉积征象，提示超声检查时应注意对关节软骨的检查。

关节软骨表面尿酸盐沉积时常呈线状强回声，与软骨下骨的强回声一起形成双轨征。超声诊断时，需注意与正常关节软骨表面的界面征相鉴别。鉴别要点：痛风所致的双轨征其关节软骨表面的线状强回声较粗，多切面扫查仍可见强回声存在；而正常软骨的界面征，关节软骨表面的线状强回声常较纤细，改变声束方向时，该线状强回声可减弱或消失。

另外，超声检查可发现无症状关节的尿酸盐沉积征象，因此可作为痛风患者的首要检查手段。

病例 2　跟腱浅侧囊性痛风石

患者，男性，29岁，跟腱断裂缝合术后1年，局部包块半年余。查体可见跟腱原手术切口处包块突出，触诊包块较软、无压痛。超声检查显示跟腱连续性完整，可见缝线处强回声。于跟腱浅侧皮下可见不均质包块，边界清楚，大部分呈囊性，囊性区透声差，囊内还可见高回声区域。PDI显示囊内分隔内可见血流信号。追问患者病史，既往有痛风发作史。超声检查结合病史考虑该结节为痛风所致的囊性痛风石。超声引导下穿刺活检显示穿刺组织为纤维组织增生伴肉芽肿性炎，可见无结构物，并可见局部泡沫样细胞聚集，考虑为痛风改变。相关检查结果见图6-2-2。

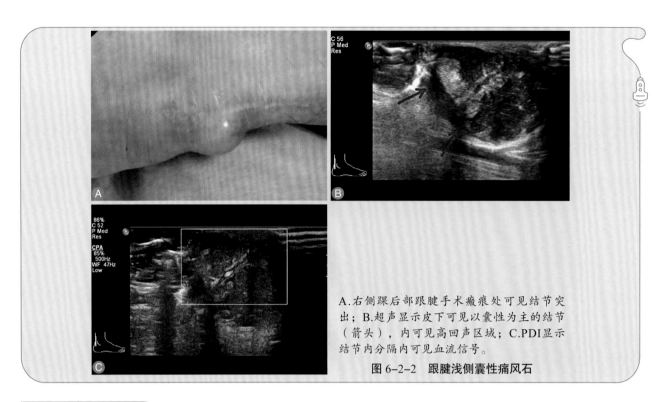

A.右侧踝后部跟腱手术瘢痕处可见结节突
出；B.超声显示皮下可见以囊性为主的结节
（箭头），内可见高回声区域；C.PDI显示
结节内分隔内可见血流信号。

图6-2-2　跟腱浅侧囊性痛风石

· 病例分析 ▶▶▶

　　痛风石是痛风的特征性病理改变，可见于关节软骨、滑膜、腱鞘、关节周围组织、皮下组织、骨骺及肾间质等部位。较大痛风石内部可呈囊性。超声检查时，于囊性痛风石内部不仅可见液性区域，还可见由尿酸盐沉积导致的高回声区域。结合患者既往痛风病史，可提示痛风石的诊断。

病例3　急性痛风

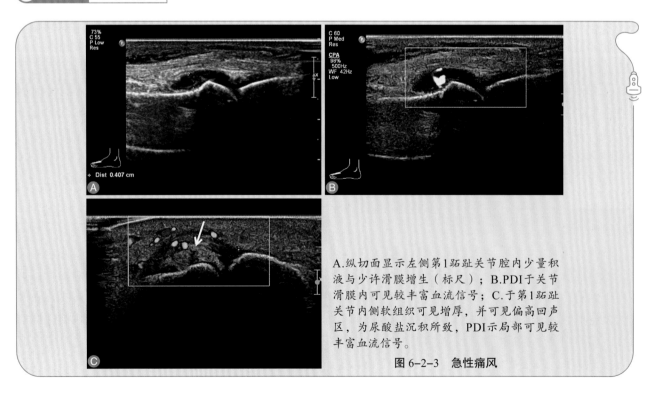

A.纵切面显示左侧第1跖趾关节腔内少量积
液与少许滑膜增生（标尺）；B.PDI于关节
滑膜内可见较丰富血流信号；C.于第1跖趾
关节内侧软组织可见增厚，并可见偏高回声
区，为尿酸盐沉积所致，PDI示局部可见较
丰富血流信号。

图6-2-3　急性痛风

178

· 超声检查注意事项 ▷▷▷

第1跖趾关节内侧软组织是尿酸盐容易沉积的部位，超声检查时应注意对该部位的检查。很多痛风病例，尤其是慢性痛风病例，超声于第1跖趾关节腔内未见明显积液与滑膜增生，但于该关节内侧面软组织内常常可见尿酸盐沉积，表现为软组织增厚，其内可见多发点状强回声，或形成明显的痛风石。

病例 4 踝关节急性痛风

患者，男性，42岁，主因踝关节疼痛数日就诊，发病前有食用海鲜史。实验室检查显示血尿酸增高。相关超声表现见图6-2-4。

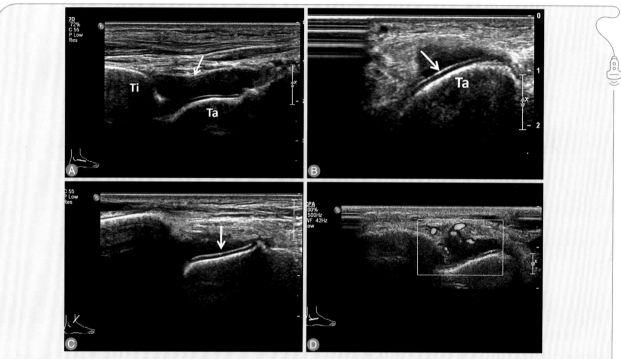

A.纵切面显示右侧踝关节腔内积液增多（箭头）；B.右踝外侧关节隐窝处于关节软骨表面可见尿酸盐沉积，呈双轨征（箭头）；C.右踝外侧关节隐窝另一切面于关节软骨表面可见尿酸盐沉积，呈双轨征（箭头）；D.于右踝外侧关节囊处可见较丰富血流信号。Ti：胫骨远端；Ta：距骨。

图6-2-4 踝关节急性痛风

病例 5 双侧足背跗骨间关节与跖跗关节骨性关节炎伴左侧跟腱尿酸盐沉积、左侧胫骨前肌腱腱鞘炎

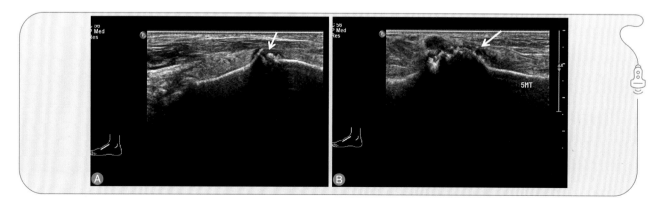

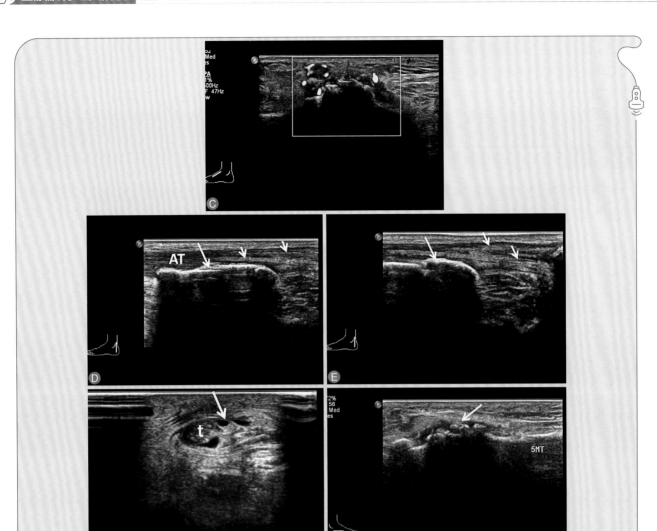

患者，男性，58岁，既往有痛风病史。A.左侧足背可见跗骨间关节骨赘突出（箭头）；B.左侧足背可见跖跗关节骨质突出伴滑膜增厚（箭头）；C.PDI于跖跗关节可见较丰富血流信号；D.纵切面显示左侧跟腱内可见强回声钙化（长箭头），后方伴声影，另于跟腱内可见尿酸盐沉积所致的条形高回声区（短箭头）；E.另一切面显示左侧跟腱内强回声钙化（长箭头）与尿酸盐沉积所致的条形高回声区（短箭头）；F.踝前部横切面显示左侧胫骨前肌腱（t）腱鞘内积液（箭头）；G.右侧跖跗关节骨质突出伴滑膜增厚（箭头）。5MT：第5跖骨；AT：跟腱。

图6-2-5　双侧足背跗骨间关节与跖跗关节骨性关节炎伴左侧跟腱尿酸盐沉积、左侧胫骨前肌腱腱鞘炎

■病例6　痛风累及左足跟腱、右手第二掌指关节及左肘后部肱三头肌腱

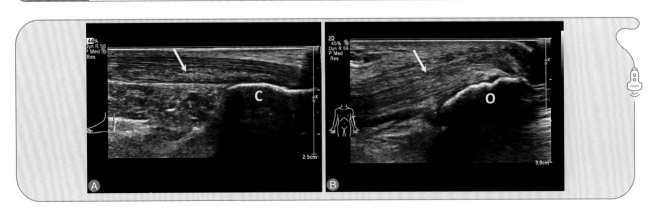

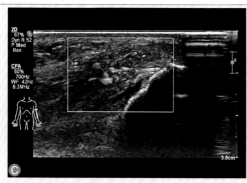
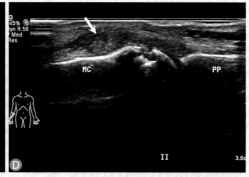

患者，男性，51岁。A.纵切面显示左侧跟腱内尿酸盐沉积，呈偏强回声区（箭头）；B.纵切面显示左侧肱三头肌腱内尿酸盐沉积，呈多发点状强回声（箭头）；C.PDI于左侧肱三头肌腱内可见较丰富血流信号；D.右侧示指掌指关节背侧关节腔内滑膜增生，呈低回声（箭头），掌骨头处可见骨侵蚀改变。C：跟骨；O：尺骨鹰嘴；MC：第2掌骨；PP：近节指骨。

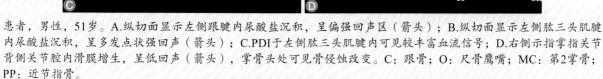

图6-2-6　痛风累及左足跟腱、右手第二掌指关节及左肘后部肱三头肌腱

病例7　第1跖趾关节痛风

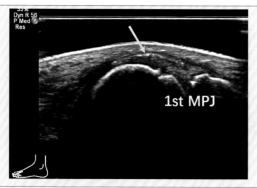

局部放置耦合垫后于第1跖趾关节（1st MPJ）内侧纵切面可显示关节囊周围软组织内多发点状尿酸盐沉积（黄箭头）。

图6-2-7　第1跖趾关节痛风（1）

病例8　第1跖趾关节痛风

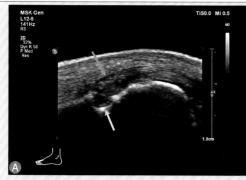
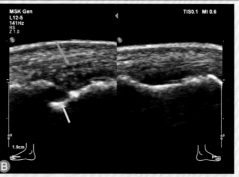
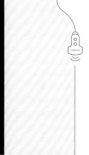

A.局部放置耦合垫后纵切面显示左侧第一跖骨头处软组织增厚并可见多发点状强回声（蓝箭头），其深方可见骨侵蚀改变（黄箭头）；B.双侧对比检查显示左侧第一跖骨头处软组织较对侧增厚并可见多发点状强回声（蓝箭头），其深方可见骨侵蚀改变（黄箭头）。

图6-2-8　第1跖趾关节痛风（2）

・ **相关知识点**　▶▶▶

痛风与焦磷酸钙沉积病为常见的晶体沉积性疾病，在超声上应注意对两者的鉴别。

- **痛风典型超声表现** ▷▷▷

　　1.双轨征：关节软骨浅侧可见异常强回声带，该表现与声束角度无关，强回声带形态规则或不规则、连续或间断，且可以与关节软骨界面征相鉴别。

　　2.痛风石：为一局限的、不均质的高回声或低回声沉积物（后方伴或不伴有声影），周边有时可见一无回声晕环。

　　3.尿酸盐沉积：为不均匀的多发点状高回声，即使降低增益或改变声束角度依然表现为高回声，偶尔后方可见声影。

- **焦磷酸钙沉积症典型超声表现** ▷▷▷

　　1.关节软骨内钙化灶：位于关节软骨内部的薄层强回声带，平行于关节软骨表面。

　　2.半月板钙化灶：可见细小点状强回声沉积在半月板纤维软骨内。

　　3.肌腱钙化灶：肌腱内可见线状强回声，常平行于肌腱长轴，后方无声影。

　　4.纤维软骨或肌腱内圆形或无定形的强回声区域。

- **鉴别诊断** ▷▷▷

　　神经性关节病为糖尿病患者的并发症之一，常累及跗骨间关节与跗跖关节，少数情况下亦可累及跖趾关节。与糖尿病患者感觉神经和本体感觉受损从而易导致的关节受损有关。急性吸收期，交感神经功能障碍可导致足部软组织水肿、充血、关节腔积液与骨破坏。超声检查可见关节周围软组织水肿增厚、血流信号增多、深方骨质表面不规则。

第三节　足跟部肌腱与韧带病变

病例 1　腓骨长肌腱与腓骨短肌腱腱鞘炎

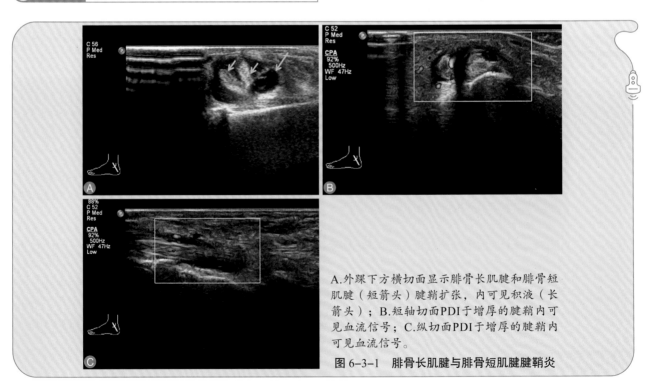

A.外踝下方横切面显示腓骨长肌腱和腓骨短肌腱（短箭头）腱鞘扩张，内可见积液（长箭头）；B.短轴切面PDI于增厚的腱鞘内可见血流信号；C.纵切面PDI于增厚的腱鞘内可见血流信号。

图 6-3-1　腓骨长肌腱与腓骨短肌腱腱鞘炎

病例 2 胫骨前肌腱末端病

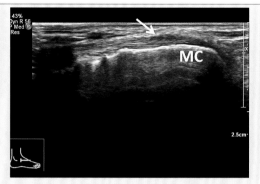

长轴切面显示右足胫骨前肌腱远端于内侧楔骨（MC）附着处稍增厚，回声减低（箭头）。

图 6-3-2 胫骨前肌腱末端病（1）

病例 3 胫骨前肌腱末端病

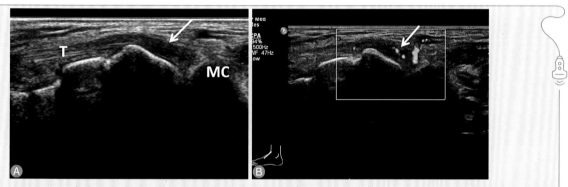

A.长轴切面显示左侧胫骨前肌腱（T）远端于内侧楔骨（MC）附着处增厚，回声减低（箭头）；B.PDI于肌腱增厚处可见血流信号增多（箭头）。

图 6-3-3 胫骨前肌腱末端病（2）

病例 4 胫骨前肌腱末端病

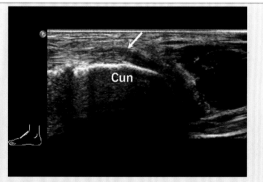

长轴切面显示左侧胫骨前肌腱远端稍增厚，回声减低（箭头），Cun：内侧楔骨。

图 6-3-4 胫骨前肌腱末端病（3）

📖**病例 5** 胫骨前肌腱远段滑囊积液

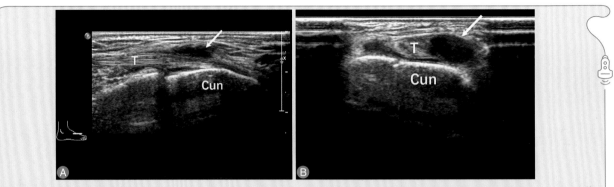

A.纵切面显示胫骨前肌腱远段（T）周围可见积液（箭头）；B.横切面显示胫骨前肌腱远段（T）周围可见积液（箭头）。Cun：内侧楔骨。

图 6-3-5　胫骨前肌腱远段滑囊积液

📖**病例 6** 胫骨前肌腱远段滑囊炎

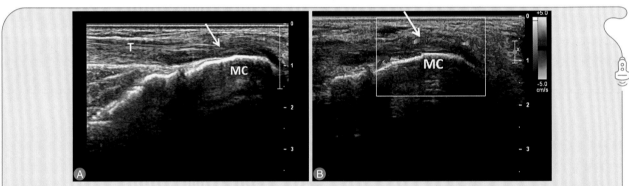

A.纵切面显示胫骨前肌腱远段（T）周围可见低回声区（箭头）；B.CDFI于胫骨前肌腱远端周围可见较丰富血流信号。MC：内侧楔骨。

图 6-3-6　胫骨前肌腱远段滑囊炎

📖**病例 7** 外伤后胫骨前肌腱完全断裂

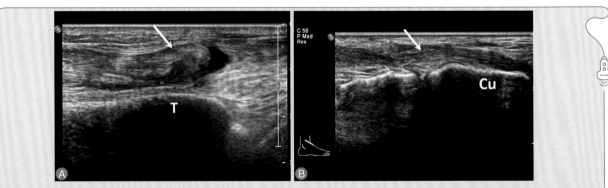

患者因玻璃炸伤后出现右侧踝前部肿胀1周余就诊。A.长轴切面显示右侧踝关节稍上方可见胫骨前肌腱完全断裂，近侧断端（箭头）回缩增粗，并位于踝上3 cm；B.胫骨前肌腱远侧断端（箭头），距肌腱止点处约2 cm。Cu：内侧楔骨；T：胫骨。

图 6-3-7　外伤后胫骨前肌腱完全断裂

病例8 足背外伤后第3趾趾长伸肌腱断裂

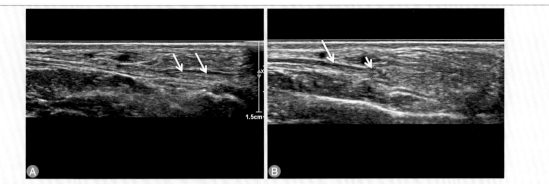

患者，男性，37岁，主因左侧足背外伤后第3趾背伸无力就诊。A.长轴切面显示左侧足背区第3趾趾长伸肌腱远侧断端（箭头），图像右侧为肢体的远侧；B.长轴切面显示左侧足背区第3趾趾伸肌腱（长箭头）的近侧断端（短箭头），图像右侧为肢体的远侧。

图6-3-8 足背外伤后第3趾趾长伸肌腱断裂

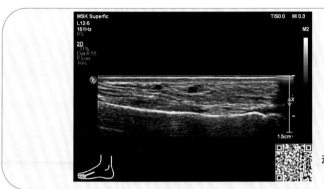

动态图6-3-1 被动伸屈第3趾于足背远侧区域显示第3趾趾伸肌腱远侧断端

病例9 踝前部多条肌腱外伤后断裂

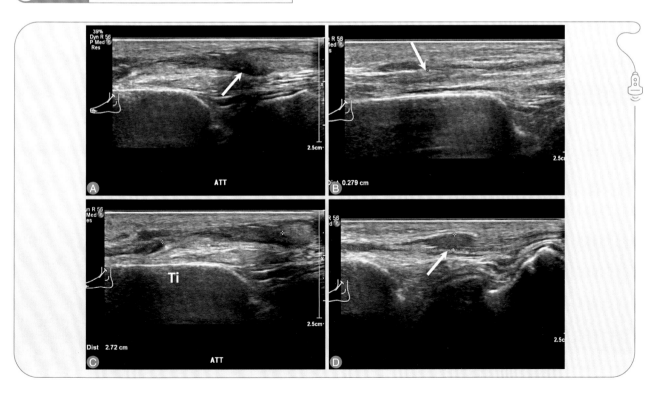

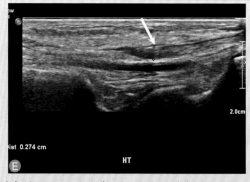

患者，女性，28岁，主因左侧踝前部被锐器伤后就诊。A.左侧踝前部纵切面显示左侧胫骨前肌腱（ATT）连续中断，其近侧断端回缩增粗（箭头），图像右侧为肢体的近侧；B.踝前部纵切面显示左侧胫骨前肌腱远侧断端（箭头），图像右侧为肢体的近侧；C.踝前部纵切面显示左侧胫骨前肌腱两个断端之间的距离（标尺）；D.踝前部纵切面显示左侧趾长伸肌肌腱的近侧断端（箭头），图像右侧为肢体的近侧；E.踝前部纵切面显示左侧蹋长伸肌肌腱（HT）的近侧断端（箭头），断端较为整齐，为锐器损伤所致。Ti：胫骨。

图6-3-9 踝前部多条肌腱外伤后断裂

病例10 胫骨后肌肌腱病

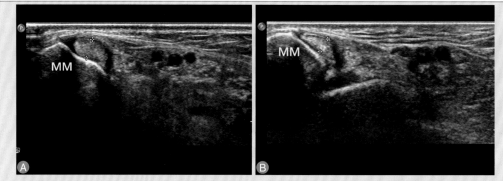

A.左侧内踝后方横切面显示右侧胫骨后肌腱较对侧增粗，厚度为4.0 mm（标尺）；B.对侧正常胫骨后肌腱（标尺），厚度为3.1 mm。MM：内踝。

图6-3-10 胫骨后肌肌腱病（1）

病例11 胫骨后肌肌腱病

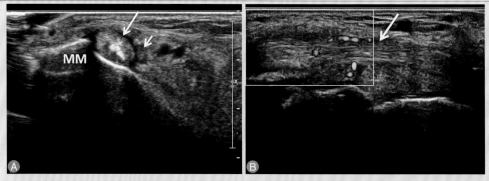

A.左侧内踝（MM）后方横切面显示右侧胫骨后肌腱较对侧明显增粗（长箭头），内回声欠均匀，短箭头为趾长屈肌腱；B.PDI于胫骨后肌腱（箭头）腱鞘内可见较丰富血流信号。

图6-3-11 胫骨后肌肌腱病（2）

病例 12 儿童双侧跟腱肌腱病

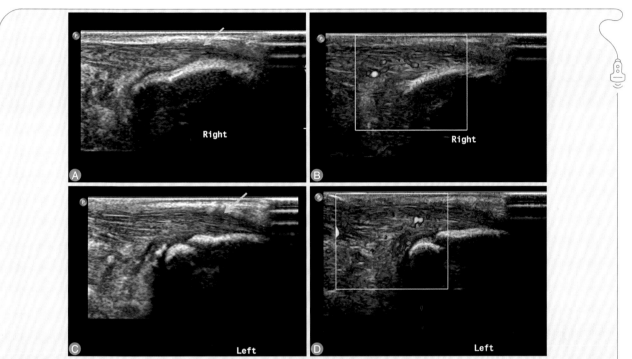

患儿，男性，13岁，主因双侧跟后部疼痛就诊。A.纵切面显示右侧（Right）跟腱近止点处增厚，回声减低（箭头）；B.PDI于右侧（Right）跟腱远段可见较丰富血流信号；C.纵切面显示左侧（Left）跟腱远段增厚，回声减低（箭头）；D.PDI于左侧（Left）跟腱远段可见较丰富血流信号。

图 6-3-12 儿童双侧跟腱肌腱病

病例 13 小儿跟腱肌腱病伴腱围炎

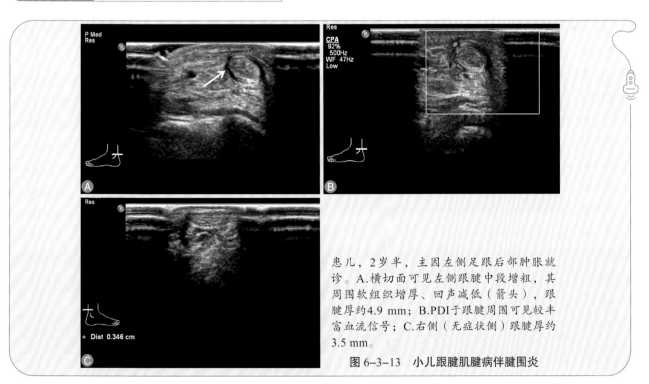

患儿，2岁半，主因左侧足跟后部肿胀就诊。A.横切面可见左侧跟腱中段增粗，其周围软组织增厚、回声减低（箭头），跟腱厚约4.9 mm；B.PDI于跟腱周围可见较丰富血流信号；C.右侧（无症状侧）跟腱厚约3.5 mm。

图 6-3-13 小儿跟腱肌腱病伴腱围炎

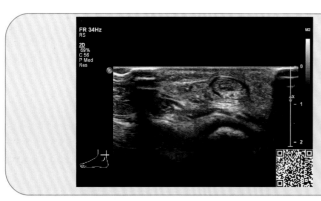

动态图 6-3-2　连续横切面扫查显示左侧跟腱
增粗，其周围腱围增厚

病例 14　跟腱末端病

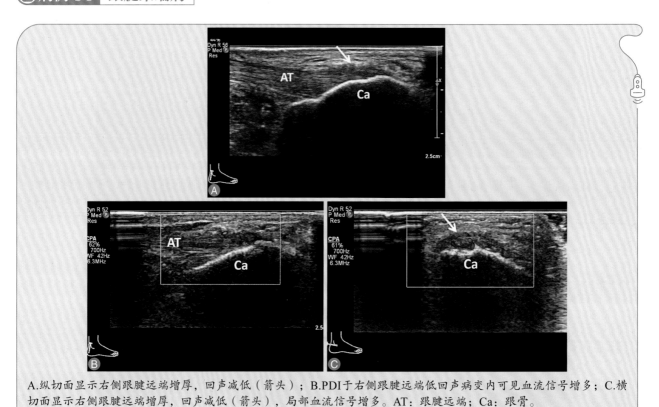

A.纵切面显示右侧跟腱远端增厚，回声减低（箭头）；B.PDI于右侧跟腱远端低回声病变内可见血流信号增多；C.横切面显示右侧跟腱远端增厚，回声减低（箭头），局部血流信号增多。AT：跟腱远端；Ca：跟骨。

图 6-3-14 跟腱末端病

• 相关知识点　▷▷▷

跟腱病可分为跟腱中部肌腱病和跟腱止点处肌腱病。

跟腱中部肌腱病主要临床表现：疼痛位于跟腱止点近侧2～7 cm处；活动时可引发该处疼痛；跟腱中部超声检查可见局限性增厚（病程短者可未见明显增厚）、回声减低；局部压痛明显。超声检查如发现跟腱中段肌腱病，应注意与家族性高胆固醇血症所致的跟腱代谢性病变相鉴别，因此要询问患者有无血胆固醇增高。

跟腱止点处肌腱病主要表现：疼痛位于跟腱止点部位（跟腱止点近侧2 cm内）；活动时可引发该处疼痛；跟腱止点处可见增厚（病程短者可未见明显增厚）、回声减低，有时其内可见钙化灶；止点处跟骨有时可见骨赘突出；局部压痛明显。超声检查发现跟腱止点处肌腱病时，应注意与附着点炎相鉴别。需询问患者有无脊柱关节病的病史、45岁以前是否出现过下腰痛症状或者有无银屑病病史。

病例 15　类风湿关节炎累及双侧跟腱与跟骨后滑囊

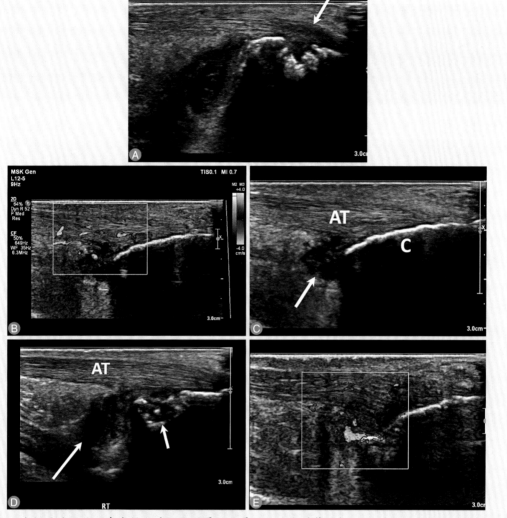

A.纵切面显示左侧跟腱远端回声减低，其深方跟骨可见骨侵蚀改变（箭头）；B.CDFI显示左侧跟腱远端可见较丰富血流信号；C.纵切面显示左侧跟腱深方的跟骨后滑囊扩张，呈低回声（箭头）；D.纵切面显示右侧（RT）跟腱（AT）深方跟骨可见骨侵蚀改变（短箭头），并可见跟骨后滑囊扩张，呈低回声（长箭头）；E.PDI于右侧跟腱及其深方滑囊内可见较丰富血流信号。AT：跟腱；C：跟骨。

图 6-3-15　类风湿关节炎累及双侧跟腱与跟骨后滑囊

病例 16　跟腱多发钙化灶

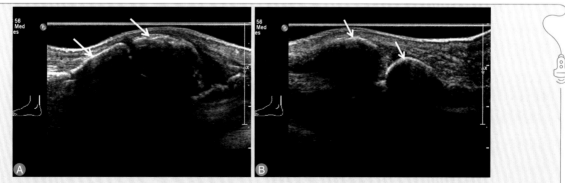

患者既往跟腱有外伤史。A.左侧跟腱内可见多发较大钙化灶（箭头），后方伴声影；B.另一切面显示跟腱内钙化灶（箭头），后方伴声影。

图 6-3-16　跟腱多发钙化灶

病例 17 跟腱部分撕裂

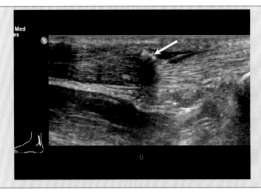

纵切面显示跟腱浅层部分撕裂，断端可见斑状强回声（箭头），其深层肌腱连续性完整。

图 6-3-17 跟腱部分撕裂

病例 18 跟腱断裂缝合术后改变

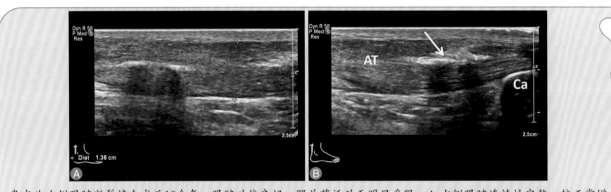

患者为右侧跟腱断裂缝合术后10余年，跟腱功能良好，踝关节活动无明显受限。A.右侧跟腱连续性完整，较正常增厚，厚约1.4 cm（标尺），内回声稍低，可见条形钙化；B.显示跟腱内条形钙化灶（箭头）。AT：跟腱；Ca：跟骨。

图 6-3-18 跟腱断裂缝合术后改变

病例 19 跟腱代谢性病变累及双侧跟腱

患者，男性，55岁，患有家族性高胆固醇血症。近半年左侧跟腱出现肿物，逐渐增大，疼痛明显。穿刺病理：（左侧跟腱内）纤维组织增生，灶状胆固醇结晶沉积伴单核细胞浸润、多核巨细胞及泡沫细胞聚集，考虑为瘤样病变。相关超声表现见图6-3-19。

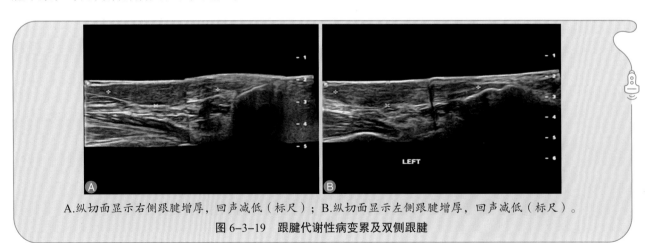

A.纵切面显示右侧跟腱增厚，回声减低（标尺）；B.纵切面显示左侧跟腱增厚，回声减低（标尺）。

图 6-3-19 跟腱代谢性病变累及双侧跟腱

病例 20　跟腱周围炎性病变

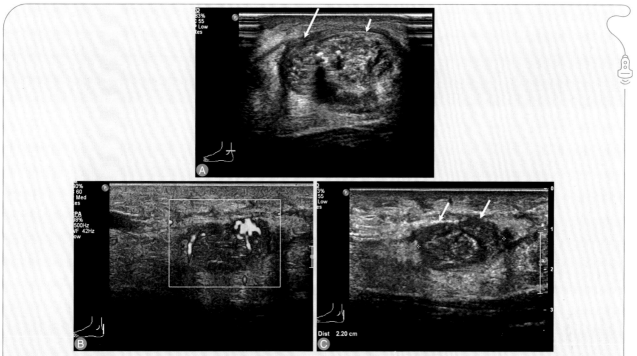

患者，男性，40岁，主因左侧跟腱断裂缝合术后1年，局部疼痛数天就诊。A.横切面显示缝合术后的跟腱（短箭头）与其旁低回声病变（长箭头）；B.PDI于低回声病变内可见较丰富血流信号；C.纵切面显示病变回声不均匀（箭头）。

图 6-3-20　跟腱周围炎性病变

病例 21　跟腱肌腱病伴腱围炎

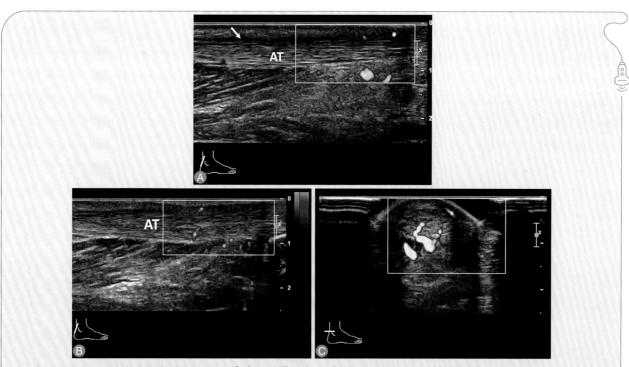

A.纵切面显示右侧跟腱（AT）浅侧组织回声减低（箭头），其内可见血流信号；B.PDI纵切面显示跟腱（AT）稍增粗，其内血流信号增多；C.PDI横切面显示右侧跟腱内及周围血流信号增多。

图 6-3-21　跟腱肌腱病伴腱围炎

病例 22　跟骨后滑囊炎

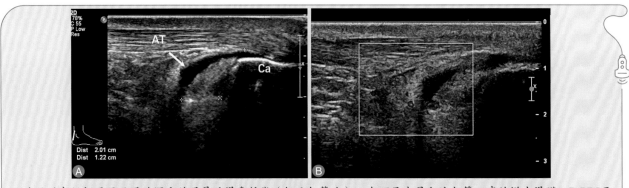

A.右足后部纵切面显示跟腱深方的跟骨后滑囊扩张（标尺与箭头），内可见少量积液与等回声的增生滑膜；B.PDI于跟骨后滑囊内及周围脂肪组织内可见少许血流信号。AT：跟腱；Ca：跟骨。

图6-3-22　跟骨后滑囊炎

病例 23　足底筋膜炎

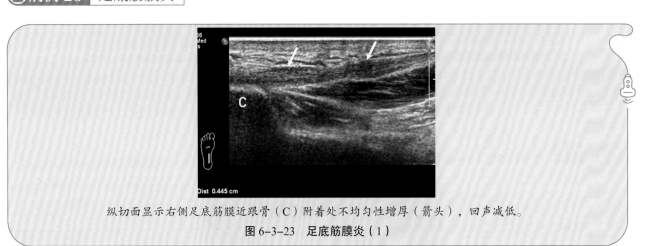

纵切面显示右侧足底筋膜近跟骨（C）附着处不均匀性增厚（箭头），回声减低。

图6-3-23　足底筋膜炎（1）

病例 24　足底筋膜炎

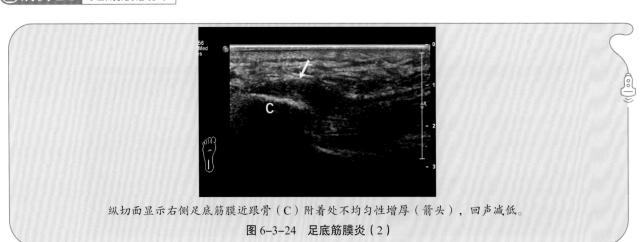

纵切面显示右侧足底筋膜近跟骨（C）附着处不均匀性增厚（箭头），回声减低。

图6-3-24　足底筋膜炎（2）

病例 25 足底筋膜炎

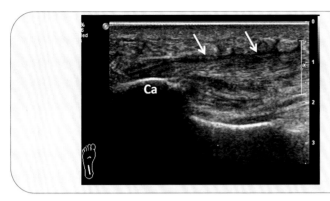

纵切面显示右侧足底筋膜近跟骨（Ca）附着处增厚，边界不清，其周围组织回声减低（箭头）。

图 6-3-25 足底筋膜炎（3）

病例 26 足底筋膜炎

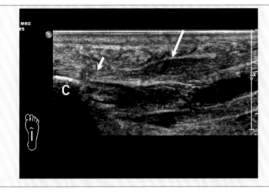

纵切面显示左侧足底筋膜于跟骨稍远侧局部增厚，回声减低（长箭头），其近跟骨（C）附着处足底筋膜未见异常（短箭头）。

图 6-3-26 足底筋膜炎（4）

病例 27 足底筋膜炎

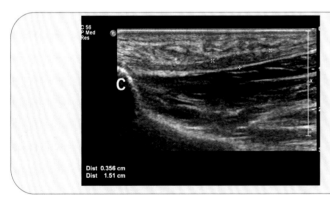

纵切面显示足底筋膜于跟骨（C）稍远侧稍增厚，回声减低（标尺）。

图 6-3-27 足底筋膜炎（5）

· **相关知识点** ▶▶▶

足底筋膜炎约占足底部疼痛病因的80%。临床上，足底筋膜炎可见于以下三类人群。

1.中年患者，40～60岁，女性较男性多见，规律运动者和超重者更为多见。

2.运动员，多见于在较硬地面上跑步或训练者。

3.脊柱关节病患者，如强直性脊柱炎、反应性脊柱关节炎和银屑病性关节炎。在此类患者中，足底筋膜炎为附着点炎的表现之一。因此，除检查足底筋膜外，还应检查跟腱、股四头肌腱、髌腱的附着点，观察有无附着点炎。

足底筋膜炎最常见的部位为足底筋膜后部，邻近跟骨附着处。少数情况下亦可位于偏前侧的部位。

超声表现：足底筋膜局部增厚，回声减低，内部失去纤维状结构，筋膜的浅侧与深侧边界不清。有时筋膜周围可见少许积液。由于足底筋膜起自跟骨结节内侧突，其起点处的深方紧邻趾短屈肌腱，超声检查时应同时检查趾短屈肌腱有无异常。

· 鉴别诊断：足底筋膜断裂 ▶▶▶

断裂部位多位于足底筋膜近段与中段交界处，断裂处足底筋膜结构不清，可见不规则低回声或无回声积液；筋膜断端较松弛或形态迂曲。

病例 28 足底筋膜陈旧性断裂

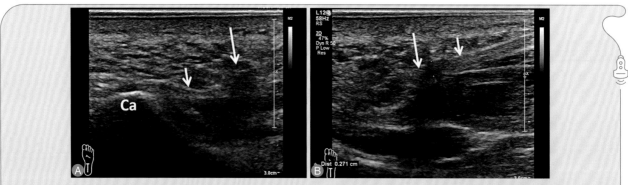

患者，男性，58岁，主因左侧足底跟部疼痛就诊。A.左侧足底部纵切面显示足底筋膜局部结构不清（长箭头），短箭头为近侧足底筋膜，图像右侧为肢体的远侧；B.足底部显示足底筋膜局部结构不清（长箭头），短箭头为偏远侧足底筋膜，图像右侧为肢体的远侧。Ca：跟骨。

图 6-3-28 足底筋膜陈旧性断裂

病例 29 足底筋膜断裂

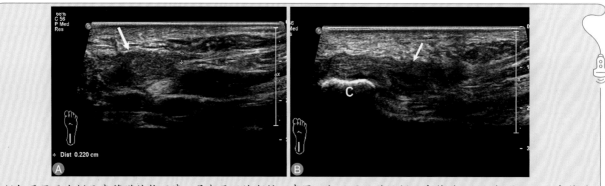

A.纵切面显示左侧足底筋膜结构不清，局部呈不均匀低回声区，标尺显示稍远侧足底筋膜；B.纵切面显示足底筋膜近跟骨（C）附着处增厚（箭头），表面迂曲，内回声减低、不均匀，可见少许无回声区积液。

图 6-3-29 足底筋膜断裂

· 相关知识点 ▶▶▶

足底筋膜撕裂可由突发的强力动作导致，如突然的跳跃、奔跑、冲刺造成足部强力跖屈，患者常表现为足底内侧的急性疼痛、局部被敲击或爆裂感，局部可见肿胀和压痛。患者既往多有足底筋膜炎或激素注射史。超声上可表现为足底筋膜局部连续性中断、断端迂曲、内回声减低。

病例 30 右侧足背区外伤后蹬长伸肌腱缝合术后，肌腱再次断裂

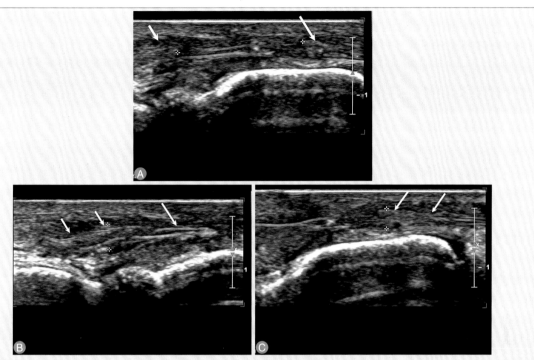

患者，男性，37岁，右侧足背铁板扎伤后蹬长伸肌腱断裂缝合术后2个月，自觉蹬趾背伸障碍。A.右侧足背中部纵切面显示原手术切口处蹬长伸肌腱结构显示不清（标尺之间），局部仅见缝线强回声，其两侧可见肌腱断端（箭头），图像右侧为肢体远侧；B.右侧足背中部纵切面显示蹬长伸肌腱近侧断端（标尺与短箭头），稍远侧可见缝线强回声（长箭头），但未见肌腱结构，图像右侧为肢体远侧；C.右侧足背中部纵切面显示蹬长伸肌腱远侧断端（标尺与箭头），图像右侧为肢体远侧。

图 6-3-30 右侧足背区外伤后蹬长伸肌腱缝合术后，肌腱再次断裂

病例 31 足底前部第 3 趾趾长屈肌腱腱鞘炎伴跖骨间滑囊炎

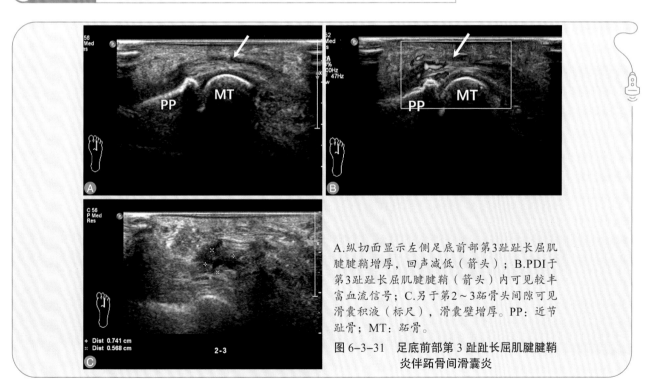

A.纵切面显示左侧足底前部第3趾趾长屈肌腱腱鞘增厚，回声减低（箭头）；B.PDI于第3趾趾长屈肌腱腱鞘（箭头）内可见较丰富血流信号；C.另于第2~3跖骨头间隙可见滑囊积液（标尺），滑囊壁增厚。PP：近节趾骨；MT：跖骨。

图 6-3-31 足底前部第 3 趾趾长屈肌腱腱鞘炎伴跖骨间滑囊炎

病例 32 距腓前韧带撕脱骨折伴跟腓韧带损伤后 50 天

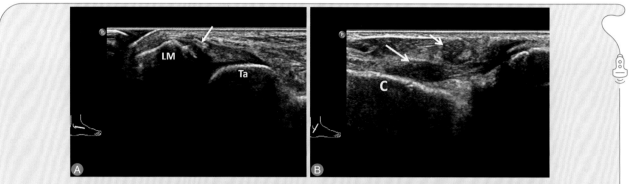

A.可见右侧距腓前韧带于外踝处撕脱，骨折片呈强回声（箭头）；B.右侧跟腓韧带增粗，以近跟骨（C）附着处显著（长箭头），跟腓韧带浅侧可见腓骨长肌腱与腓骨短肌腱（短箭头）。LM：外踝；Ta：距骨。

图 6-3-32 距腓前韧带撕脱骨折伴跟腓韧带损伤后 50 天

病例 33 距腓前韧带撕裂

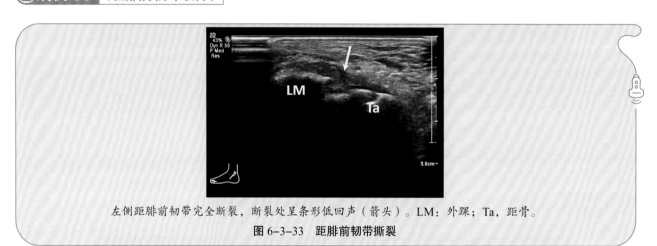

左侧距腓前韧带完全断裂，断裂处呈条形低回声（箭头）。LM：外踝；Ta，距骨。

图 6-3-33 距腓前韧带撕裂

病例 34 距腓前韧带完全断裂，为外伤后 4 小时

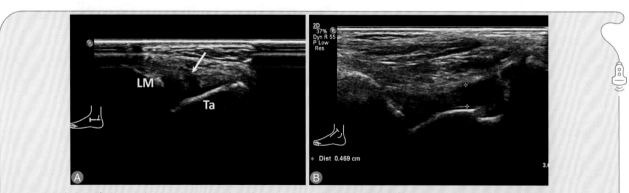

A.左侧距腓前韧带连续性中断，为完全断裂（箭头）；B.纵切面于左侧踝前部可见踝关节腔内积液（标尺）。LM：外踝；Ta：距骨。

图 6-3-34 距腓前韧带完全断裂

病例 35　距腓前韧带 I 度损伤

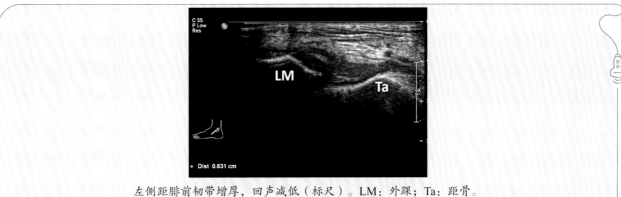

左侧距腓前韧带增厚，回声减低（标尺）。LM：外踝；Ta：距骨。

图 6-3-35　距腓前韧带 I 度损伤

病例 36　儿童距腓前韧带撕脱骨折

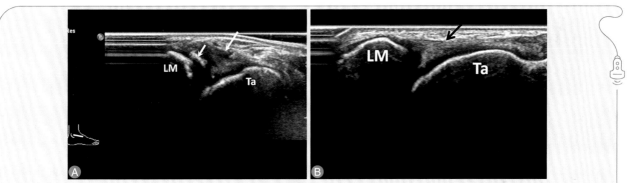

患儿，5岁，为右侧踝关节扭伤后2个小时。A.可见右侧距腓前韧带自外踝处撕脱，骨折片呈强回声（短箭头），距腓前韧带增厚，回声减低，不均匀；B.对侧正常距腓前韧带（箭头），呈条形纤维状回声。LM：外踝；Ta：距骨。

图 6-3-36　儿童距腓前韧带撕脱骨折

病例 37　三角韧带上段损伤

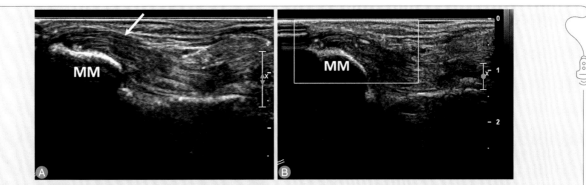

A.纵切面显示右侧三角韧带前部上段增厚，回声减低，探头加压时局部疼痛明显（箭头）；B.PDI于增厚的三角韧带内可见血流信号增多。MM：内踝。

图 6-3-37　三角韧带上段损伤

📖病例 38 足底部第 1 跖趾关节处滑囊炎

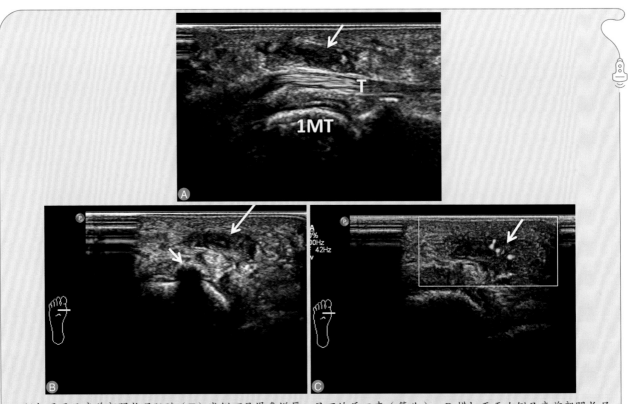

A.纵切面于足底前部踇长屈肌腱（T）浅侧可见滑囊增厚，呈不均质回声（箭头）；B.横切面于右侧足底前部踇长屈肌腱浅侧可见滑囊增厚，呈不均质回声（长箭头），短箭头所指为籽骨；C.PDI于滑囊内可见较丰富血流信号（箭头）。1MT：第1跖骨。

图 6-3-38 足底部第 1 跖趾关节处滑囊炎

第四节 骨质病变

📖病例 1 足背第 2 跖骨头骨赘突出

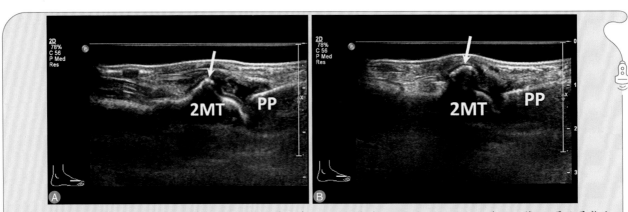

患者为摔跤运动员，主因右侧足背前部皮下突出结节就诊，无明显疼痛。A.纵切面于右侧足背显示第2跖骨头骨赘突出（箭头）；B.另一切面显示第2跖骨头骨赘突出（箭头）。2MT：第2跖骨；PP：近节趾骨。

图 6-4-1 足背第 2 跖骨头骨赘突出

病例 2　第 1 跖趾关节骨赘突出

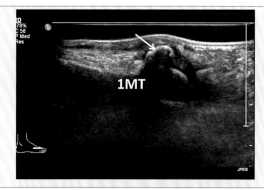

患者主因右侧第1跖趾关节处结节就诊，局部无明显疼痛。纵切面可见右侧足背第1跖骨头骨赘突出（箭头），并位于关节腔内，骨赘周围关节腔内可见少量积液。1MT：第1跖骨。

图 6-4-2　第 1 跖趾关节骨赘突出

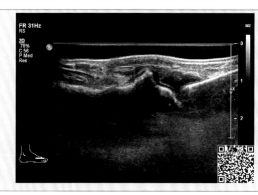

动态图 6-4-1　连续纵切面扫查显示第 1 跖骨头骨赘突出

病例 3　足背第 2 跖跗关节骨赘突出

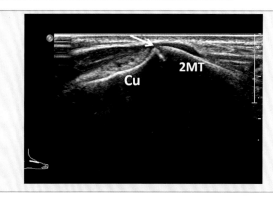

患者，男性，27岁，经常踢球，纵切面可见右侧第2跖跗关节骨赘突出（箭头）。Cu：楔骨；2MT：第2跖骨。

图 6-4-3　足背第 2 跖跗关节骨赘突出

病例 4　跖骨骨折

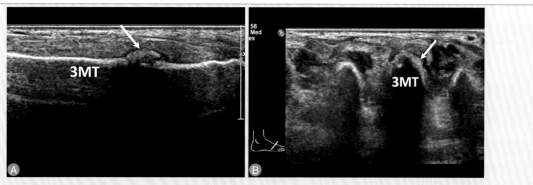

患者，男性，38岁，主因右侧足背疼痛3周就诊。A.右侧足背纵切面显示第3跖骨（3MT）骨皮质连续性中断，可见强回声骨痂形成（箭头）；B.足背横切面可见第3跖骨（3MT）强回声骨痂形成（箭头），表面粗糙。

图 6-4-4　跖骨骨折

病例5 左侧足背第2跖骨骨折

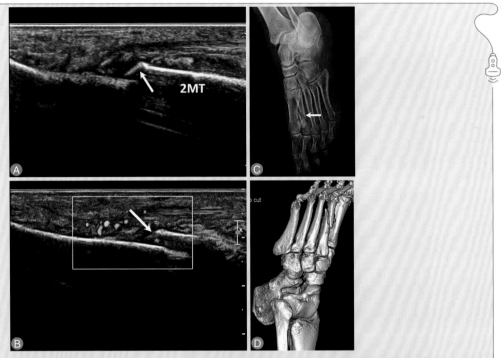

患者，女性，57岁，主因上楼梯时突发左侧足部疼痛10天就诊。A.足背纵切面显示左侧第2跖骨（2MT）连续性中断，两断端错位（箭头）；B.PDI显示骨折（箭头）周围软组织内血流信号增多；C.X线显示第2跖骨骨折（箭头）；D.CT三维重建显示第2跖骨骨折。

图6-4-5　左侧足背第2跖骨骨折

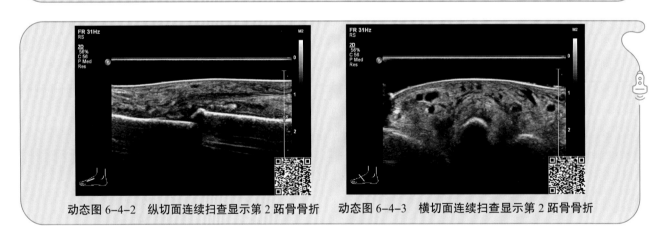

动态图6-4-2　纵切面连续扫查显示第2跖骨骨折　　　动态图6-4-3　横切面连续扫查显示第2跖骨骨折

·相关知识点 ▶▶▶

应力骨折为骨骼反复持续的过度承受应力造成的骨骼损伤，包括衰竭骨折与疲劳骨折。衰竭骨折多见于绝经后妇女，可由长时间走路导致。在足部，衰竭骨折最常累及第2跖骨干和第3跖骨干。疲劳骨折则由运动、训练、行军等造成足部反复负荷过大导致，病变多位于跖骨。

应力骨折超声表现：骨膜增厚、骨皮质连续性中断或不规则、PDI显示骨膜上血流信号增多、周围软组织水肿增厚、血流信号增多，病程后期可见骨痂所致的强回声。其中骨膜增厚为反复应力所致的骨膜反应；病变处骨质的重塑可以导致骨皮质不规则；骨质重塑过程中必然有血管生成，为成骨细胞带来营养与生长因子，通过PDI检查可以显示局部增多的血流信号；最后为骨痂形成，亦可被超声检查所显示。

诊断下肢应力骨折时，应注意与其他骨质病变相鉴别，如急性骨髓炎、骨恶性肿瘤（如Ewing肉瘤、骨肉瘤、骨髓瘤等），这些病变在超声上均可显示骨膜增厚、骨膜抬高，因此X线检查仍然是重要的鉴别手段。

病例 6　足背区骰骨骨折

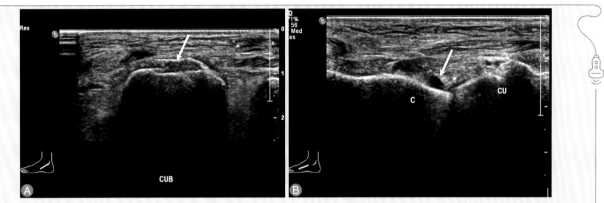

患者，男性，43岁，左足扭伤后外踝前方足背区肿胀。超声检查显示为骰骨骨折，进一步行CT检查证实为骰骨骨折。A.左侧外踝前方骰骨（CUB）骨皮质连续性中断，可见薄片状强回声突出（箭头），提示骨折；B.跟骰关节腔内可见少量积液（箭头）。C：跟骨；CU：骰骨。

图 6-4-6　足背区骰骨骨折

病例 7　跟骨骺板损伤

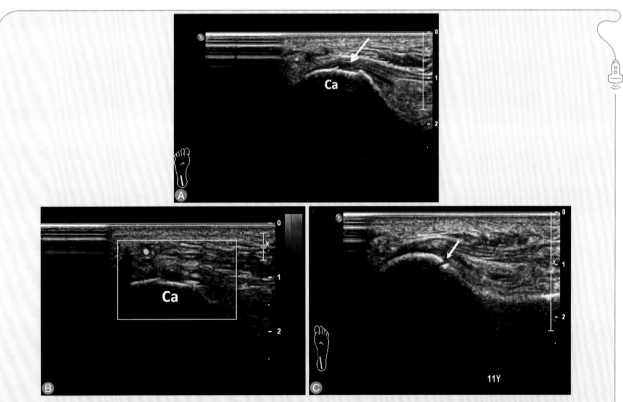

患儿，女性，11岁，右侧胫骨骨折术后7个月，足跟部疼痛数月，局部压痛明显。A.纵切面显示右侧足底筋膜附着处跟骨表面不平（箭头），骺板显示不清；B.PDI显示跟骨周围可见较丰富血流信号；C.对侧跟骨表面平滑，并可见骺板呈低回声（箭头）。Ca：跟骨。

图 6-4-7　跟骨骺板损伤

第五节　足踝部占位性病变

病例1　足背趾长伸肌腱内腱鞘囊肿

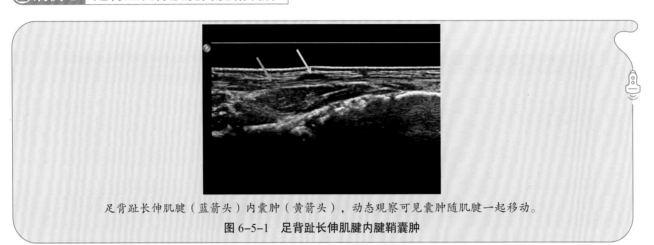

足背趾长伸肌腱（蓝箭头）内囊肿（黄箭头），动态观察可见囊肿随肌腱一起移动。

图 6-5-1　足背趾长伸肌腱内腱鞘囊肿

病例2　楔舟关节浅侧腱鞘囊肿

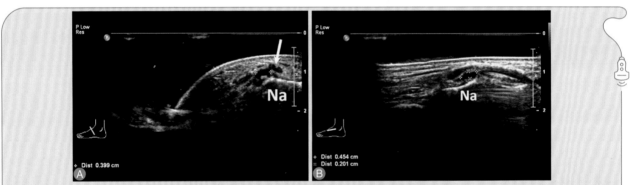

A.左侧足背横切面显示楔舟关节浅侧腱鞘囊肿（标尺），其浅侧可见足背动静脉（箭头）；B.左侧足背纵切面显示楔舟关节浅侧腱鞘囊肿（标尺）。Na：足舟骨。

图 6-5-2　楔舟关节浅侧腱鞘囊肿

病例3　足背腱鞘囊肿

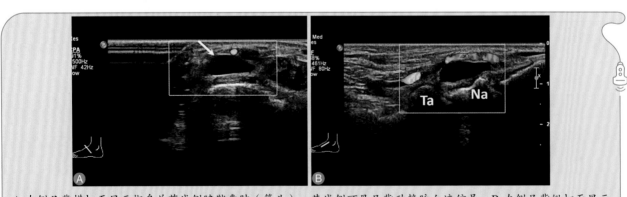

A.左侧足背横切面显示楔舟关节浅侧腱鞘囊肿（箭头），其浅侧可见足背动静脉血流信号；B.左侧足背纵切面显示楔舟关节浅侧腱鞘囊肿，其浅侧足背动静脉受压移位。Ta：距骨；Na：足舟骨。

图 6-5-3　足背腱鞘囊肿

病例4　跗骨间关节浅侧腱鞘囊肿

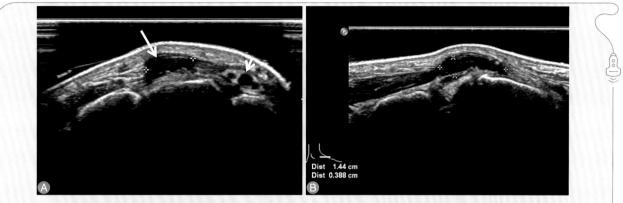

A.横切面于右侧足背跗骨间关节浅侧可见腱鞘囊肿（长箭头与标尺），其与足背动静脉（短箭头）无明显关系；
B.纵切面于右侧足背跗骨间关节浅侧可见腱鞘囊肿（标尺）。

图 6-5-4　跗骨间关节浅侧腱鞘囊肿

病例5　足背腱鞘囊肿伴足背动脉受压

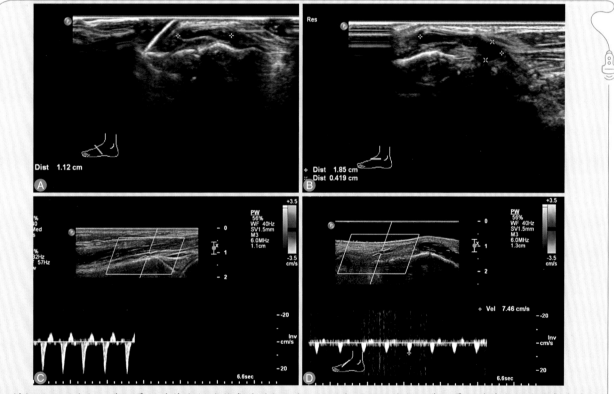

A.横切面显示左侧足背跗骨间关节浅侧腱鞘囊肿（标尺）；B.纵切面显示左侧足背跗骨间关节浅侧腱鞘囊肿（标尺）；C.左侧踝前部足背动脉血流通畅，血流频谱正常；D.囊肿远侧足背动脉血流速度减低（7.4 cm/s），考虑为囊肿卡压足背动脉所致。

图 6-5-5　足背腱鞘囊肿伴足背动脉受压

病例6 前跗管综合征

　　患者，男性，49岁，主因左侧踝前部结节伴疼痛不适就诊。1个月前踝前部突发疼痛并向小腿扩散，数天后缓解，但踝前部仍有不适，并可见足背结节突出。超声检查提示足背距骨骨赘与腱鞘囊肿卡压腓深神经，并且导致足背动脉受压、管腔闭塞，考虑为前跗管综合征。相关超声表现见图6-5-6。

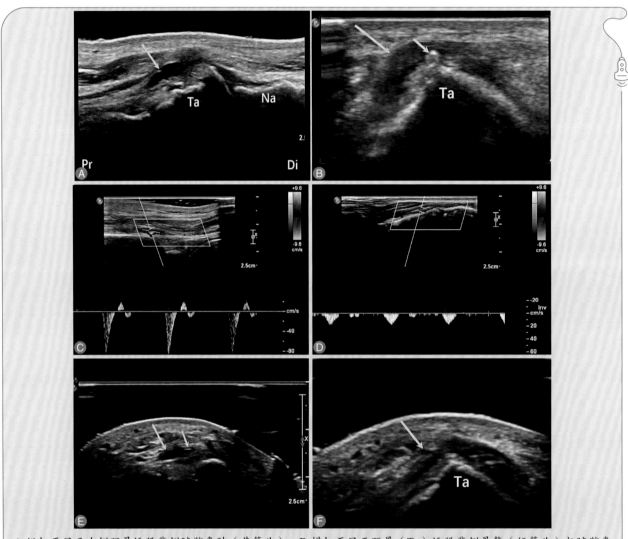

A.纵切面显示左侧距骨远段背侧腱鞘囊肿（黄箭头）；B.横切面显示距骨（Ta）远段背侧骨赘（短箭头）与腱鞘囊肿（长箭头）；C.囊肿近侧的足背动脉血流频谱正常，呈三相血流频谱；D.囊肿远侧的足背动脉血流频谱异常，呈小慢波；E.踝前部连续横切面扫查显示足背动脉（短箭头）管腔逐渐变扁，其旁可见腱鞘囊肿（长箭头）；F.踝前部横切面扫查可见位于足背动脉旁的腓深神经（箭头）被囊肿顶起而移位，且管径稍增粗、回声减低。Ta：距骨；Na：足舟骨；Pr：近侧；Di：远侧。

图6-5-6　前跗管综合征

· 病例分析 ▶▶▶

　　前跗管为伸肌下支持带与距骨、足舟骨浅侧筋膜之间的间隙，其内容物为胫骨前肌腱、踇长伸肌腱、趾长伸肌腱、第3腓骨肌腱、足背动静脉与腓深神经。前跗管卡压综合征为腓深神经及其分支在伸肌下支持带的卡压，可导致第1跖骨间隙和踇趾与第二趾相邻侧的麻痛等异常感觉。该患者超声检查首先发现距骨远段浅侧的骨赘与腱鞘囊肿，继而行CDFI检查，局部未见足背动脉血流信号，而稍远侧足背动脉可见血流频谱呈小慢波，提示近侧的足背动脉严重狭窄甚至闭塞。由于该部位位置表浅，故放置导声垫后行高频超声进一步检查，连续横切面扫查发现足背动脉管腔逐渐狭窄，于囊肿处管腔闭塞。继而观察与足背动脉伴行的腓深神经，发现该神经被深方的囊肿挤压而移位，且管径增粗、回声减低，提示腓深神经卡压。

小结：骨赘和腱鞘囊肿虽然是良性病变，但在某些部位这些病变可压迫局部的血管和神经，从而导致血管受压狭窄甚至闭塞，而神经受压可出现神经增粗、回声减低及相应神经受损的临床表现。

病例 7　蹬趾甲下血管球瘤

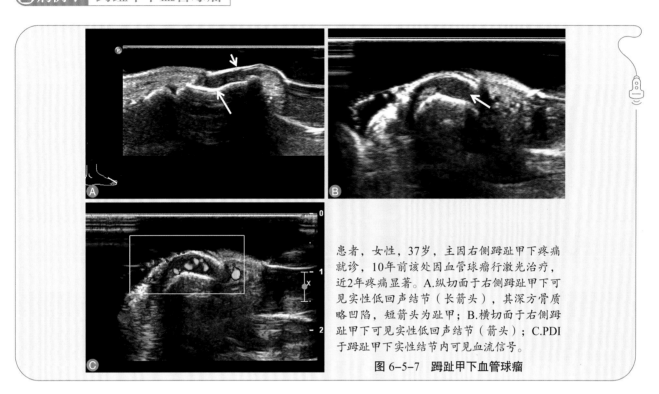

患者，女性，37岁，主因右侧蹬趾甲下疼痛就诊，10年前该处因血管球瘤行激光治疗，近2年疼痛显著。A.纵切面于右侧蹬趾甲下可见实性低回声结节（长箭头），其深方骨质略凹陷，短箭头为趾甲；B.横切面于右侧蹬趾甲下可见实性低回声结节（箭头）；C.PDI于蹬趾甲下实性结节内可见血流信号。

图 6-5-7　蹬趾甲下血管球瘤

病例 8　足底纤维瘤病术后 3 年复发

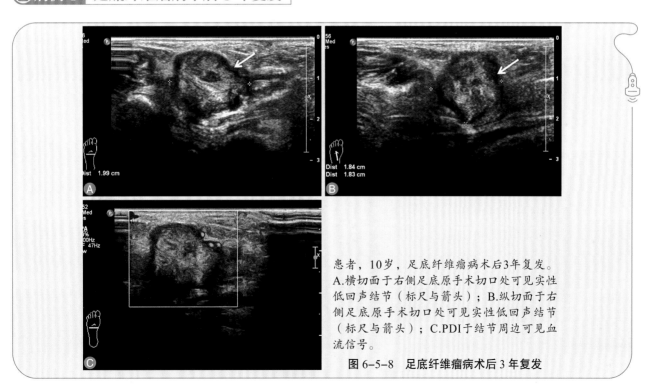

患者，10岁，足底纤维瘤病术后3年复发。A.横切面于右侧足底原手术切口处可见实性低回声结节（标尺与箭头）；B.纵切面于右侧足底原手术切口处可见实性低回声结节（标尺与箭头）；C.PDI于结节周边可见血流信号。

图 6-5-8　足底纤维瘤病术后 3 年复发

病例 9　足前部第 3 跖趾关节背侧与两侧腱鞘巨细胞瘤复发

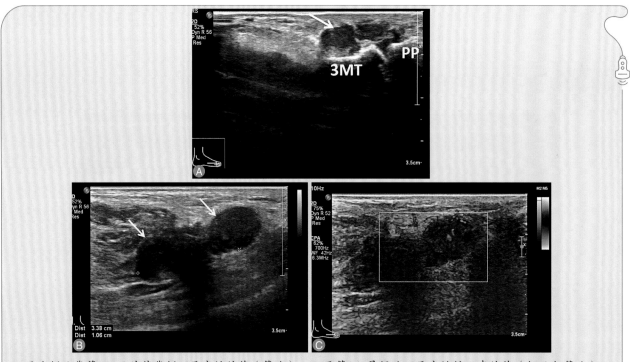

A.于右侧足背第3跖趾关节背侧可见实性结节（箭头）；B.于第2跖骨间隙可见实性低回声结节（标尺与箭头）；C.PDI于第2跖骨间隙实性结节内可见血流信号。3MT：第3跖骨；PP：近节趾骨。

图 6-5-9　足前部第 3 跖趾关节背侧与两侧腱鞘巨细胞瘤复发

病例 10　足底筋膜纤维瘤病

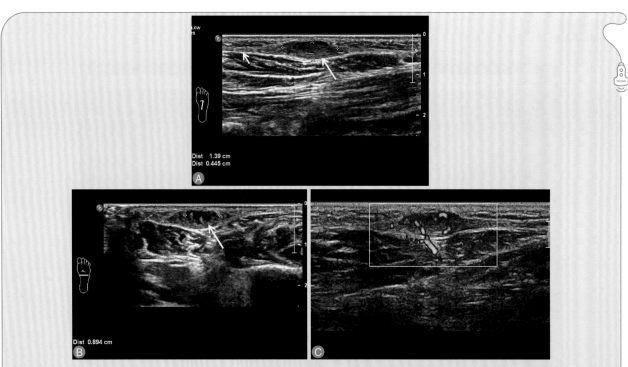

A.纵切面于足底中部足底筋膜内可见实性结节（标尺与箭头），边界欠清；B.横切面于足底中部足底筋膜内可见实性结节（标尺与箭头），边界欠清；C.PDI于结节内可见较丰富血流信号。

图 6-5-10　足底筋膜纤维瘤病

病例 11 　双侧足底筋膜纤维瘤病

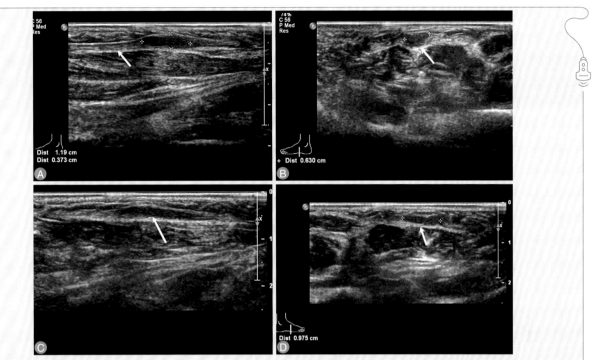

A.纵切面显示左侧足底中部足底筋膜（箭头）内长梭形低回声结节（标尺）；B.横切面显示左侧足底中部足底筋膜内实性低回声结节（标尺与箭头），边界欠清；C.纵切面显示右侧足底中部足底筋膜内长梭形低回声结节（箭头）；D.横切面显示右侧足底中部足底筋膜内实性低回声结节（标尺与箭头）。

图 6-5-11　双侧足底筋膜纤维瘤病

病例 12 　足底前部 Morton 神经瘤

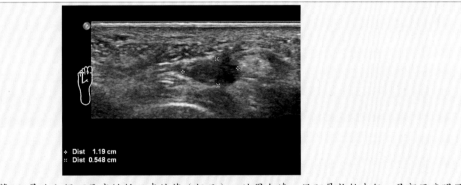

于右侧足底前部第3、第4跖骨头之间可见实性低回声结节（标尺），边界欠清，沿跖骨长轴走行，局部压痛明显。

图 6-5-12　足底前部 Morton 神经瘤

• 相关知识点 ▶▶▶

　　Morton神经瘤：中年女性多见，为趾足底总神经的退行性病变，并非真正肿瘤。病变处可见神经周围纤维化，伴血管增生与轴突变性。最常累及第3趾足底总神经，少数情况下累及第4趾足底总神经，第1趾和第2趾足底总神经则较少累及。临床表现为足底前部的锐痛或钝痛，并向远侧第3、第4趾之间放射。走路或穿高跟、尖头的鞋会加重疼痛，而不负重时疼痛则会减轻。

　　超声表现：Morton神经瘤位于跖骨头间隙或稍近侧。超声显示为梭形或椭圆形的结节，沿跖骨长轴走行。除结节外，超声有时还可显示神经瘤近侧或远侧的趾足底总神经，其管径较正常稍增粗而较易显示。探头按压神经瘤时，如患者出现较剧烈疼痛，则更支持诊断。有时于神经瘤背侧可见跖骨间滑囊积液，探头加压可见滑囊被压缩，而神经瘤不能被压缩。

病理表现：大体上，病变神经呈梭形增粗，形成灰白色小结节，直径不超过1 cm，边界清楚，但无包膜。镜下可见神经纤维变性，神经轴索崩解、消失，神经鞘细胞密集而扭曲；神经束膜细胞增生伴有纤维化及黏液样变性，神经外膜纤维化。后期，病变明显纤维化。

• 鉴别诊断：跖板损伤 ▶▶▶

跖板损伤是前足疼痛和畸形的常见病因之一，其主要症状为跖趾关节处的疼痛。跖板损伤主要包括跖板变性、跖板部分断裂及跖板完全断裂。跖板损伤最常见于第2趾，导致第2趾向背侧和内侧移位。跖板位于跖趾关节足底部，是一个梯形的纤维软骨板，主要由Ⅰ型纤维纵向分布而成，其近端松散附着于跖骨颈，远端与近节趾骨基底部牢固连接，背侧面与关节囊融合，跖侧面与趾屈肌腱鞘附着，为跖趾关节的主要稳定结构。

跖板在超声上表现为均质稍高回声。跖板断裂时表现为跖板内无回声的裂隙样缺损或不均质低回声区，背屈时更明显，可伴邻近跖骨骨皮质不光滑及骨赘形成。跖板全层断裂可见软骨界面征象，软骨表面呈线状高回声，跖趾关节腔内的积液可流至蹬长屈肌腱腱鞘或趾长屈肌腱腱鞘内，导致腱鞘内积液增多。

动态超声检查：怀疑跖板损伤时，可被动伸屈脚趾进行动态超声检查，有助于进一步观察跖板撕裂处的间隙有无变化。

第六节　足踝部其他病变

病例 1　骨化性肌炎

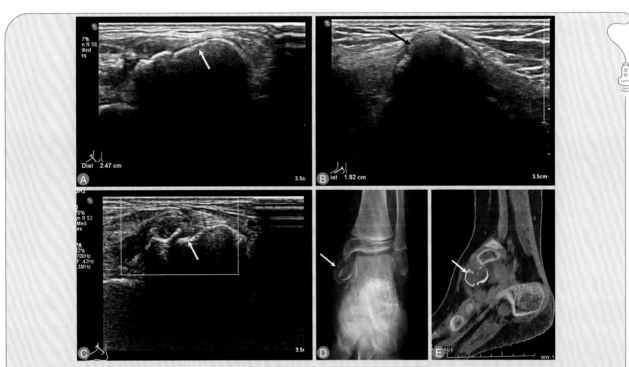

患儿，男性，7岁，主因左侧踝前部肿块2年余就诊。A.左侧踝前部偏内侧横切面显示位于距骨浅侧的较大钙化灶（箭头），后方声影明显；B.左侧踝前部纵切面显示距骨浅侧较大钙化灶（箭头），后方声影明显；C.PDI显示钙化灶（箭头）周围软组织内血流信号增多；D.X线显示距骨前内侧高密度结节（箭头）；E.CT显示踝前内侧软组织肿胀，内见环形高密度影，考虑为骨化性肌炎（箭头）。

图 6-6-1　骨化性肌炎

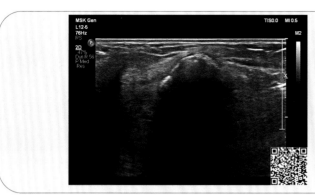

动态图 6-6-1　连续纵切面扫描显示位于踝前部距骨浅侧的较大钙化灶

病例 2　Ⅱ型足舟骨副骨

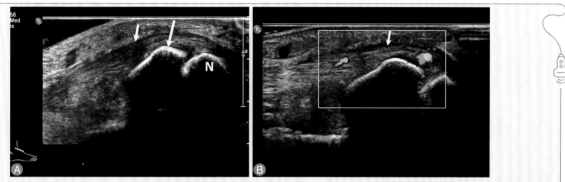

患者，女性，58岁，主因右踝内侧肿胀伴疼痛就诊。A.右侧踝内侧纵切面显示胫骨后肌腱远段内Ⅱ型足舟骨副骨呈斑状强回声（长箭头），其远侧紧邻足舟骨（N），胫骨后肌腱增粗、回声减低（短箭头）；B.PDI于胫骨后肌腱内可见丰富血流信号。

图 6-6-2　Ⅱ型足舟骨副骨（1）

病例 3　Ⅱ型足舟骨副骨

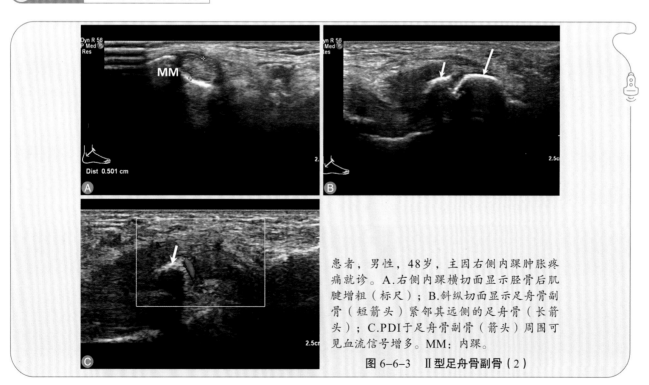

患者，男性，48岁，主因右侧内踝肿胀疼痛就诊。A.右侧内踝横切面显示胫骨后肌腱增粗（标尺）；B.斜纵切面显示足舟骨副骨（短箭头）紧邻其远侧的足舟骨（长箭头）；C.PDI于足舟骨副骨（箭头）周围可见血流信号增多。MM：内踝。

图 6-6-3　Ⅱ型足舟骨副骨（2）

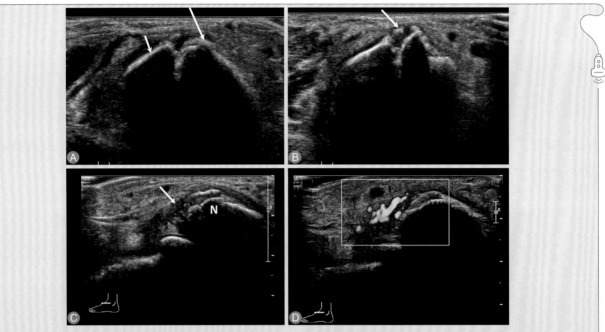

患者，女性，50岁，主因左侧内踝肿痛数月就诊。A.于左踝内侧胫骨后肌腱远端可见足舟骨副骨（短箭头）与足舟骨（长箭头）紧密相连；B.另一切面显示足舟骨副骨表面不平，可见斑状强回声（箭头），为损伤后表现；C.足舟骨（N）周围软组织增厚，回声减低（箭头）；D.PDI于足舟骨周围软组织内可见较丰富血流信号。

图6-6-4 Ⅱ型足舟骨副骨损伤

· **相关知识点** ▶▶▶

1.副骨在多数情况下为骨化中心未融合所致，可以表现为某一骨的一部分或位于其旁的游离骨体。籽骨则具有不同的解剖学特征，至少部分位于肌腱内，具有减少摩擦和保护肌腱的作用。副骨一般情况下无症状，但有时可以由于慢性劳损或创伤而损伤，导致局部疼痛、退行性变或卡压周围重要结构。

2.足踝部最常见的副骨为距后三角骨、足舟骨副骨、跖间骨等。足踝部最常见的籽骨为腓籽骨。

3.足舟骨副骨分型：Ⅰ型，又称籽骨型，呈圆形或卵圆形，大小为2～6 mm，位于胫骨后肌腱内，不与足舟骨直接接触，此型不引起胫骨后肌腱止点位置改变，也不引起关节不稳定，因此大多无症状；Ⅱ型，又称假关节型，此型最多见，呈心形、三角形或帽状，胫骨后肌腱止点大部分附着于副骨，主、副骨之间以1～2 mm的纤维软骨联合相连，形成微动假关节，此型稳定性差，常因扭伤或劳累后诱发临床症状；Ⅲ型，又称舟骨角型，主、副骨通过骨性融合，表现为增大的足舟骨角，此型结构较稳定，临床极少出现症状。

@病例5 距上骨

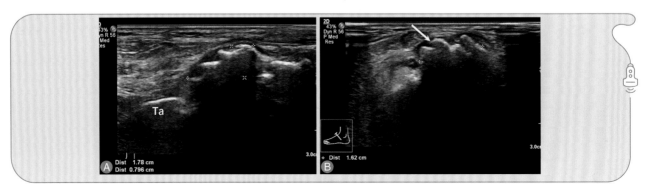

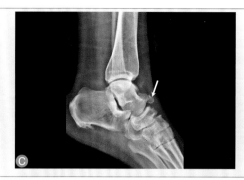

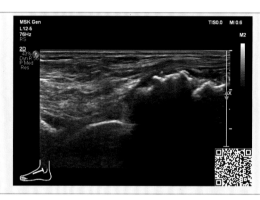

患者，女性，56岁，主因左侧踝前部包块就诊。X线显示左侧距上骨。A.纵切面于左侧踝前部可见距骨（Ta）远端浅侧异常骨性强回声（标尺），表面欠规则，后方伴声影；B.横切面于左侧踝前部可见距骨远端浅侧异常骨性强回声（标尺与箭头），表面欠规则，后方伴声影；C.X线侧位片可见位于距骨前上缘处的副骨（距上骨，箭头）。

图 6-6-5 距上骨

动态图 6-6-2 连续纵切面扫查于踝前部可见位于距骨远端浅侧的异常骨性强回声

病例 6 踇趾内侧脓肿

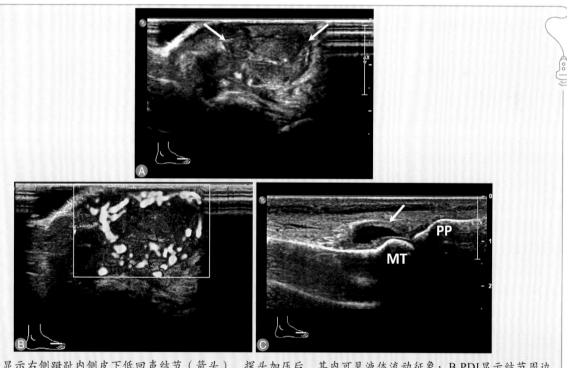

A.纵切面显示右侧踇趾内侧皮下低回声结节（箭头），探头加压后，其内可见液体流动征象；B.PDI显示结节周边区域丰富血流信号；C.纵切面显示该患者的第1跖趾关节腔内少量积液，关节囊稍增厚（箭头）。PP：近节趾骨；MT：第1跖骨。

图 6-6-6 踇趾内侧脓肿

病例 7　距跟融合

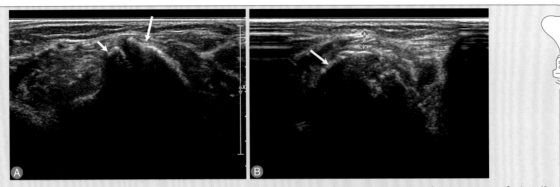

患者，女性，45岁，主因右侧内踝包块就诊。患者无明显疼痛。A.右侧内踝斜纵切面显示包块处可见距骨（短箭头）与跟骨（长箭头）骨质突出，二者之间可见低回声的纤维软骨联合，为距跟融合；B.斜横切面显示距跟融合（箭头）的浅侧可见胫神经（标尺）略变扁，但患者无明显神经受压症状。

图 6-6-7　距跟融合

相关知识点 ▶▶▶

一、距跟融合

距跟融合的发生被认为与间充质干细胞异常分裂有关，导致距骨与跟骨之间异常融合或出现异常关节，使距下关节活动受限。距跟融合可分为骨性、软骨性和纤维性融合，也可以再细分为关节内融合（累及距下关节中骨面，少数情况下累及距下关节后骨面）和关节外融合（位于跟骨载距突后方）。

距跟融合为导致足后内侧疼痛的原因之一，且距跟融合与后足外翻、扁平足、韧带损伤和腓骨肌痉挛有密切关系。距跟融合时，如融合处明显向外突出，可导致踝管内的结构受压，其中最常累及姆长屈肌腱，导致该肌腱发生肌腱损伤及腱鞘炎，其次可累及趾长屈肌腱，少数情况下可卡压踝管内胫神经或其远侧分支。

二、距下关节

距下关节在功能上为一个关节，但在解剖学上可分为两个关节，即前距下关节（或距跟舟关节）和后距下关节。前距下关节的前面由足舟骨的后骨面和距骨头构成，下面由距骨的前、中关节面和跟骨构成。该关节的内下方由弹簧韧带稳固加强。前距下关节与距舟关节直接相通。后距下关节由距骨的后关节面和跟骨构成。后距下关节多数情况下与踝关节后隐窝相通，而前距下关节一般不与踝关节腔相通，也不与后距下关节相通。

超声检查前距下关节：探头一端放在跟骨载距突，另一端放在足舟骨，该切面可显示位于距骨浅侧的弹簧韧带及前距下关节。

超声检查后距下关节：①探头放在内踝后方，显示长屈肌腱长轴，于该肌腱深方可见后距下关节；②探头一端放在外踝，另一端指向足底，继而探头稍向前移，可显示位于距骨与跟骨之间的后距下关节；③探头放在踝后部以显示跟腱长轴，于Kager脂肪垫的深方可见距骨及其远侧的后距下关节。

病例 8　跟腱周围纤维结缔组织慢性炎伴急性炎

患者，女性，16岁，主因右踝后部反复肿胀数年就诊。超声检查显示右侧跟腱旁较大范围低回声病变，边界不清，PDI于其内可见血流信号（图6-6-8）。超声引导下穿刺活检病理为纤维结缔组织慢性炎伴急性炎，局部呈化脓性炎，并可见较多嗜酸性粒细胞浸润，结合免疫组化结果考虑为炎症性病变。

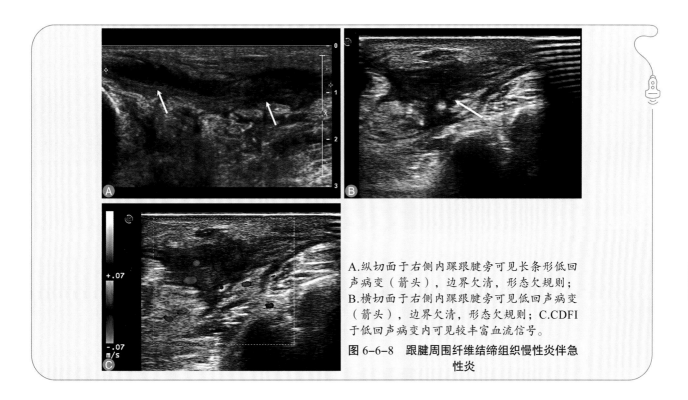

A.纵切面于右侧内踝跟腱旁可见长条形低回声病变（箭头），边界欠清，形态欠规则；B.横切面于右侧内踝跟腱旁可见低回声病变（箭头），边界欠清，形态欠规则；C.CDFI于低回声病变内可见较丰富血流信号。

图 6-6-8　跟腱周围纤维结缔组织慢性炎伴急性炎

病例 9　足底肌层内血管瘤

患者，男性，45岁，主因左侧足背肿胀伴疼痛就诊。超声检查左侧足背未见异常，继而检查足底，显示足底肌层内血管瘤伴静脉石形成（图6-6-9）。该病例提示超声检查一定要全面，避免漏诊病变。

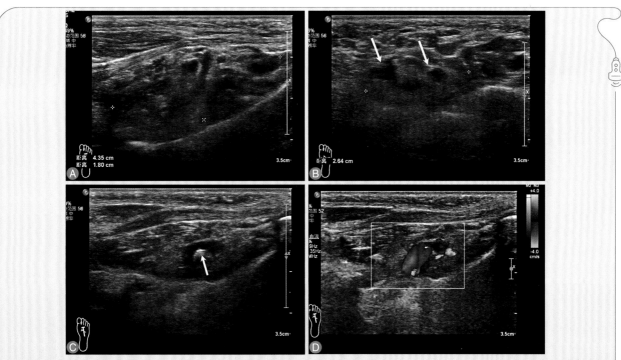

A.左侧足底中部纵切面显示肌层内多房囊性包块（标尺），内见多条管状回声；B.足底中部横切面显示肌层内多房囊性包块（标尺与箭头）；C.包块内囊性区内可见斑状强回声，为静脉石形成；D.CDFI示探头加压时包块内可见静脉血流信号。

图 6-6-9　足底肌层内血管瘤

参考文献

[1] ALAIA E F, ROSENBERG Z S, BENCARDINO J T, et al.Tarsal tunnel disease and talocalcaneal coalition: MRI features[J].Skeletal Radiol,2016,45(11):1507-1514.

[2] VIA A G, OLIVA F, SPOLITI M, et al. Acute compartment syndrome[J].Muscles Ligaments Tendons J,2015,5(1):18-22.

[3] BONASIA D E, ROSSO F, COTTINO U, et al.Exercise-induced leg pain[J].Asia Pac J Sports Med Arthrosc Rehabil Technol,2015,2(3):73-84.

[4] DE VOS R J, VAN DER VLIST A C, ZWERVER J, et al.Dutch multidisciplinary guideline on achilles tendinopathy[J].Br J Sports Med,2021,55(20):1125-1134.

[5] FILIPPUCCI E, DI GESO L, GIROLIMETTI R, et al.Ultrasound in crystal-related arthritis[J].Clin Exp Rheumatol,2014,32(1 Suppl 80):S42-S47.

[6] HUANG J, ZHANG Y, MA X, et al.Accessory navicular bone incidence in Chinese patients: a retrospective analysis of X-rays following trauma or progressive pain onset[J].Surg Radiol Anat,2014,36(2):167-172.

[7] MANDL P, BONG D, BALINT P V, et al.Anatomy for the image study group.Sonographic and anatomic description of the subtalar joint[J].Ultrasound Med Biol,2018,44(1):119-123.

[8] MCCARTHY C L, THOMPSON G V. Ultrasound findings of plantar plate tears of the lesser metatarsophalangeal joints[J].Skeletal Radiol,2021,50(8):1513-1525.

[9] NAREDO E, IAGNOCCO A.One year in review 2017: ultrasound in crystal arthritis[J].Clin Exp Rheumatol,2017,35(3):362-367.

[10] SCHAPER M, HARCUS J.Preliminary image findings of lower limb stress fractures to aid ultrasonographic diagnoses: a systematic review and narrative synthesis[J].Ultrasound,2021,29(4):208-217.

[11] YAMADA A F, CREMA M D, NERY C, et al.Second and third metatarsophalangeal plantar plate tears: diagnostic performance of direct and indirect MRI features using surgical findings as the reference standard[J].AJR Am J Roentgenol,2017,209(2):W100-W108.

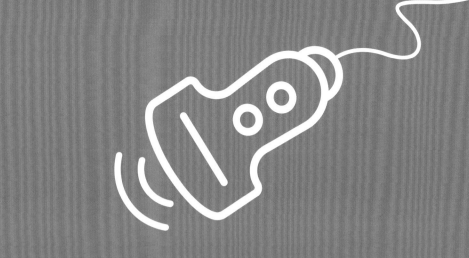

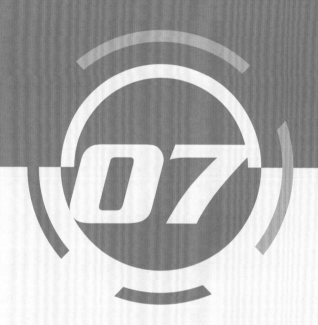

第七章
上肢周围神经病变超声解析

第一节 臂丛神经病变

病例 1 右侧臂丛神经炎

患者，男性，51岁，主因右侧上肢疼痛3天后无力就诊。查体可见右侧上肢主动上抬困难，但可以被动上抬。超声检查显示右侧臂丛神经C_5显著增粗，余臂丛神经未见明显增粗；右侧冈下肌和三角肌可见变薄，回声增高（图7-1-1）。

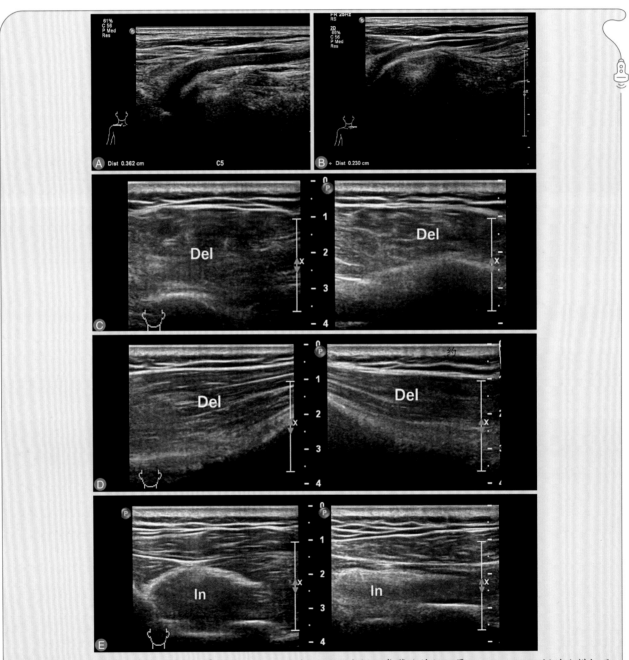

A.纵切面显示右侧臂丛神经C_5增粗，厚约3.6 mm；B.纵切面显示左侧正常臂丛神经C_5厚2.3 mm；C.双侧对比横切面显示右侧三角肌（右图Del）较左侧三角肌（左图Del）体积缩小，回声增高；D.双侧对比长轴切面显示右侧三角肌（右图Del）较左侧三角肌（左图Del）体积缩小，回声增高；E.双侧对比短轴切面显示右侧冈下肌（右图In）较左侧冈下肌（左图In）体积缩小，回声增高。

图 7-1-1 右侧臂丛神经炎（1）

病例2 右侧臂丛神经炎

　　患者，男性，57岁，先出现右侧上肢疼痛，后出现右侧肩部肌肉萎缩。超声检查显示右侧臂丛神经C_6较左侧增粗，冈上肌、冈下肌、小圆肌轻度萎缩改变（图7-1-2）。肌电图显示右侧臂丛神经根病变，以C_5、C_6显著。

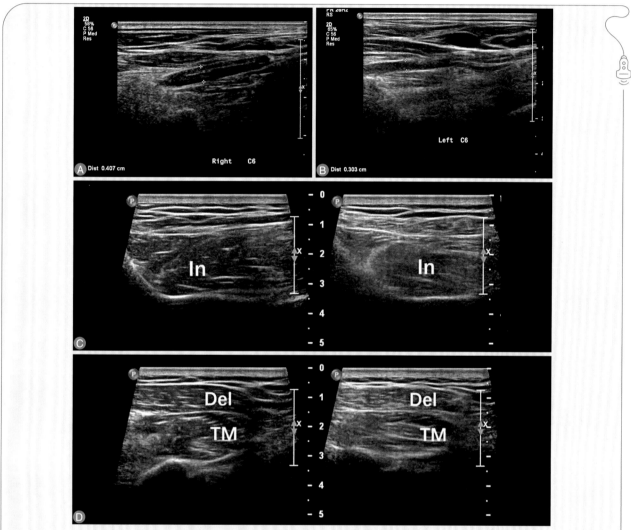

A.纵切面显示右侧臂丛神经C_6（厚约4.1 mm）较左侧增粗；B.纵切面显示左侧臂丛神经C_6厚约3.0 mm；C.双侧对比显示右侧冈下肌（右图In）较左侧冈下肌（左图In）变薄，回声增高；D.双侧对比显示右侧小圆肌（右图TM）和三角肌（右图Del）较左侧小圆肌（左图TM）和三角肌（左图Del）稍变薄，回声稍增高。

图7-1-2　右侧臂丛神经炎（2）

病例3 右侧臂丛神经炎

　　患者，男性，55岁，主因右侧上肢无力就诊。患者无外伤史。超声检查显示右侧臂丛神经C_5、C_7、C_8较左侧增粗，右侧冈上肌、冈下肌、三角肌萎缩，右侧上肢正中神经、尺神经、桡神经未见异常（图7-1-3）。最后诊断为右侧臂丛神经炎。

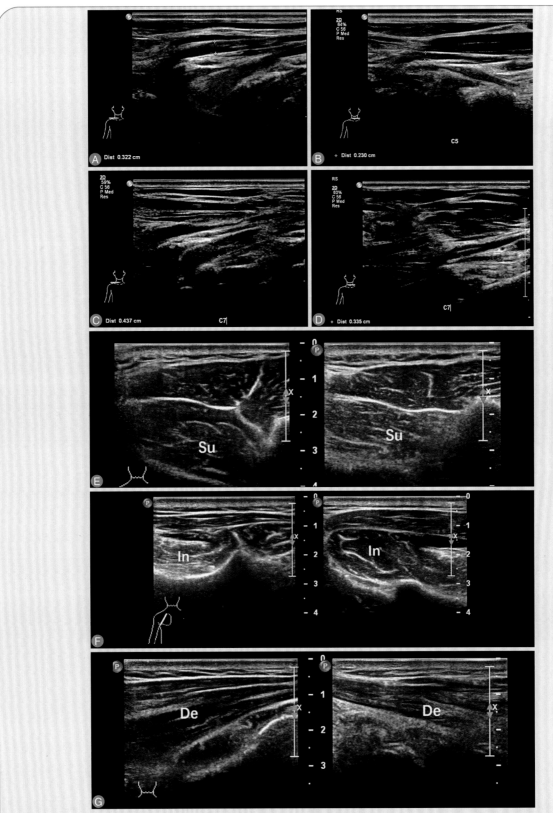

A.右侧臂丛神经C₅（标尺）较左侧增粗，厚约3.2 mm；B.左侧臂丛神经C₅（标尺）厚2.3 mm；C.右侧臂丛神经C₇较左侧增粗，厚约4.4 mm；D.左侧臂丛神经C₇厚约3.4 mm；E.双侧对比显示右侧冈上肌（右图Su）较左侧冈上肌（左图Su）变薄，回声增高；F.双侧对比显示右侧冈下肌（左图In）较左侧冈下肌（右图In）变薄，回声增高；G.双侧对比显示右侧三角肌（右图De）较左侧三角肌（左图De）变薄，回声增高。

图 7-1-3　右侧臂丛神经炎（3）

病例4　右侧臂丛神经炎

　　患者，女性，51岁，主因右侧颈部疼痛半个月后出现右侧上肢无力就诊。肌电图显示为右侧上肢神经源性受损（C_5、C_6）。相关超声表现见图7-1-4。

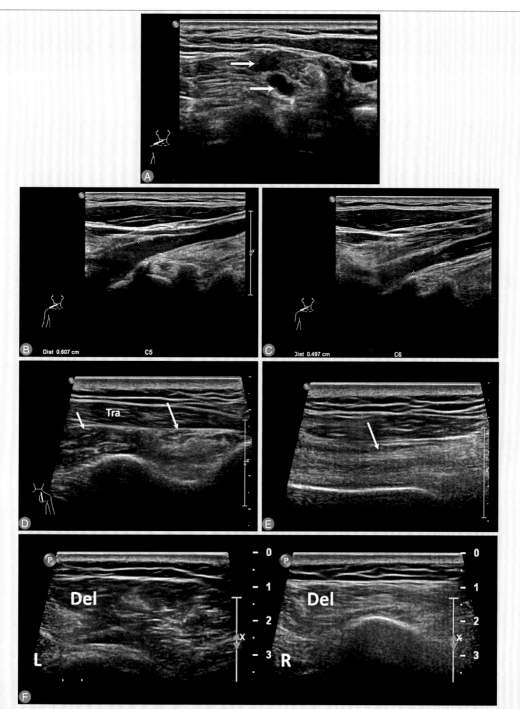

A.右侧颈部横切面显示右侧臂丛神经C_5、C_6明显增粗（箭头），内呈低回声；B.纵切面显示右侧臂丛神经C_5明显增粗（标尺）；C.纵切面显示右侧臂丛神经C_6明显增粗（标尺）；D.右侧肩后部短轴切面显示冈下肌变薄、回声增高（长箭头），小圆肌（短箭头）未见明显异常；E.右侧肩后部长轴切面显示冈下肌变薄，回声增高（箭头）；F.双侧对比检查显示右侧三角肌较左侧三角肌变薄，回声增高。Tra：斜方肌；Del：三角肌；L：左侧；R：右侧。

图7-1-4　右侧臂丛神经炎（4）

病例4　右侧臂丛神经炎

　　患者，女性，51岁，主因右侧颈部疼痛半个月后出现右侧上肢无力就诊。肌电图显示为右侧上肢神经源性受损（C_5、C_6）。相关超声表现见图7-1-4。

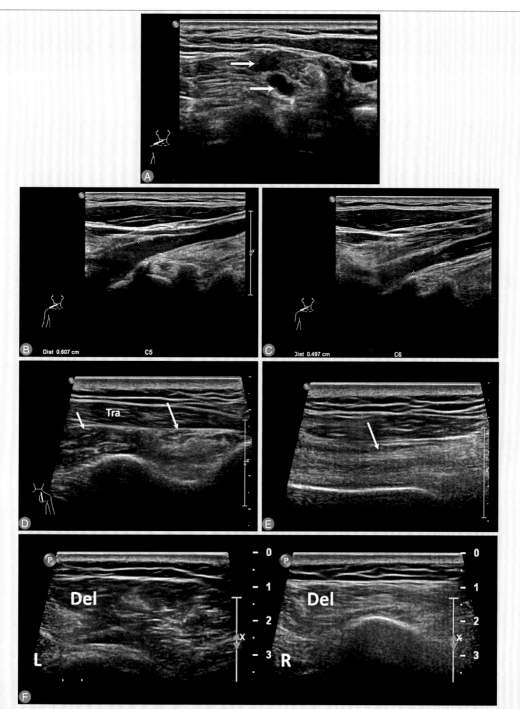

A.右侧颈部横切面显示右侧臂丛神经C_5、C_6明显增粗（箭头），内呈低回声；B.纵切面显示右侧臂丛神经C_5明显增粗（标尺）；C.纵切面显示右侧臂丛神经C_6明显增粗（标尺）；D.右侧肩后部短轴切面显示冈下肌变薄、回声增高（长箭头），小圆肌（短箭头）未见明显异常；E.右侧肩后部长轴切面显示冈下肌变薄，回声增高（箭头）；F.双侧对比检查显示右侧三角肌较左侧三角肌变薄，回声增高。Tra：斜方肌；Del：三角肌；L：左侧；R：右侧。

图7-1-4　右侧臂丛神经炎（4）

病例 5 右侧臂丛神经炎

患者，男性，58岁，主因右上臂无力2年，肌萎缩8个月，疼痛伴无力加重1月余就诊。患者于2年前无明显诱因出现右臂无力，表现为上臂外展位持物费力，但尚可提重物，系扣子等精细动作不受影响。后发现右上臂肌肉萎缩。1个月前患者受凉后出现颈部疼痛较前加重伴右肩部疼痛，随后出现右上肢近端力量进行性下降，表现为站立位上臂无法抬举，前臂不能完成屈曲动作，疼痛5天达峰，10天后完全缓解，但右上臂及肩周肌肉萎缩较前明显。肌电图显示右侧肱二头肌、三角肌、冈下肌神经源性受损。超声提示右侧臂丛神经未见明显增粗、肩胛上神经较对侧增粗，右侧冈下肌、三角肌萎缩（图7-1-5）。最后诊断：右侧臂丛神经炎。给予激素治疗后病情有所好转。

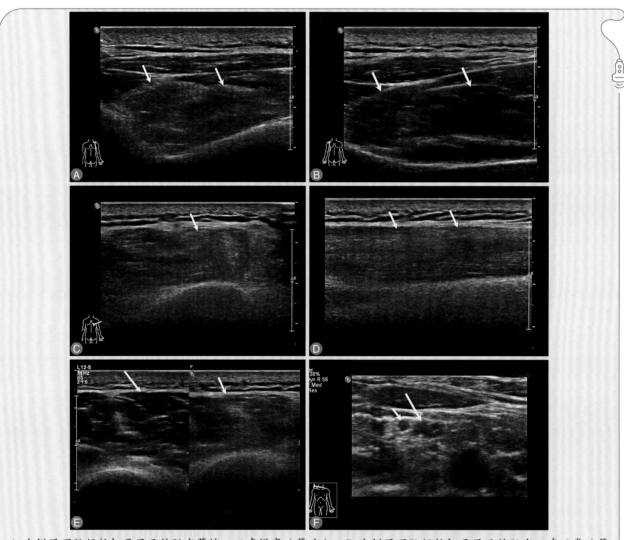

A.右侧冈下肌短轴切面显示该肌肉萎缩，回声增高（箭头）；B.左侧冈下肌短轴切面显示该肌肉回声正常（箭头）；C.右侧三角肌短轴切面显示该肌肉萎缩，回声增高（箭头）；D.右侧三角肌长轴切面显示该肌肉萎缩，回声增高（箭头）；E.双侧对比显示右侧三角肌萎缩，回声增高（短箭头），左侧三角肌回声正常（长箭头）；F.右侧颈部横切面显示肩胛上神经（短箭头）较对侧增粗，其内侧为臂丛神经上干（长箭头）。

图 7-1-5 右侧臂丛神经炎（5）

病例6 **右侧臂丛神经炎累及桡神经深支**

　　患者，女性，21岁，主因右侧前臂疼痛后出现手指伸直障碍数月就诊。超声检查显示右侧肘前部水平桡神经深支增粗，并可见两处局灶性缩窄（图7-1-6）。

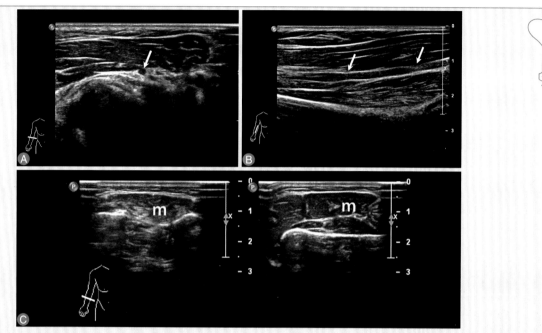

A.横切面显示右侧肘前部桡神经深支起始部增粗（箭头），回声减低；B.纵切面显示右侧肘前部桡神经深支起始部增粗，并可见两处轻微缩窄（箭头），其周围软组织未见占位；C.双侧对比显示右侧前臂背侧伸肌（左图m）较左侧前臂背侧伸肌（右图m）变薄，回声增高。

图7-1-6　右侧臂丛神经炎累及桡神经深支（1）

病例7 **右侧臂丛神经炎累及桡神经深支**

　　患者，女性，69岁，主因右侧前臂无力就诊。临床要求检查肘内侧屈肌总腱以排除肌腱病。超声检查右侧肘内侧屈肌总腱与肘外侧屈肌腱总腱均未见明显异常。由于患者主要症状为伸指无力，因此进一步检查了桡神经及其深支。超声检查显示肘前部桡神经深支多处节段性增粗，回声减低，内部结构显示不清；桡神经主干未见异常（图7-1-7）。最后诊断为右侧臂丛神经炎累及桡神经深支。

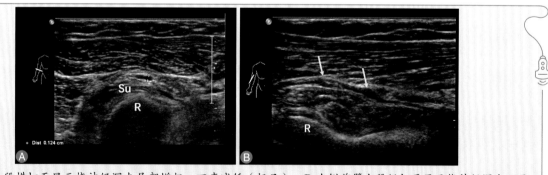

A.右侧前臂上段横切面显示桡神经深支局部增粗，回声减低（标尺）；B.右侧前臂上段纵切面显示桡神经深支可见多处局限性增粗（箭头），回声减低。R：桡骨；Su：旋后肌。

图7-1-7　右侧臂丛神经炎累及桡神经深支（2）

· 超声检查注意事项 ▶▶▶

神经的长轴切面扫查有助于显示神经内增粗或变窄的区域。因此，应注意将神经的短轴切面检查与长轴切面检查相结合。

· 病例分析与文献回顾 ▶▶▶

臂丛神经炎，亦称神经疼痛性肌萎缩、Parsonage-Turner综合征，为少见的神经肌肉病变，年发病率为（2～3）/100 000。任何年龄均可发病，但发病高峰期在30～50岁，男性略多见；可单侧发病，也可双侧发病。其临床特征为急性或亚急性肩痛和上肢疼痛，继而发生肌肉萎缩和无力，后出现肩胛带肌和上臂肌肉的无力和瘫痪。最常累及肩胛上神经（支配冈上肌和冈下肌），也可累及以下神经的一支或多支：腋神经（支配三角肌和小圆肌）、胸长神经（支配前锯肌）、肌皮神经（支配肱肌、肱二头肌和喙肱肌）、桡神经深支（支配前臂伸肌）或膈神经（支配膈肌）等。

臂丛神经炎的发病机制被认为是一种免疫介导的炎症反应，也可能与自体免疫、遗传、感染、环境因素有关。最常见的危险因素为近期的病毒感染。研究显示，约25%的患者在发病前有近期的病毒感染病史。近期免疫接种为第二常见危险因素，可见于约15%的患者。因此，该病的发生可能与病毒的直接侵及、病毒感染继发的免疫反应、免疫接种中的病毒抗原有关。

臂丛神经炎的临床表现与其他很多导致肩部疼痛和无力的疾病类似，如颈神经根病、脊髓肿瘤、肩袖撕裂、臂丛神经肿瘤、周围神经卡压损伤等，其在临床上多表现为肩部突发的剧烈疼痛，疼痛消失后则出现严重的肌肉无力，常累及近段肌肉。在组织学上，神经系统的炎症部位多位于臂丛神经，但也可以位于远段的神经，如胸长神经、骨间前神经、骨间后神经等。

该病的诊断常被延误，因局部剧烈的疼痛常被归因于肌肉骨骼系统，只有当患者出现肌肉无力时才会就诊于神经科。因此，多数患者就诊时已处于较晚的时期，从而错过了皮质类固醇激素治疗的最佳时期，只能进行康复治疗。研究显示，由于该病被明显低估，年发病率本应为1/1000，而不是（2～3）/100 000。

有研究显示，当臂丛神经炎表现为单神经病变时，最常累及的神经为胸长神经；当臂丛神经炎表现为多神经病变时，最常累及的神经为肩胛上神经，其次为胸长神经。胸长神经由来自C_5、C_6、C_7的神经纤维组成，支配前锯肌。前锯肌的作用为上臂上抬时使肩胛骨前移、肩胛下角向上向外旋转。前锯肌瘫痪时可导致肩胛骨内侧缘翼状抬起及肩胛骨、肱骨不稳定。

超声表现： 臂丛神经一支或多支弥漫性增粗，或其远侧分支如腋神经、胸长神经、肌皮神经、桡神经深支等节段性增粗，有时可见神经沙漏样缩窄，缩窄处以外的神经水肿、增粗、变硬。病变严重者神经束可完全断裂，需行手术松解或神经移植治疗。但神经增粗并非该病的特异性征象，其他病变（如慢性炎性脱髓鞘多发神经病、Guillain–Barré综合征、多灶性运动神经病、遗传性疾病和周围神经卡压性疾病）均可表现为神经增粗。

Yongwei Pan等总结了42例神经沙漏样缩窄病变的临床特征，结果显示：患者的年龄为8～52岁〔平均为（27.8±11.3）岁〕，7例患者的年龄<15岁，男女比例为1.6∶1。38%的患者发病前1～6天有明显诱因，这些诱因包括微小创伤、流感样症状、分娩、劳累、剧烈活动、急性呼吸道症状、小手术和酒精中毒。除一例患者外，其他患者均有急性、中度到重度的持续性上肢疼痛。疼痛可持续1～14天（平均为8天），然后逐渐消失，出现受累肌肉无力。一般情况下，疼痛的部位与受累的神经有关。累及多个神经时，疼痛位于肩胛带，并放射至上臂；累及桡神经时，疼痛位于上臂外侧；累及骨间后神经时，疼痛位于肘外侧；累及骨间前神经或正中神经时，疼痛位于上臂内侧。手术探查显示，受累神经包括19个桡神经、18个骨间后神经、3个骨间前神经、3个正中神经、2个腋神经、1个肩胛上神经和1个肌皮神经。神经周围未见任何外部卡压病变。部分神经可见沙漏样缩窄病变。大体观察显示缩窄两侧的神经水肿、变硬，累及长度为3～20 cm，肿胀神经与周围组织轻度粘连。神经缩窄的数量和严重程度在各个患者之间

有较大差异。严重缩窄者局部可见神经扭曲，神经束几乎完全断裂。病理学显示肿胀处神经水肿、轻中度炎性细胞浸润；神经缩窄处有神经轴突与雪旺细胞不同程度缺失，被结缔组织替代，神经纤维发生脱髓鞘改变。神经基质内与毛细血管周围可见淋巴细胞浸润，提示免疫反应的发生。

关于手术的时机，不同学者的意见不同。有学者认为，患者发病3个月后，如无神经功能恢复的迹象，应立即考虑手术治疗。手术的方式包括神经内松解、神经移植术等。

病例8　臂丛神经转移性病变（乳腺癌）

患者，右侧乳腺癌根治术后4年，已行化疗及免疫治疗，近几个月出现右侧上臂疼痛。超声显示右侧臂丛神经弥漫性增粗，神经周围可见多发点状强回声。锁骨下区臂丛神经各束明显增粗（图7-1-8）。PET-CT显示患者有骨转移。

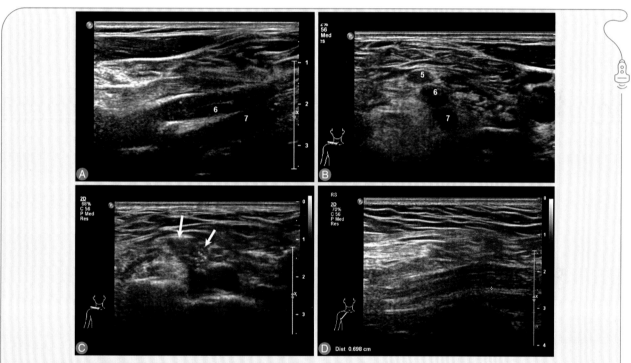

A.纵切面显示右侧臂丛神经C₆、C₇弥漫性增粗；B.横切面显示右侧臂丛神经C₅、C₆、C₇弥漫性增粗；C.右侧锁骨上区臂丛神经周围可见实性低回声区（箭头）伴内部多发点状强回声；D.纵切面显示右侧锁骨下区臂丛神经各束明显增粗（标尺），其内结构显示不清。

图7-1-8　臂丛神经转移性病变（乳腺癌）

病例9　乳腺癌放疗后臂丛神经损伤

患者，女性，58岁，乳腺癌手术后加放化疗后5年，主因左侧上肢疼痛数月就诊。MRI显示左侧腋窝臂丛神经周围有渗出，PET显示左侧肩部放射性浓聚。相关超声表现见图7-1-9。

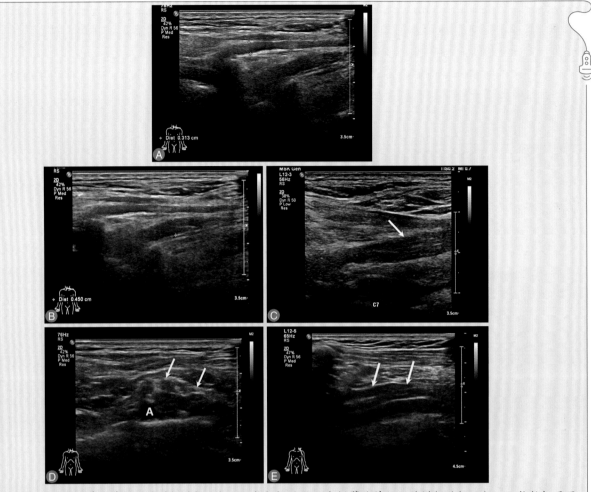

A.长轴切面显示左侧臂丛神经C_5稍增粗（标尺）；B.长轴切面显示左侧臂丛神经C_6稍增粗（标尺）；C.长轴切面显示左侧臂丛神经C_7增粗（箭头）；D.短轴切面显示锁骨上区锁骨下动脉（A）周围臂丛神经明显增粗（箭头）；E.锁骨下区长轴切面显示左侧臂丛神经弥漫性增粗（箭头），回声减低。

图7-1-9　乳腺癌放疗后臂丛神经损伤

病例 10　右侧乳腺癌手术与化疗后，右侧臂丛神经周围转移性病变

　　患者，女性，53岁，乳腺癌术后与化疗后5年，主因右侧上肢麻木伴疼痛无力1年就诊。MRI显示右侧臂丛神经干聚集呈团片状及结节状改变。超声检查显示右侧臂丛神经弥漫性增粗，形态不规则；右侧锁骨下区臂丛神经周围可见多发不均质低回声病变（图7-1-10）。超声引导下穿刺活检证实为乳腺癌转移。

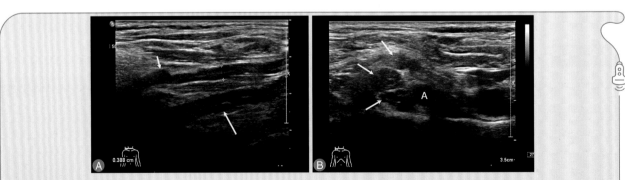

A.纵切面显示右侧臂丛神经C_5（标尺与短箭头）、C_6（长箭头）增粗，形态不规则；B.右侧锁骨上区横切面显示锁骨下动脉（A）周围臂丛神经显著增粗（箭头）。

图7-1-10　右侧乳腺癌手术与化疗后，右侧臂丛神经周围转移性病变

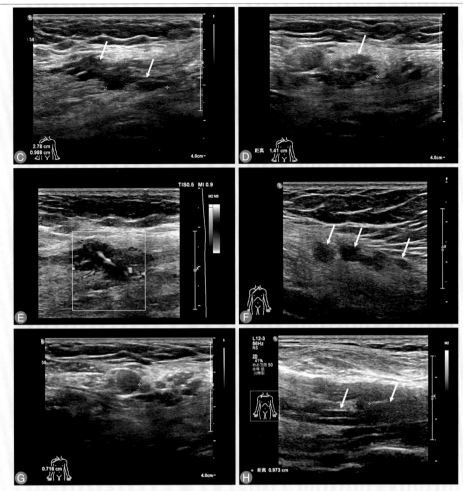

C.右侧锁骨下区可见低回声病变（箭头），边界清晰，形态不规则；D.右侧锁骨下区低回声病变边界清晰（箭头）；E.PDI于右侧锁骨下区低回声病变内可见较丰富血流信号；F.另于右侧锁骨下区软组织内可见多个低回声结节（箭头）；G.于右侧锁骨下区软组织内可见一较大低回声结节（标尺）；H.于右侧锁骨下区可见臂丛神经各束显著增粗、回声减低（标尺与箭头），部分区域神经纤维束结构不清，考虑肿瘤浸润。

图 7-1-10　右侧乳腺癌手术与化疗后，右侧臂丛神经周围转移性病变（续）

● 文献回顾：臂丛神经转移癌与放疗后损伤　▶▶▶

1.很多肿瘤会发生臂丛神经的转移性病变，包括乳腺癌、支气管癌、淋巴瘤与头颈部的鳞癌，但乳腺癌所致的臂丛神经转移最为常见，因为乳腺癌重要的淋巴转移路径经过腋窝的顶部。

2.臂丛神经的转移性病变可以有以下两种表现：①表现为软组织内边界清晰、形态不规则的实性低回声病变，可包裹臂丛神经，病变与臂丛神经分界清晰；病变内可见较丰富血流信号，血流越丰富，转移癌的可能性越大。②肿瘤可侵及臂丛神经导致神经节段性增粗，神经内呈低回声。神经周围有时可见转移性肿大淋巴结。

臂丛神经转移性病变多累及下臂丛；可同时累及周围的肌肉组织、胸膜或骨质；同侧腋窝或锁骨上淋巴结亦可见转移病灶。

3.腋窝区放疗所致的臂丛神经损伤为常见的臂丛神经病变，可发生在放疗后数月甚至数年后，为放疗所致的神经增粗伴Wallerian变性，常累及上臂丛（C_5、C_6）。患者疼痛可以不明显，一般无上肢淋巴结转移。超声上可见臂丛神经弥漫性增粗，而无明显肿块，其周围软组织触诊较硬。不同于臂丛神经的肿瘤浸润，放疗所致的臂丛神经增粗较为均匀。但有时该病变与臂丛神经转移性病变较难鉴别。

病例 11　臂丛神经外伤性损伤

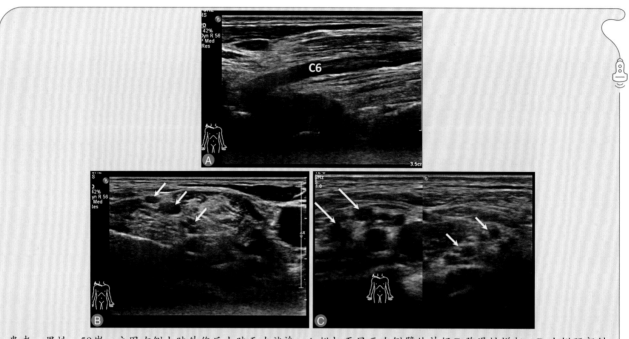

患者，男性，59岁，主因右侧上肢外伤后上肢无力就诊。A.纵切面显示右侧臂丛神经C₆弥漫性增粗；B.右侧颈部斜横切面显示位于斜角肌间隙的臂丛神经多个神经增粗（箭头）；C.双侧对比锁骨上区短轴切面显示右侧臂丛神经（长箭头）较左侧（短箭头）增粗。

图 7-1-11　臂丛神经外伤性损伤

病例 12　臂丛神经根性撕脱伤伴假性脊膜膨出

　　患者，男性，59岁，主因外伤后右侧上肢无力2个月就诊。超声检查显示右侧C₅、C₆、C₇神经根未显示；于右侧C₆~C₇椎间孔处可见囊肿；右侧锁骨上区可见臂丛神经结构明显增粗（图7-1-12）。

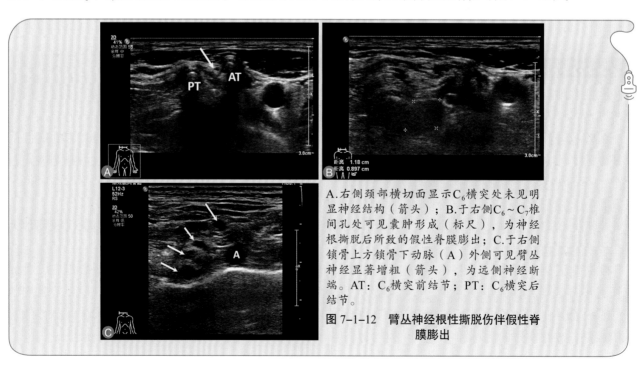

A.右侧颈部横切面显示C₆横突处未见明显神经结构（箭头）；B.于右侧C₆~C₇椎间孔处可见囊肿形成（标尺），为神经根撕脱后所致的假性脊膜膨出；C.于右侧锁骨上方锁骨下动脉（A）外侧可见臂丛神经显著增粗（箭头），为远侧神经断端。AT：C₆横突前结节；PT：C₆横突后结节。

图 7-1-12　臂丛神经根性撕脱伤伴假性脊膜膨出

·文献回顾：臂丛神经外伤性损伤 ▶▶▶

1.多数臂丛神经的闭合损伤是牵拉损伤所致。神经损伤的部位自近向远可发生于椎管内的神经根自脊髓撕脱、椎间孔处的神经根撕脱与回缩（有时可伴有脑脊液的流出与假性脊膜膨出）、椎间孔外侧神经断裂、创伤性神经瘤形成。

2.臂丛神经损伤可分为节前损伤与节后损伤。MRI可用于臂丛神经节前损伤的检查，而超声在臂丛神经节后损伤的诊断上具有重要价值，可发现臂丛神经部分或完全断裂、断端神经瘤、神经水肿增粗，病变多在斜角肌间隙或斜角肌间隙与锁骨之间的区域。

3.节前损伤时，有时可出现假性脊膜膨出，影像学表现为椎间孔附近的局限性积液。超声检查有时可发现假性脊膜膨出，但其敏感性低于MRI检查。

4.注意事项：不是所有的根性撕脱伤都会发生假性脊膜膨出；而假性脊膜膨出亦可见于神经根未发生撕脱的患者。

第二节 正中神经病变

病例 1 腕管综合征

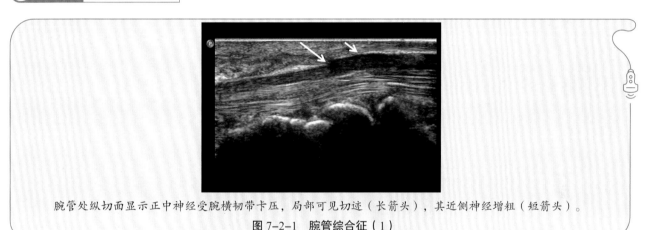

腕管处纵切面显示正中神经受腕横韧带卡压，局部可见切迹（长箭头），其近侧神经增粗（短箭头）。

图 7-2-1 腕管综合征（1）

病例 2 腕管综合征（血管瘤卡压正中神经）

患者，女性，31岁，主因左手麻木就诊。超声检查于左侧腕管内正中神经旁可见一低回声结节，内部略呈细网状结构，探头加压时其内可见静脉血流充盈，为典型血管瘤表现；正中神经未见明显增粗（图7-2-2）。

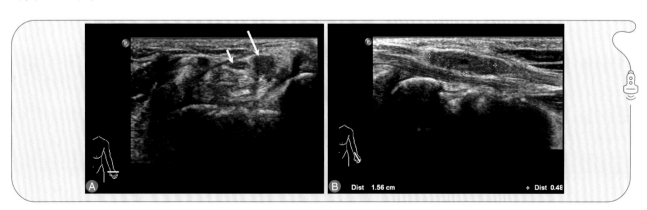

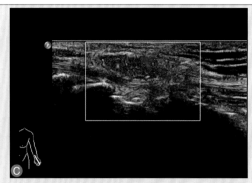

A.左侧腕管横切面显示正中神经（短箭头）旁低回声结节（长箭头），边界清晰；B.纵切面显示长椭圆形结节，边界清晰（标尺）；C.CDFI示探头加压时结节内可见静脉血流信号。

图 7-2-2 腕管综合征（血管瘤卡压正中神经）

• **超声检查注意事项** ▶▶▶

超声检查血管瘤时应注意动态超声检查，即采取探头局部加压再抬起的动作来实时观察血管瘤内的血流信号。由于静脉型血管瘤内多是静脉血流，其内血流速度较低，常规彩色多普勒常难以显示其内血流信号。但在探头加压再放松的过程中，由于挤压能使其内血流速度加快，从而在超声上可以显示其内血流信号。另外，还可以观察到，探头挤压时血管瘤厚度可缩小，而探头放松时由于瘤内血液充盈，血管瘤厚度增大。

病例 3 腕管综合征伴正中神经双支变异、永存正中动脉

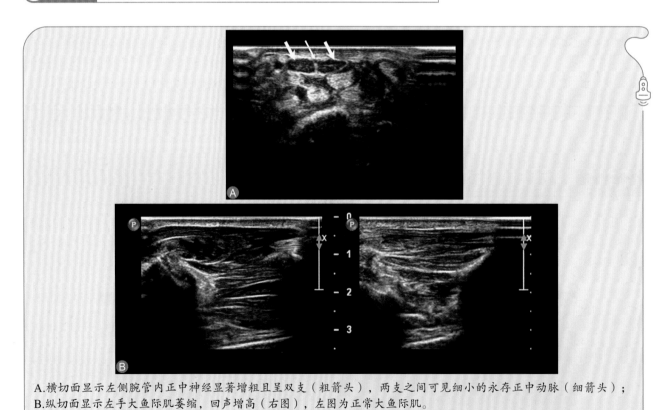

A.横切面显示左侧腕管内正中神经显著增粗且呈双支（粗箭头），两支之间可见细小的永存正中动脉（细箭头）；
B.纵切面显示左手大鱼际肌萎缩，回声增高（右图），左图为正常大鱼际肌。

图 7-2-3 腕管综合征伴正中神经双支变异、永存正中动脉

病例4　腕管综合征

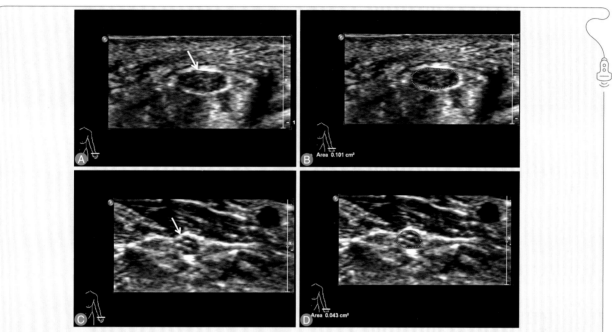

A.横切面显示左侧腕管内正中神经稍增粗，回声减低（箭头）；B.横切面显示左侧腕管内正中神经增粗，横截面积为10.1 mm²；C.该患者前臂远段正中神经未见异常（箭头）；D.该患者前臂远段正中神经横截面积为4.3 mm²。

图7-2-4　腕管综合征（2）

· 超声检查注意事项 ▶▶▶

　　该患者腕管近段正中神经轻度增粗，此时可以比较腕管近段正中神经与前臂远段正中神经的横截面积，一般二者差异大于2 mm²可提示腕管综合征的可能。

病例5　腕管综合征

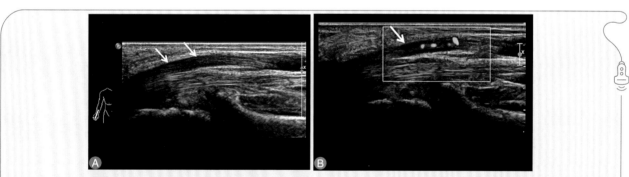

A.纵切面可见腕管近段正中神经增粗，回声减低（箭头），其内神经纤维束结构显示不清；B.PDI于正中神经（箭头）内可见血流信号增多。

图7-2-5　腕管综合征（3）

· 超声检查注意事项 ▶▶▶

　　超声检查腕管综合征时，增粗的正中神经内血流信号常增多，因此，可用PDI观察神经内的血流信号。

病例 6　腕管综合征

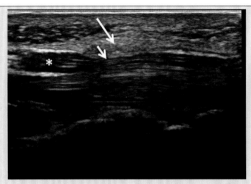

纵切面可见腕横韧带增厚（长箭头），其深方正中神经受压变扁（短箭头），该处远侧正中神经显著增粗（*），回声减低。

图 7-2-6　腕管综合征（4）

● 超声检查注意事项 ▶▶▶

　　超声检查腕管综合征时，可以表现为卡压神经的近侧神经增粗、远侧神经增粗或者两侧神经均增粗。此例则为卡压神经的远侧神经明显增粗。因此，超声检查时应注意对腕管远侧的正中神经进行检查；还应注意观察正中神经浅侧的腕横韧带有无异常增厚改变。

病例 7　腕管综合征（腱鞘囊肿卡压）

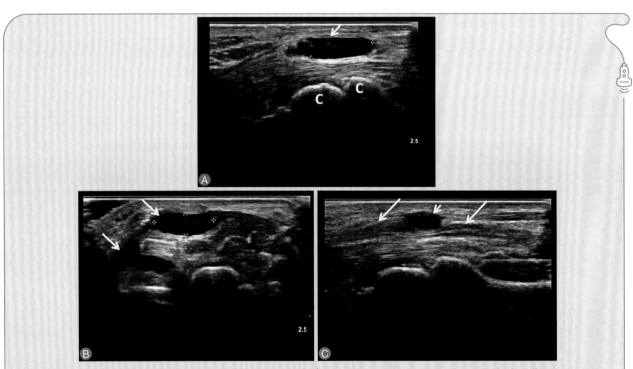

患者，男性，76岁，主因右手麻木数月就诊。A.右侧腕部掌侧纵切面可见指屈肌腱浅侧腱鞘囊肿（箭头与标尺）；B.腕部掌侧横切面可见该囊肿形态不规则（箭头与标尺），并向指屈肌腱的深方延伸；C.纵切面可见该囊肿（短箭头）卡压正中神经，导致神经局部变扁，卡压两侧神经均增粗（长箭头）。C：腕骨。

图 7-2-7　腕管综合征（腱鞘囊肿卡压）

• 相关知识点 ▶▶▶

腕管综合征为最常见的周围神经卡压综合征，该病在美国可占所有周围神经卡压综合征的90%。研究显示，在总体人群中，男女发病比例为1：1.4；而在65～74岁，女性的发病率则比男性高4倍。

该病确切的发病原因尚不明确，主要被认为是特发性或多因素性。可能的危险因素包括肥胖、糖尿病（包括1型和2型）、甲状腺功能减退、更年期、关节炎、高龄和怀孕等。其中，糖尿病与腕管综合征的发生最为密切，腕管综合征在糖尿病神经病变中的发病率为30%。机械性危险因素包括腕管内炎症、关节畸形、骨性结构不规则或腱鞘滑膜增生，使正中神经受到牵拉与束缚继而导致神经卡压。此外，腕管形状亦是一种危险因素。方形的腕管，即腕管的背–掌侧距离与内–外侧距离比值>0.7时，为腕管综合征的危险因素。此种现象可能为腕管综合征双侧发病或部分患者有腕管综合征家族史的原因。

腕管综合征典型临床表现为桡侧3个半手指麻木、疼痛，病变严重者可出现运动障碍，主要为拇指无力或动作不灵活等。病程较长的患者，常有鱼际肌萎缩，手掌变平坦称为"猿手"，而鱼际部感觉无影响（正中神经的掌皮支未受累）。

保守治疗是腕管综合征的一线治疗方法，除非患者有严重的感觉或运动功能障碍。腕部夹板固定为最常用的治疗方法，该方法使腕部固定在中立位置，以减少神经水肿和摩擦。维生素B$_6$可能会改善患者的症状。口服激素与非甾体抗炎药有助于改善患者的症状。腕管内神经周围注射皮质激素可以减轻神经水肿，其疗效与夹板固定治疗效果相似或优于夹板治疗。而联合治疗效果可能会优于单一治疗。此外，研究还显示，腕管内正中神经周围注射富血小板血浆，具有较好的临床疗效，其机制为促进轴突再生、血管生成。

美国骨科医师学会于2016年公布的关于腕管综合征治疗临床指南中涉及了该病的发病危险因素与治疗建议，参考如下。

（1）关于发病危险因素：高体重指数和高手腕部活动频率可增加腕管综合征的发病风险（有力证据支持）。

（2）关于激素注射治疗：应用激素（甲基强的松龙）可改善患者的症状（有力证据支持）。

（3）关于口服药物治疗：口服药物治疗（利尿剂、加巴喷丁、虾青素、非甾体抗炎药、维生素B$_6$）与安慰剂相比无明显疗效（中等证据支持）。

（4）关于口服激素治疗：与安慰剂相比，口服激素药物可以改善患者的症状（中等证据支持）。

（5）关于手术松解治疗：手术松解腕横韧带可以改善患者症状，提高手部的功能（有力证据支持）。

（6）关于手术与非手术治疗：手术治疗腕管综合征较非手术治疗效果更好，在治疗后6周和12周，其疗效优于夹板、非甾体抗炎药和单次的皮质激素治疗（有力证据支持）。

• 腕管综合征超声诊断 ▶▶▶

1.早期或轻微的腕管综合征在超声上可以无明显阳性病变。

2.腕管综合征典型超声表现：正中神经在腕管远段受压变扁，腕管近段正中神经增粗，回声减低，有时内部失去神经纤维束结构，其原因可能为神经内水肿或纤维化。纵切面有时可见正中神经的切迹征，即局部神经变细，其近侧神经增粗。受压处神经浅侧常可见腕横韧带增厚。

3.腕管综合征不典型超声表现：正中神经在腕横韧带远侧缘受压变扁，该处远侧即腕管外的正中神经及其分支增粗，回声减低。而腕管近段正中神经增粗则不明显。因此，超声检查时，应注意对腕管远侧以外的正中神经进行检查，以免遗漏病变。

4.超声除检查正中神经本身外，还应检查神经周围的组织，以发现引起正中神经卡压的病因，如腕管内指屈肌腱腱鞘炎、腕管内占位性病变、异常骨质病变等。检查腕管内指屈肌腱腱鞘炎时，超声可见指屈肌腱腱鞘增厚，回声减低，PDI于腱鞘内有时可见较丰富血流信号。横切面上，动态伸屈手指有助于鉴别指屈肌腱与其周围增厚腱鞘。

5.诊断腕管综合征时，一定要排除多发性周围神经病。因此，超声检查时，除检查腕管及手掌部位的正中神经外，还需检查前臂、肘前部及上臂的正中神经，以发现其他部位正中神经的病变。

6.正中神经在超声检查时亦会出现各向异性伪像，因此超声横切面检查腕管内正中神经时应注意使声束垂直于正中神经，以避免出现各向异性伪像。

病例 8　外伤后正中神经损伤伴桡神经浅支损伤

患者，女性，48岁，主因前臂钢筋贯穿伤后1个月，右手桡侧3个半手指麻痛就诊。超声检查显示前臂正中神经弥漫性增粗，其内回声减低、神经纤维束增粗；桡神经浅支自前臂伤口处向远侧可见弥漫性增粗改变（图7-2-8）。

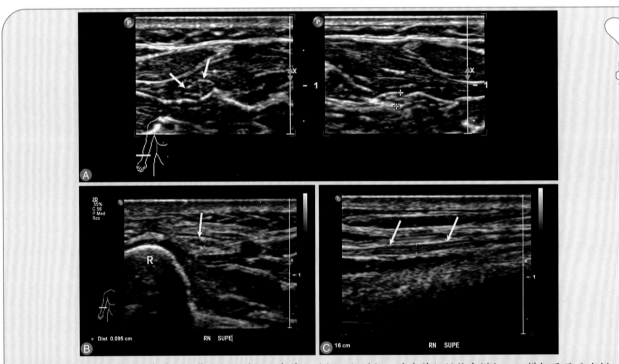

A.右侧前臂横切面显示正中神经（箭头）较对侧正中神经（标尺）增粗，其内神经纤维束增粗；B.横切面显示右侧前臂桡神经浅支（RN SUPE）弥漫性增粗，回声减低（箭头与标尺）；C.纵切面显示前臂桡神经浅支（箭头与标尺）弥漫性增粗。R：桡骨。

图 7-2-8　外伤后正中神经损伤伴桡神经浅支损伤

病例 9　正中神经局部损伤

患者，女性，25岁，主因左侧腕部掌侧局部疼痛就诊。查体显示腕部正中神经走行区域局部压痛明显，并向远侧手指放射。高频超声检查可见左侧腕部正中神经局部稍增厚，神经浅层回声减低，内部结构显示欠清。局部加用导声垫后显示正中神经浅层增厚，其内神经纤维束增粗、回声减低，而神经深层回声及内部结构显示正常，神经周围软组织未见异常，腕管内各屈肌腱未见异常，腕部近侧及远侧正中神经均未见异常。超声提示：左侧腕部正中神经部分神经纤维增粗，考虑局部损伤后改变。相关超声表现见图7-2-9。

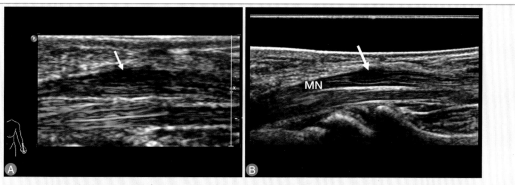

A.左侧腕部纵切面显示正中神经浅层回声减低（箭头），内部结构显示欠清；B.局部加用导声垫后，可清晰显示正中神经（MN）浅层局部梭形增粗、回声减低（箭头），正中神经深层神经纤维受压。

图 7-2-9　正中神经局部损伤

• 病例分析 ▶▶▶

超声检查前要注意追问病史。超声检查的优势就是可以与患者进行面对面的交流，以方便我们询问病史，并可以进行一些必要的查体。该患者主诉左侧腕部掌侧局部疼痛，查体发现腕部正中神经走行区域局部压痛明显，并向远侧手指放射，提示我们该处即为病变所在之处，因此可以指导我们迅速发现病变。

腕横韧带处的正中神经位置表浅，当超声图像不清晰时，可以放置较厚的耦合剂，有条件者可放置导声垫来提高对病变显示的分辨率。导声垫较耦合剂的优势：①可以更好地贴合皮肤；②探头轻度加压时，耦合剂会被挤出，而导声垫则不会被压瘪；③在指间关节、掌指关节、桡腕关节等关节弯曲处放置导声垫可更好地显示关节腔内及关节周围肌腱与韧带的病变。

病例 10　正中神经部分损伤

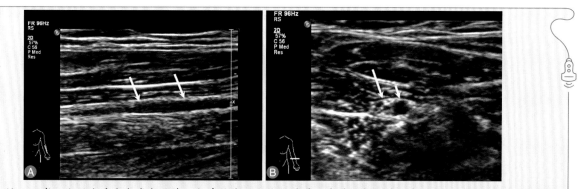

患者，女性，70岁，主因左手麻木多年就诊。超声检查显示左侧前臂正中神经部分神经束增粗。A.左侧前臂纵切面显示正中神经内一个神经纤维束增粗（箭头），内呈低回声；B.左侧前臂横切面显示正中神经内一个神经纤维束增粗（短箭头），内呈低回声，其旁可见正中神经内其他正常神经纤维束（长箭头）。

图 7-2-10　正中神经部分损伤（1）

病例 11 正中神经部分损伤

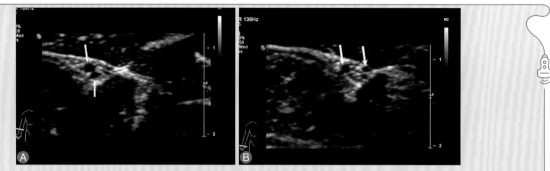

患者，男性，36岁，主因右手麻痛就诊。肌电图示正中神经部分受损。超声检查显示右侧前臂正中神经内部分神经束增粗，呈低回声。A.横切面显示右侧前臂正中神经内部分神经纤维束增粗（箭头），呈低回声；B.另一横切面显示右侧前臂正中神经内部分神经纤维束增粗（箭头），呈低回声。

图 7-2-11 正中神经部分损伤（2）

病例 12 正中神经变异——正中神经呈双支伴永存正中动脉

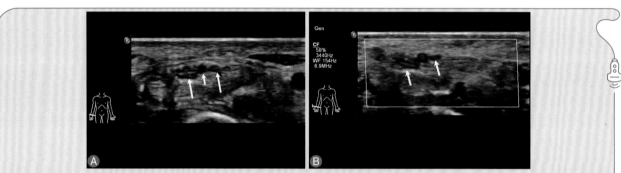

A.右侧腕管内横切面可见正中神经呈双支（长箭头），两支粗细不一致，两者之间可见永存正中动脉（短箭头）；B.CDFI显示正中动脉内血流通畅，该动脉位于正中神经的两支（箭头）之间。

图 7-2-12 正中神经变异——正中神经呈双支伴永存正中动脉

病例 13 示指固有神经损伤

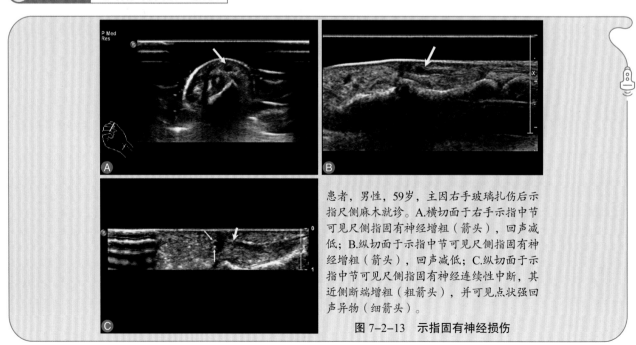

患者，男性，59岁，主因右手玻璃扎伤后示指尺侧麻木就诊。A.横切面于右示指中节可见尺侧指固有神经增粗（箭头），回声减低；B.纵切面于示指中节可见尺侧指固有神经增粗（箭头），回声减低；C.纵切面于示指中节可见尺侧指固有神经连续性中断，其近侧断端增粗（粗箭头），并可见点状强回声异物（细箭头）。

图 7-2-13 示指固有神经损伤

• 相关知识点 ▶▶▶

正中神经由来自臂丛内侧束和外侧束的两个根合成，沿肱二头肌内侧沟，伴肱动脉下行至肘窝，继而在前臂指浅、指深屈肌之间沿前臂中线下行，经腕管至手掌，发出正中神经掌支（返支）进入鱼际，另发出3支指掌侧总神经，再各自分为2~3条指掌侧固有神经至1~4指相对缘。

正中神经在臂部无分支，在肘部和前臂发出肌支：支配除肱桡肌、尺侧腕屈肌腱和指深屈肌尺侧半外的所有前臂屈肌及旋前肌。在手掌支配除拇收肌外的鱼际肌和第1、第2蚓状肌。正中神经皮支支配手掌桡侧2/3的皮肤、桡侧三个半手指的掌面皮肤，以及其背面中节和远节的皮肤。

第三节　尺神经病变

病例 1　肘管综合征

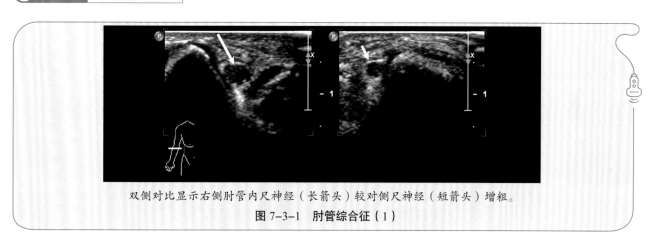

双侧对比显示右侧肘管内尺神经（长箭头）较对侧尺神经（短箭头）增粗。

图 7-3-1　肘管综合征（1）

• 超声检查注意事项 ▶▶▶

尺神经轻度增粗时，注意与对侧无症状侧进行对比检查，以利于病变的发现。

病例 2　肘管综合征

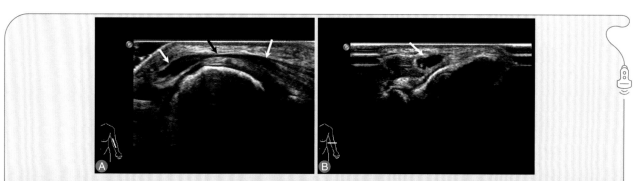

A.纵切面显示肘管处尺神经局部变细（黑箭头），其两侧神经增粗（白箭头）；B.横切面显示肘管处尺神经增粗（箭头），回声减低，其内结构不清。

图 7-3-2　肘管综合征（2）

• 超声检查注意事项 ▶▶▶

超声检查周围神经时，注意将神经的短轴切面检查与长轴切面检查相结合，在长轴切面上，有利于发现神经局部变细或增粗。

📖病例3 肘管综合征

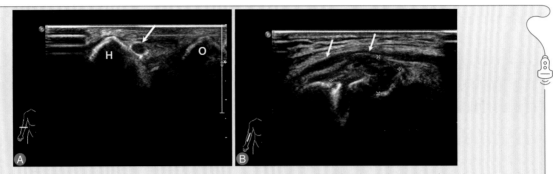

患者，男性，69岁，主因右手尺侧麻痛就诊。A.右侧肘管横切面显示尺神经增粗，内部结构不清（箭头）；B.肘管处纵切面显示尺神经（箭头）深方肘关节腔内滑膜增生，呈不规则低回声区（标尺），其浅侧尺神经受压变细（右箭头），近侧神经增粗，回声减低（左箭头）。H：肱骨内上髁；O：尺骨鹰嘴。

图7-3-3 肘管综合征（3）

• **超声检查注意事项** ▶▶▶

　　超声检查肘管综合征时，除注意观察尺神经本身有无异常外，还应仔细观察肘管底部有无异常。本例可见肘管底部滑膜增生，从而导致尺神经卡压。

📖病例4 右侧尺骨鹰嘴骨折术后2个月，肘管综合征

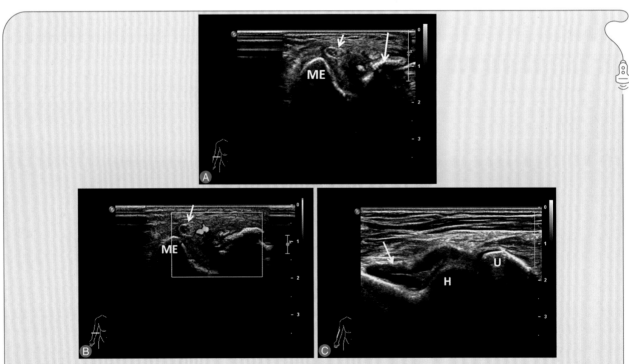

A.右侧肘管处横切面显示尺神经稍增粗（短箭头），神经外膜增厚，回声增高，且尺神经位置表浅，另可见肘管底部软组织增厚，尺骨鹰嘴表面不平，局部骨质突出（长箭头）；B.PDI于肘管底部增厚的软组织内可见血流信号增多，箭头所指为尺神经；C.纵切面于右侧肘关节前部关节腔内可见积液（箭头），其内可见纤维带状回声，提示关节腔内炎性病变。H：肱骨；U：尺骨近端。

图7-3-4 右侧尺骨鹰嘴骨折术后2个月，肘管综合征

病例 5　右侧肘管综合征伴肘关节骨性关节炎、关节腔内游离体

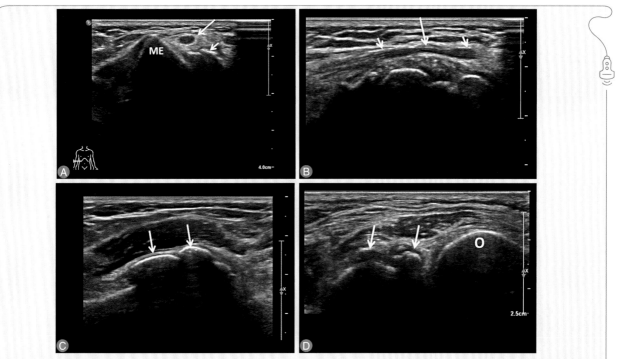

A.右侧肘管横切面可见尺神经稍增粗，回声减低（长箭头），肘管底部可见骨赘突出（短箭头）；B.右侧肘管纵切面可见尺神经局部变细（长箭头），其两侧神经增粗（短箭头），回声减低；C.纵切面可见右侧肘关节内侧骨赘突出（箭头）；D.纵切面于右侧肘关节后隐窝内可见多发强回声游离体（箭头）。O：尺骨鹰嘴。

图 7-3-5　右侧肘管综合征伴肘关节骨性关节炎、关节腔内游离体

病例 6　尺神经卡压（肿瘤所致）

　　患者，右侧肘后部滑膜肉瘤切除术后1年，出现患侧手指尺侧麻痛。超声检查发现右肘后上方原手术切口处实性低回声团块，该团块包绕尺神经，导致尺神经增粗（图7-3-6）。

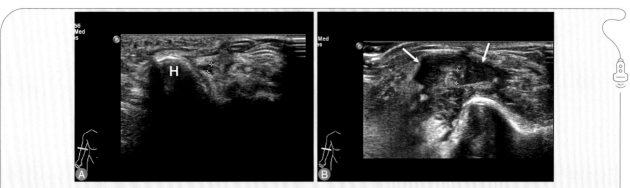

A.右侧肘管处横切面显示尺神经（标尺）未见异常；B.右侧肘管上方横切面显示尺神经增粗（标尺），其周围可见实性低回声包块（箭头），为肿瘤复发。H：肱骨内上髁。

图 7-3-6　尺神经卡压（肿瘤所致）

📖 病例 7 尺神经损伤

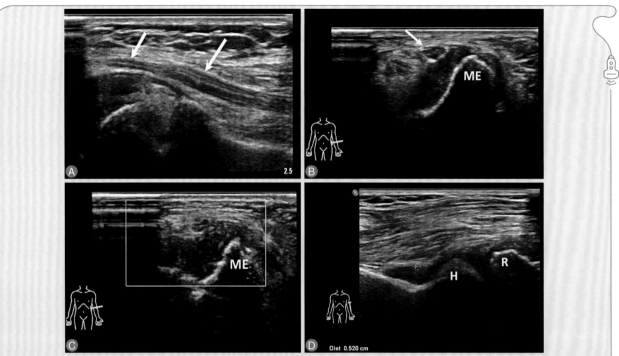

患者，左侧肘关节外伤、桡骨头骨折后1个月出现尺神经损伤。A.纵切面显示左侧肘管处尺神经局部变细（短箭头），其远侧尺神经增粗（长箭头）；B.横切面显示左侧肘管处尺神经增粗（箭头），尺神经深方可见增厚的软组织，呈低回声；C.PDI于左侧肘管底部低回声组织内可见血流信号；D.左侧肘前部纵切面于关节隐窝内可见少量积液（标尺）。H：肱骨远端；R：桡骨近端；ME：肱骨内上髁。

图7-3-7 尺神经损伤

📖 病例 8 肘管综合征

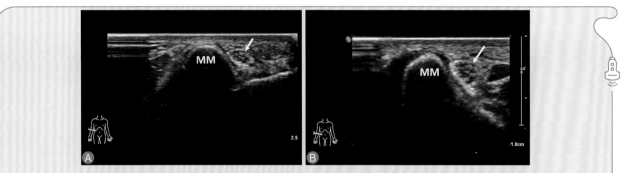

A.右侧肘管处尺神经横切面显示尺神经稍增粗，其神经外膜增厚、回声增高（箭头）；B.局部放大图像显示尺神经稍增粗，其神经外膜增厚，回声增高（箭头）。MM：肱骨内上髁。

图7-3-8 肘管综合征（4）

• 超声检查注意事项 ▶▶▶

　　超声检查时，除观察神经有无增粗、内部神经纤维束结构是否清晰外，还应注意观察神经外膜有无增厚，回声有无增高。

病例 9　双侧滑车上肘肌伴左侧尺神经卡压与屈肘时半脱位

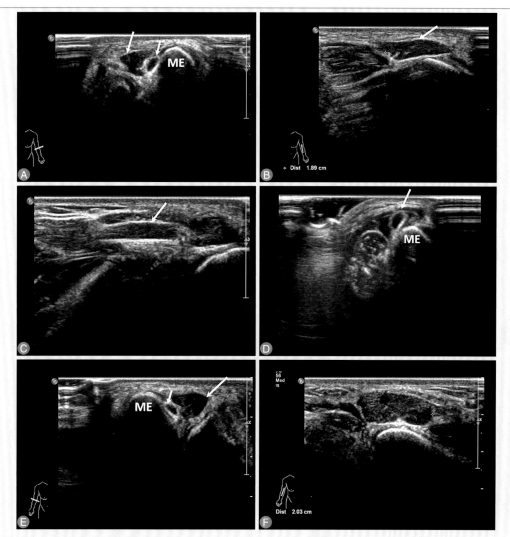

A.左侧肘管横切面显示肘管深方为尺神经（短箭头），尺神经浅侧为滑车上肘肌（长箭头）；B.左侧肘管处纵切面显示滑车上肘肌（箭头与标尺）呈低回声；C.纵切面显示左侧肘管处尺神经局部稍增粗（箭头），其内神经纤维束结构显示不清；D.横切面显示左侧肘管处尺神经（箭头）屈肘时位于肱骨内上髁的浅侧，为半脱位表现；E.右侧肘管处横切面显示尺神经（短箭头）及其浅侧的滑车上肘肌（长箭头）；F.纵切面显示右侧肘管内滑车上肘肌的长轴切面（标尺）。ME：肱骨内上髁。

图 7-3-9　双侧滑车上肘肌伴左侧尺神经卡压与屈肘时半脱位

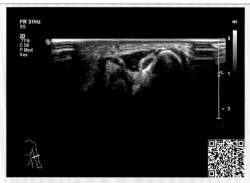

动态图 7-3-1　连续横切面扫查显示左侧肘管内尺神经及其浅侧的滑车上肘肌

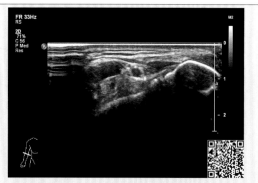

动态图 7-3-2　连续横切面扫查显示右侧肘管内尺神经及其浅侧的滑车上肘肌

• 文献回顾：肘管综合征 ▶▶▶

　　尺神经自肘后内侧经过，在此处，尺神经位于肱骨内上髁与尺骨鹰嘴之间的骨纤维管道即肘管，肘管浅侧为肘管支持带亦称Osborne支持带，肘管底部为肘内侧副韧带的后束。肘管内除尺神经外，还有尺侧返动脉后支与相应静脉。于肘管远侧约1 cm处，尺神经进入固有肘管，即位于尺侧腕屈肌尺骨头与肱骨头之间的裂隙，其浅侧被一弓状腱膜即弓状韧带所覆盖。弓状韧带为肘管支持带向远侧的延续。

　　肘管综合征患者主要表现为肘内侧疼痛、手掌尺侧及尺侧一个半手指感觉异常、手内在肌无力。严重者可出现爪形手，即小鱼际平坦，由于骨间肌及蚓状肌萎缩导致掌骨间隙出现深沟，各掌指关节过伸，第4、第5指的指间关节屈曲。此外，还可出现屈腕力减弱，拇指不能内收，其他各指不能内收与外展。

　　鉴别诊断： 需与C$_8$神经根病变、臂丛神经麻痹（如由神经性胸廓出口综合征、肋锁综合征、臂丛神经鞘瘤、转移癌等导致）、遗传性多发性神经病、尺神经远段病变、脊髓性肌萎缩和肌萎缩侧索硬化、肘内侧屈肌总腱肌腱病等相鉴别。

• 超声检查注意事项 ▶▶▶

　　1.超声检查肘管综合征时，除观察尺神经本身有无局部受压变扁、受压两侧或近侧神经有无增粗、增粗神经内神经纤维束结构有无缺失等征象外，还需仔细观察尺神经卡压的外源性因素，如骨质增生、骨折片、异位骨化、瘢痕组织、肘管底部增生的滑膜、尺侧副韧带后束增厚、肘管内副肌、局部占位性病变等，以提供更多的诊断信息。

　　2.肘关节腔的病变易卡压肘管处尺神经，因此，当发现尺神经卡压时，应注意检查肘关节腔有无滑膜炎、骨赘突出、关节腔内游离体等病变。

　　3.伸屈肘关节进行动态超声检查，有助于发现尺神经向前半脱位或脱位。同时应观察有无肱三头肌内侧头的脱位。

　　4.应注意对整个上肢尺神经进行全面检查，即前臂、上臂段尺神经，腕尺管内尺神经；尤其是当患者出现尺神经受损症状，而肘管内尺神经超声未见明显异常时。

　　手术治疗方法： ①原位松解术，包括内镜下松解；②皮下转位、肌内转位、肌下转位；③神经松解术及肱骨内上髁切除术。

　　预后： 手术的预后与术前神经病变的严重程度密切相关。如术前肌萎缩已经存在1年，则神经较难恢复，至多部分恢复。患者年龄较大、症状时间较长、病变较为严重等均为不良预后因素。

病例 10　腕尺管内腱鞘囊肿卡压尺神经

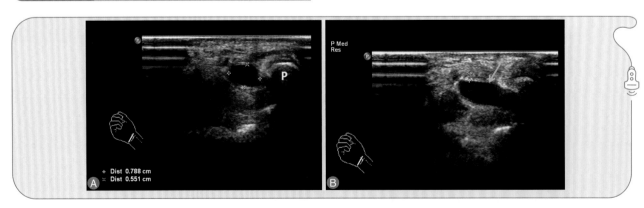

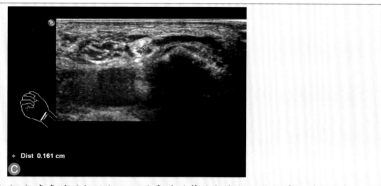

A.右侧腕尺管处横切面可见豌豆骨（P）旁囊肿（标尺）；B.于囊肿（箭头）浅侧可见尺神经（标尺）；C.囊肿近侧可见尺神经增粗，回声减低（标尺）。

图 7-3-10　腕尺管内腱鞘囊肿卡压尺神经

病例 11　腕尺管腱鞘囊肿伴尺神经卡压

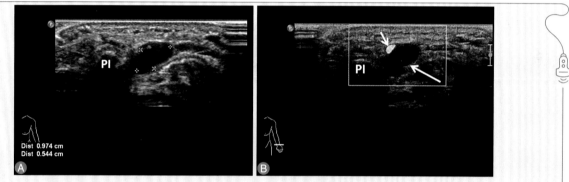

A.横切面可见左侧腕尺管内腱鞘囊肿（标尺）；B.横切面可见该囊肿（箭头）位于尺动脉（彩色血流）深方。由于尺神经与尺动脉伴行，此征象可以间接提示尺神经可能受到卡压，需要进一步检查尺神经。PI：豌豆骨。

图 7-3-11　腕尺管腱鞘囊肿伴尺神经卡压

病例 12　肘管综合征伴腕尺管内尺神经卡压

　　患者，男性，63岁，主因右手尺侧一个半手指麻木伴小指与无名指伸直受限1年就诊。术中所见：肘管处尺神经水肿、变硬；腕部尺神经被深方的腱鞘囊肿卡压，囊肿来源于腕关节囊。相关超声表现见图7-3-12。

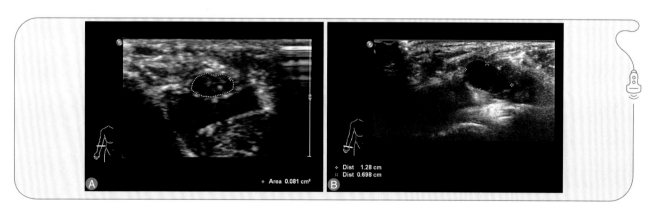

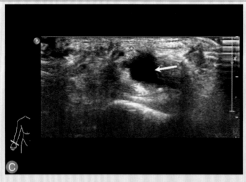

A.右侧肘管处横切面可见尺神经稍增粗（虚线），回声减低；B.右侧腕尺管处横切面可见囊肿（标尺）；C.右侧腕尺管处横切面可见囊肿（箭头），其浅侧紧邻尺神经（标尺）。

图 7-3-12　肘管综合征伴腕尺管内尺神经卡压

· 相关知识点 ▶▶▶

怀疑尺神经病变时，除检查肘管外，还应检查腕尺管内尺神经有无异常、前臂与上臂的尺神经有无异常。

腕尺管又称Guyon管，是由腕骨和韧带、肌腱、腱弓构成的骨纤维鞘管，内含尺神经和尺动脉、尺静脉，其尺侧为豌豆骨，桡侧为钩骨钩，顶部为腕掌侧韧带，底部为腕横韧带。在腕尺管的远端，尺神经分为浅侧的感觉支和深部的运动支。感觉支继续伴尺动脉前行，而运动支则向更深部走行。运动支支配小鱼际肌，在手掌部发出分支，支配手部的内在肌。腕尺管内的尺神经可以因多种病变而发生卡压，其中最常见的是腱鞘囊肿。

诊断腕尺管内尺神经卡压时，还应注意与尺动脉病变相鉴别。尺动脉痉挛、狭窄或闭塞时，由于小指与环指缺血，会导致手掌尺侧出现疼痛症状。

病例 13　尺神经创伤性神经瘤

患者，男性，40岁，主因右侧肘部外伤后1年余就诊，考虑为尺神经损伤。超声显示尺神经断裂，近侧断端可见神经瘤（图7-3-13）。

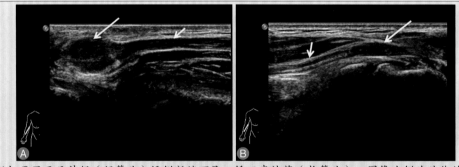

A.右侧肘部纵切面显示尺神经（短箭头）远侧断端可见一低回声结节（长箭头），图像右侧为肢体的远侧；B.右侧肘部纵切面显示尺神经（短箭头）近侧断端神经瘤，呈梭形低回声（长箭头），图像右侧为肢体的远侧。

图 7-3-13　尺神经创伤性神经瘤

· 相关知识点 ▶▶▶

尺神经发自臂丛神经内侧束，沿肱二头肌内侧沟随肱动脉下行，在臂中部转向后下，经肱骨内上髁后方的尺神经沟进入前臂。在前臂，尺神经位于尺侧腕屈肌深方，伴随尺动脉下行，至腕关节上方约5 cm处，发出尺神经手背支，主干继续下行，在腕尺管远段分为深支和浅支。

尺神经在前臂发出肌支，支配尺侧腕屈肌和指深屈肌尺侧半。在腕尺管内，尺神经分出深支与浅支。其中深支支配小鱼际肌、拇收肌、全部骨间肌及第3、第4蚓状肌。浅支在手掌分布于小鱼际的皮肤和尺侧一个半手指的皮肤。手背支分布于手背尺侧半及尺侧两个半指的皮肤（在第3、第4指相邻侧只分布于近节背面的皮肤）。

第四节　桡神经病变

病例 1　桡神经外伤后断裂

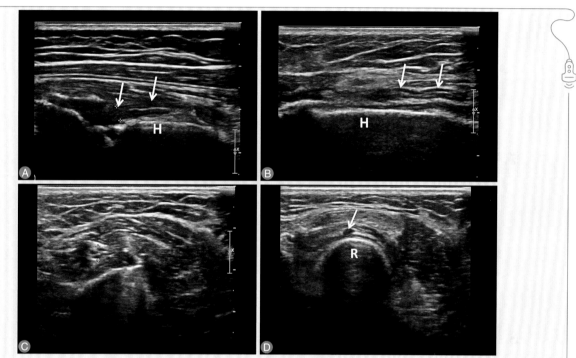

患者，女性，21岁，右侧肱骨骨折髓内钉术后桡神经损伤。超声可见桡神经断裂，其远侧断端迂曲。A.右侧肱骨桡神经沟处（H）可见桡神经（箭头）近侧断端（标尺）；B.纵切面于肱骨桡神经沟偏远侧（H）可见桡神经远侧断端（箭头），走行迂曲；C.横切面于肱骨桡神经沟远侧可见桡神经结构（标尺）；D.横切面于前臂外上段可见桡神经深支增粗（箭头）。R：桡骨。

图 7-4-1　桡神经外伤后断裂

病例 2　桡神经缝合术后改变

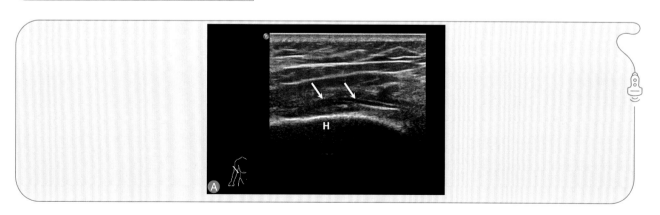

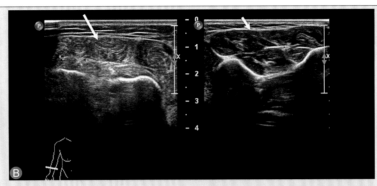

患者，右侧桡神经缝合术后2个月，右侧腕部不能背伸。超声显示右侧前臂背侧肌肉萎缩。A.纵切面显示右侧上臂桡神经沟处桡神经缝合术后，神经连续性完整（箭头）；B.双侧前臂中段背侧横切面显示右侧前臂伸肌（长箭头）较对侧变薄、回声增高，为前臂伸肌失神经支配后改变，短箭头所指为左侧正常前臂背侧肌肉组织。H：肱骨。

图7-4-2　桡神经缝合术后改变

病例3　腱鞘囊肿卡压桡神经分支

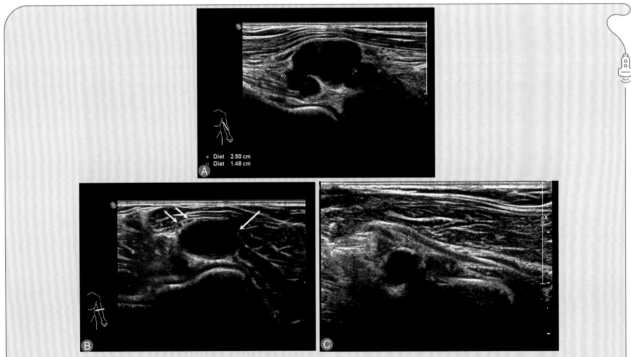

患者，女性，40岁，主因左侧手部有时持物无力就诊。超声显示左侧肘前部腱鞘囊肿伴桡神经深支与浅支卡压。A.左侧肘前部纵切面可见肌层深部囊性包块（标尺），形态不规则；B.左侧肘前部横切面显示该囊肿（长箭头）挤压桡神经深支与浅支（短箭头）；C.左侧肘前部纵切面显示桡神经深支稍增粗，回声减低（标尺）。

图7-4-3　腱鞘囊肿卡压桡神经分支

病例4　桡神经深支损伤

　　患者，男性，28岁，右侧桡骨头骨折内固定术后，取钢板后手指发生伸直障碍，临床怀疑为桡神经深支损伤。超声检查于右侧旋后肌的深层与浅层之间可见桡神经深支局部稍细，其两侧神经增粗，内呈低回声；双侧对比显示患侧前臂伸肌肌萎缩改变（图7-4-4）。

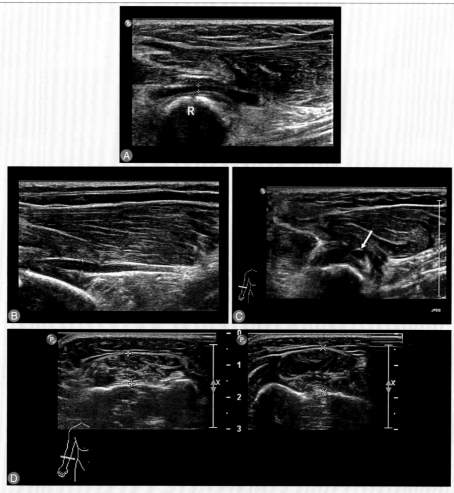

A.右侧桡骨上段桡神经深支局部稍细（标尺），其两侧神经增粗，回声减低；B.纵切面显示右侧桡神经深支稍近侧增粗（标尺），回声减低；C.横切面显示桡神经深支稍近侧增粗（箭头），回声减低，内部结构显示不清；D.双侧对比显示患侧前臂伸侧肌群（左图）较对侧（右图）明显变薄，为失神经支配后改变。

图7-4-4　桡神经深支损伤

病例5　桡神经浅支创伤性神经瘤

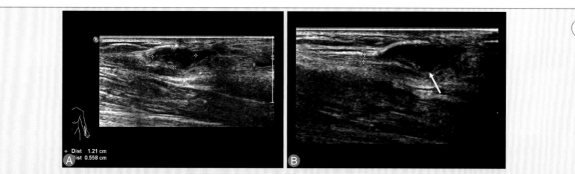

患者，男性，32岁，主因左侧手部外伤后麻木5个月就诊。超声检查显示左侧桡神经浅支神经瘤形成。A.纵切面显示左侧前臂远段低回声结节（标尺），其两侧可见与桡神经浅支相延续；B.纵切面显示左侧前臂远段低回声结节（箭头）及其近侧桡神经浅支（标尺），图像右侧为肢体远侧。

图7-4-5　桡神经浅支创伤性神经瘤（1）

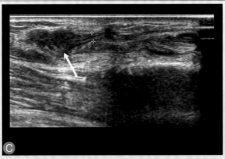

C.纵切面显示该结节（箭头）远侧与桡神经浅支（标尺）相连，图像右侧为肢体的远侧。

图7-4-5　桡神经浅支创伤性神经瘤（1）（续）

病例6　桡神经浅支创伤性神经瘤

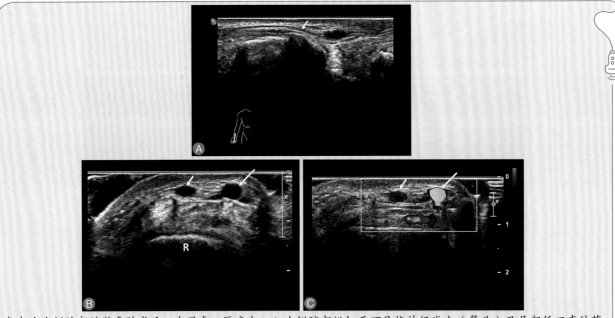

患者为右侧腕部腱鞘囊肿术后，出现虎口区麻木。A.右侧腕部纵切面可见桡神经浅支（箭头）及局部低回声结节（标尺），结节远侧神经结构显示不清；B.右侧腕部横切面可见桡神经浅支低回声结节（短箭头），其旁可见头静脉（长箭头）；C.PDI于头静脉（长箭头）内可见血流信号，桡神经浅支低回声结节（短箭头）内未见明显血流信号。R：桡骨远端。

图7-4-6　桡神经浅支创伤性神经瘤（2）

病例7　桡神经浅支创伤性神经瘤

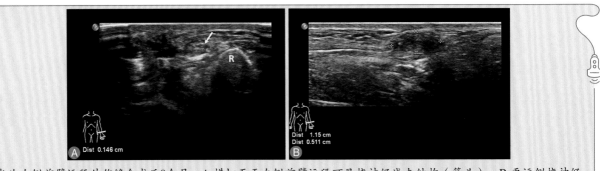

患者为左侧前臂远段外伤缝合术后8个月。A.横切面于左侧前臂远段可见桡神经浅支结构（箭头）。B.更远侧桡神经结构不清，局部可见低回声结节（标尺），其内部回声不均匀，为创伤性神经瘤。R：桡骨。

图7-4-7　桡神经浅支创伤性神经瘤（3）

病例 8 桡神经浅支创伤性神经瘤

患者，男性，57岁，主因左手麻木就诊。临床医师要求检查正中神经以排除腕管综合征。超声检查前详细询问患者病史，发现患者左手虎口区域麻木，且10天前因做冠状动脉造影而于腕部穿刺。超声检查腕管与前臂正中神经未见异常，腕部桡侧桡神经浅支连续性完整，局部可见梭形增粗。结合病史，提示为桡神经浅支创伤性神经瘤。相关超声表现见图7-4-8。

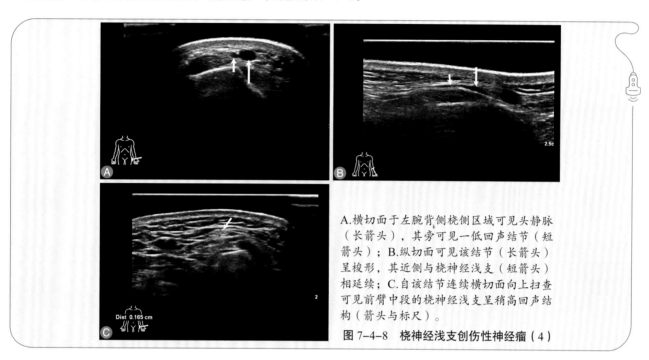

A.横切面于左腕背侧桡侧区域可见头静脉（长箭头），其旁可见一低回声结节（短箭头）；B.纵切面可见该结节（长箭头）呈梭形，其近侧与桡神经浅支（短箭头）相延续；C.自该结节连续横切面向上扫查可见前臂中段的桡神经浅支呈稍高回声结构（箭头与标尺）。

图7-4-8 桡神经浅支创伤性神经瘤（4）

• **超声检查注意事项** ▶▶▶

超声医师检查患者前一定要询问病史，不能仅仅检查超声检查申请单上所要求的检查项目，否则会遗漏病变。超声检查相较于CT、MRI检查的优势之一就是超声医师可以亲自面对患者，因此可以进行必要的病史询问与查体，这样可以更加有的放矢地进行检查。该患者既往有腕部桡动脉穿刺史，后出现左手虎口区域麻木，该区域为桡神经浅支支配区域，因此要着重检查桡神经浅支走行区域有无异常。

病例 9 桡神经深支创伤性神经瘤

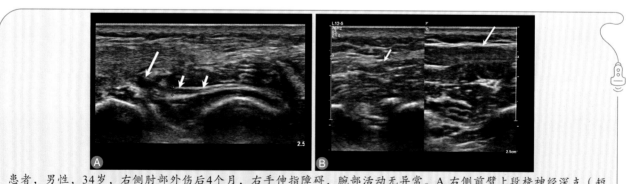

患者，男性，34岁，右侧肘部外伤后4个月，右手伸指障碍，腕部活动无异常。A.右侧前臂上段桡神经深支（短箭头）连续性中断，断端增粗（长箭头）；B.双侧前臂背侧肌肉对比显示，右侧前臂肌肉变薄、回声增高（短箭头），为失神经支配后改变。长箭头所指为左侧前臂背侧正常肌肉组织。

图7-4-9 桡神经深支创伤性神经瘤

• 注意事项 ▶▶▶

创伤性神经瘤不是真性肿瘤，而是神经外伤断裂后，神经近侧断端的瘤样增生。镜下可见肿物由轴索（多为无髓鞘轴索）、施万细胞、神经束膜细胞、成纤维细胞混杂组成。

• 相关知识点 ▶▶▶

桡神经起自臂丛神经后束，起初在腋动脉后方，继而伴肱深动脉向后外走行，在肱三头肌深面紧贴肱骨体的桡神经沟向远侧走行，至肱骨外上髁前方分为浅支与深支。其浅支位于肱桡肌深面，伴桡动脉下行，至前臂中下1/3交界处转向手背，分布于手背桡侧半的皮肤及桡侧两个半指背面皮肤。其深支经旋后肌浅层与深层之间向下外走行，至前臂背侧。

桡神经肌支：支配肱三头肌、肱桡肌及前臂后群所有伸肌和旋后肌。桡神经皮支：分布于臂、前臂背侧和手背桡侧半及桡侧两个半手指背面皮肤。

桡神经沟处桡神经损伤后，可出现运动功能和感觉障碍，患者不能伸腕、伸指，拇指不能外展，前臂旋后功能减弱。感觉障碍表现为前臂背侧皮肤及手背桡侧半感觉迟钝，虎口皮肤感觉丧失。

第五节　上肢神经肿瘤性病变

病例 1　神经鞘瘤

患者，女性，60岁，主因左侧上臂肿块就诊。超声检查显示左侧上臂肌层内可见一实性低回声团块，边界清晰，其两侧与正中神经相延续；左侧前臂屈侧肌肉组织可见萎缩（图7-5-1）。超声引导下穿刺活检病理为神经鞘瘤。

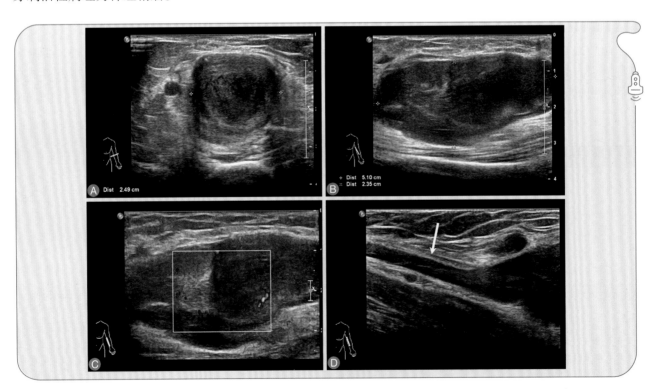

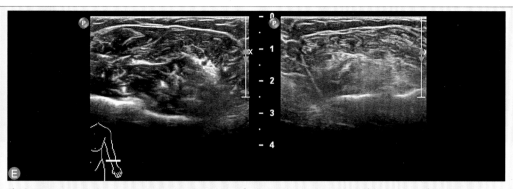

A.左侧上臂横切面显示肿瘤位于肌层内,呈实性低回声团块(标尺),边界清晰,内回声欠均匀;B.左侧上臂纵切面显示肿瘤呈低回声(标尺),边界清晰;C.CDFI显示肿瘤内可见血流信号;D.纵切面显示肿瘤上缘与正中神经(箭头)相延续;E.左侧前臂横切面显示前臂屈肌厚度减小、回声增高(右图),为肌肉失神经支配后改变,左图为对照侧前臂屈肌。

图7-5-1 神经鞘瘤(1)

📖病例2 神经鞘瘤

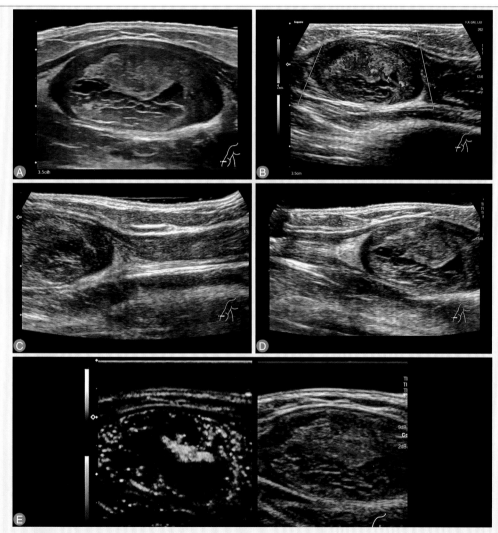

患者,女性,38岁,主因右侧前臂肿块就诊。A.纵切面显示右侧前臂肌层内实性低回声团块,边界清晰,内可见多个囊性区;B.团块内可见较丰富血流信号;C.团块下极三角形高回声区;D.肿瘤上极三角形高回声区;E.超声造影显示肿瘤内部呈不均匀增强。超声引导下该肿块穿刺活检,病理为神经鞘瘤。

图7-5-2 神经鞘瘤(2)

🔖病例3 神经鞘瘤

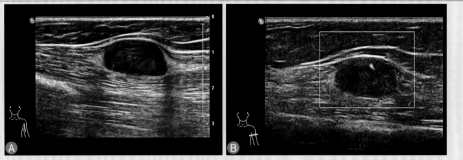

患者，女性，57岁，主因左上臂结节就诊。A.纵切面显示左侧上臂肌层内实性低回声结节，边界清晰，形态规则，其两侧未见明显神经结构；B.PDI于结节内可见少许血流信号。患者行手术治疗，病理为神经鞘瘤。

图7-5-3 神经鞘瘤（3）

🔖病例4 左侧上臂正中神经来源神经鞘瘤

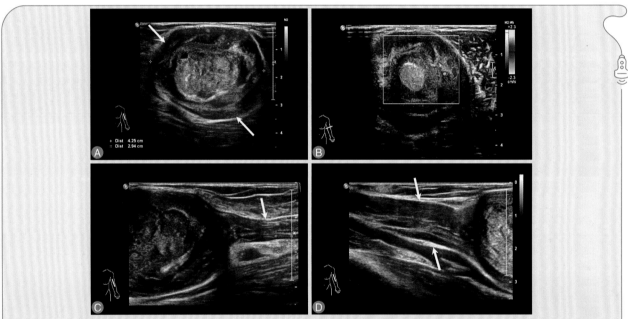

A.横切面显示左侧上臂肌层内较大实性团块（箭头与标尺）；B.CDFI显示团块内可见血流信号；C.纵切面显示团块远侧与正中神经（箭头）相延续，正中神经增粗，回声减低；D.纵切面显示团块近侧与正中神经（箭头）相延续，正中神经增粗且内部结构不清。

图7-5-4 左侧上臂正中神经来源神经鞘瘤

🔖病例5 神经鞘瘤

　　患者，女性，51岁，主因左侧桡侧3个半手指麻木3个月就诊。临床医师要求检查腕管，以排除腕管综合征。患者5年前有左侧手掌正中神经来源的神经鞘瘤切除手术史，术后恢复良好。近3个月出现手麻，表现为桡侧3个半手指麻木。超声首先检查腕部正中神经，腕管内正中神经显示清晰，未见明显增粗及占位性病变，其周围肌腱未见腱鞘炎等异常征象。沿正中神经向远侧扫查未见明显占位。继而向前臂和上臂扫查，见前臂正中神经增粗，内可见一囊实性结节，边界清晰、形态规则，结节内部可见囊性区，实性区域呈低回声，CDFI于实性区内可见血流信号。上臂正中神经未见异常。手术证实为左侧前臂正中神经的神经鞘瘤。相关超声表现见图7-5-5。

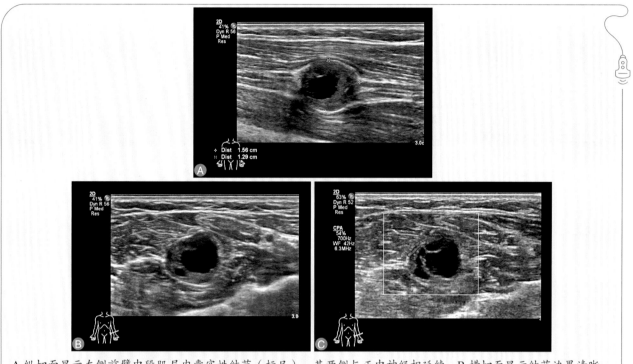

A.纵切面显示左侧前臂中段肌层内囊实性结节（标尺），其两侧与正中神经相延续；B.横切面显示结节边界清晰，内可见囊性区；C.CDFI于结节周边实性区内可见少许血流信号。

图7-5-5 神经鞘瘤（4）

病例6 左侧上臂中段正中神经来源神经鞘瘤

患者，女性，29岁，主因左侧上臂包块就诊。手术病理：左侧上臂中段正中神经来源神经鞘瘤。相关超声表现见图7-5-6。

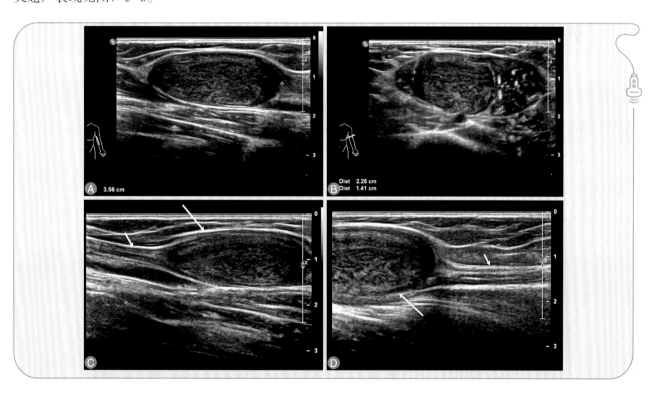

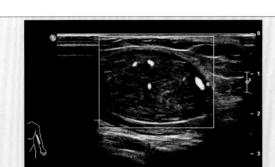

A.纵切面显示左侧上臂肌层内实性低回声结节（标尺），边界清晰，形态规则；B.横切面显示左侧上臂肌层内实性低回声结节（标尺），边界清晰，形态规则；C.纵切面显示结节（长箭头）近侧与正中神经（短箭头）相延续；D.纵切面显示结节（长箭头）远侧与正中神经（短箭头）相延续；E.PDI于结节内可见血流信号。

图 7-5-6　左侧上臂中段正中神经来源神经鞘瘤

病例7　臂丛神经来源神经鞘瘤

患者，女性，37岁，右侧锁骨下区有巨大囊实性包块。超声提示为臂丛神经来源良性肿瘤可能性大。手术病理为神经鞘瘤。相关超声表现见图7-5-7。

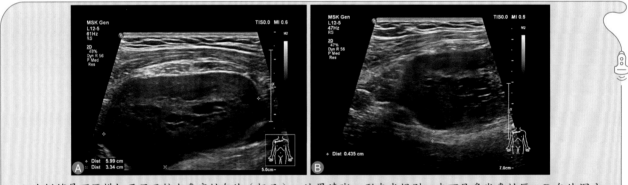

A.右侧锁骨下区横切面显示较大囊实性包块（标尺），边界清晰，形态尚规则，内可见多发囊性区；B.包块深方可见臂丛神经的神经束，呈条形偏高回声（标尺）。

图 7-5-7　臂丛神经来源神经鞘瘤

病例8　前臂内侧皮神经来源神经鞘瘤

患者，男性，57岁，主因左侧上臂皮下结节就诊。查体按压该结节时，前臂内侧出现放射性疼痛。手术证实为左侧前臂内侧皮神经来源神经鞘瘤。相关超声表现见图7-5-8。

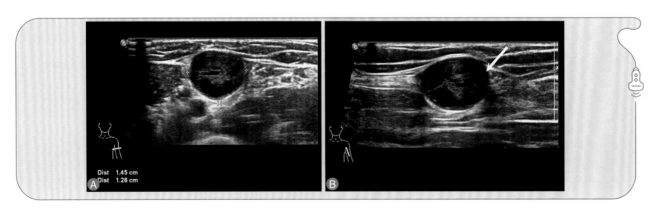

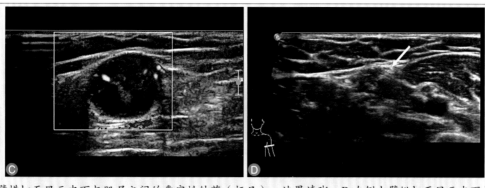

A.左侧上臂横切面显示皮下与肌层之间的囊实性结节（标尺），边界清晰；B.左侧上臂纵切面显示皮下与肌层之间的囊实性结节（箭头），边界清晰；C.PDI于结节内可见散在血流信号；D.横切面向上扫查可见该结节与前臂内侧皮神经（箭头）相延续。

图7-5-8　前臂内侧皮神经来源神经鞘瘤

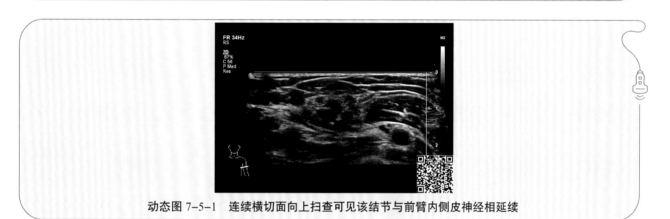

动态图7-5-1　连续横切面向上扫查可见该结节与前臂内侧皮神经相延续

· 相关知识点 ▶▶▶

　　1.前臂内侧皮神经起自臂丛内侧束，在腋动、静脉之间下行，继而沿肱二头肌内侧沟下行，居于肱动脉内侧，在臂中部贵要静脉穿深筋膜处，此神经分为前、后两支。

　　2.上肢前面的皮神经如下。

　　· 臂外侧上皮神经（腋神经的分支）：支配臂外侧上部皮肤。

　　· 臂外侧下皮神经（桡神经的分支）：支配臂外侧下部皮肤。

　　· 前臂外侧皮神经（肌皮神经的终支）：支配前臂外侧部皮肤。

　　· 肋间臂神经（来自第2肋间神经）：支配臂内侧上部皮肤。

　　· 臂内侧皮神经（来自内侧束）：支配臂内侧下部皮肤。

　　· 前臂内侧皮神经（来自内侧束）：支配前臂内侧部皮肤。

　　3.上肢后面的皮神经如下。

　　· 臂后皮神经（桡神经的分支）：支配臂后区皮肤。

　　· 前臂后皮神经（桡神经的分支）：支配前臂后区中间的皮肤，内、外侧分别由前臂内、外侧皮神经支配。

病例 9 腕背侧桡神经浅支良性神经源性肿瘤

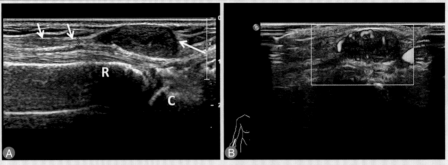

患者，女性，51岁，主因右腕背侧结节就诊。A.纵切面于右侧腕背侧偏桡侧皮下可见一实性低回声结节（长箭头），其近侧与桡神经浅支相延续（短箭头与标尺）；B.PDI于结节内可见较丰富血流信号。R：桡骨；C：腕骨。

图 7-5-9 腕背侧桡神经浅支良性神经源性肿瘤

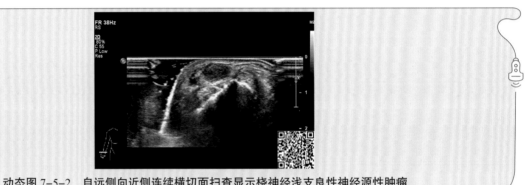

动态图 7-5-2 自远侧向近侧连续横切面扫查显示桡神经浅支良性神经源性肿瘤

病例 10 肘部尺神经鞘瘤

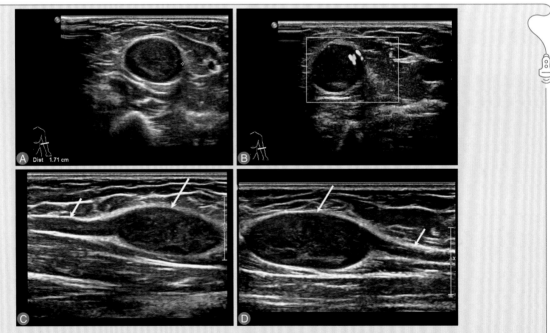

患者，女性，40岁，左侧肘部结节伴左手尺侧1个半手指麻木。A.横切面显示左侧肘管稍上方皮下深层实性结节（标尺）；B.PDI于结节内可见血流信号；C.纵切面于肘管上方可见结节（长箭头）近侧与尺神经相延续，尺神经稍增粗（短箭头）；D.纵切面可见该结节（长箭头）远侧与尺神经（短箭头）相延续，结节呈偏心生长。

图 7-5-10 肘部尺神经鞘瘤

病例 11　I型神经纤维瘤病

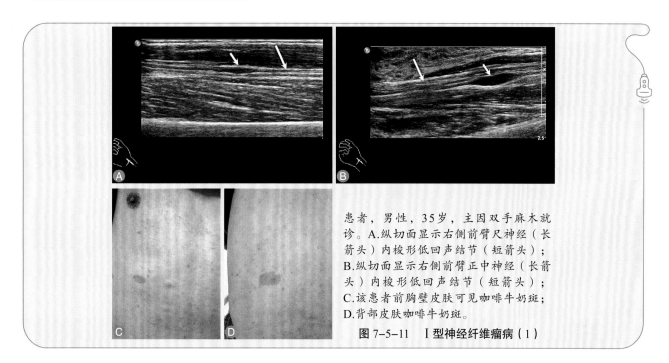

患者，男性，35岁，主因双手麻木就诊。A.纵切面显示右侧前臂尺神经（长箭头）内梭形低回声结节（短箭头）；B.纵切面显示右侧前臂正中神经（长箭头）内梭形低回声结节（短箭头）；C.该患者前胸壁皮肤可见咖啡牛奶斑；D.背部皮肤咖啡牛奶斑。

图 7-5-11　I型神经纤维瘤病（1）

病例 12　I型神经纤维瘤病

患者，男性，21岁，主因左侧手掌结节就诊。超声发现左侧手掌神经内多发结节，双侧前臂神经内多发结节，右侧眉弓处结节。再次查体可见皮肤的咖啡牛奶斑。相关超声表现见图7-5-12。

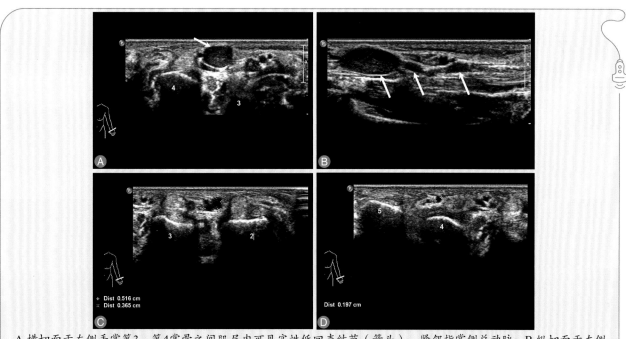

A.横切面于左侧手掌第3、第4掌骨之间肌层内可见实性低回声结节（箭头），紧邻指掌侧总动脉；B.纵切面于左侧手掌第3、第4掌骨之间沿神经走行区域可见多发大小不等的实性低回声结节（箭头）；C.横切面于左侧手掌第2、第3掌骨之间肌层内可见实性低回声结节（标尺），紧邻指掌侧总动脉；D.横切面于左侧手掌第4、第5掌骨之间肌层内可见实性低回声小结节（标尺），紧邻指掌侧总动脉。

图 7-5-12　I型神经纤维瘤病（2）

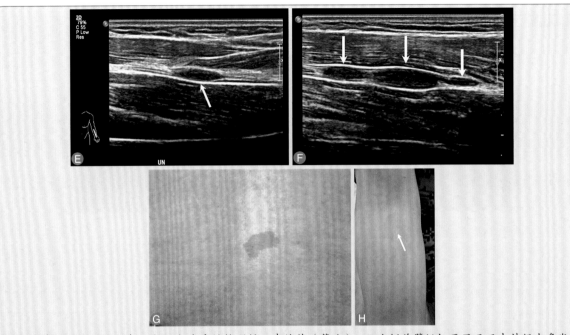

E.左侧前臂纵切面显示尺神经（UN）内实性梭形低回声结节（箭头）；F.右侧前臂纵切面显示正中神经内多发梭形实性低回声结节（箭头）；G.该患者背部皮肤咖啡牛奶斑；H.该患者左侧前臂皮肤咖啡牛奶斑。

图7-5-12　Ⅰ型神经纤维瘤病（2）（续）

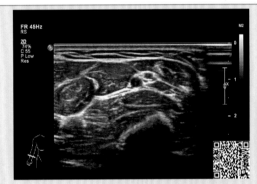

动态图7-5-3　横切面显示右侧前臂尺神经多发结节

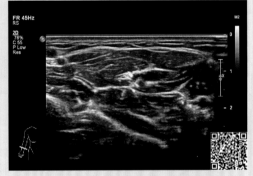

动态图7-5-4　横切面显示右侧前臂正中神经多发结节

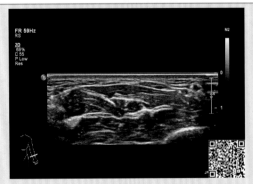

动态图7-5-5　横切面显示左侧前臂正中神经多发结节

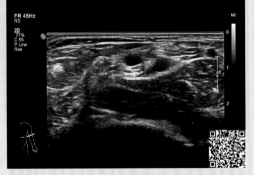

动态图7-5-6　横切面显示左侧上臂正中神经多发结节

病例 13 **Ⅰ型神经纤维瘤病**

　　患者，男性，36岁，主因右手尺侧麻木、左手拇指无力就诊。临床要求检查右侧尺神经与左侧桡神经。超声检查发现双侧上肢神经多发性结节，考虑Ⅰ型神经纤维瘤病。进而检查双下肢，亦发现下肢神经多发梭形结节。该患者双侧上肢皮下还可见多发性脂肪瘤。MRI显示马尾区多发结节，符合神经纤维瘤病；胸6～7、胸7～8椎间孔水平外侧多发结节，胸11椎体水平背部皮下多发结节，符合神经纤维瘤病。相关超声表现见图7-5-13。

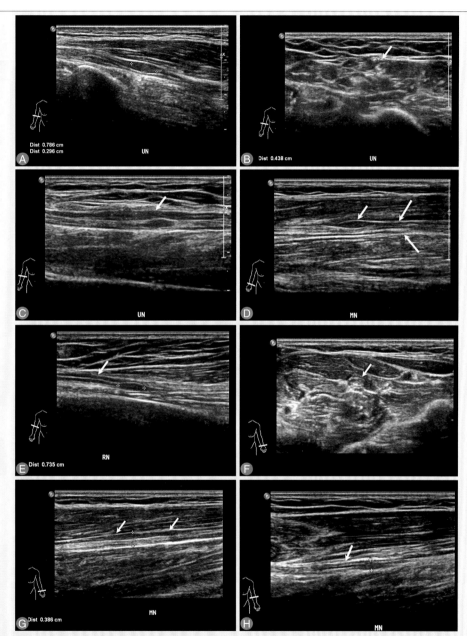

A.纵切面于右侧前臂上段可见尺神经（UN）内梭形低回声结节（标尺）；B.横切面于右侧上臂可见尺神经增粗（箭头与标尺），其内神经纤维束可见增粗；C.纵切面可见右侧上臂尺神经（UN）增粗（箭头），其内神经纤维束增粗，并可见梭形低回声结节；D.右侧前臂远段正中神经（长箭头）内可见梭形低回声结节（短箭头）。E.右侧上臂远段可见桡神经（箭头，RN）内梭形低回声结节（标尺）；F.横切面于左侧前臂可见正中神经增粗（箭头）；G.纵切面于左侧前臂可见正中神经增粗（箭头与标尺），其内神经纤维束增粗；H.纵切面显示左侧前臂上段正中神经（箭头）内梭形低回声小结节（标尺）。MN：正中神经。

图7-5-13　Ⅰ型神经纤维瘤病（3）

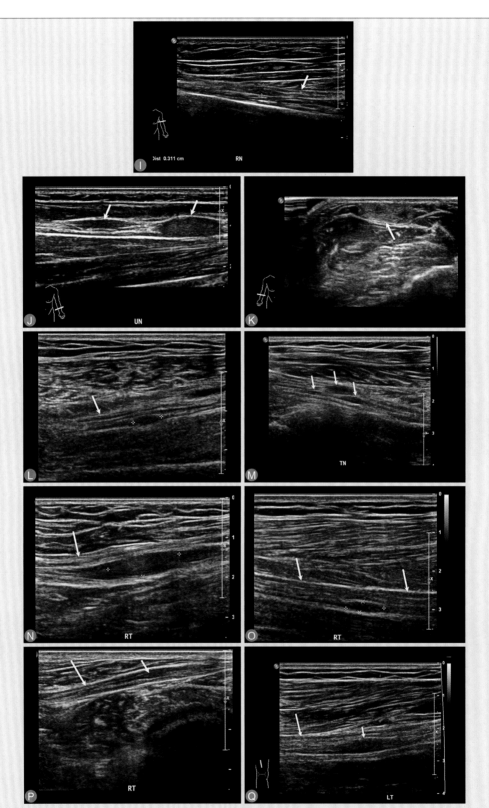

I.纵切面显示左侧桡神经（箭头）局部增粗（标尺），内可见低回声结节；J.纵切面于左侧前臂可见尺神经（UN）内两个梭形低回声结节（箭头）；K.该患者双侧前臂皮下可见多发性脂肪瘤（箭头），呈偏高回声结节；L.纵切面显示右侧小腿上段胫神经（箭头）内梭形低回声结节（标尺）；M.纵切面显示右侧小腿上段胫神经（TN）内多发梭形低回声结节（箭头）；N.纵切面显示右侧腘窝处胫神经（箭头）内较大梭形低回声结节（标尺）；O.纵切面显示右侧（RT）坐骨神经（箭头）内梭形低回声结节（标尺）；P.纵切面显示右侧（RT）腓总神经（长箭头）内梭形低回声结节（短箭头）；Q.纵切面显示左侧（LT）坐骨神经（长箭头）内梭形低回声结节（短箭头）。

图 7-5-13　Ⅰ型神经纤维瘤病（3）（续）

注：图中探头只代表其位置，不代表其方向

相关知识点 ▶▶▶

　　神经鞘膜肿瘤有神经鞘瘤和神经纤维瘤两类，两者均为神经鞘细胞来源，但临床表现和组织形态有一定差别。肉眼观，神经鞘瘤有完整的包膜、大小不一、质实，呈圆形或结节状，常压迫邻近组织，但不发生浸润，有时可发生出血和囊性变；组织学上有典型的Antoni A区（细胞丰富、排列有序）和Antoni B区（疏松黏液的网状区域）结构。神经纤维瘤多发生在皮下，可单发也可多发，多发性神经纤维瘤又称神经纤维瘤病。肉眼观，皮肤及皮下单发性神经纤维瘤境界明显，无包膜，质实，常不能找到其发源的神经。如发生肿瘤的神经粗大，则可见神经纤维消失于肿瘤中。神经纤维瘤的肿瘤质实，切面可见旋涡状纤维，极少发生变性、囊腔形成或出血；镜下，肿瘤由增生的神经鞘膜细胞和成纤维细胞构成，排列紧密，成小束并分散在神经纤维之间，伴多量网状纤维和胶原纤维及疏松的黏液样基质。恶性周围神经鞘膜瘤是一种起源于周围神经或显示有神经鞘膜不同成分分化（如施万细胞、神经束膜细胞或成纤维细胞）的恶性肿瘤。

　　神经纤维瘤病包括两种在临床和遗传学上完全不同的类型，Ⅰ型神经纤维瘤病（NF1型）较为常见，为发生于外周的周围型神经纤维瘤病；Ⅱ型神经纤维瘤病（NF2型）相对少见，为发生于中枢的双侧前庭神经的神经纤维瘤，是染色体显性遗传病，患者多为青少年，主要表现为耳鸣和失聪。

　　NF1型为常染色体显性遗传性疾病，为17号染色体上基因突变所致，典型表现为皮肤病变（咖啡牛奶斑）、骨骼畸形（脊柱侧弯）、精神缺陷。该病的神经纤维瘤可以表现为局灶性、弥漫性和丛状神经纤维瘤。局灶性病变可以位于皮肤和皮下组织；弥漫性病变主要累及皮肤和皮下组织；丛状病变表现为较大神经干内多发结节。NF1型最早期的表现为皮肤特别是腋窝或腹股沟区皮肤的咖啡牛奶斑，此外，该病最具特征性的表现为神经纤维瘤，可发生在身体任何部位，以多发性神经纤维瘤为特征，多累及皮肤和皮下的小神经。

第六节　副神经病变

病例 1 副神经创伤性神经瘤

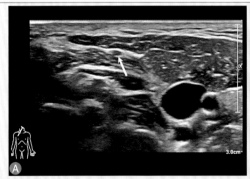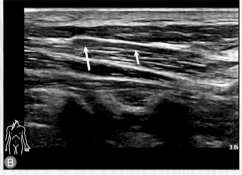

　　患者，右侧颈部外上部神经纤维瘤术后出现肩部活动异常。A.横切面于右侧颈前部显示副神经稍增粗（箭头），其浅侧为胸锁乳突肌；B.纵切面显示副神经连续性中断，断端增粗，形成梭形神经瘤（长箭头），其近侧神经稍增粗（短箭头），该段神经位于胸锁乳突肌深方。

图 7-6-1　副神经创伤性神经瘤

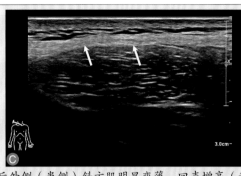
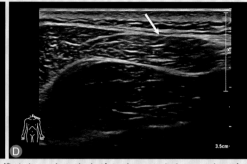

C.右颈部后外侧（患侧）斜方肌明显变薄，回声增高（箭头），为肌肉失神经支配后改变；D.左颈部后外侧（健侧）正常斜方肌（箭头）。

图 7-6-1　副神经创伤性神经瘤（续）

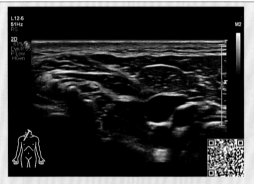
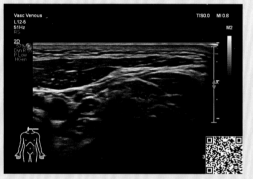

动态图 7-6-1　连续横切面扫查显示患侧副神经残端神经瘤及其近侧段　　动态图 7-6-2　连续横切面扫查显示左侧正常副神经

· 附：正常副神经超声检查方法 ▶▶▶

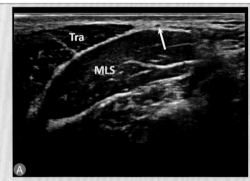
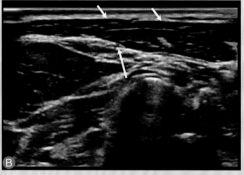

A.右侧颈部前外侧下部横切面显示副神经（箭头）位于肩胛提肌（MLS）浅侧的皮下区域，斜方肌（Tra）位于肩胛提肌的浅侧；B.探头横切面连续向上向内扫查，可见副神经（长箭头与标尺）走行于胸锁乳突肌（短箭头）的深方。

图 7-6-2　正常副神经超声检查方法

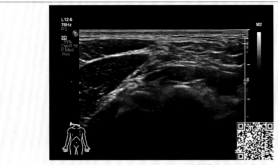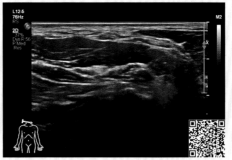

动态图 7-6-3　自远向近连续横切面扫查显
示右侧副神经位于斜方肌与肩胛提肌之间，
继而位于肩胛提肌浅侧

动态图 7-6-4　自远向近连续横切面扫查显
示右侧副神经位于肩胛提肌浅侧，继而位于
胸锁乳突肌深方

· 相关知识点 ▶▶▶

1.副神经是第11对颅神经，为运动性脑神经，由颅根和脊髓根组成。脊髓根较大，在颈静脉孔处与颅根共同形成副神经。经颈静脉孔出颅腔后，脊髓根与颅根相分离，先走行于颈内静脉的前外侧下行，继而行向后下方到达胸锁乳突肌，主干自胸锁乳突肌后缘中点处附近穿出，斜向外下方进入斜方肌的深面，支配胸锁乳突肌和斜方肌运动。一侧副神经损伤时，同侧胸锁乳突肌及斜方肌瘫痪并萎缩。因对侧胸锁乳突肌占优势，故平静时下颏转向患侧，而在用力时向健侧转头无力。患侧肩下垂，不能耸肩。

2.胸锁乳突肌功能：一侧收缩，使头颈向同侧屈，并转向对侧；两侧收缩，肌肉合力作用线在寰枕关节冠状轴的后面使头伸，肌肉合力作用线在寰枕关节冠状轴的前面使头屈。

3.超声检查副神经的标志性解剖结构：胸锁乳突肌后缘中点、斜方肌与肩胛提肌之间。

● 参考文献 ●

[1] ABRAHAM A, IZENBERG A, DODIG D, et al.Peripheral nerve ultrasound imaging shows enlargement of peripheral nerves outside the brachial plexus in neuralgic amyotrophy[J].J Clin Neurophysiol,2016,33(5):e31-e33.

[2] ASSMUS H, ANTONIADIS G, BISCHOFF C, et al.Cubital tunnel syndrome-a review and management guidelines[J].Cent Eur Neurosurg,2011,72(2):90-98.

[3] GRAHAM B, PELJOVICH A E, AFRA R, et al.The American academy of orthopaedic surgeons evidence-based clinical practice guideline on: management of carpal tunnel syndrome[J].J Bone Joint Surg Am,2016,98(20):1750-1754.

[4] PAN Y, WANG S, ZHENG D, et al.Hourglass-like constrictions of peripheral nerve in the upper extremity: a clinical review and pathological study[J].Neurosurgery,2014,75(1):10-22.

[5] PRATER MC, JANZ BA.Mixed lymphangioma and cavernous hemangioma within the ulnar nerve:a case report[J]. Hand (N Y),2017,12(5):NP145-NP147.

[6] RAVANBOD H, MOTIFIFARD M, ALIAKBARI M, et al.Intraneural cavernous hemangioma:a rare case of extrafascicular left ulnar nerve tumor[J].Am J Blood Res,2021,11(1):72-76.

[7] URITS I, GRESS K, CHARIPOVA K, et al.Recent advances in the understanding and management of carpal tunnel syndrome:a comprehensive review[J].Curr Pain Headache Rep,2019,23(10):70.

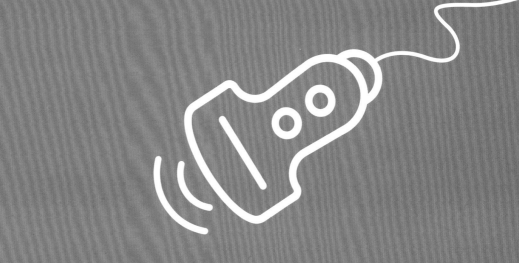

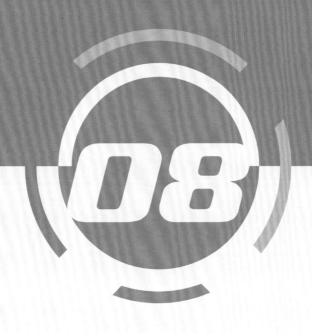

第八章
下肢周围神经病变超声解析

第一节　股外侧皮神经病变

病例 1　股外侧皮神经卡压

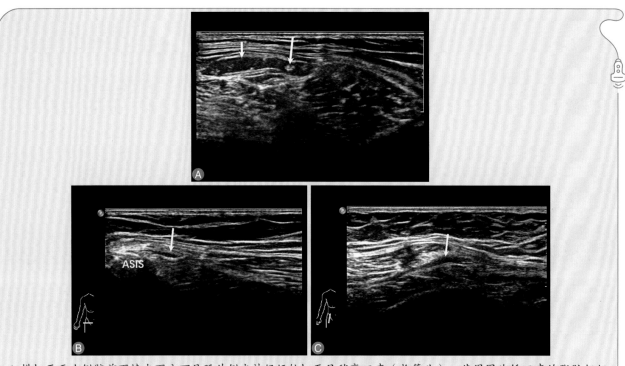

A.横切面于右侧髂前下棘内下方可见股外侧皮神经短轴切面呈稍高回声（长箭头），其周围为低回声的脂肪组织（短箭头）；B.自上一切面向上连续横切面扫查，于右侧髂前上棘（ASIS）内侧可见股外侧皮神经稍增粗（箭头）；C.纵切面于髂前上棘内侧可见股外侧皮神经局部增粗（箭头），其内结构不清。

图 8-1-1　股外侧皮神经卡压（1）

病例 2　股外侧皮神经卡压

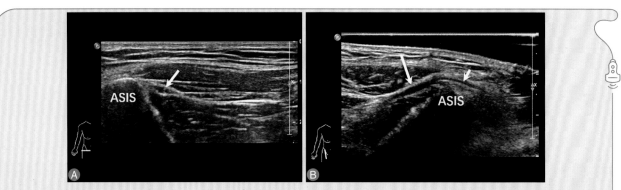

患者，右侧髋部外伤后大腿外侧麻木数年。超声检查显示右侧股外侧皮神经增粗。A.右侧髂前上棘（ASIS）内侧横切面显示股外侧皮神经增粗（箭头）；B.髂前上棘（ASIS）偏内侧纵切面显示股外侧皮神经近段增粗（长箭头），稍远侧未见异常（短箭头）。

图 8-1-2　股外侧皮神经卡压（2）

病例3　股外侧皮神经卡压

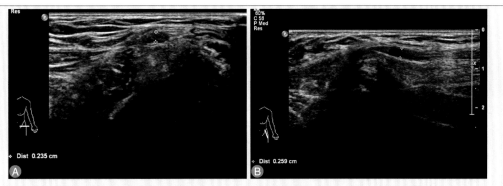

患者主因左侧大腿外侧麻木多年就诊。A.超声横切面于左侧髂前上棘内侧可见股外侧皮神经显著增粗，回声减低（标尺）；B.纵切面于左侧髂前上棘内侧可见股外侧皮神经增粗，回声减低（标尺）。

图 8-1-3　股外侧皮神经卡压（3）

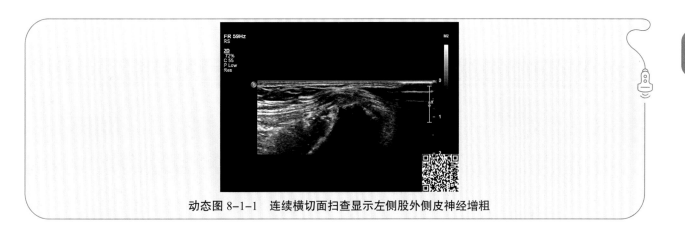

动态图 8-1-1　连续横切面扫查显示左侧股外侧皮神经增粗

病例4　股外侧皮神经卡压

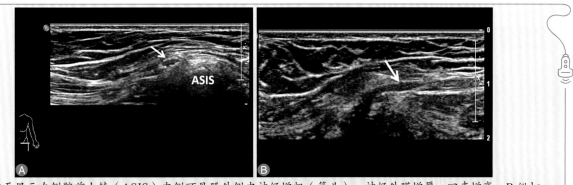

A.横切面显示左侧髂前上棘（ASIS）内侧可见股外侧皮神经增粗（箭头），神经外膜增厚，回声增高；B.纵切面显示左侧髂前上棘内侧可见股外侧皮神经增粗（箭头）。

图 8-1-4　股外侧皮神经卡压（4）

病例 5 股外侧皮神经周围软组织炎性病变

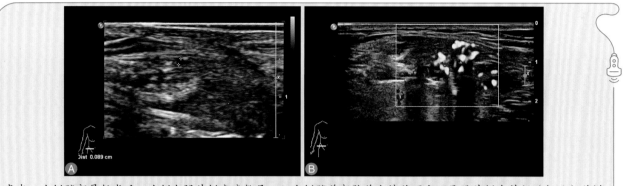

患者，右侧髋部骨折术后，右侧大腿外侧麻痛数月。A.右侧髋前部髂前上棘稍下方可见股外侧皮神经（标尺）稍增粗，其周围软组织回声减低、结构不清；B.PDI于股外侧皮神经周围软组织内可见较丰富血流信号，提示炎性改变。

图 8-1-5 股外侧皮神经周围软组织炎性病变

病例 6 股外侧皮神经卡压

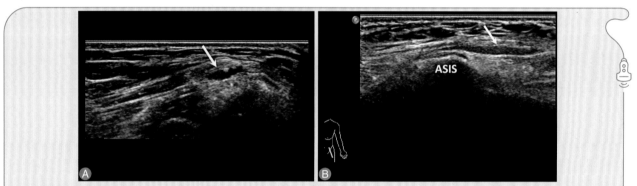

A.横切面显示左侧髂前上棘处股外侧皮神经显著增粗，回声减低（箭头）；B.纵切面显示髂前上棘（ASIS）远侧股外侧皮神经增粗（箭头），内呈低回声。

图 8-1-6 股外侧皮神经卡压（5）

病例 7 股外侧皮神经卡压

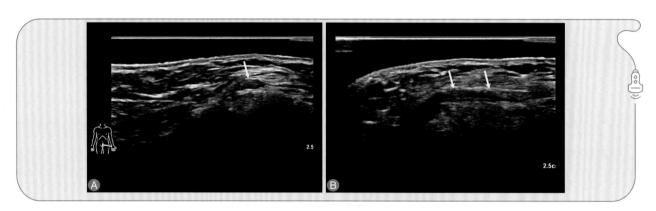

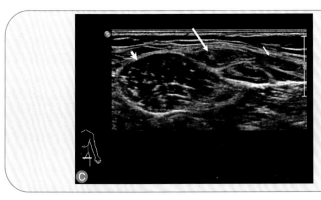

A.横切面显示左侧腹股沟韧带处股外侧皮神经显著增粗，回声减低（箭头）；B.纵切面显示左侧腹股沟韧带处股外侧皮神经显著增粗，回声减低（箭头）；C.左侧髂前上棘远侧可见股外侧皮神经呈稍高回声（长箭头），其内侧为缝匠肌（短粗箭头），其外侧为阔筋膜张肌（短细箭头）。

图8-1-7　股外侧皮神经卡压（6）

- **相关知识点** ▶▶▶

1.股外侧皮神经起自L_2、L_3脊神经前支。

2.股外侧皮神经卡压的典型临床表现：大腿前外侧皮肤麻木或感觉异常，行走或长时间站立后疼痛可加重；股外侧皮神经走行区域局部按压时引发大腿前外侧感觉异常（Tinel征）。

3.股外侧皮神经在解剖学上存在变异，一般位于髂前上棘内侧10～15 mm的范围，但亦可位于3 mm～7.3 cm的范围；该神经可从腹股沟韧带的深方、浅侧经过或穿过腹股沟韧带，也可从髂前上棘外侧的髂嵴上经过。

4.股外侧皮神经较细，超声检查可首先将探头放置在髂前上棘内下方1～2 cm处，此时可显示位于外侧的阔筋膜张肌和位于内侧的缝匠肌，于此两肌之间可见低回声的脂肪垫，而股外侧皮神经即位于此脂肪垫内，呈一支或两支细小的稍高回声（图8-1-7C）。自此切面，可连续横切面向上扫查股外侧皮神经。

5.超声检查股外侧皮神经的解剖标志结构：阔筋膜张肌、缝匠肌及髂前上棘。

6.注意横切面与纵切面相结合。纵切面上有助于观察神经走行的全貌，从而有利于发现神经局部增粗或变细的部位。

第二节　腓总神经病变

病例 1　右侧腓总神经断裂伴局部瘢痕组织形成

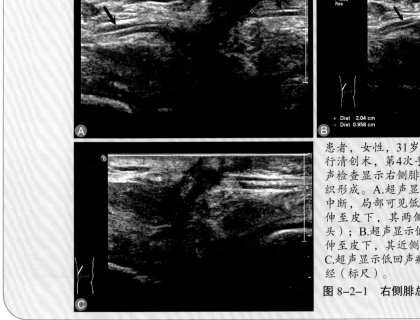

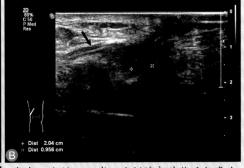

患者，女性，31岁，右侧膝部外伤后行多次行清创术，第4次手术后出现垂足9个月。超声检查显示右侧腓总神经断裂伴局部瘢痕组织形成。A.超声显示腘窝处腓总神经连续性中断，局部可见低回声瘢痕组织（标尺）延伸至皮下，其两侧可见腓总神经结构（箭头）；B.超声显示低回声瘢痕组织（标尺）延伸至皮下，其近侧可见腓总神经（箭头）；C.超声显示低回声瘢痕组织及其远侧的腓总神经（标尺）。

图8-2-1　右侧腓总神经断裂伴局部瘢痕组织形成

病例 2　腓总神经损伤

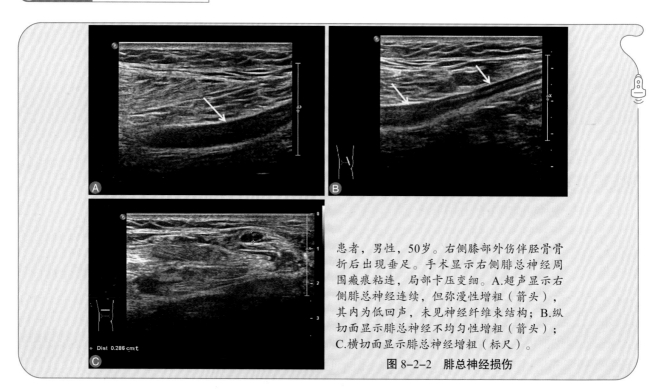

患者，男性，50岁。右侧膝部外伤伴胫骨骨折后出现垂足。手术显示右侧腓总神经周围瘢痕粘连，局部卡压变细。A.超声显示右侧腓总神经连续，但弥漫性增粗（箭头），其内为低回声，未见神经纤维束结构；B.纵切面显示腓总神经不均匀性增粗（箭头）；C.横切面显示腓总神经增粗（标尺）。

图 8-2-2　腓总神经损伤

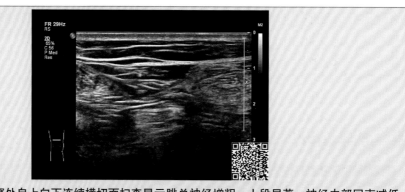

动态图 8-2-1　腘窝处自上向下连续横切面扫查显示腓总神经增粗，上段显著，神经内部回声减低

病例 3　腘窝囊肿术后，腓总神经损伤

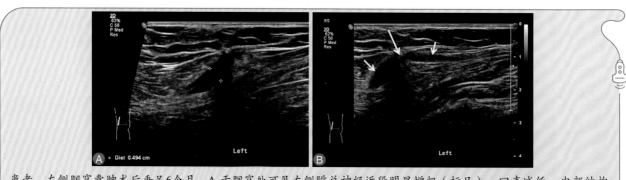

患者，左侧腘窝囊肿术后垂足6个月。A.于腘窝处可见左侧腓总神经近段明显增粗（标尺），回声减低，内部结构显示不清；B.于左侧腘窝处可见腓总神经局部结构显示不清（长箭头），局部成角，其两侧神经明显增粗（短箭头），回声减低，内部结构显示不清。

图 8-2-3　腘窝囊肿术后，腓总神经损伤

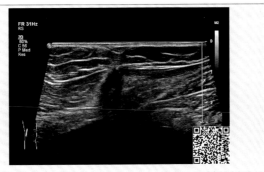

动态图 8-2-2　连续纵切面扫查可见腓总神经局部成角，局部可疑缝线样强回声，其两侧神经增粗

病例 4　外伤后腓总神经增粗

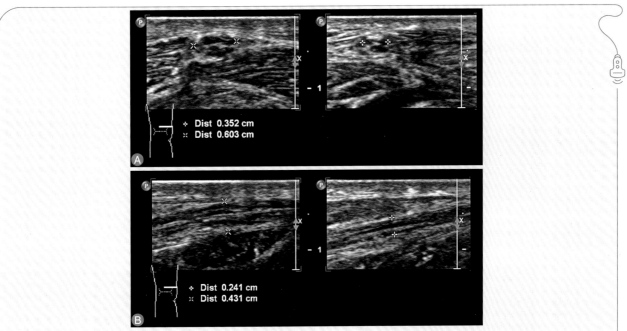

A.横切面显示患侧腓总神经（左图标尺）较对照侧腓总神经（右图标尺）明显增粗；B.纵切面显示患侧腓总神经（左图标尺）较对照侧腓总神经（右图标尺）明显增粗。

图 8-2-4　外伤后腓总神经增粗

注意事项 ▶▶▶

　　腓总神经的牵拉损伤较为常见，此时腓总神经连续性常保持完整，可能仅仅表现为轻度增粗改变，因此，双侧放大图像对比检查对于明确神经有无异常增粗至关重要。

病例 5　腓总神经创伤性神经瘤

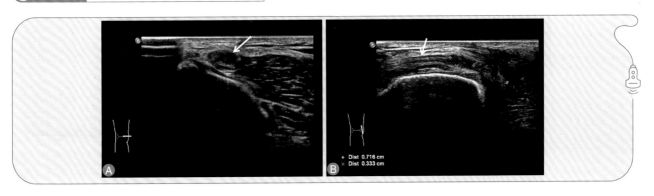

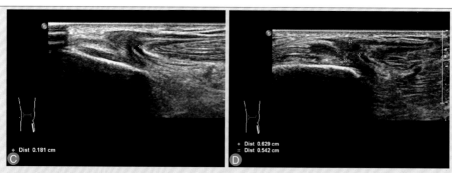

患者，男性，27岁，左侧膝部被玻璃划伤后垂足。A.左侧腘窝横切面可见腓总神经连续性中断，局部可见低回声结节（箭头），为残端神经瘤；B.左侧腘窝处纵切面可见腓总神经（箭头）残端神经瘤（标尺），呈低回声结节，远侧神经显示不清；C.纵切面显示腓浅神经残端神经瘤（标尺）；D.腓总神经两断端之间可见瘢痕组织，呈低回声（标尺）。

图 8-2-5　腓总神经创伤性神经瘤

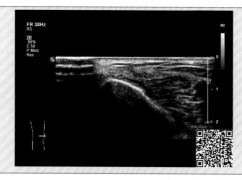

动态图 8-2-3　腘窝处自上向下连续横切面扫查可见腓总神经残端神经瘤，继而可见腓浅神经断端及其远侧段

病例 6 近侧胫腓关节囊肿伴腓总神经卡压

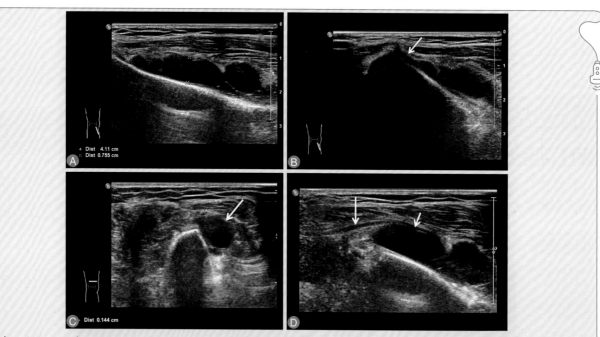

患者，女性，47岁，右侧垂足。临床诊断为右侧腓总神经损伤。A.于右侧腓骨外上段周围可见囊性包块（标尺），形态不规则；B.囊性包块上端（箭头）与近侧胫腓关节关系密切；C.横切面显示囊性包块（箭头）浅侧紧邻腓总神经（标尺）；D.纵切面显示腓总神经（短箭头）被囊性包块挤压向浅侧移位，其近侧神经稍增粗（长箭头）。考虑为近侧胫腓关节囊肿卡压腓总神经。

图 8-2-6　近侧胫腓关节囊肿伴腓总神经卡压

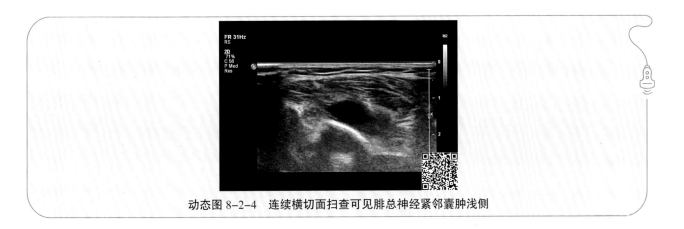

动态图 8-2-4　连续横切面扫查可见腓总神经紧邻囊肿浅侧

病例 7　**左侧垂足 4 个月，临床考虑左侧腓总神经损伤**

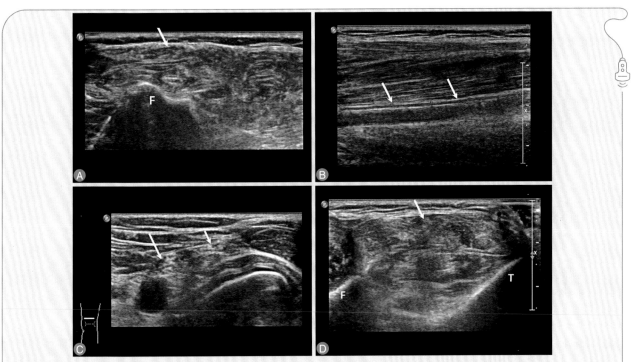

A.横切面显示左侧腓骨长、短肌萎缩，回声增高（箭头）；B.纵切面显示小腿腓深神经（箭头）未见异常，其深方可见胫前动脉；C.腘窝处横切面显示胫神经（长箭头）、腓总神经（短箭头）未见明显异常；D.横切面显示左侧胫骨前肌群萎缩，回声弥漫性增高（箭头）。F：腓骨；T：胫骨。

图 8-2-7　左侧垂足 4 个月，临床考虑左侧腓总神经损伤

● **注意事项** ▶▶▶

　　当临床怀疑周围神经损伤时，除注意观察神经本身有无异常改变外，还应仔细观察神经所支配的肌肉有无失神经支配改变，即肌肉回声增高、体积缩小。虽然该病例超声检查未发现腓总神经明显的病变，但发现腓总神经支配的肌肉包括胫前肌群、腓骨长肌、腓骨短肌发生弥漫性萎缩改变，从而可以间接提示腓总神经损伤。

病例 8 腓总神经内囊肿

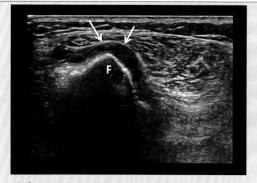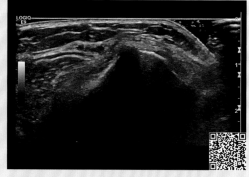

腓骨颈处（F）横切面显示腓总神经增粗，其内可见囊性区（箭头）。

动态图 8-2-5 连续横切面扫查可见腓总神经于腓骨颈处增粗，其内可见囊肿

图 8-2-8 腓总神经内囊肿

病例 9 腓浅神经创伤性神经瘤

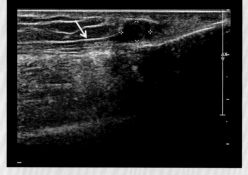

患者为左侧小腿外下段肿瘤切除术后，出现小腿外下段局部麻木。纵切面于左侧小腿外下段原手术切口处皮下可见低回声结节（标尺），其近侧与腓浅神经（箭头）相延续。

动态图 8-2-6 小腿外下段近侧向远侧连续横切面扫查可见腓浅神经及其断端神经瘤

图 8-2-9 腓浅神经创伤性神经瘤（1）

病例 10 腓浅神经创伤性神经瘤

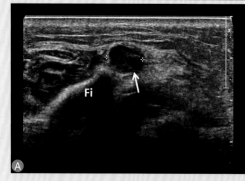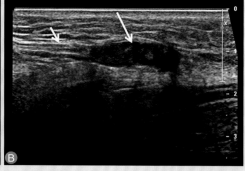

A.横切面于右侧小腿外侧下段腓骨（Fi）前缘浅肌层内可见一实性低回声结节（箭头与标尺）；B.纵切面可见该结节（长箭头）近侧与腓浅神经（短箭头）相延续，远侧神经结构显示不清。

图 8-2-10 腓浅神经创伤性神经瘤（2）

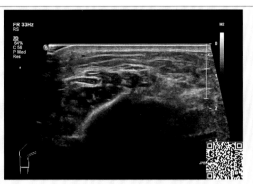

动态图 8-2-7　连续横切面扫查显示腓浅神经残端神经瘤

病例 11　皮肤纤维瘤切除术，腓浅神经损伤

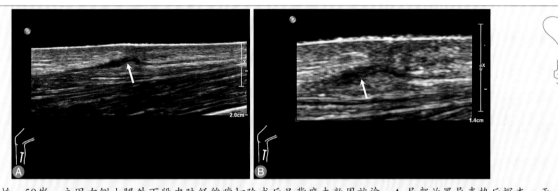

患者，男性，59岁，主因右侧小腿外下段皮肤纤维瘤切除术后足背麻木数周就诊。A.局部放置导声垫后探查，于右侧小腿外下段原手术切口处可见腓浅神经增粗，走行迂曲（箭头）；B.局部放大后显示腓浅神经局部增粗（箭头），回声减低，走行迂曲。

图 8-2-11　皮肤纤维瘤切除术，腓浅神经损伤

病例 12　小腿恶性肿瘤切除术后，腓浅神经残端神经瘤

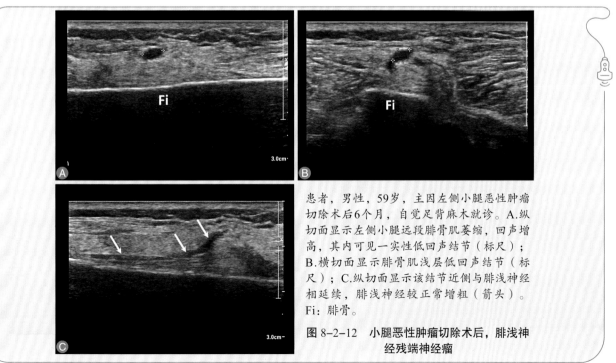

患者，男性，59岁，主因左侧小腿恶性肿瘤切除术后6个月，自觉足背麻木就诊。A.纵切面显示左侧小腿远段腓骨肌萎缩，回声增高，其内可见一实性低回声结节（标尺）；B.横切面显示腓骨肌浅层低回声结节（标尺）；C.纵切面显示该结节近侧与腓浅神经相延续，腓浅神经较正常增粗（箭头）。
Fi：腓骨。

图 8-2-12　小腿恶性肿瘤切除术后，腓浅神经残端神经瘤

• 病例分析 ▶▶▶

　　该病例为小腿外侧下段恶性肿瘤切除术后复查。超声检查发现于原手术切口处腓骨肌浅层实性低回声结节，此时要鉴别该结节是肿瘤复发还是其他病变。要注意，在四肢肿瘤切除术后，原手术区域最常见的病变为残端神经瘤。当原发肿瘤较大或者因肿瘤为恶性而需要做较大范围切除术甚至截肢者，局部的神经常常会被切断，而神经断端则在术后常常会形成残端神经瘤，其在超声上表现为类圆形低回声结节，结节的近端可见神经结构，该神经较正常神经增粗，走行略迂曲。如不能正确识别残端神经瘤，则易把该结节误诊为复发的肿瘤，进而导致不必要的手术切除。因此，对于四肢软组织肿瘤术后的患者，超声检查时，应注意识别残端神经瘤，避免误诊。

• 相关解剖知识 ▶▶▶

　　1.腓总神经沿腘窝外侧缘下降，绕腓骨颈外侧向前，穿腓骨长肌起始部达小腿前面，分为腓浅神经与腓深神经。

　　2.腓浅神经下行于腓骨长、短肌之间，并支配此二肌。其主干下行于小腿中、下1/3交界处浅出于皮下，分布于小腿前外侧面、足背及第2～5趾背侧相对缘皮肤。

　　3.腓深神经走行于小腿胫前肌群深面，伴胫前动脉下行，支配小腿前肌群及足背肌，终支分布于第1、第2趾背面相对缘皮肤。小腿前部肌群包括胫骨前肌、趾长伸肌、蹈长伸肌、第3腓骨肌。在踝前部腓深神经分为内侧支和外侧支。内侧支沿足背动脉外侧达第1跖骨间隙，和腓浅神经的内侧支相交通，并分为两条趾背支，分布于第1、第2趾的相对缘；此外还发出一细支，到邻近的骨膜、跖趾关节、趾间关节，并发支支配第1背侧骨间肌。外侧支的肌支支配蹈短伸肌、趾短伸肌和第2背侧骨间肌，皮支分布于外侧三个跖骨间隙、邻近诸骨、骨膜、第2～4跖趾关节。

　　4.腓总神经损伤的临床表现：①运动功能障碍：足不能背屈，足下垂，略有内翻，不能伸趾，行走时呈"跨阈步态"；②感觉障碍：小腿外侧、足背及趾背皮肤感觉迟钝或消失。

📖病例 13　腓肠外侧皮神经残端神经瘤

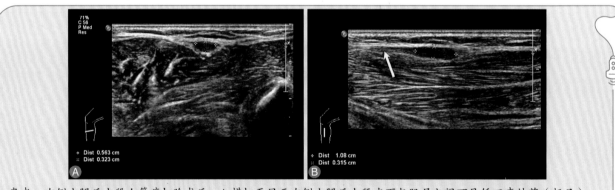

患者，右侧小腿后上段血管瘤切除术后。A.横切面显示右侧小腿后上段皮下与肌层之间可见低回声结节（标尺），边界清晰；B.纵切面显示该结节（标尺）位于小腿后上段深筋膜处，其近侧可见腓肠外侧皮神经（箭头）。

图8-2-13　腓肠外侧皮神经残端神经瘤

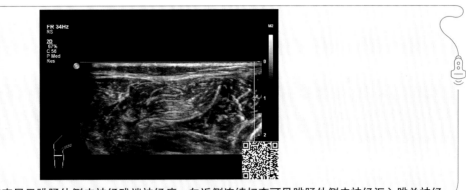

动态图 8-2-8　连续横切面扫查显示腓肠外侧皮神经残端神经瘤，向近侧连续扫查可见腓肠外侧皮神经汇入腓总神经

病例 14　腓肠神经残端神经瘤

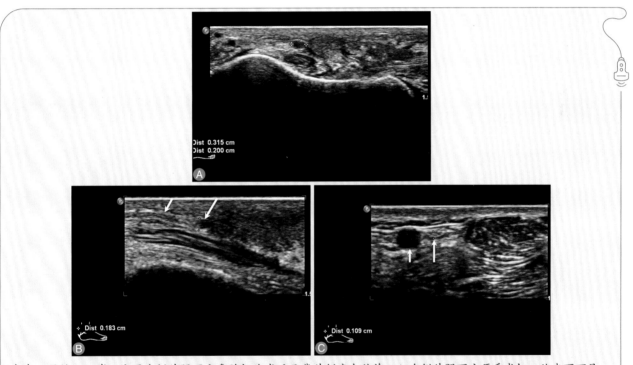

患者，男性，32岁，主因左侧外踝下方囊肿切除术后足背外侧麻木就诊。A.左侧外踝下方原手术切口处皮下可见一实性低回声结节（标尺），边界清晰；B.纵切面显示该结节（长箭头）近侧可见腓肠神经（短箭头）；C.连续向上横切面扫查可见腓肠神经（长箭头）位于小隐静脉旁（短箭头）。

图 8-2-14　腓肠神经残端神经瘤

· 相关知识点 ▶▶▶

1.高频超声检查可以敏感地显示一些细小皮神经的病变。因此，首先要了解皮神经的解剖学位置；其次，当超声检查发现皮下结节时，一定要进行横切面与纵切面联合检查，在纵切面上也就是神经的长轴切面上有助于发现该结节与神经相延续的关系。

2.腓肠神经是由在腘窝内腓总神经发出的腓肠外侧皮神经和胫神经发出的腓肠内皮神经汇合而成。其中腓肠外侧皮神经支配膝关节和小腿近端1/3的外侧皮肤，腓肠神经支配小腿后外侧、外踝及足背外侧皮肤。在踝关节周围，腓肠神经走行在踝关节后外侧，与小隐静脉伴行。

3.足背区域的感觉支配：足背内侧为隐神经，足背中间与外侧为腓浅神经，足的外侧缘为腓肠神经。而腓深神经则支配第1跖骨间隙背侧的皮肤及第1、第2趾对侧缘的皮肤。

4.足背的肌肉有趾短伸肌与跗短伸肌。趾短伸肌起自跟骨上部的前外侧，止于第2、第3、第4趾的趾长伸肌腱外侧缘。跗短伸肌位于趾短伸肌的内侧，其在远侧移行为较细的肌腱，走行于跗长伸肌腱的外侧，止于跗趾近节的背侧。腓深神经支配趾短伸肌与跗短伸肌，因此，怀疑腓深神经损伤时，可检查足背的趾短伸肌与跗短伸肌，以观察该肌肉有无失神经支配改变。

5.足背动脉是供应脚趾的重要血管，其在踝部位于内踝和外踝之间中点，继而向前内侧走行，位于趾长伸肌腱与跗长伸肌腱之间，再向远侧则至第1跖骨间隙。在足背，足背动脉的外侧有腓深神经的内侧支伴行。

第三节　胫神经病变

病例 1　左侧踝管处足底内侧神经损伤

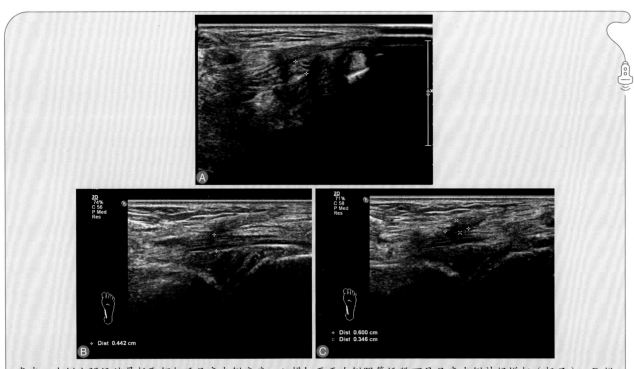

患者，左侧小腿远端骨折取钢钉后足底内侧麻痛。A.横切面于左侧踝管远段可见足底内侧神经增粗（标尺）；B.纵切面显示足底内侧神经局部增粗（标尺）、回声减低；C.纵切面显示足底内侧神经浅侧可见瘢痕组织，呈低回声（标尺）。

图 8-3-1　左侧踝管处足底内侧神经损伤

病例 2　胫神经损伤

患者，女性，51岁，主因左侧足底麻木就诊，临床医师要求检查踝管内胫神经及其远侧分支。超声检查显示左侧踝管内胫神经清晰，未见明显增粗及占位，其周围肌腱未见异常，踝管底部未见异常骨质突出。沿胫神经向远侧扫查未见明显占位。继而向上扫查小腿与大腿。小腿处胫神经未见异常。腘窝处胫神经可见增粗，回声减低，累及范围长约2 cm，未见占位性病变，其浅侧皮下组织可见瘢痕组织（图8-3-2）。大腿部坐骨神经未见异常。追问患者病史，1年前有腘窝处胫神经手术史（局部操作不详），术后足底一直麻木。

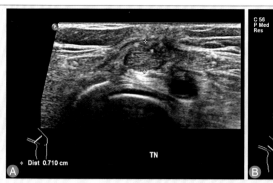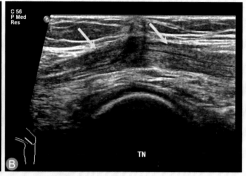

A.横切面显示左侧腘窝处胫神经（TN）显著增粗，回声减低（标尺）；B.纵切面显示左侧腘窝处胫神经（TN）增粗，回声减低（箭头），其内神经纤维束结构显示不清。

图 8-3-2　胫神经损伤

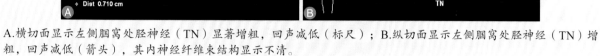

· 超声检查注意事项 ▶▶▶

　　此例患者经临床医师怀疑踝管综合征，要求检查的部位为踝管，但超声检查最后发现胫神经的病变位于腘窝。提示在进行周围神经的超声检查时，一定要注意扫查神经的全程，避免漏诊。

病例 3　踝管内胫神经卡压

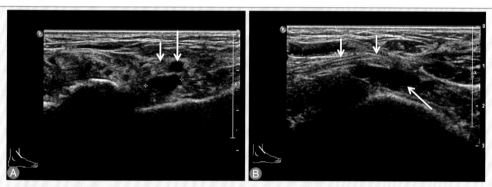

A.右侧踝管处横切面可见腱鞘囊肿（标尺），其浅侧紧邻胫神经（短箭头）与胫后动脉（长箭头）；B.右侧踝管处纵切面可见腱鞘囊肿（长箭头），胫神经（短箭头）受囊肿挤压向浅侧移位。

图 8-3-3　踝管内胫神经卡压

病例 4　踝管内胫神经卡压伴足底偏内侧麻木

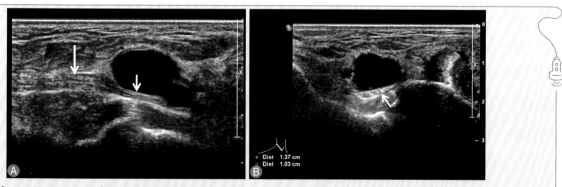

A.右侧踝管处纵切面可见胫神经受其浅侧的腱鞘囊肿挤压，局部变扁（短箭头），其近侧神经增粗（长箭头）；B.右侧踝管处横切面可见胫神经受其浅侧的腱鞘囊肿（标尺）挤压，局部变扁（箭头）。

图 8-3-4　踝管内胫神经卡压伴足底偏内侧麻木

病例5　踝管内足底内侧神经卡压

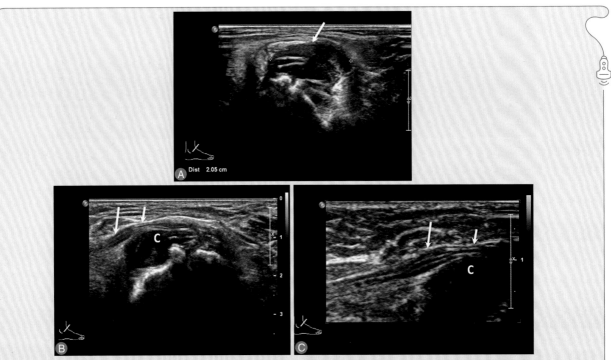

患者，女性，35岁，主因足底内侧麻痛就诊。超声诊断：右侧踝管内腱鞘囊肿卡压足底内侧神经。A.右侧踝管内可见一囊性包块（箭头与标尺），其内可见数条纤细分隔，为腱鞘囊肿；B.右侧踝管纵切面显示囊肿（C）浅侧足底内侧神经受压变细（短箭头），其近侧胫神经增粗，回声减低（长箭头）；C.局部放大显示位于囊肿（C）浅侧的足底内侧神经受压变细（短箭头），其近侧胫神经增粗，回声减低（长箭头）。

图8-3-5　踝管内足底内侧神经卡压

• **相关知识点** ▶▶▶

踝管综合征是指踝管内胫神经及其分支因卡压而产生的局部和足底放射性疼痛、麻木的神经卡压综合征。踝管可分为近侧和远侧两部分，近侧踝管综合征指胫神经在内踝后方的卡压；远侧踝管综合征指胫神经分支的卡压，包括足底内侧神经、足底外侧神经、跟内侧神经。其常见原因为踝管内腱鞘囊肿、踝管底部的骨质增生、距跟联合、静脉曲张、滑膜炎等病变。

当超声检查发现踝管内有腱鞘囊肿等占位性病变时，一定要仔细检查该病变与胫神经的位置关系，观察胫神经有无受压变细、移位等征象。

• **相关解剖知识** ▶▶▶

1.胫神经沿腘窝中部下降，在小腿比目鱼肌深方伴胫后动脉下行，在踝管远段分为足底内侧神经、足底外侧神经与跟内侧神经。足底内侧神经、足底外侧神经在足底前部相继分为趾足底总神经、趾足底固有神经。

2.胫神经在小腿分支分布于膝关节、小腿肌后群及小腿后面的皮肤。足底内、外侧神经分布于足底肌和皮肤。其中足底内侧神经分布于足底肌内侧群及足底内侧和内侧三个半趾的跖面皮肤。足底外侧神经分布于足底肌中间群和外侧群及足底外侧和外侧一个半趾的跖面皮肤。

3.小腿肌后群包括小腿三头肌、跖肌、腘肌、胫骨后肌、趾长屈肌、踇长屈肌，皮支包括腓肠内侧皮神经、跟外侧皮神经、跟内侧皮神经、足背外侧皮神经。

📖**病例6** 小腿胫神经恶性神经鞘瘤术后复发

　　患者，女性，55岁，右侧小腿胫神经恶性神经鞘瘤术后7个月复发。超声检查显示右侧胫神经增粗伴其内实性病变，另于其周围肌肉组织内可见一实性结节。超声引导下行该结节穿刺活检证实为恶性神经鞘瘤。相关超声表现见图8-3-6。

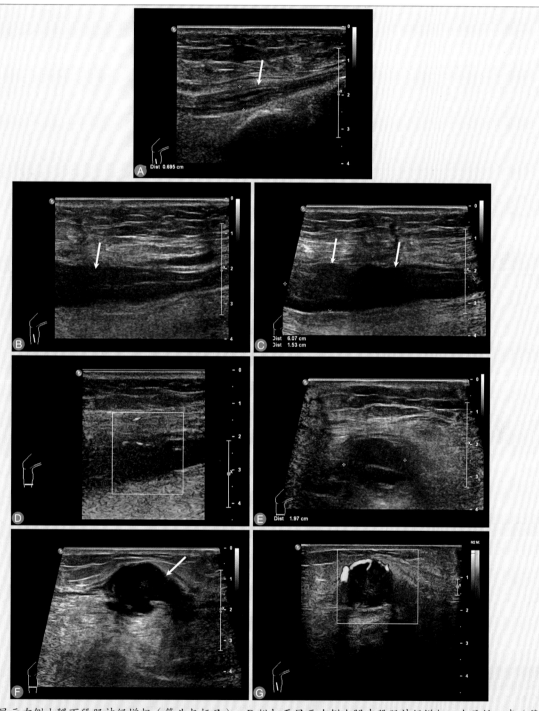

A.纵切面显示右侧小腿下段胫神经增粗（箭头与标尺）；B.纵切面显示右侧小腿中段胫神经增粗，内呈低回声（箭头），其内神经纤维束结构不清，考虑为肿瘤性病变；C.纵切面显示增粗段胫神经表面呈结节状（箭头）；D.PDI于增粗段胫神经内可见血流信号增多；E.横切面显示增粗段胫神经（标尺）内呈低回声；F.另于右侧小腿后部浅肌层内可见一实性低回声结节，边界不清，形态不规则（箭头）；G.PDI于低回声结节内可见血流信号。该结节穿刺活检为恶性神经鞘瘤。

图8-3-6 小腿胫神经恶性神经鞘瘤术后复发

病例 7　Morton 神经瘤

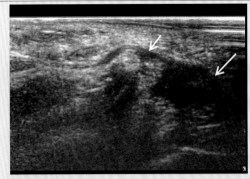

左侧足底前部第2～3跖骨头间隙纵切面可见一实性低回声结节（长箭头），其近侧可见与趾足底总神经（短箭头）相延续。

图 8-3-7　Morton 神经瘤

病例 8　踇趾足底内侧固有神经损伤

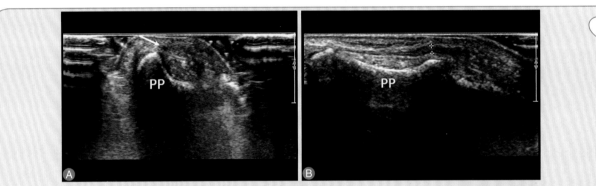

患者，女性，45岁，主因右足踇趾内侧麻痛就诊。超声于踇趾内侧可见踇趾足底内侧固有神经局部增粗、回声减低。A.横切面于右足踇趾内侧的足底部可见踇趾足底内侧固有神经增粗、回声减低（箭头），按压时踇趾内侧麻痛；B.纵切面于右足踇趾内侧的足底部可见踇趾足底内侧固有神经增粗、回声减低（标尺）。PP：近节趾骨。

图 8-3-8　踇趾足底内侧固有神经损伤

· 相关解剖知识 ▶▶▶

　　踇趾足底内侧固有神经，为足底内侧神经的最内侧支，支配踇趾内侧皮肤，位于踇趾的足底内侧，邻近内侧籽骨。

第四节　坐骨神经病变

病例 1　坐骨神经卡压

　　患者，男性，80岁，主因左髋关节置换术后髋部疼痛、活动受限2年余就诊。患者于2年前在当地医院行左侧人工全髋关节置换术，术后左侧髋部、左踝关节活动受限，左足背麻木。2年来患者在当地医院就诊，未行特殊处理，症状亦无好转。查体显示左髋关节屈伸活动受限，左下肢轻度外旋畸形，左下肢肌力：臀中肌Ⅳ级、股四头肌Ⅳ级、胫前肌Ⅱ级、踇长伸肌Ⅱ级，左踝关节、左踇趾背伸活动受限，足趾屈力大致正常，左小腿外侧、足背皮肤浅感觉减退。超声检查显示左侧臀部坐骨结节水平坐骨神经增粗、回声减低，局部可见螺钉金属强回声；仔细检查可见金属强回声与坐骨神经关系密切，部分包绕坐骨神经；稍远侧坐骨神经直径恢复正常（图8-4-1）。

患者行手术探查，术中探查可见坐骨神经主干绕于螺钉周围，周围瘢痕增生明显，给予彻底松解、游离坐骨神经。术后患者功能较前明显改善。

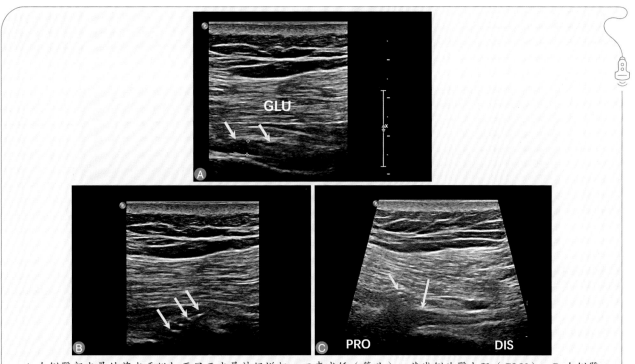

A.左侧臀部坐骨结节水平纵切面显示坐骨神经增粗、回声减低（箭头），其浅侧为臀大肌（GLU）；B.左侧臀部坐骨神经走行区域可见金属强回声（箭头）；C.左侧臀部纵切面显示坐骨神经增粗、回声减低（长箭头），其近侧可见螺钉强回声（短箭头）。PRO：肢体近侧；DIS：肢体远侧。

图 8-4-1 坐骨神经卡压

• 相关知识点 ▶▶▶

人工髋关节置换术后，有时假体、螺钉或局部瘢痕组织可卡压臀部的坐骨神经而导致坐骨神经损伤。由于臀部软组织较厚、坐骨神经位置较深，超声检查有时较为困难，尤其是对于肥胖患者或局部肌肉组织较厚者或肌肉组织回声增高者。在检查时，应尽可能应用高频超声探头以提高对坐骨神经病变的分辨率。

病例 2　盆腔静脉曲张所致坐骨神经痛

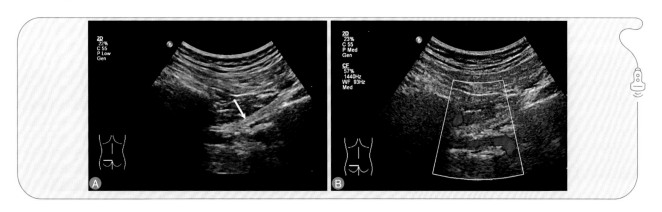

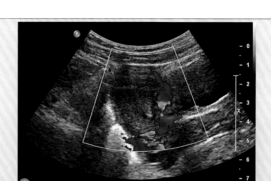

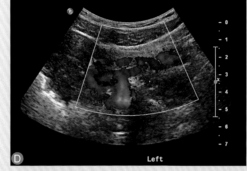
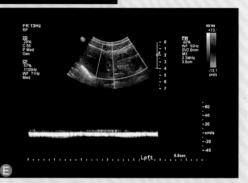

患者，女性，30岁，临床诊断为左侧坐骨神经痛。A.左侧臀部纵切面显示坐骨神经长轴（箭头），呈条形偏高回声，其深方可见无回声区；B.CDFI显示坐骨神经深方的无回声区内可见静脉血流信号；C.CDFI盆腔纵切面显示子宫肌壁内多条较宽静脉血流；D.CDFI横切面显示左侧盆腔卵巢周围曲张静脉内的血流信号；E.PW显示为静脉血流频谱。

图8-4-2　盆腔静脉曲张所致坐骨神经痛

● 相关知识点 ▶▶▶

1.检查梨状肌深方的坐骨神经时，注意应用彩色多普勒对坐骨神经周围的血管进行检查，观察有无静脉曲张，因为坐骨大孔处的坐骨神经可以被坐骨大孔处的静脉卡压，如臀下静脉曲张。

2.坐骨大孔：由骶棘韧带和坐骨大切迹围成的孔，称坐骨大孔。此孔被梨状肌分成上、下两孔，即梨状肌上孔和梨状肌下孔。穿过梨状肌上孔的结构自外向内依次为臀上神经、臀上动脉和臀上静脉。臀上神经分上、下两支，支配臀中肌、臀小肌和阔筋膜张肌后部；臀上动脉亦分浅、深两支，浅支主要营养臀大肌，深支营养臀中肌、臀小肌及髋关节。穿过梨状肌下孔的结构自外向内依次为坐骨神经、股后皮神经、臀下神经、臀下动脉、臀下静脉、阴部内动脉、阴部内静脉和阴部神经。

3.坐骨神经的快速定位：探头横切面放在一侧臀后部坐骨结节水平，在此水平可见坐骨神经位于股骨大转子与坐骨结节之间的中点部位，呈扁圆形筛网状结构，坐骨神经浅侧为臀大肌，神经深方自上向下依次为上孖肌、闭孔内肌、下孖肌和股方肌。

● 文献回顾：盆腔静脉曲张 ▶▶▶

盆腔静脉曲张是由卵巢静脉功能不全所致。卵巢静脉起自卵巢静脉丛，在阔韧带内与子宫静脉丛相通。盆腔静脉曲张的发病为多因素所致，其中两个重要的因素分别为：①静脉瓣功能不全，为先天性缺乏或后天性功能不全；②怀孕时，由于卵巢静脉容量增大，可高达正常的60倍，易导致静脉瓣膜损伤，最后导致静脉反流的发生，此点可能为盆腔静脉曲张多见于多产妇的原因。

超声检查为诊断盆腔静脉曲张的重要手段，检查方法包括经腹超声、经阴道超声、经会阴超声及Valsalva动作时的动态超声。经阴道超声有助于排除其他妇科病变，经腹超声与经会阴超声可用于检查盆腔、腹腔的血管。

超声检查时，胸腹部抬高30°。检查左侧卵巢静脉时，需检查左侧肾静脉，以检查有无胡桃夹现象。检查盆腔静脉有无反流时，可让患者做Valsalva动作。卵巢静脉位于腰大肌与髂外动、静脉的前方，仰卧位超声显示困难时，可让患者取站立位进行检查。

超声表现：盆腔静脉迂曲扩张，内径>4 mm，血流速度<3 cm/s；子宫肌壁的弓状静脉扩张。盆腔静脉反流对于诊断亦具有重要意义。Hiromura等将反流分为3度：Ⅰ度为反流局限于卵巢静脉；Ⅱ度为反流见于宫旁静脉丛；Ⅲ度为反流穿过中线位置，到达另一侧的宫旁静脉丛。

病例 3　坐骨神经卡压

患者，女性，31岁，主因左下肢麻痛数月就诊，临床诊断为坐骨神经痛。腰椎MRI未见异常。超声于左侧坐骨大孔处可见子宫底部向后突出，盆腔超声显示子宫后位，附件区未见异常（图8-4-3）。结合患者病史，考虑为后位子宫卡压坐骨神经。

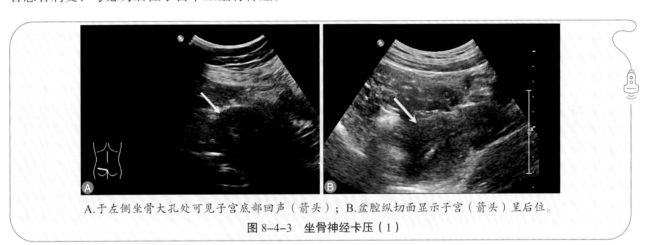

A.于左侧坐骨大孔处可见子宫底部回声（箭头）；B.盆腔纵切面显示子宫（箭头）呈后位。

图 8-4-3　坐骨神经卡压（1）

病例 4　坐骨神经卡压

患者，女性，47岁，主因右侧大腿后部疼痛就诊，临床诊断为坐骨神经痛。超声检查于右侧臀部梨状肌深方可见囊性病变。坐骨神经未见明显异常。经腹部盆腔扫查，于右侧附件区可见囊性包块。考虑为盆腔包块卡压坐骨神经。相关超声表现见图8-4-4。

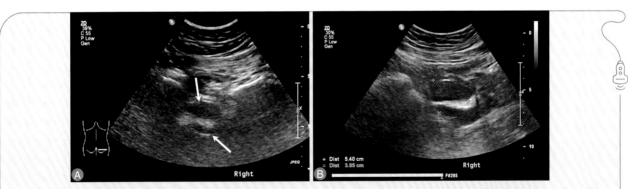

A.右侧臀部坐骨大孔处梨状肌深方可见囊性包块（箭头）；B.经腹盆腔扫查可见右侧盆腔囊性包块（标尺），内可见较粗条形高回声区。

图 8-4-4　坐骨神经卡压（2）

坐骨神经痛可由坐骨神经走行区域的任何病变卡压导致，一般分为脊柱内病变与脊柱外病变。脊柱内病变较为常见，常由椎间盘突出或椎管狭窄导致，而脊柱外病变较为少见，临床上较易误诊。在脊柱外病变中，少见的病因之一为臀下静脉曲张所致的坐骨神经卡压。有学者认为，梨状肌的创伤、炎症等病变可能会导致臀下静脉曲张，进而压迫坐骨神经。其他脊柱外的病变包括梨状肌病变（梨状肌综合征）、股方肌病变、臀部脓肿、肛周脓肿、盆腔脓肿、肿瘤、髋臼唇旁囊肿、臀下动脉的动脉瘤或假性动脉瘤、坐骨结节的撕脱骨折、腘绳肌腱病变、坐骨结节滑囊炎等。值得注意的是，很多妇科病变、怀孕和生产都可能会导致坐骨神经痛。妇科病变中，可能会导致坐骨神经痛的病变包括子宫肌瘤、子宫内膜异位、子宫腺肌症、卵巢肿瘤、输卵管卵巢脓肿、盆腔转移性病变、阴道积血；此外，后位子宫亦可能导致坐骨神经痛。

病例 5 外伤后坐骨神经损伤

患者，男性，26岁，主因盆腔与大腿压伤后出现左侧大腿后部疼痛就诊。超声检查显示左侧坐骨神经及其远侧分支弥漫性增粗，内部神经纤维束结构显示尚清（图8-4-5）。CT坐骨神经三维重建证实左侧坐骨神经上段较右侧明显增粗及密度增高，提示肿胀或水肿可能。

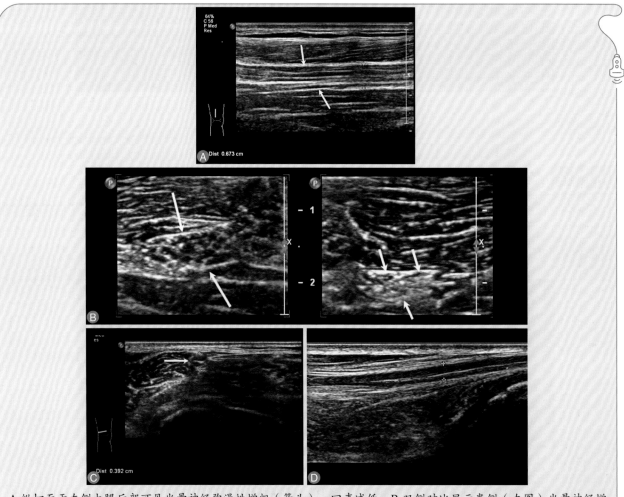

A.纵切面于左侧大腿后部可见坐骨神经弥漫性增粗（箭头），回声减低；B.双侧对比显示患侧（左图）坐骨神经增粗（长箭头），其内神经纤维束增粗，呈低回声，右图为对照侧坐骨神经（短箭头）；C.横切面显示左侧腘窝处腓总神经（标尺与箭头）增粗，回声减低；D.纵切面显示左侧腘窝处腓总神经弥漫性增粗（标尺）。

图 8-4-5 外伤后坐骨神经损伤

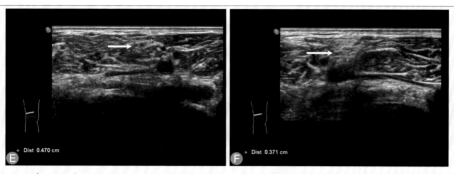

E.横切面显示左侧腘窝处胫神经增粗（标尺与箭头），其内神经纤维束增粗；F.横切面显示对照侧胫神经（标尺与箭头）未见异常。

图 8-4-5　外伤后坐骨神经损伤（续）

病例 6　左侧骶管及骶骨前方多发囊肿伴坐骨神经卡压

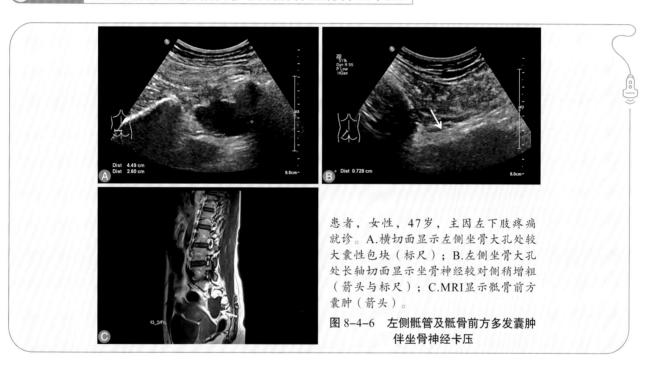

患者，女性，47岁，主因左下肢疼痛就诊。A.横切面显示左侧坐骨大孔处较大囊性包块（标尺）；B.左侧坐骨大孔处长轴切面显示坐骨神经较对侧稍增粗（箭头与标尺）；C.MRI显示骶骨前方囊肿（箭头）。

图 8-4-6　左侧骶管及骶骨前方多发囊肿伴坐骨神经卡压

病例 7　坐骨神经囊肿

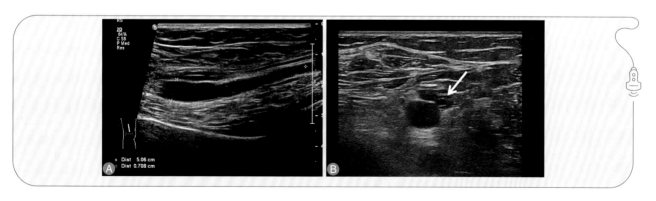

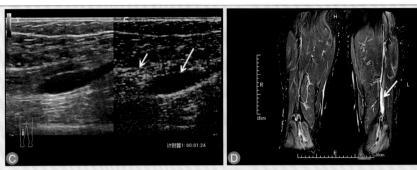

患者，女性，55岁，主因左侧下肢麻痛就诊。A.左侧坐骨神经下段增粗，其内可见较长段的囊性区（标尺）；B.横切面显示左侧坐骨神经内囊性区（箭头），其内可见分隔；C.超声造影显示囊性区内无增强（长箭头），其周围神经纤维束明显增强（短箭头）；D.MRI显示坐骨神经囊性区呈高信号（箭头）。

图8-4-7 坐骨神经囊肿

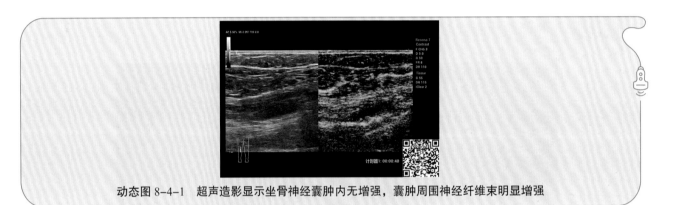

动态图8-4-1 超声造影显示坐骨神经囊肿内无增强，囊肿周围神经纤维束明显增强

• 文献回顾：神经内囊肿 ▶▶▶

神经内囊肿为神经内含液的良性病变，液体积聚在神经外膜下，并挤压神经束，导致神经受损。神经内囊肿并不少见。

关于关节神经内囊肿的形成机制，目前越来越多得学者认为是关节（滑膜）机制，即邻近关节的退行性变导致关节内滑液流入支配该关节的神经关节支内，滑液在神经内逆行，继而到达神经主干，从而形成神经内囊肿。

神经内囊肿与邻近关节的相通得到了越来越多得手术与影像学检查的证实。研究显示，神经内囊肿可见于四肢很多神经，其中最常见的为腓骨颈处的腓总神经，其次为胫神经、闭孔神经、尺神经、正中神经、腰骶神经等。关节造影检查亦显示神经内囊肿与邻近关节直接相通。腓总神经内囊肿一般与邻近的近侧胫腓关节相通，腘窝附近胫神经内的囊肿亦可以与近侧胫腓关节相通。闭孔神经内囊肿可以与髋关节腔相通。因此，怀疑神经内囊肿时，要仔细检查囊肿是否与邻近关节相通。

在腓总神经分为腓浅神经与腓深神经处的远侧，腓深神经发出一关节支神经，绕腓骨向近侧走行，支配近侧胫腓关节，甚至部分胫股关节。超声检查时，探头纵切面放在腓骨前面上段，可见该关节支神经紧邻腓骨。

手术治疗：除手术切除神经内囊肿外，还应对神经的关节支进行结扎，以避免神经内囊肿的术后复发。未结扎关节支或未对邻近关节的退行性变进行治疗是神经内囊肿术后复发的危险因素。

病例8　淋巴瘤侵及坐骨神经的腓总神经部分

患者，女性，48岁，确诊非霍奇金淋巴瘤8个月，已行6个疗程化疗，摔跤后出现左大腿乏力伴疼痛。超声检查发现左侧臀部及大腿后部坐骨神经外侧部分（腓总神经）增粗，回声减低，坐骨神经内侧部分（胫神经）稍增粗，其内神经纤维束稍增粗伴回声减低。再向远侧可见腓总神经弥漫性增粗、回声减低。相关超声表现见图8-4-8。行腓总神经穿刺活检，病理提示非霍奇金B细胞淋巴瘤，侵袭性，弥漫性大B细胞淋巴瘤。

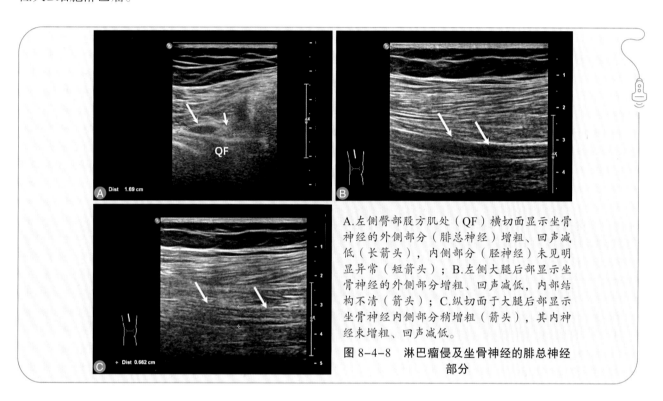

A.左侧臀部股方肌处（QF）横切面显示坐骨神经的外侧部分（腓总神经）增粗、回声减低（长箭头），内侧部分（胫神经）未见明显异常（短箭头）；B.左侧大腿后部显示坐骨神经的外侧部分增粗、回声减低，内部结构不清（箭头）；C.纵切面于大腿后部显示坐骨神经内侧部分稍增粗（箭头），其内神经束增粗、回声减低。

图8-4-8　淋巴瘤侵及坐骨神经的腓总神经部分

超声检查注意事项 ▶▶▶

坐骨神经由内侧的胫神经与外侧的腓总神经组成，如病变累及坐骨神经的外侧干，临床上可出现类似腓总神经损伤的症状。因此，对于临床上怀疑腓总神经病变的患者，超声检查时不仅要检查腓总神经，还应向上检查坐骨神经，尤其是坐骨神经的外侧部分。

相关解剖知识 ▶▶▶

1.腰丛由第12胸神经前支一部分、第1~3腰神经前支和第4腰神经前支一部分组成。而第4腰神经前支余部和第5腰神经前支组成腰骶干，向下加入骶丛。而骶丛由腰骶干、全部骶神经前支和尾神经前支组成，其主要部分略呈三角形，移行为坐骨神经。

2.坐骨神经为人体全身最长、最粗大的神经，直径可达1 cm左右。自梨状肌下孔出骨盆后，其主干和终支延伸在整个下肢背侧。主干位于臀大肌深面，经股骨大转子和坐骨结节之间下降至大腿背侧，分支至大腿背侧肌群。坐骨神经是股后群肌、小腿肌群和足部肌群的运动神经，也是小腿和足的重要感觉神经。

3.胫神经是坐骨神经干的延续，由腰4~5和骶1~3脊神经前支的纤维组成。在腘窝内，胫神经与腘血管伴行，在小腿经比目鱼肌的深面伴胫后动脉下降，绕过内踝后方，分为足底外侧神经、足底内侧神经和跟内侧神经。其肌支支配小腿肌后群和足底诸肌，其皮支分布于小腿后面下部、足底、小趾外侧缘皮肤。胫神经受损引起的主要运动障碍是足不能跖屈，内翻力弱，不能以足尖站立。感觉障碍区主要在足底面。

4.腓总神经是坐骨神经的两大终支之一，由腰4～5和骶1～2脊神经前支组成。自坐骨神经分出后，沿股二头肌内侧缘行向外下，绕腓骨颈穿腓骨长肌近侧端达腓骨颈前面，分为腓浅神经和腓深神经。其肌支支配小腿肌外侧群、前群及足背肌，皮支分布于小腿外侧面、足背和趾背的皮肤。

第五节　下肢神经肿瘤与瘤样病变

病例 1　左大腿下段腓总神经来源神经鞘瘤

患者，男性，33岁，主因左大腿下段肿物就诊。超声检查显示左侧大腿后部外下段肌层内可见一实性低回声结节，大小约为1.5 cm×1.3 cm×1.3 cm，边界清晰，形态规则，其两端与腓总神经相延续，CDFI示其内血流信号稍丰富（图8-5-1）。手术病理诊断：（左大腿下段）神经鞘瘤。

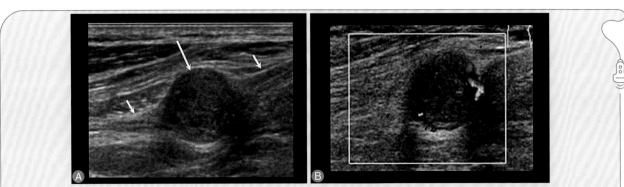

A.于左大腿后部外下段肌层可见一实性低回声结节（长箭头），边界清晰，其两侧与腓总神经相延续（短箭头）；B.PDI于结节内可见少许血流信号。

图8-5-1　左大腿下段腓总神经来源神经鞘瘤

病例 2　神经鞘瘤伴囊性变

患者，女性，55岁，左侧小腿前部肌层内囊实性包块，包块最长径为6.8 cm。手术病理为神经鞘瘤伴囊性变。相关超声表现见图8-5-2。

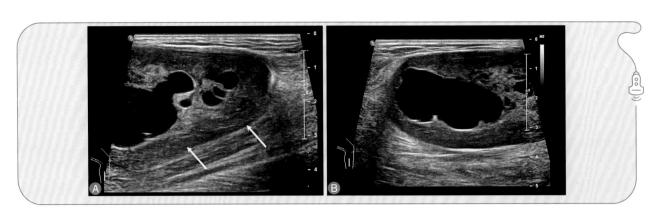

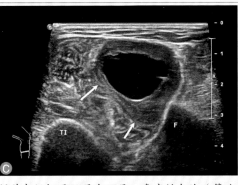
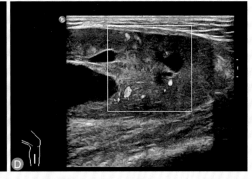
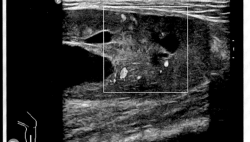

A.于左侧小腿前部纵切面肌层内可见一囊实性包块（箭头），边界清晰，内部可见囊性区；B.左侧小腿前部纵切面显示包块近侧边界清晰、形态规则；C.左侧小腿前部横切面显示包块位于肌层内（箭头），中心部可见较大范围囊性区；D.CDFI于包块内可见较丰富血流信号。F：腓骨；TI：胫骨。

图 8-5-2　神经鞘瘤伴囊性变

病例 3　小腿神经鞘瘤

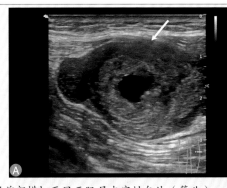
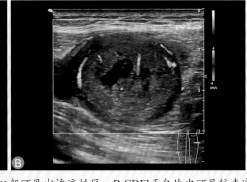

A.左侧小腿前部横切面显示肌层内实性包块（箭头），中心部可见少许液性区；B.CDFI于包块内可见较丰富血流信号。

图 8-5-3　小腿神经鞘瘤

病例 4　神经鞘瘤

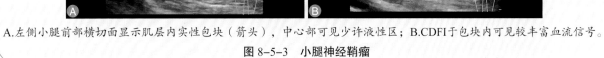
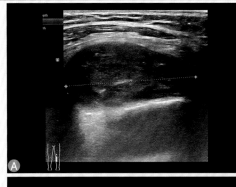
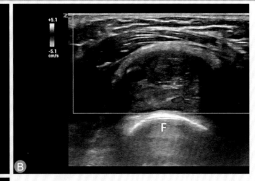
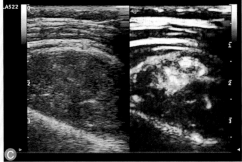

患者，女性，37岁，左侧膝关节肌层与股骨之间实性团块。手术证实为神经鞘瘤。A.纵切面显示左侧股骨下段骨皮质与肌层之间实性低回声包块（标尺），边界清晰；B.横切面显示包块内血流信号；C.超声造影显示包块内呈不均匀增强。F：股骨。

图 8-5-4　神经鞘瘤

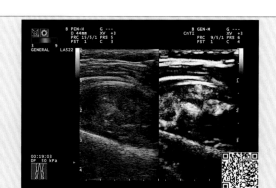

动态图 8-5-1　超声造影显示包块内呈不均匀增强

[≣]病例 5　股外侧皮神经来源的神经鞘瘤

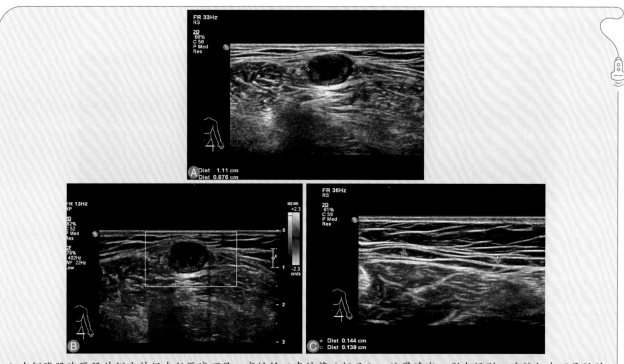

A.左侧腹股沟区股外侧皮神经走行区域可见一实性低回声结节（标尺），边界清晰，形态规则，连续扫查可见该结节与股外侧皮神经相延续；B.CDFI于结节内可见血流信号；C.结节远侧可见股外侧皮神经分为两支，呈偏高回声（标尺）。该结节手术病理为神经鞘瘤。

图 8-5-5　股外侧皮神经来源的神经鞘瘤

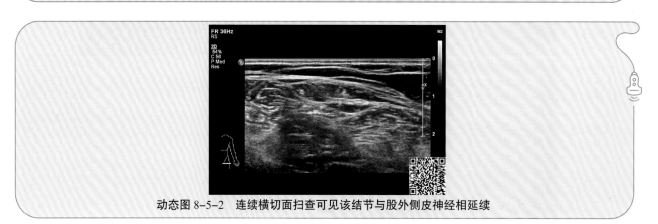

动态图 8-5-2　连续横切面扫查可见该结节与股外侧皮神经相延续

病例 6　**腓总神经来源神经鞘瘤**

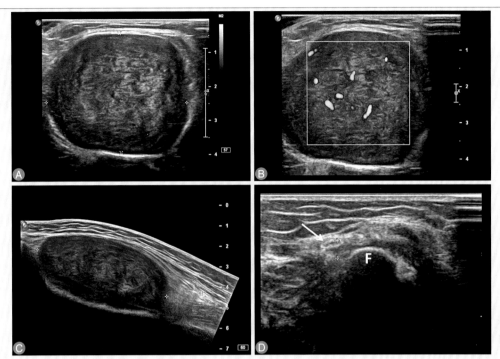

患者，女性，59岁，主因右侧小腿外上段包块就诊。A.横切面于右侧小腿外上段腓骨肌内可见较大实性低回声团块（标尺），边界清晰；B.PDI于团块内可见较丰富血流信号；C.纵切面于右侧小腿外上段腓骨肌内可见较大实性低回声团块（标尺），边界清晰，形态规则；D.连续向上扫查可见该团块与腓总神经相延续，腓总神经稍增粗（标尺与箭头）。F：腓骨。

图 8-5-6　腓总神经来源神经鞘瘤

病例 7　**小腿前部中段胫骨浅侧神经鞘瘤**

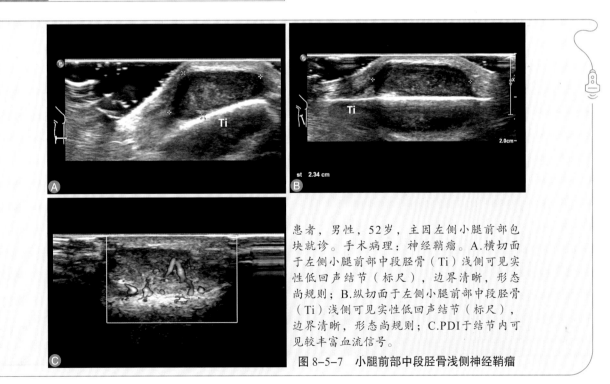

患者，男性，52岁，主因左侧小腿前部包块就诊。手术病理：神经鞘瘤。A.横切面于左侧小腿前部中段胫骨（Ti）浅侧可见实性低回声结节（标尺），边界清晰，形态尚规则；B.纵切面于左侧小腿前部中段胫骨（Ti）浅侧可见实性低回声结节（标尺），边界清晰，形态尚规则；C.PDI于结节内可见较丰富血流信号。

图 8-5-7　小腿前部中段胫骨浅侧神经鞘瘤

病例 8 恶性外周神经鞘肿瘤

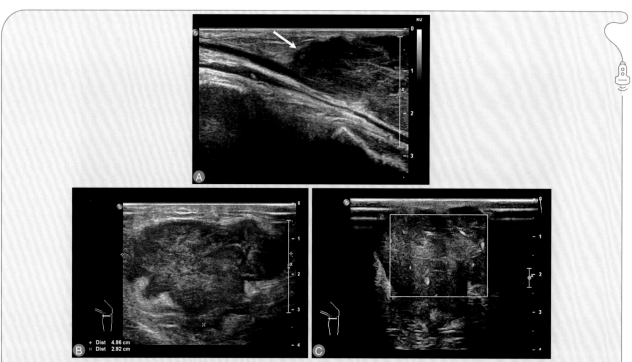

患者，男性，63岁，主因左膝内侧实性包块就诊。手术证实为恶性外周神经鞘肿瘤。A.纵切面显示左膝内侧实性包块，边界不规则（箭头）；B.横切面显示包块形态不规则（标尺），可见多个不规则突起；C.CDFI于包块内可见较丰富血流信号。

图 8-5-8 恶性外周神经鞘肿瘤

病例 9 脂肪肉瘤侵及坐骨神经

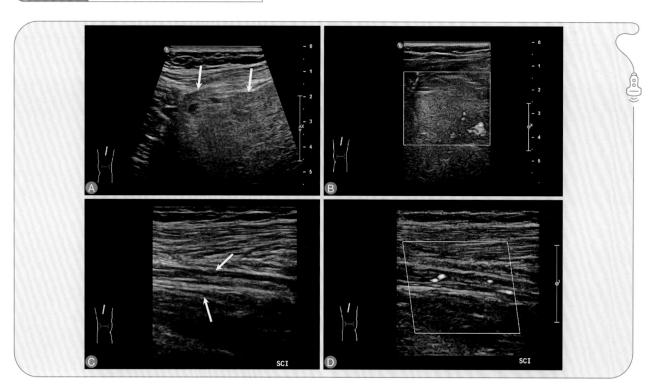

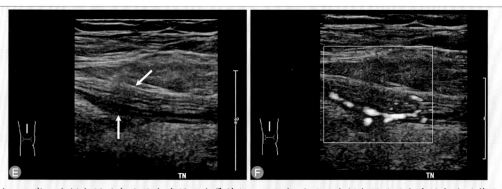

患者，女性，55岁，左侧大腿后部脂肪肉瘤侵及坐骨神经。A.纵切面显示左侧大腿后巨大实性包块（箭头），呈偏高回声；B.PDI于包块内可见血流信号；C.纵切面可见包块近侧坐骨神经（SCI）增粗，回声减低（箭头）；D.PDI于坐骨神经（SCI）内可见较丰富血流信号；E.包块远侧可见胫神经（TN）增粗（箭头），回声减低，其内神经纤维束不均匀增粗，部分呈低回声；F.PDI于增粗的坐骨神经内可见较丰富血流信号。

图8-5-9　脂肪肉瘤侵及坐骨神经

病例10　外伤后股神经损伤伴股四头肌萎缩

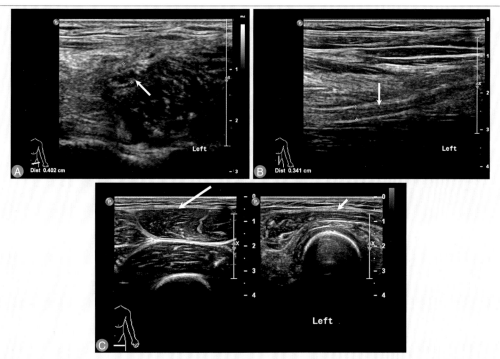

患者，男性，17岁，主因全身多处外伤后左侧大腿上抬无力就诊，临床怀疑股神经损伤。A.左侧盆腔髂腰肌浅侧可见股神经增粗（标尺与箭头），其内神经纤维束增粗；B.纵切面显示左侧盆腔髂腰肌处股神经增粗，回声减低（标尺与箭头）；C.双侧对比显示左侧股四头肌变薄，回声增高（短箭头），长箭头所指为右侧正常股四头肌。Left：左侧。

图8-5-10　外伤后股神经损伤伴股四头肌萎缩

病例 11 隐神经创伤性神经瘤

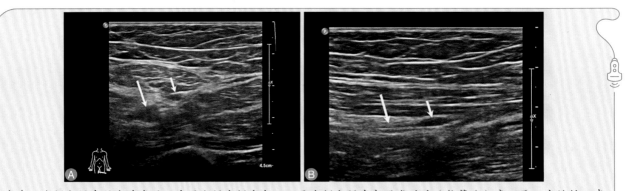

患者，左侧大腿中段肉瘤术后，出现小腿内侧麻木。A.于左侧大腿中部股浅动脉（长箭头）旁可见一实性低回声结节（短箭头）；B.纵切面可见该结节呈长梭形（短箭头），其近侧可见隐神经（长箭头），为隐神经创伤性神经瘤。

图 8-5-11 隐神经创伤性神经瘤

• 相关解剖知识 ►►►

股神经起自腰2~4脊神经，通过腰大肌下降，在盆腔自腰大肌外缘穿出，继而走行在髂肌与腰大肌之间的浅侧部位。在腹股沟区域，股神经在腹股沟韧带中点的深方走向大腿，该处股神经位于股总动、静脉的外侧。在腹股沟区域，股神经位于肌腔室内，其浅侧被髂肌筋膜所覆盖。因此，肌腔室内髂肌的血肿或其他占位性病变可导致股神经卡压。

股神经的肌支支配耻骨肌、股四头肌及缝匠肌，皮支分布于股前皮肤，其中最长的一支为隐神经，该神经伴股动脉入收肌管，向下在膝关节内侧浅出皮下后，与大隐静脉伴行，向下分布于小腿内侧面及足内侧缘皮肤。

股神经损伤后，股前肌群瘫痪，患者抬腿困难，不能伸小腿；大腿前面及小腿内侧面皮肤感觉障碍。

病例 12 耻骨联合处皮下神经鞘瘤

患者，女性，32岁，主因右侧耻骨联合处皮下包块就诊。超声于耻骨联合右侧处皮下可见两个相邻的实性低回声结节。相关超声表现见图8-5-12。手术病理：梭形细胞肿瘤，多结节状，局部瘤细胞生长活跃，核分裂象每高倍视野2~3个，符合神经鞘瘤，瘤结节大者2.5 cm×2 cm×1.3 cm，小者0.2 cm×0.2 cm×0.2 cm。

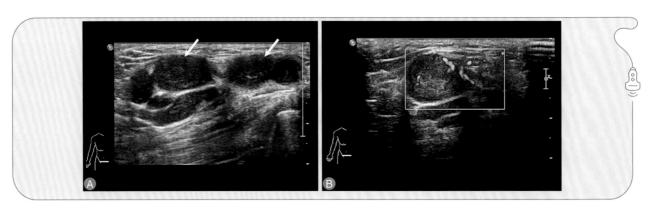

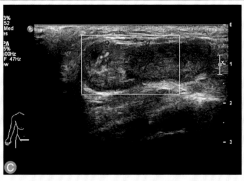

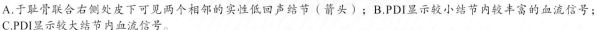

A.于耻骨联合右侧处皮下可见两个相邻的实性低回声结节（箭头）；B.PDI显示较小结节内较丰富的血流信号；C.PDI显示较大结节内血流信号。

图 8-5-12　耻骨联合处皮下神经鞘瘤

参考文献

[1]　ARÁNYI Z, POLYÁK I, TÓTH N,et al.Ultrasonography of sciatic nerve endometriosis[J].Muscle Nerve,2016,54(3):500-505.

[2]　BROEKX S, VAN DER STRAETEN R, D'HAEN B, et al.Intraneural ganglion cyst of the common peroneal nerve causing foot drop in a 12-year old child[J].Clin Neurol Neurosurg,2021,209:106915.

[3]　CHEN S, XIE W, STRONG J A, et al.Sciatic endometriosis induces mechanical hypersensitivity,segmental nerve damage,and robust local inflammation in rats[J].Eur J Pain,2016,20(7):1044-1057.

[4]　DESY N M, LIPINSKI L J, TANAKA S, et al.Recurrent intraneural ganglion cysts:pathoanatomic patterns and treatment implications[J].Clin Anat,2015,28(8):1058-1069.

[5]　DESY N M, WANG H, ELSHIEKH M A, et al.Intraneural ganglion cysts: a systematic review and reinterpretation of the world's literature[J].J Neurosurg,2016,125(3):615-630.

[6]　GUJRATHI R, GUPTA K, RAVI C, et al.Sciatica:an extremely rare complication of the perianal abscess[J].Pol J Radiol,2016,81:370-373.

[7]　HU M H, WU K W, JIAN Y M, et al.Vascular compression syndrome of sciatic nerve caused by gluteal varicosities[J].Ann Vasc Surg,2010,24(8):1134,e1-e4.

[8]　JITPUN E, HOWE BMM, AMRAMI K K, et al. Obturator intraneural ganglion cysts: joint connected and underdiagnosed[J]. World Neurosurg,2019,126:e259-e269.

[9]　KOKKALIS Z T, KALAVRYTINOS D, KOKKINELI S, et al. Intraneural ganglion cysts of the peroneal nerve[J]. Eur J Orthop Surg Traumatol,2021,31(8):1639-1645.

[10]　LEE J G, PEO H, CHO J H, et al. Intraneural ganglion cyst of the lumbosacral plexus mimicking L5 radiculopathy: A case report[J]. World J Clin Cases,2021,9(17):4433-4440.

[11]　LOVAGLIO A C, MANSILLA B, CEJAS C, et al. Femoral intraneural ganglion cyst: the first confirmed case report[J]. Br J Neurosurg,2020,5:1-3.

[12]　MAYER S L, GREWAL J S, GLOE T, et al. A rare case of tibial intraneural ganglion cyst arising from the tibiofibular joint[J]. Cureus,2021,13(2):e13570.

[13]　MIGONIS A, MURANO R JR, STILLMAN I E,et al. A case report and literature review: intraneural ganglion cyst causing tarsal tunnel syndrome[J]. J Foot Ankle Surg,2019,58(4):795-801.

[14]　PACULT M A, HENDERSON FC J R, WOOSTER M D, et al. Sciatica caused by venous varix compression of the sciatic nerve[J]. World Neurosurg,2018,117:242-245.

[15]　UPPAL J, SOBOTKA S, JENKINS AL 3RD. Cyclic sciatica and back pain responds to treatment of underlying en-

dometriosis: case illustration[J]. World Neurosurg,2017,97:760.e1-760.

[16] WALCH K, KERNSTOCK T, POSCHALKO-HAMMERLE G,et al. Prevalence and severity of cyclic leg pain in women with endometriosis and in controls - effect of laparoscopic surgery[J]. Eur J Obstet Gynecol Reprod Biol,2014,179:51-57.

[17] ZHANG Z, ZHANG X, YANG C, et al. Refractory sciatica caused by gluteal varicosities[J]. Orthopade, 2017,46(9):781-784.

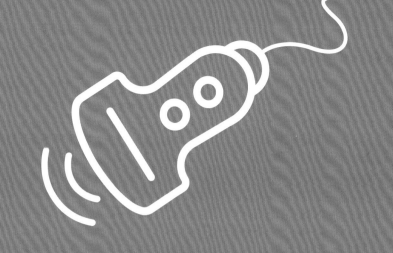

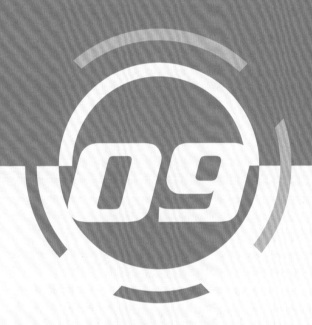

第九章
多发性神经肌肉病变超声解析

第一节　多发性神经病

病例 1　腓骨肌萎缩症

　　患者，男性，49岁，主因双下肢力弱40余年，发现双手肌肉萎缩伴左上肢力弱、麻木2月余就诊。肌电图提示上、下肢神经源性损害，右侧正中神经和右侧尺神经可疑传导阻滞，双侧正中神经、尺神经、足底内侧神经、腓肠神经感觉神经传导未引出（图9-1-1）。基因检测结果提示*PMP22*基因外显子区域存在全基因重复变异。

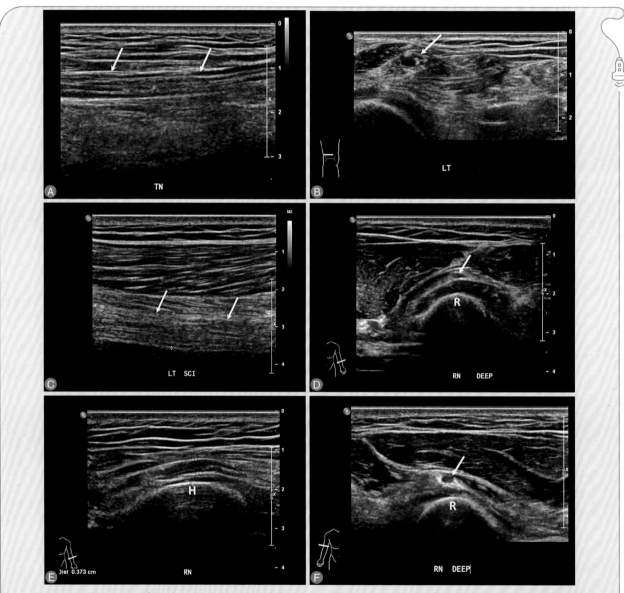

A.纵切面显示左侧小腿胫神经（TN）弥漫性增粗（箭头）；B.横切面显示左侧腘窝腓总神经增粗（箭头），其内部分神经纤维增粗；C.纵切面显示左侧坐骨神经（SCI）弥漫性增粗（箭头与标尺）；D.横切面显示左侧前臂上段桡神经深支增粗（箭头）；E.斜纵切面显示左侧上臂桡神经沟处（H）桡神经弥漫性增粗（标尺）；F.横切面显示右侧前臂上段桡神经深支增粗（箭头）。

图 9-1-1　腓骨肌萎缩症

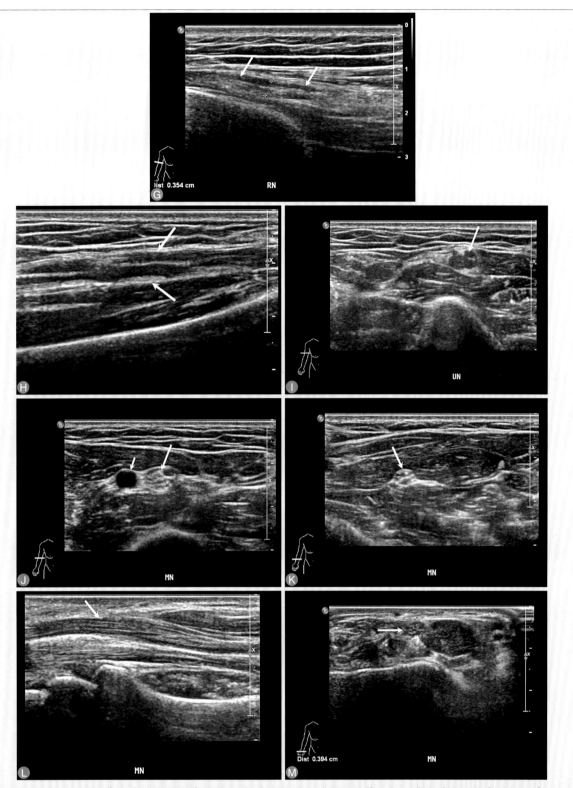

G.斜纵切面显示右侧上臂桡神经沟处桡神经（RN）弥漫性增粗（标尺与箭头），其内神经纤维束结构不清；H.纵切面显示右侧上臂尺神经弥漫性增粗（箭头），其内神经纤维束结构不清；I.横切面显示右侧上臂尺神经（UN）增粗（箭头），其内神经纤维束显著增粗；J.横切面显示右侧上臂正中神经（MN）增粗（长箭头），其旁可见肱动脉（短箭头）；K.横切面显示右侧前臂正中神经（MN）增粗（箭头）；L.纵切面显示右侧腕部正中神经（MN）弥漫性增粗（箭头）；M.横切面显示右侧腕管近侧正中神经（MN）增粗（箭头）。R：桡骨。

图 9-1-1　腓骨肌萎缩症（续）

病例 2 免疫相关性周围神经病

　　患者，女性，63岁，主因双侧手足发麻、四肢无力9月余就诊。血清抗GM1抗体IgM阳性，自身抗体谱检测11项：抗SSA抗体+，抗Ro-52抗体+，抗SSB抗体+；抗核抗体5项：抗核抗体阳性；免疫检查全套：IgM测定下降；β_1球蛋白增高；神经系统自身抗体检测（静脉血）：抗Hu(HuD)阴性；抗PNMA2(Ma2/Ta)阳性；脑脊液IgA、IgG增高；神经系统自身抗体检测（脑脊液）：抗CV2抗体可疑阳性。超声检查提示：①双侧上肢正中神经弥漫性增粗，以腕管内显著；②双侧桡神经及其远侧深支增粗改变（图9-1-2）。考虑诊断为免疫相关性周围神经病，予患者激素及免疫抑制剂治疗，病情较前好转。

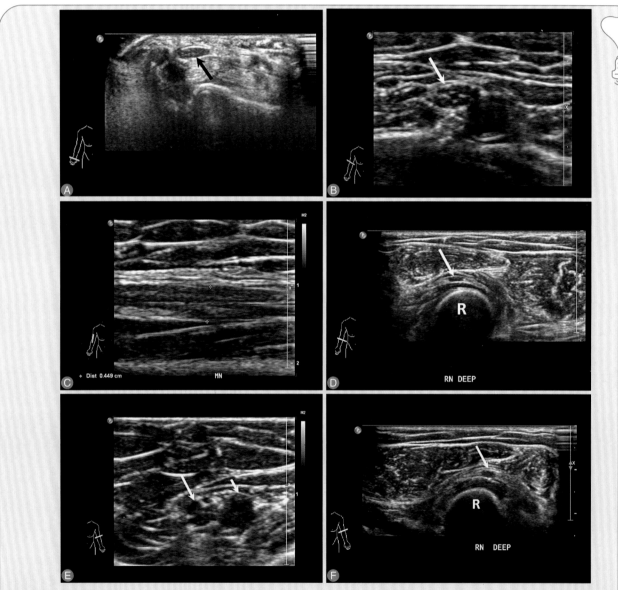

A.横切面显示右侧腕管内正中神经增粗，回声减低（箭头）；B.横切面显示右侧上臂正中神经增粗，回声减低（箭头）；C.纵切面显示右侧上臂正中神经增粗，回声减低（标尺），其内神经纤维束结构不清；D.横切面显示右侧前臂上段桡神经深支增粗（箭头）；E.横切面显示左侧上臂正中神经增粗（长箭头），其内神经纤维束结构不清，其旁可见肱动脉（短箭头）；F.横切面显示左侧前臂上段桡神经深支（RN DEEP）增粗（箭头）。R：桡骨上段。

图9-1-2　免疫相关性周围神经病

病例3　慢性炎性脱髓鞘性多发性神经根神经病

　　患者，女性，54岁，超声检查显示双侧腕管综合征、肘管综合征、双侧桡神经深支增粗、双侧踝管内胫神经增粗、腘窝胫神经与腓总神经增粗（图9-1-3）。

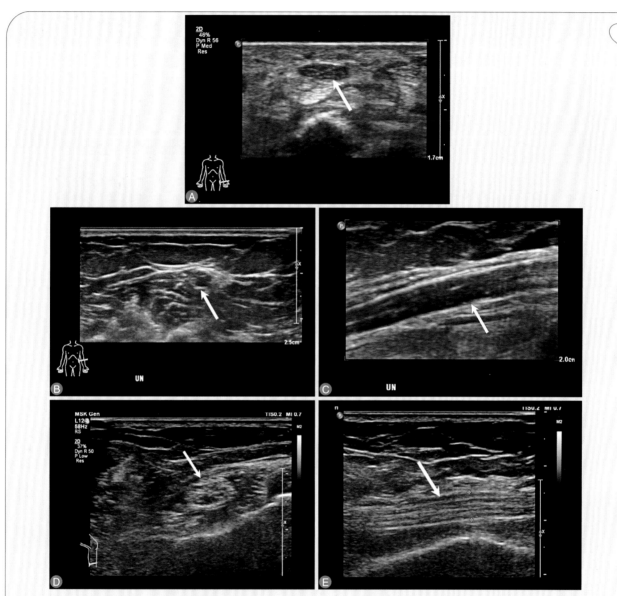

A.横切面显示左侧腕管内正中神经增粗（箭头），回声减低；B.横切面显示左侧前臂尺神经增粗，其内神经纤维束结构显示不清（箭头）；C.纵切面显示左侧前臂尺神经（UN）增粗，其内神经纤维束结构显示不清（箭头）；D.横切面显示左侧内踝上方胫神经增粗（箭头），横截面积为26.5 mm²；E.纵切面显示左侧内踝上方胫神经增粗（箭头）。

图 9-1-3　慢性炎性脱髓鞘性多发性神经根神经病（1）

病例 4 慢性炎性脱髓鞘性多发性神经根神经病

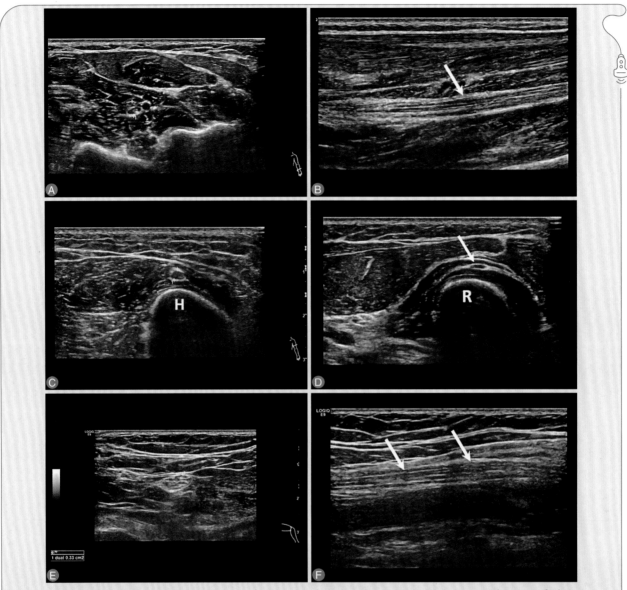

患者，男性，49岁，超声检查显示双侧上肢正中神经、尺神经、桡神经弥漫性增粗，双侧胫神经与坐骨神经弥漫性增粗。A.横切面显示左侧前臂正中神经稍增粗（标尺）；B.纵切面显示左侧前臂正中神经（箭头）稍增粗；C.横切面显示左侧上臂桡神经沟处桡神经增粗（标尺）；D.横切面显示左侧前臂上段桡神经深支增粗（箭头）；E.横切面显示左侧腘窝胫神经增粗，横截面积为33 mm²；F.纵切面显示左侧腘窝胫神经增粗（箭头）。H：肱骨；R：桡骨。

图 9-1-4 慢性炎性脱髓鞘性多发性神经根神经病（2）

病例 5 多发性神经病

患者，男性，66岁，主因双上肢无力18个月，双下肢无力16个月就诊。患者于18个月前无明显诱因出现双上肢无力，主要表现为拧螺丝、写字费力；后出现双下肢无力，主要表现为上楼及足尖抬起均费力，走路变慢。超声显示：右侧臂丛神经C₅增粗；双侧肘管处尺神经增粗；桡神经沟处桡神经增粗；右侧桡神经深支增粗；双侧正中神经未见明显异常；左侧坐骨神经稍增粗（图9-1-5）。腓肠神经活检显示部分神经束膜显著增厚，髓鞘脱失显著，轴索结构尚可。

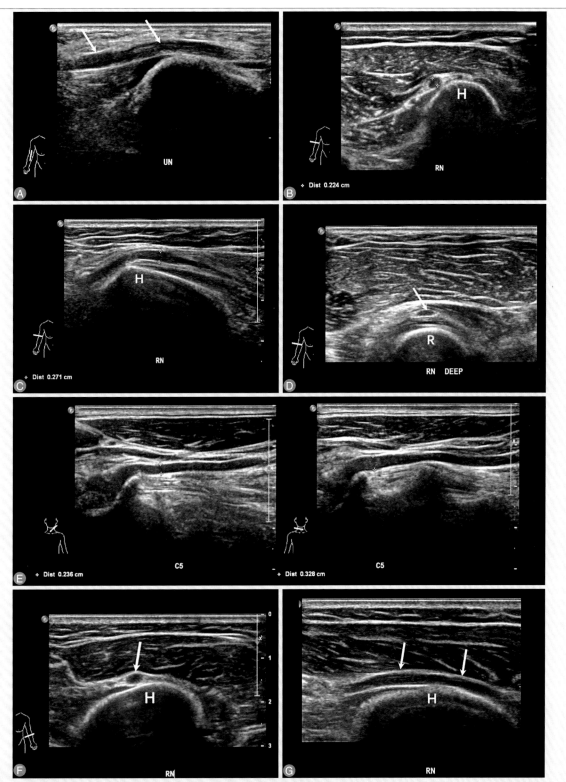

A.纵切面显示右侧肘管处尺神经（UN）弥漫性增粗，其内结构显示不清（箭头）；B.横切面显示右侧桡神经沟处桡神经（RN）弥漫性增粗，其内结构显示不清（标尺）；C.纵切面显示右侧桡神经沟处桡神经（RN）弥漫性增粗，其内结构显示不清（标尺）；D.横切面显示旋后肌处桡神经深支（RN DEEP）增粗（箭头）；E.右侧臂丛神经C₅（右图）较左侧臂丛神经C₅（左图）稍增粗；F.横切面显示左侧桡神经沟处桡神经（RN）弥漫性增粗，其内结构显示不清（箭头）；G.纵切面显示左侧桡神经沟处桡神经（RN）弥漫性增粗，其内结构显示不清（箭头）。

图 9-1-5 多发性神经病

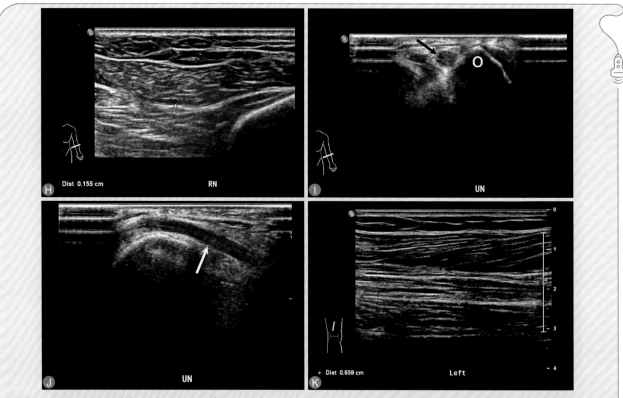

H.横切面显示左侧肘前部桡神经直径正常（标尺）；I.横切面显示左侧肘管尺神经稍增粗（箭头），回声减低；J.纵切面显示左侧肘管处尺神经（UN）增粗，回声减低（箭头）；K.左侧大腿后部坐骨神经稍增粗（标尺），内回声减低。R：桡骨上段；H：肱骨；O：尺骨鹰嘴。

图9-1-5 多发性神经病（续）

📋 病例6 原发性甲状旁腺功能亢进所致的周围神经病

患者，女性，31岁，主因四肢感觉减退伴活动不利、坐站不稳4个月就诊。血钙增高。腰椎穿刺检查脑脊液：蛋白定性阳性、细胞总数增加、蛋白含量增加。肌电图示周围神经损害。神经超声：双上肢正中神经、桡神经主干及其远侧分支弥漫性增粗，右侧尺神经弥漫性稍增粗，双侧臂丛神经C_5稍增粗，余臂丛神经未见明显异常。左侧大腿部坐骨神经稍增粗，双侧胫神经稍增粗。双侧小腿肌肉组织回声弥漫性增高（图9-1-6）。甲状旁腺ECT检查提示：甲状腺左叶腺体下极下方放射性浓聚区，考虑甲状旁腺病变。行超声引导下甲状旁腺病灶消融治疗，术后复查血钙下降，予补钾、补钙、营养支持治疗。复查脑脊液，显示蛋白含量较前明显下降。考虑为原发性甲状旁腺功能亢进导致的周围神经病。

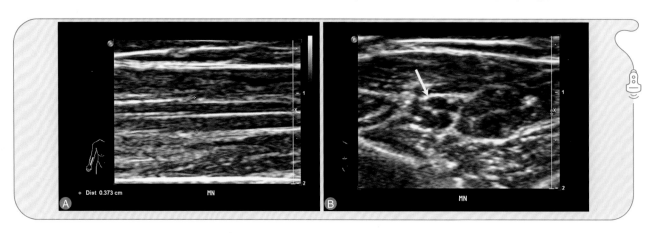

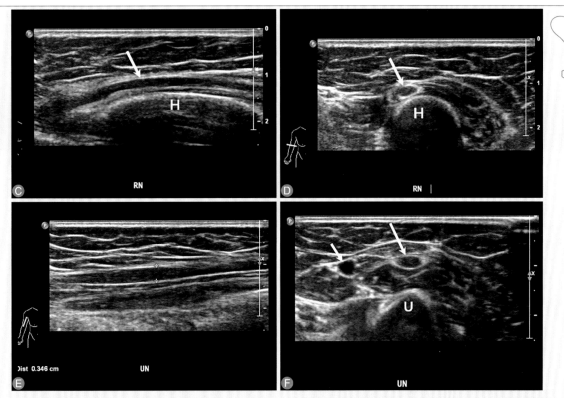

A.纵切面显示右侧前臂正中神经（MN）弥漫性增粗（标尺），其内神经纤维束显著增粗；B.横切面显示右侧前臂正中神经（MN）弥漫性增粗（箭头），其内神经纤维束显著增粗；C.纵切面显示右侧上臂桡神经（RN）弥漫性增粗（箭头），其内呈低回声；D.横切面显示右侧上臂桡神经（RN）弥漫性增粗（箭头），其内呈低回声；E.纵切面显示右侧上臂尺神经（UN）弥漫性增粗（标尺），其内呈低回声；F.横切面显示右侧前臂尺神经（UN）弥漫性增粗（长箭头），其内呈低回声，短箭头为尺动脉。H：肱骨；U：尺骨。

图9-1-6　原发性甲状旁腺功能亢进所致的周围神经病

病例7　双侧尺神经损伤

患者，男性，38岁，主因右手尺侧麻木4个月、无力3个月，左手尺侧麻木、无力2个月就诊。肌电图提示：双侧尺神经受损，双侧尺神经复合肌肉动作电位波幅明显减小，传导速度稍减慢，双侧尺神经感觉神经传导波幅未引出，双侧第1骨间肌可见自发电位。双上肢神经超声：双侧尺神经上臂、前臂段增粗，双侧上肢正中神经、桡神经超声未见明显异常。右上臂及前臂肌肉MRI提示：右侧肱二头肌及肱三头肌内异常信号，右侧指深屈肌及尺侧腕屈肌异常信号，考虑非特异性炎性可能。臂丛神经CT显示颈神经根未见明显受压，扫描范围内双侧约肱骨中段尺神经走行轻度增粗，右侧较模糊（图9-1-7）。给予营养神经、激素治疗效果不佳。最后诊断：双侧尺神经损伤。

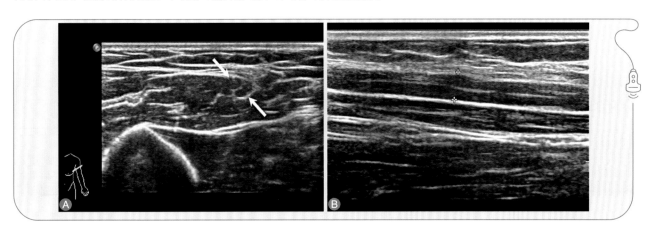

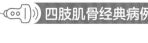

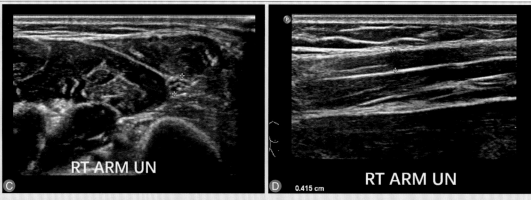

A.横切面显示左侧上臂尺神经增粗，其内神经纤维束明显增粗（箭头）；B.纵切面显示左侧上臂尺神经增粗，其内神经纤维束显著增粗（标尺）；C.横切面显示右侧上臂尺神经（RT ARM UN）增粗（标尺）；D.纵切面显示右侧上臂尺神经增粗伴其内结构显示不清（标尺）。

图 9-1-7　双侧尺神经损伤

·相关知识点 ▶▶▶

周围神经病根据病因可以分为两大类，第一类为遗传性的，第二类为后天获得性的。后天获得性周围神经病的病因包括营养缺乏、代谢异常、中毒、感染、免疫相关性疾病、缺血、机械外伤等。根据病程可以分为急性、亚急性、慢性、复发性和进行性周围神经病。一般急性周围神经病常常是在发病4周之内，亚急性是在4~8周，慢性周围神经病是病程超过了8周。根据累及的神经分布可以分为单神经病、多发性单神经病、多发性神经病。其中，多发性神经病特指广泛且相对同质的病变，累及多条周围神经，通常远端神经受累最突出。根据周围神经的症状可以分为感觉性周围神经病、运动性周围神经病、混合性周围神经病、自主神经性周围神经病。根据病变的解剖部位可以分为神经根病、神经丛病、神经干病等。

多发性神经病的诊断较为困难，因其临床症状与病因多种多样。诊断的金标准是将临床表现与电生理检查结合。病因学的诊断常需进行实验室检查，如血液、脑脊液，有些患者需进行神经活检或基因检测。即便进行了详细的检查，约大于30%的多发性神经病患者常无法明确病因，因此，采用无创方法检测出可以治疗的多发性神经病，如免疫介导的周围神经病较为重要。

一、多发性神经病超声检查要点

1.观察神经有无异常增粗：神经增粗为最常见的异常征象。

（1）测量神经的横截面积：需沿着高回声神经外膜的内缘进行测量；探头必须垂直于周围神经，以获得最准确（最小）的面积。

（2）测量神经直径：较少应用；通常在神经的长轴切面上进行测量。在神经外膜的内侧缘之间进行测量。

一般情况下，神经增粗更多见于脱髓鞘性神经病，包括遗传性和获得性；显著的神经增粗为Charcot-Marie-Tooth（CMT）1A型的特征表现，但也可以见于慢性炎性脱髓鞘性多发性神经病（chronic inflammatory demyelinating polyneuropathy，CIDP）和麻风病。而轴突性神经病一般无神经增粗或很轻微的神经增粗。

2.观察神经内部有无异常回声：神经回声有无增高或内部神经纤维束结构消失；神经内部的某个神经纤维束有无异常增粗；神经外膜有无异常增厚。

3.观察神经内的血流有无增加。

4.从空间分布上观察神经增粗为局限性、区域性还是弥漫性。

（1）局限性增粗：为神经局部增粗，如神经肿瘤、神经卡压（腕管综合征）或一些获得性神经病变如多灶性运动神经病。

（2）区域性增粗：为神经在某区域的增粗，如前臂或者上臂、腕部。

（3）弥漫性增粗：为整个神经干的增粗。

5.观察神经增粗均匀度，可进行以下半定量评分。

（1）局部增粗或不增粗，为0分。

（2）不均匀增粗（1根神经内增粗，神经横截面积＞正常值的150%与＜150%同时存在），为1分。

（3）轻度均匀性增粗（各段均增粗，神经横截面积均＞正常值的100%且＜150%），为2分。

（4）显著均匀性增粗（各段均增粗，神经横截面积均＞正常值的150%），为3分。

二、常见多发性神经病

（一）遗传性多发神经病

1.Charcot-Marie-Tooth（CMT）

CMT亦称为遗传性运动感觉神经病，具有明显的遗传异质性，临床主要特征是四肢远端进行性的肌无力和萎缩伴感觉障碍。CMT是常见的遗传性周围神经病之一（发病率约为1/2500），多数呈常染色体显性遗传，也可呈常染色体隐性或X连锁遗传。根据临床和电生理特征，CMT分为两型：CMT 1型（脱髓鞘型），神经传导速度减慢；CMT 2型（轴突型），神经传导速度正常或轻度减慢。

（1）CMT 1型为常染色体显性遗传的脱髓鞘型神经病，其中CMT 1A型为最常见的类型，为17号染色体上的*PMP22*重复所致。

（2）神经增粗为CMT 1型的特征，尤其是在CMT 1A型，其神经增粗显著且为弥漫性、对称性的。

（3）CMT 1型的神经增粗较为广泛，可见于颈神经根、臂丛、远段与近段的正中神经、尺神经与胫神经，以及一些小的感觉神经，如耳大神经和腓肠神经。

（4）有研究应用超声对35例CMT患者检查了正中神经与尺神经，结果显示35例患者的正中神经与尺神经均增粗，其中89%为弥漫性增粗，80%的神经为正常神经管径的2倍以上。

（5）对于CMT 1A型，研究显示增粗的神经与临床肢体功能减低或异常肌电图检查结果存在轻度至中度相关。

（6）在CMT 1型的其他类型中，神经亦显示增粗，尤其是当神经发生脱髓鞘病变时，但其神经增粗程度常不及CMT 1A型。

2.遗传性压力易感性周围神经病

（1）遗传性压力易感性周围神经病为常染色体显性遗传性疾病。

（2）病理学表现：节段性脱髓鞘、髓鞘腊肠样增厚，但腊肠样改变并非遗传性压迫易感性周围神经病的特征性改变。

（3）神经在多处易卡压部位（如正中神经在腕管、尺神经在肘管）增粗为该病的典型超声表现，而在非卡压部位的增粗（如前臂的正中神经与尺神经）较为少见。

（4）胫神经在踝管的增粗少见。

（二）获得性多发神经病

1.慢性炎性脱髓鞘性多发性神经病（CIDP）

（1）CIDP为免疫介导的、慢性运动感觉性多发性神经病。

（2）特征：主要为肢体近段无力，肌腱反射降低，肢体远端对称性感觉异常。

（3）临床分为经典型和变异型〔纯感觉型、纯运动型、非对称型CIDP（亦称多灶性获得性脱髓鞘性感觉运动神经病，或Lewis-Sumner综合征）等〕。

（4）电生理检查：运动神经传导测定提示周围神经存在脱髓鞘性病变，在非嵌压部位出现传导阻滞或异常波形离散对诊断脱髓鞘病变更有价值。

（5）主要病理改变：有髓神经纤维出现节段性脱髓鞘，轴索变性，施万细胞增生并形成洋葱球样结构，单核细胞浸润等。

（6）超声表现：可出现以下3种表现。①神经局限性或弥漫性增粗，回声减低；②神经局限性或弥漫性增粗，神经内回声呈等回声或高回声；③神经增粗不明显，但内部回声增高，呈等回声或高回声，神经边界不清，其内部神经纤维束边界不清。

2.吉兰-巴雷综合症（Guillain-Barre syndrome，GBS）

GBS为急性、免疫介导的多发性神经病。

（1）肌电图特征：为脱髓鞘或轴突损伤特征。

（2）神经增粗可出现在GBS早期，但有时也可不明显。

（3）神经增粗不如CIDP或CMT 1A型常见或显著。

（4）神经增粗更多见于四肢近段的神经或臂丛神经，但很少累及小腿的神经和迷走神经。

（5）有研究显示，21名GBS患者中超声检查仅11名可见正中神经或尺神经的增粗，且多数为轻度增粗。

（6）GBS亚型可分为：①轴突亚型：表现为肢体远段的神经增粗，尤其是正中神经。②脱髓鞘亚型：具有脱髓鞘表现如传导速度减慢，远段潜伏期延长；在肢体近段的神经和臂丛神经根可见增粗。

3.多灶性运动神经病

（1）多灶性运动神经病为免疫介导的纯运动神经病。

（2）特征：缓慢进展的、四肢非对称性无力。

（3）肌电图特征：为常见卡压部位以外的神经传导阻滞，感觉正常。

（4）神经增粗：常为轻度、多灶性，可见于臂丛和大的上肢和下肢周围神经。

（5）多灶性神经增粗为鉴别多灶性运动神经病与肌萎缩侧索硬化的重要鉴别点，敏感性为87% ~ 100%，特异性为94% ~ 100%。

（6）超声检查可见多灶性运动神经病的神经增粗，与CIDP比较，其神经增粗程度轻，呈非对称性。因此，多灶性、非对称性神经增粗提示多灶性运动神经病。

（7）多灶性运动神经病可以表现神经干内的某个神经束增粗，而其旁神经束可正常。

（8）多数研究显示，神经的粗细与临床肌无力的程度或肌电图表现无明显关系。

第二节　肌萎缩侧索硬化

病例1　临床确诊的肌萎缩侧索硬化

患者，男性，41岁，主因进行性右手无力、自觉四肢"肉跳"2年，左手无力6个月，言语含糊3个月，双下肢无力2个月就诊。最后诊断：临床确诊的肌萎缩侧索硬化。相关超声表现见图9-2-1。

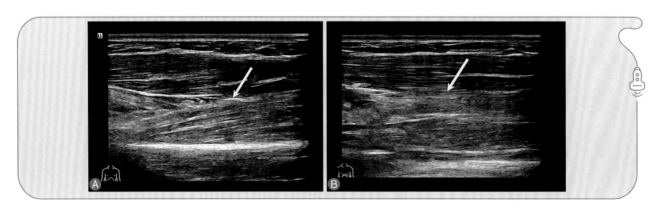

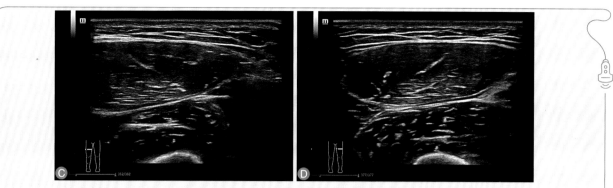

A.纵切面显示右侧前臂深层肌肉回声增高（箭头）；B.纵切面显示左侧前臂深层肌肉回声增高（箭头）；C.横切面显示右侧大腿股四头肌回声正常，但动态观察可见肌束颤动；D.横切面显示左侧大腿股四头肌回声正常。

图 9-2-1　临床确诊的肌萎缩侧索硬化

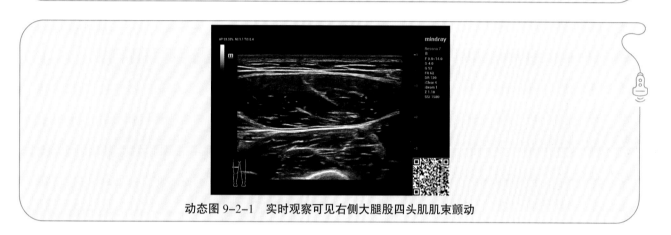

动态图 9-2-1　实时观察可见右侧大腿股四头肌肌束颤动

病例 2　临床拟诊的肌萎缩侧索硬化

　　患者，男性，63岁，主因进行左上肢无力伴肌肉萎缩19个月，右上肢无力伴肌肉萎缩12个月就诊。最后诊断：临床拟诊的肌萎缩侧索硬化。相关超声表现见图9-2-2。

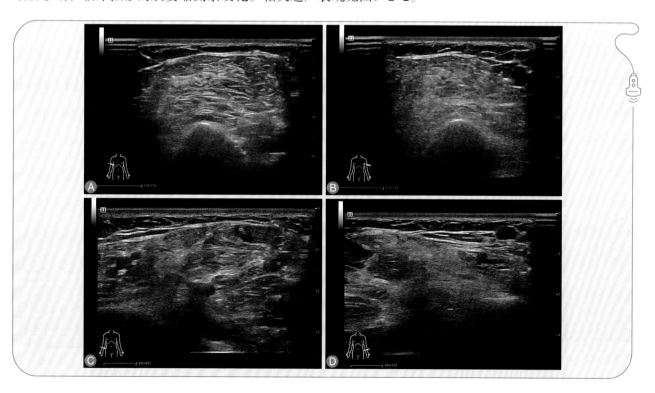

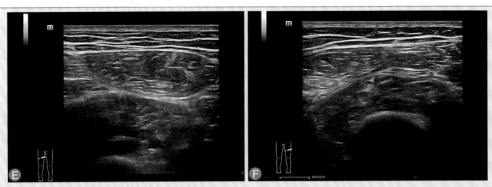

A.横切面显示右侧上臂屈肌回声增高，其内结构显示欠清；B.横切面显示左侧上臂屈肌回声增高，其内结构显示欠清；C.横切面显示右侧前臂屈肌回声增高，其内回声不均匀，动态观察可见频发肌束颤动；D.横切面显示左侧前臂屈肌回声增高，其内回声不均匀；E.横切面显示右侧股直肌回声稍增高，动态观察右侧大腿股四头肌频发肌束颤动；F.横切面显示左侧股直肌回声稍增高。

图 9-2-2 临床拟诊的肌萎缩侧索硬化（1）

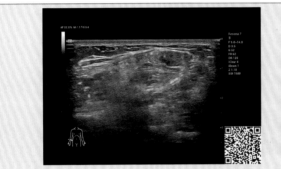
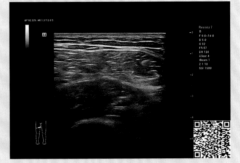

动态图 9-2-2 右侧前臂肌肉频发肌束颤动　　动态图 9-2-3 右侧大腿股四头肌频发肌束颤动

病例3 临床拟诊的肌萎缩侧索硬化

　　患者，男性，35岁，主因右下肢疼痛、无力伴萎缩7个月，左下肢无力伴疼痛1个月就诊。肌电图检查示颈、胸、腰段神经源性损害。超声显示双侧下肢肌肉组织回声增高，双侧四肢肌肉频发肌束颤动（图9-2-3）。最后诊断：临床拟诊的肌萎缩侧索硬化。

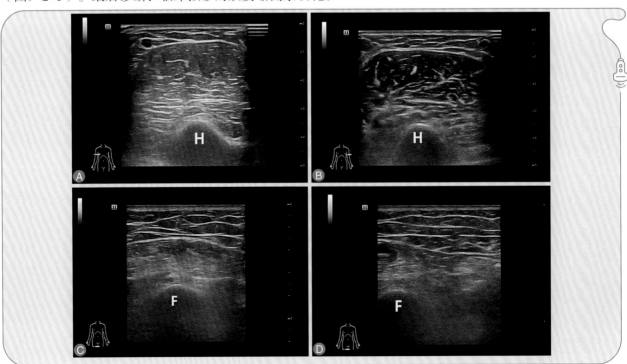

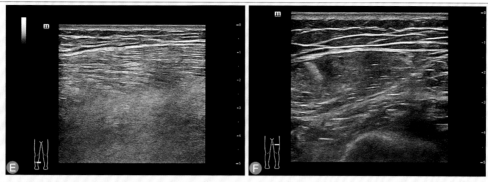

A.横切面显示右侧上臂肌肉回声稍增高，动态观察可见右侧上臂屈肌肌束颤动；B.横切面显示左侧上臂肌肉回声正常，动态观察可见左侧上臂屈肌肌束颤动；C.横切面显示右侧股直肌回声增高；D.横切面显示右侧股内侧肌回声增高；E.纵切面显示右侧小腿胫前肌群回声增高；F.横切面显示左侧大腿股四头肌回声增高，动态观察可见肌束颤动。H：肱骨；F：股骨。

图9-2-3 临床拟诊的肌萎缩侧索硬化（2）

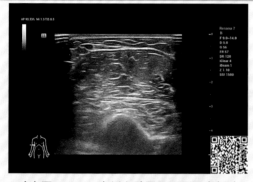

动态图9-2-4 右侧上臂屈肌可见肌束颤动

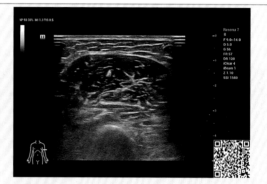

动态图9-2-5 左侧上臂屈肌可见肌束颤动

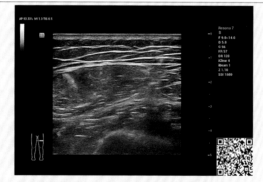

动态图9-2-6 左侧大腿股四头肌肌束颤动

· 相关知识点 ▷▷▷

肌萎缩侧索硬化是运动神经元病中最常见的类型，一般于中老年人多见，以进行性加重的骨骼肌无力、萎缩、肌束颤动、延髓麻痹和锥体束征为主要临床表现，生存期通常为3～5年。

1.在同一区域，同时存在上、下运动神经元受累的体征，是诊断肌萎缩侧索硬化的要点。

（1）下运动神经元受累体征主要包括肌肉无力、萎缩和肌束颤动。通常检查舌肌、面肌、咽喉肌、颈肌、四肢不同肌群、背肌和胸腹肌。

（2）上运动神经元受累体征主要包括肌张力增高、腱反射亢进、阵挛、病理征阳性等。

2.肌束颤动（简称"束颤"）表现如下。

（1）束颤为肌萎缩侧索硬化的特征性表现，为下运动神经元退变的早期征象。

（2）超声检查束颤较为敏感，即使在肌力正常的肌肉，因此可用于早期诊断。

（3）超声检查束颤的敏感性高于肌电图检查。

（4）束颤在超声上表现为非自主的小范围肌肉抽搐，持续时间为0.2～0.5秒。

（5）束颤与轴突的超兴奋性增加有关，可能与K+传导减低、Na+传导增加有关。

（6）束颤可见于正常人，但正常人的束颤很少见于多块肌肉，且其程度明显低于肌萎缩侧索硬化。

（7）超声难以鉴别复杂、不稳定的束颤与稳定束颤，而肌电图则可以。

3.超声检测束颤方法如下。

通常将受累范围分为脑干、脊髓颈段、脊髓胸段和脊髓腰骶段4个区域，超声可对这4个区域的肌肉分别进行检查。

（1）脑干：检测舌肌、胸锁乳突肌。

（2）脊髓颈段：检测上臂的肱二头肌、前臂的伸肌。

（3）脊髓胸段：检测腹直肌、第6胸椎水平以下的脊旁肌。

（4）脊髓腰骶段：检测股四头肌、胫骨前肌。

4.肌萎缩侧索硬化的周围神经超声检查表现如下。

有研究显示，肌萎缩侧索硬化患者周围神经的粗细程度与正常对照组无显著差异，表现为上臂、肘部、前部的正中神经，上臂与前臂的尺神经，腘窝与踝管处胫神经，腘窝腓总神经，小腿腓肠神经，迷走神经的横截面积均与正常无显著差异。

5.肌萎缩侧索硬化的四肢肌肉异常改变表现如下。

（1）肌萎缩侧索硬化的四肢肌肉回声可以增高，与肌肉的结构改变如慢性失神经支配有关。

（2）肌萎缩侧索硬化肌肉病变的程度与疾病的不同时期和严重程度有关。

6.肌萎缩侧索硬化的手部肌肉萎缩表现如下。

（1）超声检测手部小肌肉回声的增高为鉴别肌萎缩侧索硬化与其他神经肌肉病变的可靠征象。

（2）有研究显示，肌萎缩侧索硬化患者手部肌萎缩存在差异现象，即手外侧肌肉萎缩明显，尤其是拇短展肌和背侧第1骨间肌，而手内侧肌肉如小指展肌萎缩程度则较轻。因此，可应用肌肉回声强度指数mEI［mEI=正中神经支配手外侧肌肉（大鱼际肌的回声强度）×尺神经支配手外侧肌肉（背侧第1骨间肌的回声强度）/尺神经支配手内侧肌肉（小鱼际肌的回声强度）］对肌萎缩侧索硬化进行诊断与鉴别。

（3）肌萎缩侧索硬化的mEI显著高于正常对照组与其他神经疾病。

（4）肌萎缩侧索硬化病情严重者的mEI显著高于轻度、中度患者。

（5）对于以上肢无力为首发症状的肌萎缩侧索硬化患者，mEI诊断肌萎缩侧索硬化的敏感性与特异性分别为73.1%和84.4%。

（6）此外还需注意的是，肌肉萎缩、肌肉回声增高、肌肉回声的标准差减小一般多见于肌萎缩侧索硬化进展期，而在疾病早期少见。因此，这些征象对于肌萎缩侧索硬化的早期诊断价值有限。

第三节 肌病

病例 1 慢性多发性肌炎

患者，女性，45岁，主因进行性双下肢无力4年，双上肢无力3年，吞咽困难2年，饮水呛咳1个月就诊。超声显示四肢肌肉组织回声增高（图9-3-1）。右侧肱二头肌肌肉活检显示慢性多发性肌炎。

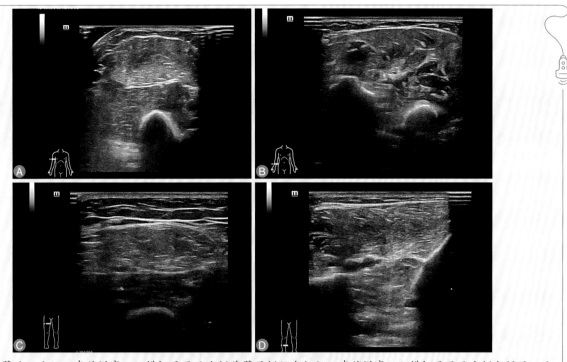

A.右侧上臂肱二头肌回声稍增高；B.横切面显示右侧前臂屈侧肌肉组织回声稍增高；C.横切面显示右侧大腿股四头肌回声稍增高；D.横切面显示右侧胫骨前肌群回声稍增高。

图 9-3-1 慢性多发性肌炎

病例2 多发性肌炎

患者，女性，46岁，主因活动后双下肢近端疼痛3个月，双下肢近端无力2个月，双上肢近端无力疼痛10余天就诊。下肢MRI检查显示双侧大腿各肌群、臀大肌、髂腰肌、闭孔外肌多发异常信号，炎性病变可能性大。超声提示右侧股四头肌异常回声，考虑肌病。自身抗体谱检测11项：抗Ro-52抗体+。免疫类检查：γ球蛋白增高。肌炎抗体：抗Ro-52抗体+++、抗SRP+++。肌电图示肌源性损害。给予激素冲击，患者症状好转。最后诊断：多发性肌炎。相关超声表现见图9-3-2。

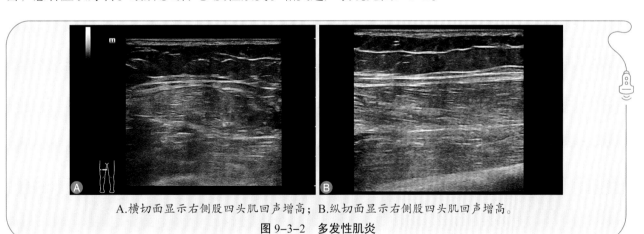

A.横切面显示右侧股四头肌回声增高；B.纵切面显示右侧股四头肌回声增高。

图 9-3-2 多发性肌炎

病例3 嗜酸性肌筋膜炎

患者，男性，24岁，主因发作性四肢肌痛伴无力22个月就诊。血常规示单核细胞与嗜酸性粒细胞增高，C-反应蛋白、白细胞介素-6增高，肌酸激酶同工酶增高。免疫球蛋白G亚型4项：免疫球蛋白G亚型2与免疫球蛋白G亚型1增高；红细胞沉降率增快。抗核抗体5项和自身免疫抗体11项均未见明显异常。体液免疫：补体C_3、C_4增高，IgA、IgG、Ig轻链KAP、Ig轻链LAM增高，血β_2微球蛋白、β_2球蛋白、α_1球蛋白、α_2球蛋白、γ球蛋白均增高。脑脊液常规、生化、免疫未见明显异常。双小腿MRI平扫显示双侧腓肠肌内外侧头、胫骨前肌、胫骨后肌异常信号，以右侧为著；左侧胫骨上段异常信号；左上臂全组肌群内见不同程度片絮状异常信号影，以肱二头肌、肱三头肌为著。增强MRI显示双侧小腿多处肌肉内异常强化（以右侧为著）。上肢软组织超声显示：左侧上臂后部肱三头肌偏外侧及左侧前臂外上段肌层局部回声增高，考虑肌病（图9-3-3）。行左侧前臂肌肉组织穿刺活检，病理检查提示：（肌肉）送检部分肌肉组织，其间见少许纤维组织伴慢性炎细胞浸润及小血管，周边及血管周见少许嗜酸性粒细胞浸润。最后考虑嗜酸性肌筋膜炎，给予激素口服、改善循环等治疗，患者症状明显改善。

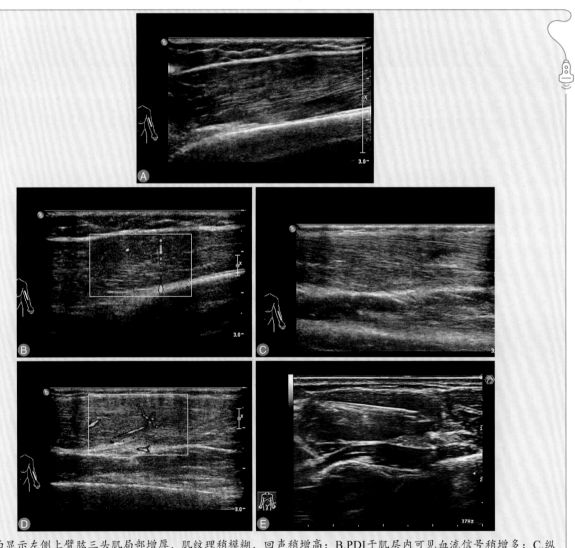

A.纵切面显示左侧上臂肱三头肌局部增厚，肌纹理稍模糊，回声稍增高；B.PDI于肌层内可见血流信号稍增多；C.纵切面显示左侧前臂上段伸肌增厚，回声增高；D.PDI显示左侧前臂上段伸肌局部血流信号增多；E.超声引导下将18 G活检针刺入肌肉回声增高区域进行活检。

图9-3-3 嗜酸性肌筋膜炎

病例4 面肩肱型肌营养不良症

患者，男性，25岁，主因进行性双上肢近端无力5年，双下肢无力4年就诊。肌电图示肌源性损害，肌酶谱提示肌酸激酶727 IU/L。双侧股骨磁共振平扫未见明确异常。常规超声示双侧胸大肌厚度变薄、回声增高，内部回声欠均匀；上肢肌肉未见明显异常；右侧股直肌较对侧厚度变薄，回声增高，内部回声欠均匀（图9-3-4）。肌肉活检考虑面肩肱型肌营养不良症。最后诊断：面肩肱型肌营养不良症。

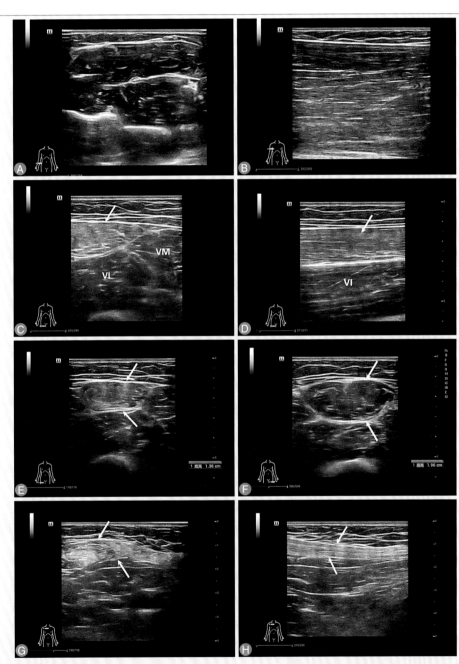

A.横切面显示右侧前臂屈侧肌肉回声正常；B.纵切面显示右侧上臂屈侧肌肉回声正常；C.横切面显示右侧股直肌（箭头）较对侧厚度变薄，回声增高，内部回声欠均匀；D.纵切面显示右侧股直肌（箭头）较对侧厚度变薄，回声增高，内部回声欠均匀；E.横切面显示右侧股直肌变薄，厚为1.36 cm；F.横切面显示左侧股直肌厚为1.96 cm；G.短轴切面显示右侧胸大肌明显变薄（箭头），回声增高，其深方胸小肌回声正常；H.长轴切面显示右侧胸大肌明显变薄（箭头），回声增高，其深方胸小肌回声正常。VI：股中间肌；VM：股内侧肌。

图9-3-4 面肩肱型肌营养不良症

注：图中体标只代表探头位置，不代表探头方向

315

肌病分类很复杂，国内吕传真教授等以Walton和Munsat的分类为基础，将肌病分类如下：①神经肌肉接头病，包括重症肌无力、类重症肌无力、肉毒中毒、肌无力综合征；②肌肉疾病，包括肌营养不良症、强直性肌病、炎症性肌病、代谢性肌病、内分泌性肌病、先天性和婴儿性肌病、杂类肌病。

一、肌病超声检查要点

1.灰阶超声：显示受累肌肉有无肌萎缩、回声增高；病变分布特征：双侧是否对称；是否累及上肢或下肢；病变为局灶性或弥漫性分布；病变回声均匀或不均匀。

2.能量多普勒：可显示肌内血流信号是否增多。

3.超声造影：可显示肌肉的微循环灌注是否增多。

4.超声弹性检查：可观察肌内病变的硬度改变。

5.超声引导下肌肉活检：肌肉活检为肌病诊断金标准，但由于肌肉炎症可以为局灶性的，因此无影像学引导的活检假阴性率可达25%；MRI与超声检查可以作为肌肉活检的穿刺引导手段，以增加穿刺的阳性率。

6.超声测量肌肉厚度注意事项如下。

（1）肌肉厚度的大小与测量部位及患者的体位有关。

（2）测量时局部需放置足量耦合剂，避免加压。

（3）测量时肌肉需完全放松。

（4）探头垂直于肌肉组织，否则会使测值增大。

（5）肌肉厚度与年龄有关：随着年龄的增大，肌肉厚度变薄，与肌纤维被脂肪组织和纤维替代有关。

7.超声评估肌肉回声强度注意事项如下。

（1）不同肌肉其回声强度会有所不同，与肌肉内纤维组织的比例或肌纤维的方向有关。

（2）肌肉的回声会随年龄的增加而增加。

（3）肌肉的回声强度与超声仪器的参数有关。

（4）肌肉的回声强度会受到肌肉各向异性伪像的影响。

（5）肌肉收缩会影响肌肉的回声强度。

（6）超声评估肌肉回声强度时，可采用Heckmatt评分法（表9-3-1）。

表9-3-1　Heckmatt 评分

肌肉分级	肌肉超声表现
Ⅰ级	正常
Ⅱ级	肌肉回声稍增高，其深方骨皮质回声清晰
Ⅲ级	肌肉回声显著增高，导致其深方骨皮质回声减低
Ⅳ级	肌肉回声显著增高，导致其深方骨质显示不清

二、特发性炎性肌病

炎性肌病为一组特发性免疫介导性疾病，为获得性肌病最大的一组疾病，其共同特征为中度至重度肌无力与肌肉内自体免疫炎症反应。明确诊断具有重要的意义，因为此类病变可以治疗（采用皮质类固醇激素、免疫抑制和静脉内注射免疫球蛋白）。其最常见的类型为多肌炎、皮肌炎和包涵体肌炎，病变累及骨骼肌。患者典型表现为肢体近段肌肉无力，常呈双侧对称性分布。

（一）常见炎性肌病

1.多肌炎：见于成年人，女性较男性多见，可累及上肢与下肢的近段肌肉。在大腿，最常累及股四头肌，尤其是股外侧肌。另外，可以不同程度地累及大腿的内收肌和腘绳肌，有时亦可累及小腿的胫骨前肌、腓肠肌内侧头和比目鱼肌。典型病变呈双侧对称性、弥漫性分布，但亦可见病变累及单侧肢体，呈片状而不是弥漫性分布。慢性期时，肌肉常发生萎缩，尤其是股四头肌。不同于皮肌炎，多肌炎患者的皮下组织水肿较为少见。

2.皮肌炎：女性较男性多见，成年人和儿童均可发生该病。可对称性累及肢体的近段肌肉。病变在肌肉组织内多呈片状分布；肌萎缩少见。病变重要的特征为皮下组织水肿与沿肌肉筋膜分布的水肿，提示筋膜内的微血管可能为该病炎症的首发部位。急性期时，MRI表现为双侧对称性弥漫性皮下、肌肉周围、肌内水肿，T_2呈高信号，增强影像显示为不均质增强。慢性期可见脂肪浸润，肌肉萎缩，有时可见钙化灶。能量多普勒可敏感地显示该部位增多的血流信号，因此，要注意应用能量多普勒进行检查。此外，软组织内线状或网状钙化可见于约40%的青少年皮肌炎患者，因此，钙化灶的出现常提示皮肌炎的可能性要大于多肌炎的可能性。

3.包涵体肌炎：发病年龄高于多肌炎或皮肌炎患者，是50岁以上患者中最常见的炎性肌病类型。该病病程进展缓慢，较其他肌炎肌萎缩和肌肉回声增高的程度较重；病灶常为局灶性、非对称性的，且以肢体远端病变显著。在下肢，病变最常累及腓肠肌内侧头和股四头肌；在上肢，最常累及指深屈肌。如超声检查可见病变选择性地累及大腿的股四头肌与前臂的指深屈肌则提示包涵体肌炎的可能，而肌萎缩侧索硬化和其他肌病可以同时累及指深屈肌与尺侧腕屈肌。

（二）炎性肌病超声诊断要点

1.灰阶超声表现如下。

（1）急性期，由于水肿，肌肉厚度可轻度增加，肌肉回声轻度至中度增高。

（2）随着疾病的进展，肌肉回声进一步增高，肌肉厚度变薄。

（3）在皮肌炎和多肌炎中，病变在开始可表现为局灶性回声增高，而随着病变的进展，病灶可扩展。

（4）在多肌炎患者中，下肢的肌肉萎缩与回声增高较上肢显著。

（5）在皮肌炎患者中，上肢、下肢受累程度一致；可出现皮肤与皮下的炎性病变及钙质沉着。

2.彩色或能量多普勒超声、超声造影表现如下。

（1）皮肌炎与多肌炎患者病变处可见血流增多。

（2）肌肉水肿样改变及局部血流增多，常提示急性肌炎或进展期肌炎。

（3）随访观察：治疗后血流信号可见减少。

（4）病程较长的皮肌炎或多肌炎患者由于肌纤维退变，血流灌注减少。评估肌肉血流灌注时，需考虑患者的病程及其是否用药。

参考文献

[1] ALBAYDA J, VAN ALFEN N. Diagnostic value of muscle ultrasound for myopathies and myositis[J]. Curr Rheumatol Rep,2020,22(11):82.

[2] DION B, COULIER B, VAN DEN BROECK S. The typical "cracked dry mud" ultrasound pattern of proliferative myositis[J]. J Belg Soc Radiol,2019,103(1):60.

[3] GRIMM A, PRELL T, DÉCARD B F, et al. Muscle ultrasonography as an additional diagnostic tool for the diagnosis of amyotrophic lateral sclerosis[J]. Clin Neurophysiol,2015,126(4):820-827.

[4] GRIMM A, RASENACK M, ATHANASOPOULOU I M, et al. The modified ultrasound pattern sum score mUPSS

as additional diagnostic tool for genetically distinct hereditary neuropathies[J]. J Neurol,2016 Feb,263(2):221-230.

[5] MAH J K, VAN ALFEN N. Neuromuscular ultrasound: clinical applications and diagnostic values[J]. Can J Neurol Sci,2018,45(6):605-619.

[6] MISAWA S, NOTO Y, SHIBUYA K, et al. Ultrasonographic detection of fasciculations markedly increases diagnostic sensitivity of ALS[J]. Neurology,2011,77(16):1532-1537.

[7] SEOK H Y, PARK J, KIM Y H, et al. Split hand muscle echo intensity index as a reliable imaging marker for differential diagnosis of amyotrophic lateral sclerosis[J]. J Neurol Neurosurg Psychiatry,2018,89(9):943-948.

[8] TELLEMAN J A, GRIMM A, GOEDEE S,et al. Nerve ultrasound in polyneuropathies[J]. Muscle Nerve,2018,57(5):716-728.

[9] GRIMM A, DÉCARD B F, AXER H, et al. The ultrasound pattern sum score - UPSS. A new method to differentiate acute and subacute neuropathies using ultrasound of the peripheral nerves[J]. Clin Neurophysiol,2015,126(11):2216-2225.

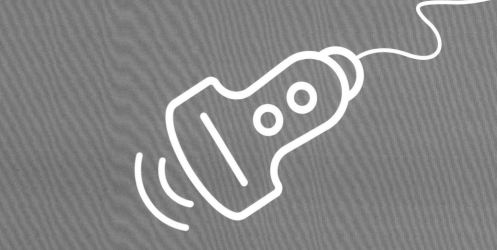

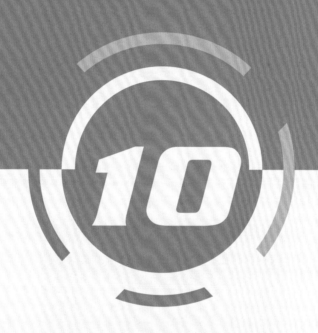

第十章
软组织与骨占位性病变超声解析

第一节　表皮样囊肿

病例 1　肩前部表皮样囊肿

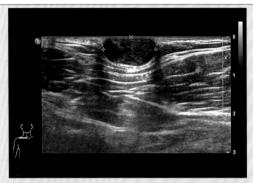

患者，男性，32岁，右侧肩前部皮下低回声结节。手术病理：表皮样囊肿。右侧肩前部皮肤与皮下可见一低回声结节，边界清晰，内回声欠均匀，PDI于其内未见明显血流信号。

图 10-1-1　肩前部表皮样囊肿

病例 2　背部表皮样囊肿

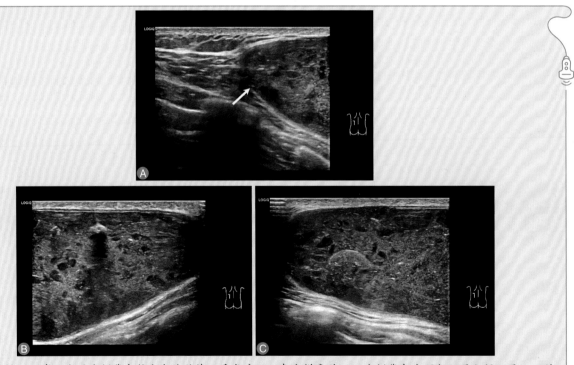

患者，男性，33岁，主因左侧背部较大包块就诊。手术病理：表皮样囊肿。A.左侧背部皮下与肌层之间可见一不均质包块（箭头），边界清晰；B.包块内部回声不均匀，可见散在极低回声区及钙化灶；C.包块内部回声不均匀。

图 10-1-2　背部表皮样囊肿（1）

病例3　背部及腹壁表皮样囊肿

患者，女性，29岁，主因背部与腹壁结节就诊。手术病理：背部与腹壁结节均为表皮样囊肿，周边见较多组织细胞聚集与慢性炎细胞浸润，并可见胆固醇结晶形成伴多核巨细胞。相关超声表现见图10-1-3。

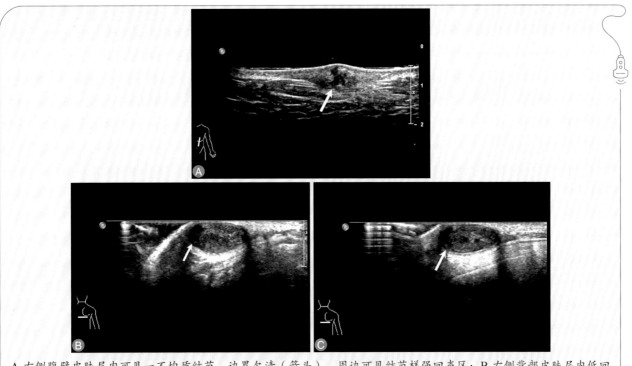

A.右侧腹壁皮肤层内可见一不均质结节，边界欠清（箭头），周边可见结节样强回声区；B.右侧背部皮肤层内低回声结节（箭头），内部回声欠均匀；C.另一切面显示该结节（箭头）边界清晰，其内部回声欠均匀。

图10-1-3　背部及腹壁表皮样囊肿

病例4　腰部表皮样囊肿

患者，男性，38岁，主因腰部肿物多年，无疼痛就诊。超声检查：超声于皮下可见一不均质回声结节，大小约为2.8 cm×2.1 cm×2.6 cm，边界清晰，形态规则，内回声不均匀，可见短条状低回声区。CDFI示其内未见明显血流信号。相关超声表现见图10-1-4。手术病理：表皮样囊肿。

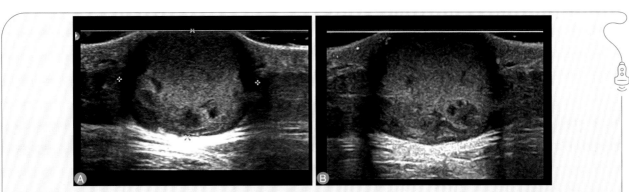

A.腰部皮下可见一低回声结节（标尺），边界清晰，内可见短条形低回声区；B.CDFI于结节内未见明显血流信号。

图10-1-4　腰部表皮样囊肿

病例5 背部表皮样囊肿

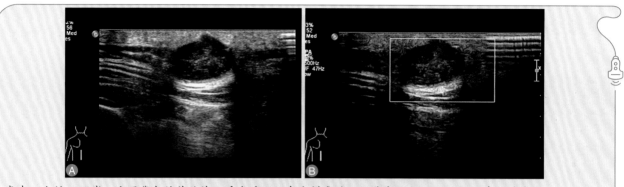

患者，女性，47岁，主因背部结节就诊。手术病理：表皮样囊肿。A.背部纵切面可见低回声结节自皮肤向深方延伸，内回声欠均匀；B.PDI示结节内未见血流信号。

图10-1-5 背部表皮样囊肿（2）

病例6 背部表皮样囊肿

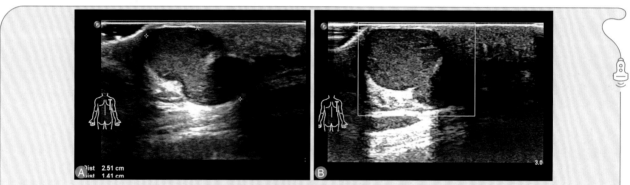

患者，男性，28岁。手术病理：表皮样囊肿。A.右侧背部纵切面显示自皮肤向皮下延伸的低回声结节（标尺），内呈细密点状回声，结节后方可见回声增强；B.CDFI于其内未见血流信号。

图10-1-6 背部表皮样囊肿（3）

• 相关知识点 ▶▶▶

1.表皮样囊肿为皮肤或皮下囊性结节，内含角质物质，有时可见胆固醇晶体。

2.表皮样囊肿可发生部分破裂或完全破裂。破裂后，囊内的角质流至周围组织时可导致局部炎症反应。

3.超声表现：皮肤或皮下无回声或低回声结节，边界清晰，伴或不伴有通向表皮下区域的通道。结节后方可见回声增强。其内角质有时呈洋葱皮征象。合并感染时，囊肿周边可见血流信号增多。囊肿破裂时，则表现为病变边界不清，形态不规则，周边区域可见血流信号增多。

4.鉴别诊断：藏毛囊肿，该病变多位于腰骶区域，内含毛发和角质；常并发感染；超声显示病变多位于臀沟区域，呈袋状或带状低回声区，其内多可见毛发强回声，为该处皮肤或皮下异常产生的毛发所致。并发炎症时，于病变周围或病变内可见血流信号。

第二节　脂肪瘤

病例 1　肩后部脂肪瘤

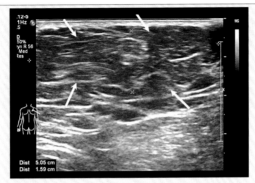

患者，女性，39岁，主因右侧肩后部结节就诊。手术病理：脂肪瘤，部分在骨骼肌间生长。超声于右侧肩后部皮下可见一低回声团块（箭头），边界尚清，内可见细线状分隔。

图 10-2-1　肩后部脂肪瘤

病例 2　腹壁皮下血管脂肪瘤

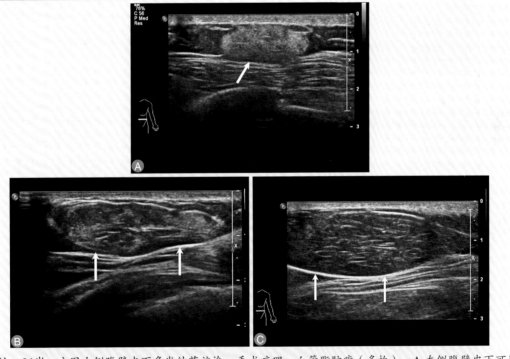

患者，男性，54岁，主因左侧腹壁皮下多发结节就诊。手术病理：血管脂肪瘤（多枚）。A.左侧腹壁皮下可见稍高回声结节（箭头），边界清晰；B.左侧腹壁皮下可见另一稍高回声结节（箭头），边界清晰，内回声欠均匀；C.左侧腹壁皮下另一个低回声团块（箭头），边界清晰。

图 10-2-2　腹壁皮下血管脂肪瘤

📖 病例 3　右侧大腿肌内脂肪瘤

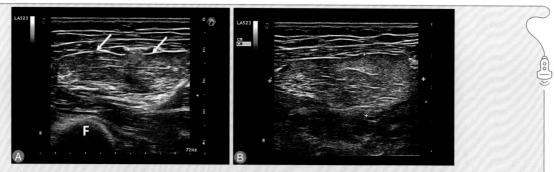

患者，男性，65岁，手术病理：右侧大腿脂肪瘤。A.横切面于右侧大腿前部肌层内可见一低回声团块（箭头），边界清晰，内可见数条纤细分隔回声；B.纵切面于右侧大腿前部肌层内可见一低回声团块（箭头），边界清晰。F：股骨。

图 10-2-3　右侧大腿肌内脂肪瘤

📖 病例 4　左侧大腿前上部皮下脂肪瘤

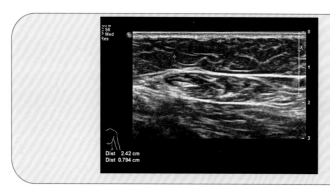

左侧大腿前上部皮下可见一等回声结节（标尺），其内可见数条纤细分隔，结节边界欠清。

图 10-2-4　左侧大腿前上部皮下脂肪瘤

• 超声检查注意事项 ▶▶▶

　　对于四肢软组织肿块，超声检查前一定仔细触诊，通过触诊可了解有无结节、结节的位置深浅、结节的硬度、结节的边界等信息，从而指导超声检查。此病例为等回声的脂肪瘤，肿瘤与周围的脂肪组织回声类似，超声检查容易漏诊。因此，超声检查前一定要进行触诊，继而在触诊发现结节处进行仔细检查。

📖 病例 5　额头部脂肪瘤

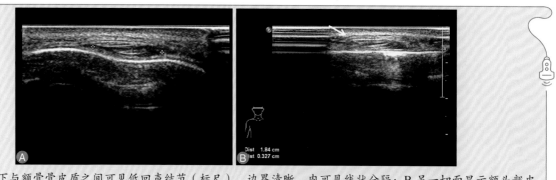

A.额头部皮下与额骨骨皮质之间可见低回声结节（标尺），边界清晰，内可见线状分隔；B.另一切面显示额头部皮下与额骨骨皮质之间低回声结节（标尺与箭头），边界清晰，内可见线状分隔。

图 10-2-5　额头部脂肪瘤（1）

病例 6　额头部脂肪瘤

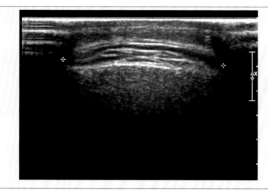

患者，男性，22岁，主因额头部低回声结节就诊。手术病理：脂肪瘤。超声于额头部皮下与额骨骨皮质之间可见扁平的低回声结节（标尺），边界清晰，内可见数条线状分隔。

图 10-2-6　额头部脂肪瘤（2）

病例 7　左侧髂腰肌内脂肪瘤

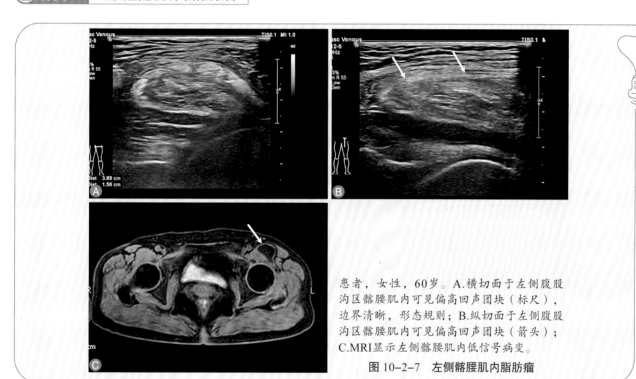

患者，女性，60岁。A.横切面于左侧腹股沟区髂腰肌内可见偏高回声团块（标尺），边界清晰，形态规则；B.纵切面于左侧腹股沟区髂腰肌内可见偏高回声团块（箭头）；C.MRI显示左侧髂腰肌内低信号病变。

图 10-2-7　左侧髂腰肌内脂肪瘤

病例 8　腹壁脂肪瘤

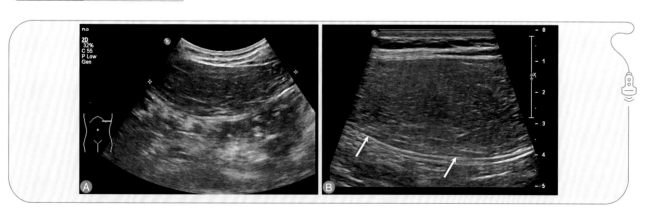

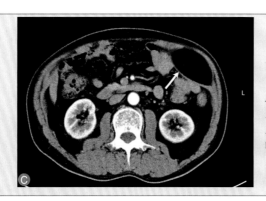

A.左侧上腹壁肌层内可见实性团块（标尺），边界清晰；B.高频线阵探头显示左侧上腹壁肌层内实性团块（箭头），边界清晰；C.腹部CT可见左侧腹壁内实性低密度团块（箭头），边界清晰，动脉期无强化。

图 10-2-8　腹壁脂肪瘤

📖病例 9　肌内浸润性脂肪瘤

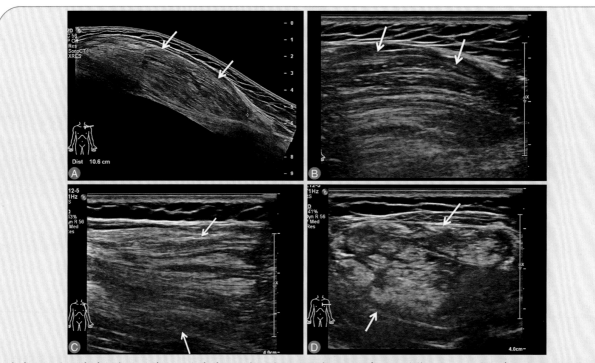

患者主因左侧肩外侧包块就诊。A.左肩外侧三角肌内可见一实性低回声团块（箭头），边界尚清，内可见肌纤维走行；B.包块内可见肌纤维走行；C.纵切面显示包块（箭头）内可见平行走行的偏高回声与偏低回声；D.横切面显示包块（箭头）内可见脂肪浸润呈高回声，低回声的为肌肉纤维束。

图 10-2-9　肌内浸润性脂肪瘤

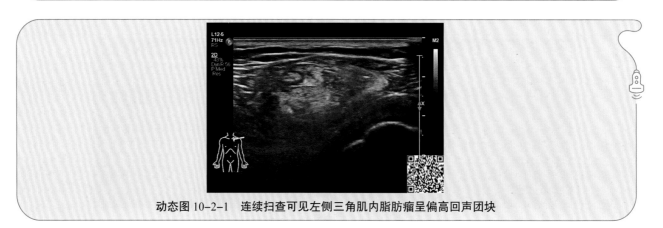

动态图 10-2-1　连续扫查可见左侧三角肌内脂肪瘤呈偏高回声团块

病例 10　大腿后部肌内浸润性脂肪瘤

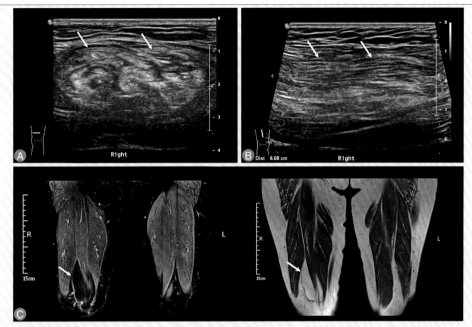

A.横切面于右侧大腿后部肌层内可见偏高回声团块（箭头），内可见高回声区与低回声区相间分布；B.纵切面包块（箭头）内可见平行的肌纤维走行；C.MRI显示右大腿半腱肌内可见短T_1长T_2信号围绕肌肉，压脂序列呈低信号，DWI呈低信号。

图 10-2-10　大腿后部肌内浸润性脂肪瘤

病例 11　上臂肌层内浸润性脂肪瘤

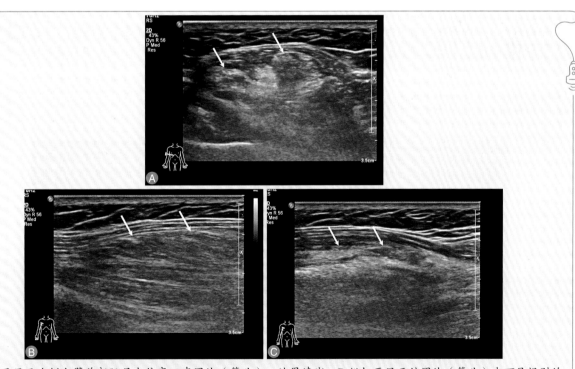

A.横切面显示右侧上臂前部肌层内偏高回声团块（箭头），边界清晰；B.纵切面显示该团块（箭头）内可见规则的肌纤维走行；C.纵切面显示该团块（箭头）回声高于周围肌肉组织。

图 10-2-11　上臂肌层内浸润性脂肪瘤

病例 12　棕色脂肪瘤

　　患者，女性，65岁，主因右侧腋下肿块就诊。穿刺病理：（右侧腋下）穿刺之横纹肌组织及纤维组织、脂肪组织，部分脂肪细胞胞质丰富、红染、呈颗粒状，可见较多空泡，考虑棕色脂肪瘤。相关超声表现见图10-2-12。

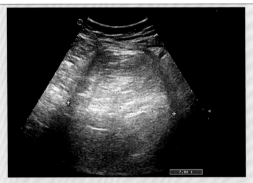

　　右侧腋下肌层深部可见一高回声肿块，大小约为10.1cm×9.2 cm×7.9 cm，边界清晰，形态尚规则，内回声不均匀，可见线样高回声。

图 10-2-12　棕色脂肪瘤

· 相关知识点　▶▶▶

　　棕色脂肪瘤，也称冬眠瘤、蛰伏瘤，为一种起源于棕色脂肪的良性肿瘤，发生在20～40岁的患者中，主要发生于肩胛间区和肩胛周围，也可以发生在其他部位。肿瘤大体切面呈棕色或黄褐色，故称棕色脂肪瘤。瘤细胞为棕色脂肪细胞，呈嗜酸性颗粒或空泡状，含棕色素、胆固醇及中性脂肪。超声上一般表现为高回声包块，边界不如单纯脂肪瘤清晰，内部偶尔可见血流信号。

　　棕色脂肪组织，呈棕色，存在于人和所有哺乳动物体内，但主要是在新生儿和幼小的哺乳动物体内。在新生儿时期，棕色脂肪部分比较广泛，分布于肩胛间区、腋窝、颈部、胸腹腔后壁、主动脉周围和肾与肾上腺周围。随着年龄增加，棕色脂肪不断减少，仅限于肩胛间区和主动脉周围。

病例 13　大腿不典型脂肪瘤

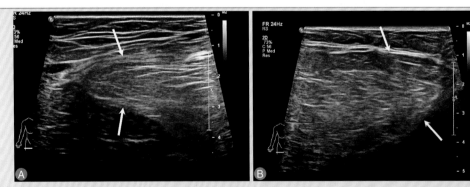

　　患者，女性，69岁，主因右侧大腿较大包块就诊。病理：不典型脂肪瘤。A.右侧大腿前部皮下与肌层之间可见一实性偏高回声团块（箭头），内可见数条线状分隔；B.团块（箭头）的边界清晰。

图 10-2-13　大腿不典型脂肪瘤

病例 14　腋窝树突状纤维黏液脂肪瘤

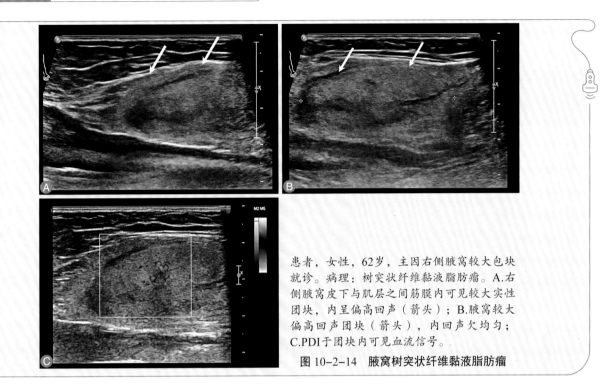

患者，女性，62岁，主因右侧腋窝较大包块就诊。病理：树突状纤维黏液脂肪瘤。A.右侧腋窝皮下与肌层之间筋膜内可见较大实性团块，内呈偏高回声（箭头）；B.腋窝较大偏高回声团块（箭头），内回声欠均匀；C.PDI于团块内可见血流信号。

图 10-2-14　腋窝树突状纤维黏液脂肪瘤

病例 15　马德龙病

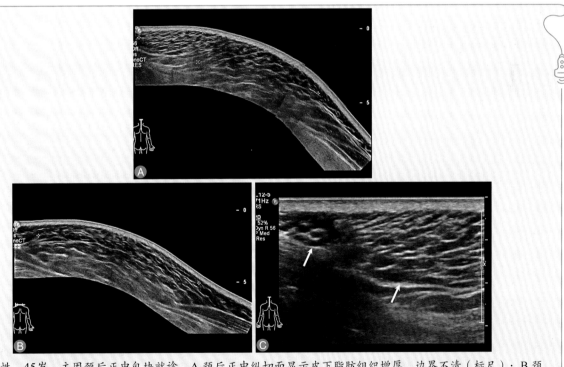

患者，女性，45岁，主因颈后正中包块就诊。A.颈后正中纵切面显示皮下脂肪组织增厚，边界不清（标尺）；B.颈后正中横切面显示皮下脂肪组织增厚，边界不清（标尺）；C.颈后正中纵切面显示皮下脂肪组织增厚（箭头），内可见多条细线状分隔。

图 10-2-15　马德龙病（1）

病例 16 马德龙病

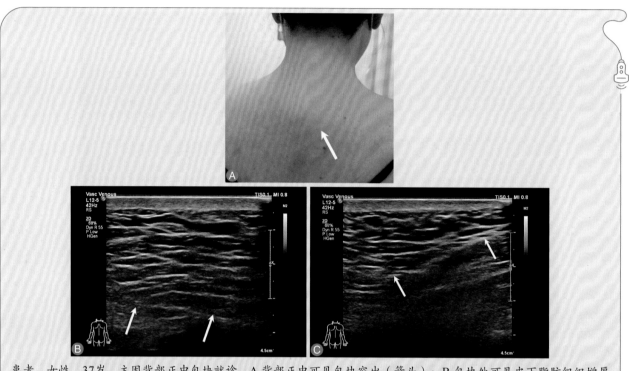

患者，女性，37岁，主因背部正中包块就诊。A.背部正中可见包块突出（箭头）；B.包块处可见皮下脂肪组织增厚（箭头），边界不清；C.横切面显示包块的右侧缘（箭头）。

图 10-2-16 马德龙病（2）

· 相关知识点 ▶▶▶

脂肪瘤是由成熟脂肪组织组成的良性肿瘤，为成年人中最为多见的良性软组织肿瘤，占软组织良性肿瘤25%以上。可发生于任何部位，体表多见；多为单发，多发者少见。肿瘤大小不等，从小于1 cm到大于10 cm。浅表性脂肪瘤最为常见，深部脂肪瘤相对少见。发生于肌间或肌内者，称肌间脂肪瘤或肌内脂肪瘤；发生于神经内或周围者，称神经内脂肪瘤或神经周围脂肪瘤；发生于滑膜者，称滑膜脂肪瘤。多发性脂肪瘤占脂肪瘤的6%～7%，可广泛分布于全身各处皮下组织。一些综合征常伴有多发性脂肪瘤，如Bannayan-Zonana综合征（多发性脂肪瘤、血管瘤、大头畸形）、Cowden综合征（多发性脂肪瘤、血管瘤、甲状腺肿、皮肤黏膜苔藓样、丘疹样、乳头状瘤样病变）等。

大体上，脂肪瘤位于浅表或皮下者，多有菲薄的纤维性包膜，呈圆形、球形、分叶状；位于深部者，沿组织间隙生长，外形常不规则，可呈扁平状或哑铃状，体积常较大。肌内脂肪瘤无包膜，呈浸润性生长，故又称浸润性脂肪瘤，镜下可见肌内或肌间成熟脂肪细胞，呈浸润性生长，挤压横纹肌致部分肌萎缩。滑膜脂肪瘤沿滑膜下结缔组织浸润性生长，使滑膜呈结节状或乳头状外观。

浅表脂肪瘤为位于皮下的结节，较软，可被压缩。脂肪瘤好发男性，并有家族倾向，好发于背部、肩部和上肢，多见于肢体的伸侧面。典型超声表现为皮下的实性低回声结节，其内可见平行于皮肤的短线状高回声分隔。但脂肪瘤的内部回声可随内部成分的不同而不同。尽管多数脂肪瘤边界清晰，伴薄的包膜，但部分脂肪瘤可以表现为边界不清，与周围脂肪组织融合在一起。还有一些脂肪瘤可以位于深筋膜内。深筋膜内的脂肪瘤在超声上表现为深筋膜内的实性结节，其长径与皮肤平行。脂肪瘤内可以含有其他间质成分，如纤维组织（纤维脂肪瘤）、软骨成分（软骨脂肪瘤）、黏液成分（黏液脂肪瘤）、血管成分（血管脂肪瘤）。其中，血管脂肪瘤在超声上表现为位于皮下的边界清晰的高回声结节，内含小的低回声区和散在血管结构。

深部脂肪瘤可起自肌肉组织内（肌内脂肪瘤）或肌肉之间（肌间脂肪瘤），较皮下脂肪瘤少见。肌内脂肪瘤较肌间脂肪瘤多见，好发于四肢较大的肌肉，如大腿、躯干、肩、上臂等。肌内脂肪瘤可分为边界清晰的肿瘤和浸润性肿瘤，前者肿瘤边界清晰，内部可见短线状分隔；后者肿瘤边界欠清，其内可见肌纤维被增生的脂肪组织分隔。应注意的是，浸润性脂肪瘤并不是脂肪瘤的恶性征象。

脂肪瘤病是指成熟脂肪组织弥漫性过度增生，可累及身体的不同部位。大多数患者具有基础疾病，如肝病、类固醇增多等。病变可呈弥漫性、对称性分布，也可呈多发性。主要累及躯干、肢体、头颈部、腹部、盆腔等部位。临床上可分为三型：弥漫性脂肪瘤病、颈部对称性脂肪瘤病和盆腔脂肪瘤病。弥漫性脂肪瘤病极罕见，2岁前发病，累及躯干或肢体大部，生长快，常多次复发，可伴骨肥大；颈部对称性脂肪瘤病（马德龙病）常见于有酗酒或肝病史的中年男性，也可伴发于糖尿病、高脂血症、高尿酸血症等患者，表现为颈部对称性大量脂肪组织增生，形成马轭状，亦可累及枕下区、颊部、乳房、上肢、腋窝、纵隔和喉，致相关器官出现受压症状。戒酒或改善营养缺陷后，该病常自行消退；盆腔脂肪瘤病，发生于年轻至中年男性黑色人种。盆腔腹膜后脏器和直肠周围区域大量成熟脂肪组织缓慢进行增生，终致肾盂积水或胃肠道梗阻，可伴发多发性脂肪瘤。镜下，病变由小叶状和片状成熟的脂肪组织构成，无包膜，可浸润横纹肌等周围组织。

第三节　血管病变

病例1　婴儿背部血管瘤

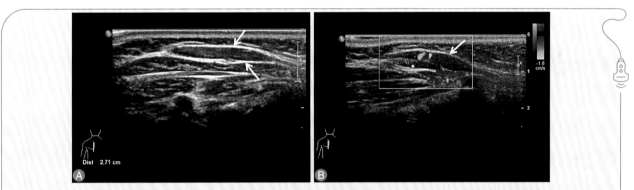

患儿，女性，5个月，主因左侧背部皮下包块就诊。A.婴儿背部皮下与肌层之间可见一低回声结节（箭头），边界清晰；B.CDFI探头加压时于结节（箭头）内可见静脉血流信号。

图10-3-1　婴儿背部血管瘤

• 超声检查注意事项 ▶▶▶

对于软组织内的结节，一定要用CDFI或PDI来检查结节内的血流情况。该结节仅从灰阶超声上与脂肪瘤表现类似，探头在CDFI条件下轻压发现结节内血流信号，提示为血管瘤。

📖 病例 2　大腿肌层内血管瘤

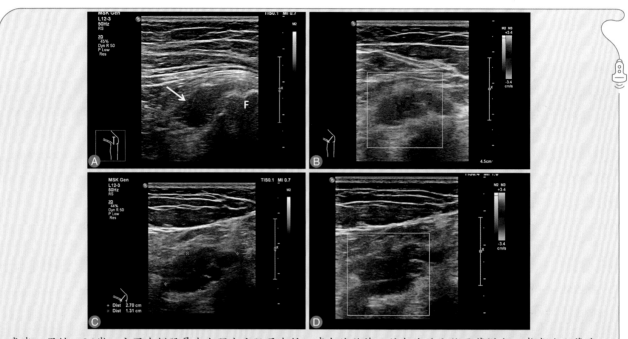

患者，男性，24岁，主因左侧股骨内上髁上方肌层内低回声包块就诊。该包块站立位显著增大，考虑为血管瘤。A.左侧大腿内下段横切面显示肌层内低回声结节（箭头）；B.CDFI于结节内可见静脉血流信号；C.患者取站立位检查显示该结节增大（标尺），内呈液性回声；D.探头加压时该结节可缩小且可见静脉血流信号。F：股骨。

图 10-3-2　大腿肌层内血管瘤

· **超声检查注意事项** ▶▶▶

　　怀疑血管瘤时，可让患者改变体位进行检查。对于下肢的血管畸形（静脉型），站立位时，由于瘤内静脉充盈，瘤体可增大，其内的腔隙样结构显示得更为清晰；而对于位置高于心脏水平的血管瘤，平卧位时，瘤体可增大。另外，探头加压时，病变也可以由于受压而缩小；受压时瘤内血流速度增快，也有利于彩色多普勒超声对血流的显示。

📖 病例 3　头顶部血管瘤

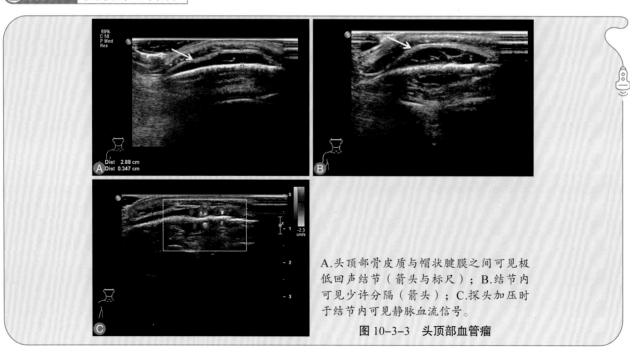

A.头顶部骨皮质与帽状腱膜之间可见极低回声结节（箭头与标尺）；B.结节内可见少许分隔（箭头）；C.探头加压时于结节内可见静脉血流信号。

图 10-3-3　头顶部血管瘤

病例 4　手掌部血管瘤

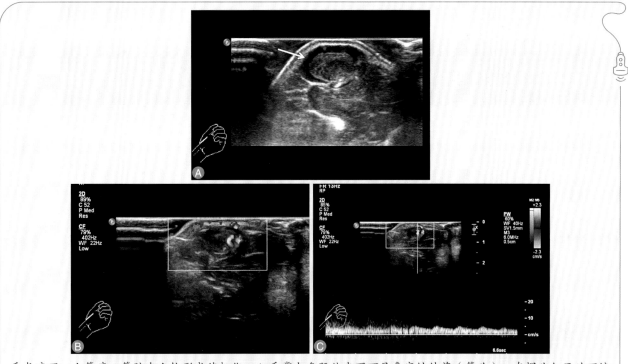

手术病理：血管瘤，管腔内血栓形成伴机化。A.手掌大鱼际处皮下可见囊实性结节（箭头），在探头加压时可缩小，实性区呈均质的低回声；B.CDFI于结节内可见动静脉血流信号；C.PW于结节内可见低速动脉血流频谱。

图 10-3-4　手掌部血管瘤

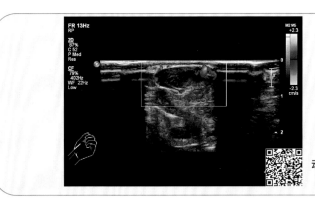

动态图 10-3-1　CDFI 探头加压时结节内可见血流信号

病例 5　足底前部第 3 ～ 4 跖骨头间隙血管瘤

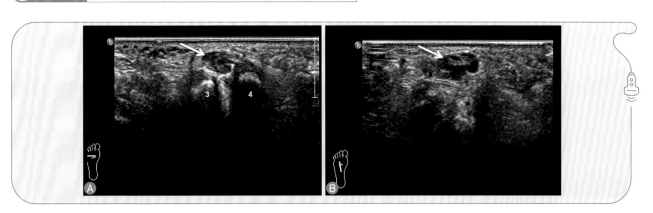

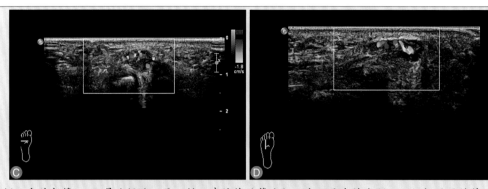

A.横切面于右侧足底前部第3~4跖骨头间隙可见一低回声结节（箭头），内可见少许分隔；B.纵切面于结节（箭头）内可见腔隙样无回声结构；C.结节内可见静脉血流信号；D.探头加压时结节可缩小变瘪。

图 10-3-5　足底前部第 3 ~ 4 跖骨头间隙血管瘤

病例 6　冈下肌内血管瘤

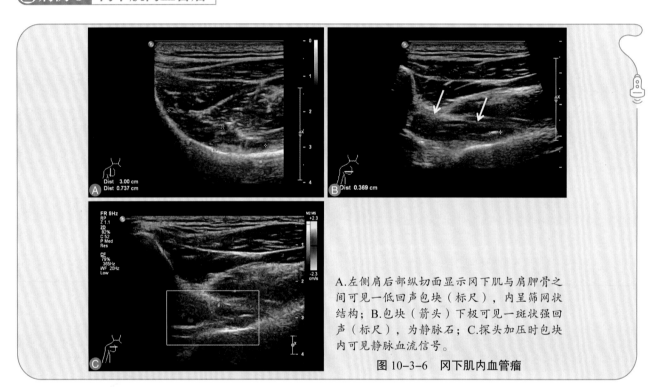

A.左侧肩后部纵切面显示冈下肌与肩胛骨之间可见一低回声包块（标尺），内呈筛网状结构；B.包块（箭头）下极可见一斑状强回声（标尺），为静脉石；C.探头加压时包块内可见静脉血流信号。

图 10-3-6　冈下肌内血管瘤

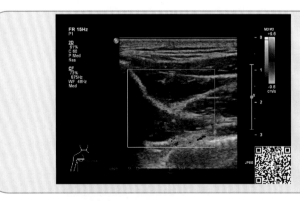

动态图 10-3-2　CDFI 探头加压时包块内可见静脉血流信号

· 超声检查注意事项 ▶▶▶

　　静脉石是识别血管瘤的重要征象，超声检查时应注意识别。

病例 7　足底中部皮下血管瘤

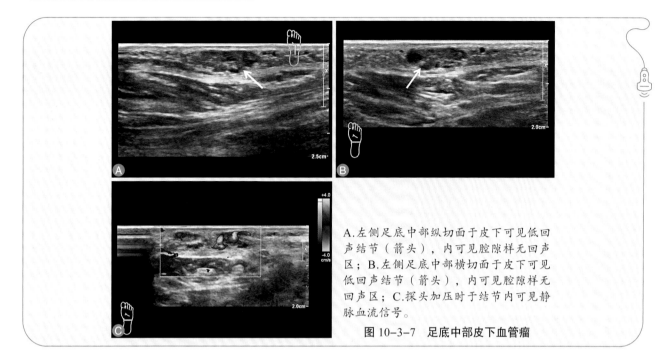

A.左侧足底中部纵切面于皮下可见低回声结节（箭头），内可见腔隙样无回声区；B.左侧足底中部横切面于皮下可见低回声结节（箭头），内可见腔隙样无回声区；C.探头加压时于结节内可见静脉血流信号。

图 10-3-7　足底中部皮下血管瘤

病例 8　大腿肌层内血管瘤

　　患者，女性，28岁，主因右侧大腿前内侧下段包块就诊。患者取仰卧位时，超声检查于右侧大腿下段股内侧肌内可见较小不均质包块，边界尚清；探头加压时彩色多普勒于包块内可见静脉血流信号。患者取站立位后再次超声检查，发现包块明显增大，其内无回声区域增大；探头加压时彩色多普勒于包块内仍可见静脉血流信号（图10-3-8）。根据以上典型表现超声诊断为肌内血管瘤。

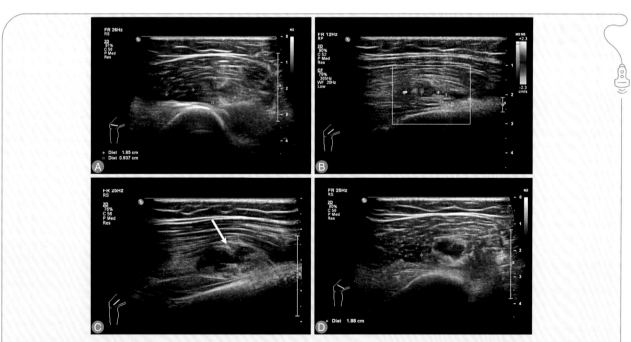

A.右侧大腿下段股内侧肌内可见不均质包块（标尺），边界尚清；B.探头加压时彩色多普勒于包块内可见静脉血流信号；C.患者取站立位后超声行纵切面检查，可见包块明显增大（箭头），其内无回声区域增大；D.患者取站立位后超声横切面检查，可见包块明显增大（箭头），其内无回声区域增大。

图 10-3-8　大腿肌层内血管瘤

（🖥）病例 9 头顶部皮下血管瘤

　　患者，男性，35岁，主因头顶部包块就诊。超声检查时，患者取坐位，头部上抬，于皮下可见窄条状低回声区，难以判断病变性质。再次触诊包块，发现包块较软，怀疑为血管瘤。此时，让患者采取头低位，数分钟后再次检查，发现皮下低回声包块明显增大，内呈囊性结构；探头加压时包块可缩小，探头抬起时包块可增大。探头加压时彩色多普勒超声检查于包块内可见静脉血流信号，为典型血管瘤表现（图10-3-9）。

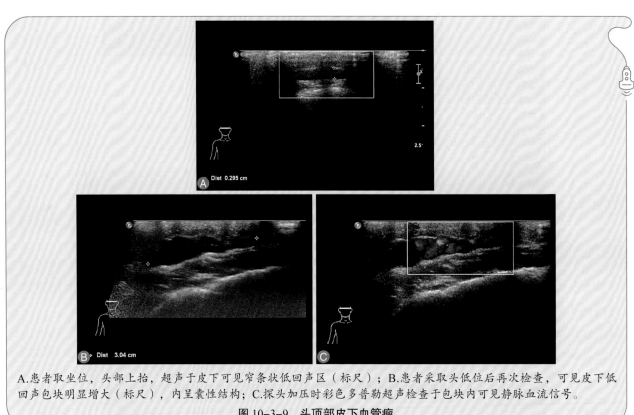

A.患者取坐位，头部上抬，超声于皮下可见窄条状低回声区（标尺）；B.患者采取头低位后再次检查，可见皮下低回声包块明显增大（标尺），内呈囊性结构；C.探头加压时彩色多普勒超声检查于包块内可见静脉血流信号。

图10-3-9　头顶部皮下血管瘤

· 病例分析 ▶▶▶

　　高频超声检查是诊断四肢软组织血管瘤的重要检查手段。海绵状血管瘤（脉管畸形：静脉型）的典型超声表现为包块呈多房囊性，边界清晰，形态规则或不规则，探头加压时包块可变形缩小。探头轻放在包块部位时，由于血管瘤内血流的流速较低，常难以显示包块内的血流信号；但当探头加压时，则由于压力所致的包块内血流速度增快，彩色多普勒超声可显示其内的静脉血流信号。此为超声动态扫查的优势之一。静脉石亦为血管瘤的特征性表现，超声表现为管腔内的斑状强回声。超声检查血管瘤时，还应想到血管瘤的另一个特点，即患者体位的变化会显著影响血管瘤的大小：站立位时，下肢的血管瘤因瘤体内的静脉血流瘀滞而增大，而平卧位时因静脉血流回流增加可导致血管瘤缩小；相反，站立位时头颈部的血管瘤会缩小，而平卧时血管瘤则会增大。因此，对于一些超声上特征不典型的包块，要想到体位对血管瘤的影响，继而通过改变患者的体位去发现血管瘤的典型表现。此点也是动态超声检查的优势，要充分利用。

病例 10　右侧腋窝肌层内海绵状血管瘤伴多发静脉石

　　患者，女性，31岁。超声提示右侧腋窝肌层内血管瘤伴静脉石（图10-3-10）。手术病理：海绵状血管瘤伴多发静脉石。

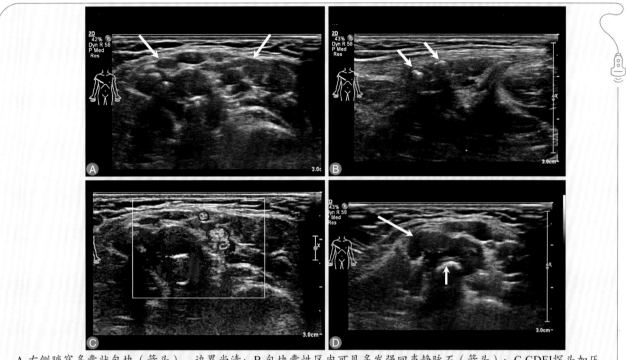

A.右侧腋窝多囊状包块（箭头），边界尚清；B.包块囊性区内可见多发强回声静脉石（箭头）；C.CDFI探头加压时其内可见静脉血流信号；D.囊性包块（长箭头）及其内另一较大静脉石（短箭头）。

图 10-3-10　右侧腋窝肌层内海绵状血管瘤伴多发静脉石

病例 11　小腿比目鱼肌内血管瘤

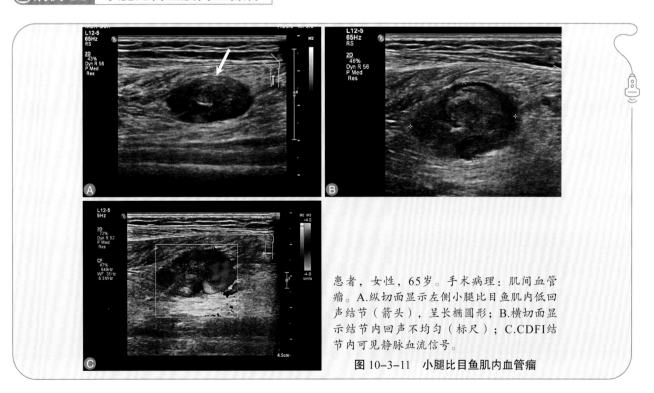

患者，女性，65岁。手术病理：肌间血管瘤。A.纵切面显示左侧小腿比目鱼肌内低回声结节（箭头），呈长椭圆形；B.横切面显示结节内回声不均匀（标尺）；C.CDFI结节内可见静脉血流信号。

图 10-3-11　小腿比目鱼肌内血管瘤

📖病例 12 　小腿肌层内血管瘤伴局部骨侵蚀

　　患者，女性，39岁。超声显示右侧小腿前部上段肌层内血管瘤伴胫骨病变（图10-3-12）。手术病理：肌内血管瘤伴静脉血栓形成，局部骨侵蚀约为2 cm×1 cm。

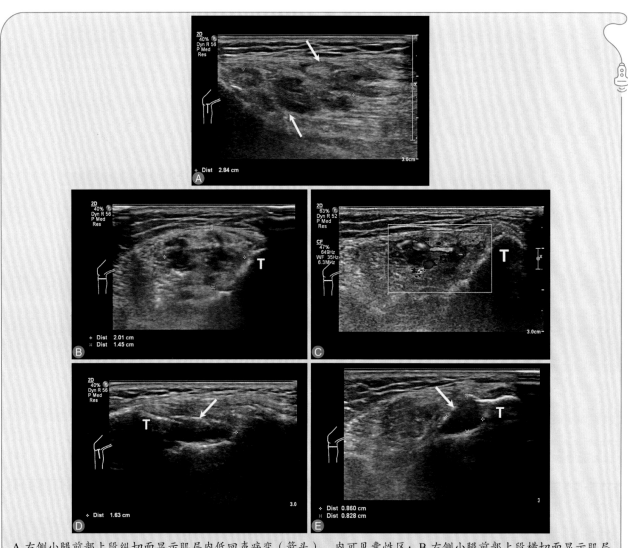

A.右侧小腿前部上段纵切面显示肌层内低回声病变（箭头），内可见囊性区；B.右侧小腿前部上段横切面显示肌层内低回声病变（标尺），内可见囊性区；C.CDFI探头加压时其内可见静脉信号，考虑为血管瘤；D.纵切面显示邻近胫骨（T）骨质连续性中断（箭头与标尺）；E.横切面显示邻近胫骨（T）骨质连续性中断，局部呈低回声区（箭头与标尺）。T：胫骨。

图 10-3-12　小腿肌层内血管瘤伴局部骨侵蚀

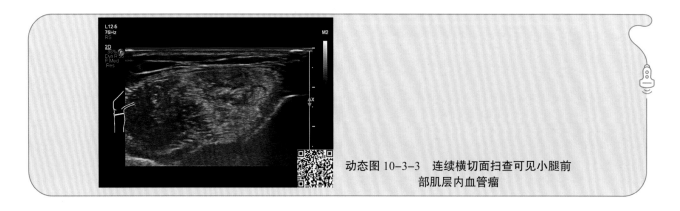

动态图 10-3-3　连续横切面扫查可见小腿前部肌层内血管瘤

病例 13　面颊部肌层内血管瘤

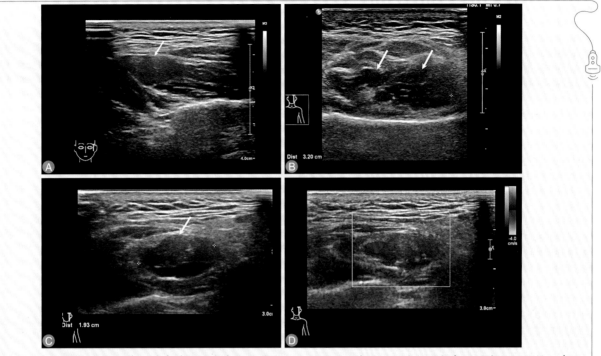

患者主因左侧面颊部肿胀就诊，曾在外院检查未发现病变。A.刚开始检查时，于左侧面颊部肌层内似可见低回声区（箭头），与周围肌层回声类似；B.后将探头轻放在该部位再次检查，肌层内可见囊性包块（箭头），内可见多条纤细分隔，探头加压时该包块缩小，显示不清；C.另一切面显示肌层内囊性包块（箭头）；D.CDFI探头加压动态观察时包块内可见静脉血流信号。

图 10-3-13　面颊部肌层内血管瘤

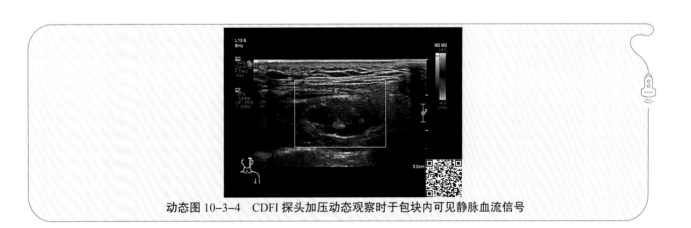

动态图 10-3-4　CDFI 探头加压动态观察时于包块内可见静脉血流信号

· **超声检查注意事项** ▶▶▶

　　检查肌层内血管瘤时，探头一定不要加压，否则会将血管瘤压扁，导致假阴性结果。探头轻放在病变区域，有利于瘤内血液的充盈而使血管瘤更容易显示。

病例 14 　右手示指近节与掌指关节处血管畸形（动静脉型）

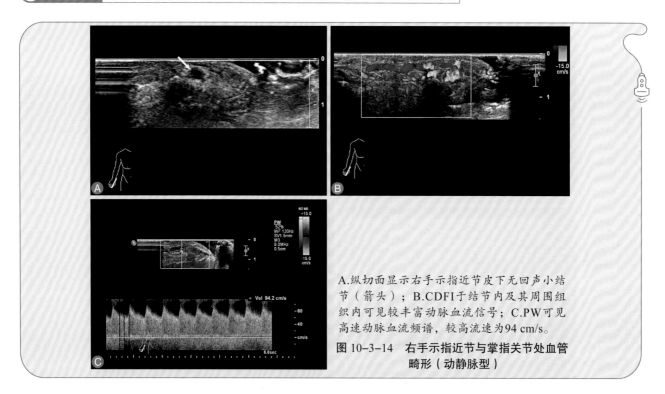

A.纵切面显示右手示指近节皮下无回声小结节（箭头）；B.CDFI于结节内及其周围组织内可见较丰富动脉血流信号；C.PW可见高速动脉血流频谱，较高流速为94 cm/s。

图 10-3-14　右手示指近节与掌指关节处血管畸形（动静脉型）

病例 15 　右手第 4、第 5 指掌指关节处与无名指近节皮下与肌层内动静脉畸形

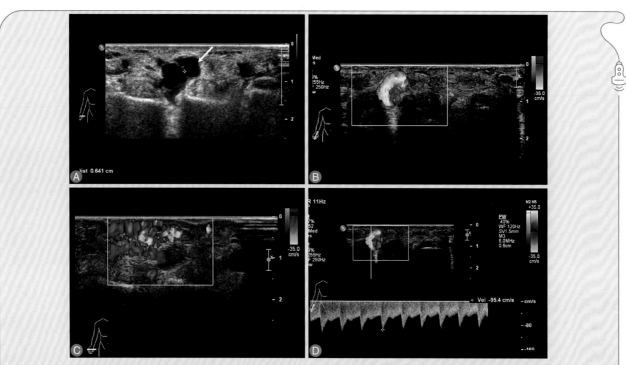

患者，男性，32岁，主因右手第4、第5指掌指关节处与无名指近节处肿块就诊。A.横切面显示右手第4、第5指掌指关节掌侧软组织内多条无回声区（箭头与标尺）；B.CDFI显示其内可见动脉血流信号，流速较高；C.CDFI显示周围软组织内可见较丰富动脉血流信号；D.PW显示其内可见动脉血流频谱，较高流速为95 cm/s。

图 10-3-15　右手第 4、第 5 指掌指关节处与无名指近节皮下与肌层内动静脉畸形

病例 16　腕部掌侧血管畸形（动静脉型）

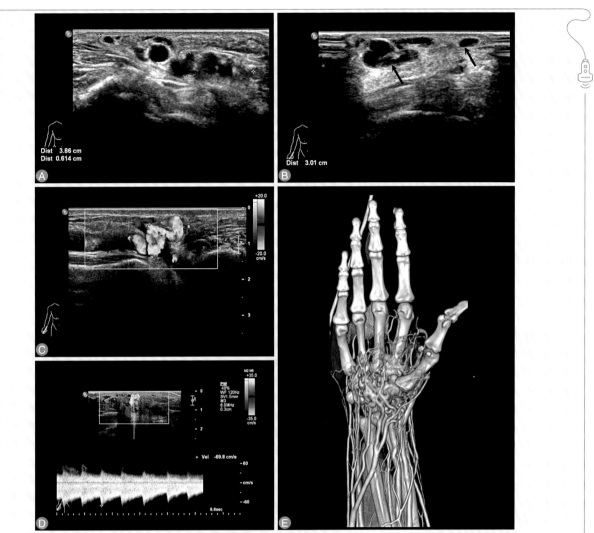

患者，男性，20岁，主因右侧腕部肿块就诊。A.右侧腕部掌侧可见多条管状无回声区域（标尺）；B.右侧腕部掌侧可见多条管状无回声区域（箭头与标尺）；C.CDFI局部可见动脉血流信号；D.PW显示为动脉低阻血流频谱；E.CT血管重建显示腕部多条迂曲血管。

图 10-3-16　腕部掌侧血管畸形（动静脉型）

病例 17　额头部血管瘤

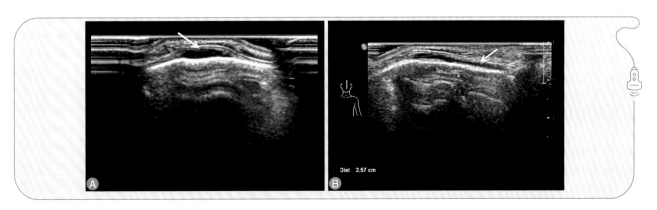

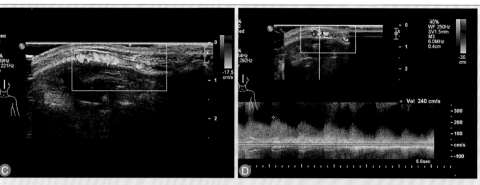

患者，女性，47岁，主因额部包块就诊。A.横切面于额头部骨皮质浅侧可见一极低回声结节（箭头），边界清晰；B.纵切面显示额头部骨皮质浅侧可见一极低回声结节（箭头），边界清晰；C.CDFI显示结节内充满血流信号；D.PW显示结节内为高速低阻动脉血流频谱，提示瘤内合并动静脉瘘。

图10-3-17　额头部血管瘤

病例 18　血管瘤伴表面糜烂

　　患者，女性，52岁，主因右手小指近节掌侧皮肤内突起结节就诊。手术病理：血管瘤伴表面糜烂。相关超声表现见图10-3-18。

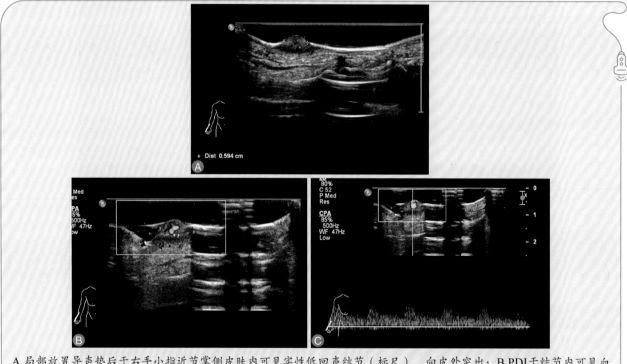

A.局部放置导声垫后于右手小指近节掌侧皮肤内可见实性低回声结节（标尺），向皮外突出；B.PDI于结节内可见血流信号；C.PW显示结节内为动脉血流频谱。

图10-3-18　血管瘤伴表面糜烂

病例 19　脉管瘤，倾向为淋巴管瘤

　　患者，女性，54岁，主因左大腿下段包块8个月就诊，无明显疼痛、不适。超声检查于左侧大腿下段内侧皮下与肌层之间可见一囊实性包块，边界尚清晰，形态欠规则，附壁可见不规则实性低回声区域，PDI于实性区域内可见较丰富血流信号（图10-3-19）。肿物完整手术切除术术后病理：脉管瘤，倾向为淋巴管瘤。

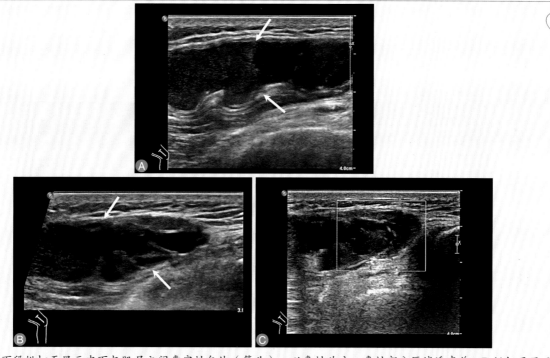

A.左大腿下段纵切面显示皮下与肌层之间囊实性包块（箭头），以囊性为主，囊性部分区域透声差；B.纵切面显示包块（箭头）下极附壁可见不规则实性低回声区域；C.PDI于包块下极实性区域内可见血流信号。

图 10-3-19　脉管瘤，倾向为淋巴管瘤

病例 20　婴儿型血管瘤

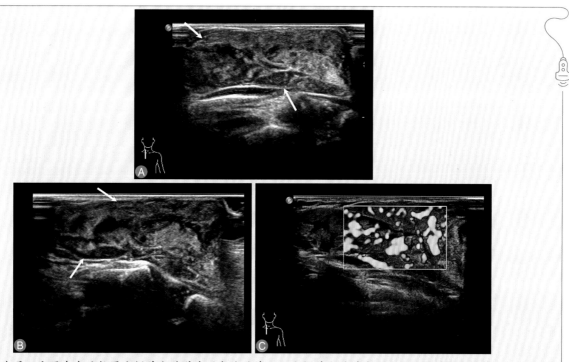

患儿，10个月，主因出生后数周右侧前上胸壁出现包块就诊。A.右侧前上胸壁皮下可见不均质团块（箭头）；B.显示团块（箭头）内部回声不均匀，局部可见无回声区；C.PDI于团块内可见较丰富动脉血流信号。

图 10-3-20　婴儿型血管瘤

病例 21 浅表性血管黏液瘤

患者，男性，19岁，主因右侧大腿原手术切口处皮下富血供结节就诊。既往局部行皮脂腺囊肿手术切除术。手术病理：浅表性血管黏液瘤。相关超声表现见图10-3-21。

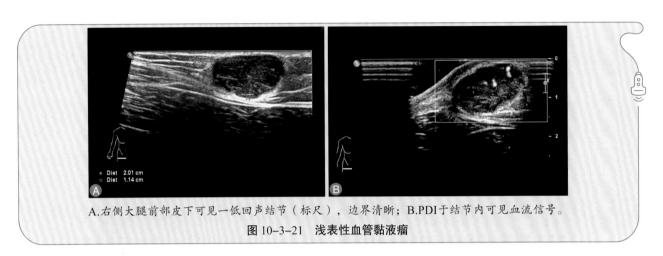

A.右侧大腿前部皮下可见一低回声结节（标尺），边界清晰；B.PDI于结节内可见血流信号。

图 10-3-21　浅表性血管黏液瘤

病例 22 拇指远节背侧毛细血管瘤

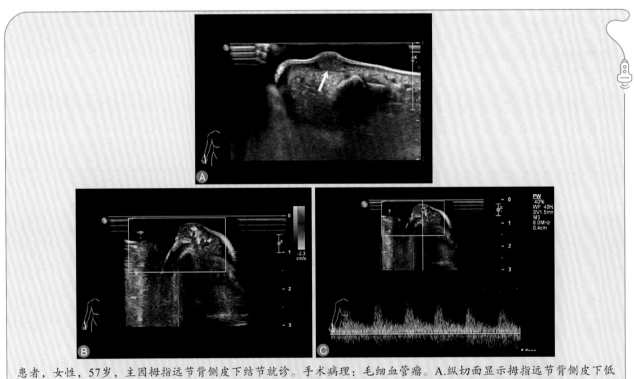

患者，女性，57岁，主因拇指远节背侧皮下结节就诊。手术病理：毛细血管瘤。A.纵切面显示拇指远节背侧皮下低回声结节（箭头），边界清晰；B.CDFI显示结节内可见较丰富血流信号；C.PW显示结节内动脉血流频谱。

图 10-3-22　拇指远节背侧毛细血管瘤

病例 23 右手小指近节尺侧皮下毛细血管瘤

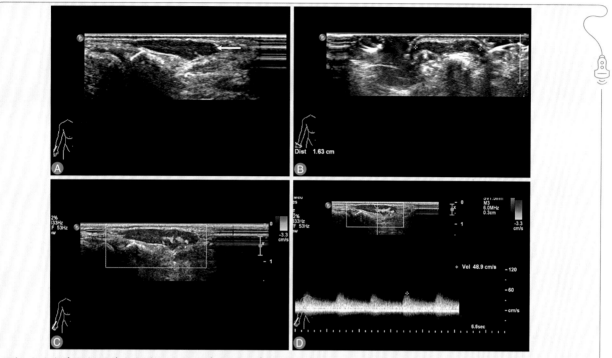

A.纵切面于右手小指近节尺侧皮下可见长条形低回声结节（箭头），边界清晰；B.横切面于右手小指近节尺侧皮下可见低回声结节（标尺），边界清晰；C.CDFI显示结节内可见血流信号；D.PW显示结节内可见动脉血流频谱。

图 10-3-23   右手小指近节尺侧皮下毛细血管瘤

• 相关知识点 ▶▶▶

2018年国际血管异常研究会（International Society for the Study of Vascular Anomalies，ISSVA）将血管异常性疾病分为两大类：血管肿瘤（血管内皮细胞克隆性增生）和脉管畸形（胚胎发育不同阶段出现异常，内皮细胞正常）。

（一）血管肿瘤

分为三类：良性肿瘤、局部侵袭性肿瘤和恶性肿瘤。小儿的血管恶性肿瘤较为少见。

1.常见的良性肿瘤为婴儿型血管瘤和先天性血管瘤，此两种肿瘤在临床表现上与组织病理上均显著不同。婴儿型血管瘤的肿瘤在生后才出现，而先天性血管瘤在出生时即存在；在组织病理上，婴儿型血管瘤的葡萄糖转运蛋白1(glucose transporter 1，GLUT 1）为阳性，而先天性血管瘤GLUT 1为阴性。

（1）婴儿型血管瘤：在1岁以内小儿最为常见，可分为增生期和消退期。增生期时，肿瘤可在出生后数天或数周内快速生长，可持续数月。超声上可见肿瘤边界清晰，其内可见丰富的血流信号，频谱可见动脉血流频谱，呈高速低阻血流频谱；亦可见静脉血流信号。消退期：可持续8~9年，肿瘤可进行性缩小，脂肪组织可增多。超声上可见肿瘤的回声逐渐增高，该表现与肿瘤内脂肪组织增多有关；另可见动脉血流信号减少，频谱显示血流阻力指数逐渐增高。

（2）先天性血管瘤：其发生明显少于婴儿型血管瘤，多见于头部和四肢邻近关节处。可分为快速消退型和非消退型。快速消退型先天性血管瘤可在出生前后14个月消退，此点不同于婴儿型血管瘤（其肿瘤消退较慢，可持续数年）。先天性血管瘤亦可出现第三种类型，即部分消退型，表现为开始时肿瘤逐渐消退，但在某一时期则停止继续消退。

婴儿型血管瘤和先天性血管瘤在超声表现上类似，但某些特征更多见于先天性血管瘤。先天性血管瘤在超声上回声多不均匀，更容易显示肿瘤内较粗的血管结构，其内的钙化灶亦较婴儿型血管瘤多见。先天性血管瘤和婴儿型血管瘤其内均可见丰富的动脉血流信号，且呈高速低阻型动脉血流频谱，但肿瘤内的静脉血流更多见于先天性血管瘤，有时肿瘤内的血管可以表现为以静脉血流为主，可见较粗的静脉血管穿行。另外，先天性血管瘤的瘤体内亦可见动静脉分流所致的湍流频谱，较大的静脉管腔内有时可见血栓形成，此特征不会见于婴儿型血管瘤。

2.局部侵袭性肿瘤：包括卡波西型血管内皮瘤和簇状血管瘤。尽管簇状血管瘤为良性肿瘤，卡波西型血管内皮瘤为局部侵袭性肿瘤，此两种肿瘤因有很多相似的特征，因此常放在一起论述。超声上，此两种肿瘤均表现为边界不清的结节，内回声不均匀。簇状血管瘤一般位置较为表浅，周围为皮下脂肪组织包裹，最大径不超过1 cm。卡波西型血管内皮瘤一般位置较深，肿瘤内部有时可见钙化。

3.恶性肿瘤：血管肉瘤，非常少见，仅2%的血管肿瘤为恶性。

（二）脉管畸形

脉管畸形为先天性病变，出生时即有，但有时出生时并不明显，以后才表现出来。病变可随着人体的生长而缓慢增大，但在某些条件（如创伤、激素水平变化、肿瘤内部出血、怀孕等）可突然增大。

2018年ISSVA根据病变内血管的类型将脉管畸形分为四类，分别为简单型、复杂型、累及大血管型、合并其他畸形型。对于简单型脉管畸形，可分为毛细血管型、静脉型、淋巴管型和动静脉型。亦有学者根据病变内血流的超声频谱特征，将病变分为高流速型和低流速型。高流速型病变内因有动脉血管的存在，常需要与血管肿瘤相鉴别。

1.毛细血管型：一般位置非常表浅；常为其他综合征的表现之一，其在超声上表现不明显，仅表现为皮肤和皮下组织的增厚，应用高频率如（20 MHz）的超声探头可能会显示病变内丰富的血流信号。

2.静脉型：此型最为常见。可表现为一组扩张的、发育不良的浅静脉，或者软组织内的一个包块伴浅表皮肤的发青改变。此类病变常较软，且可压缩。如内部血栓形成，则病变的硬度增加。在青春期或怀孕期，此类病变可快速增大。

超声上典型表现为边界清晰的团块，内呈海绵状，可见低回声的静脉管道与高回声的分隔。探头加压时，包块可缩小。另外，包块内静脉石的出现为诊断该病的特异性征象。CDFI于包块内可见静脉血流信号，或者由于其内静脉内血流流速较低而难以显示，此时探头加压动态扫查可显示包块内的血流信号。应注意的是，如包块内的静脉内广泛出现血栓，则超声难以显示其内的血流信号。

3.淋巴管型：可分为巨囊型、微囊型和混合型。淋巴管畸形这个名称已取代以往的淋巴管瘤。淋巴管畸形多位置表浅，最常见的部位为颈部、腋窝和纵隔。超声上巨囊型淋巴管畸形表现为多房囊性包块，内见纤细分隔。囊内一般为无回声，如合并出血或感染，可表现为中回声、高回声。CDFI示病变内多无明显血流信号，有时于分隔内可见血流信号。探头加压可引起病变的变形，但不能使之被完全压扁。微囊型淋巴管畸形内的囊肿非常小，超声难以直接显示，可表现为类实性高回声病变，有时可见散在囊肿。

4.动静脉型：其内为异常的动脉管道与静脉管道，而无或极少量的毛细血管网。超声上动静脉畸形表现各有不同，可表现为软组织内多条血管积聚成团，或灰阶超声上团块状表现不明显，仅在CDFI上可显示局部丰富的血流信号。有时，病变周边可见由于纤维脂肪组织增生所形成的薄的高回声环。PW于病变内可见高速低阻动脉血流频谱。

临床上动静脉型可分为四期：Schobinger Ⅰ期：静止期，其表现类似毛细血管型畸形；Schobinger Ⅱ期：可见发红、发热的斑块或团块，可触及震颤；Schobinger Ⅲ期：可见溃疡、出血、溶骨性病变；Schobinger Ⅳ期：为前三期表现加上心力衰竭。

病例 24　KT 综合征

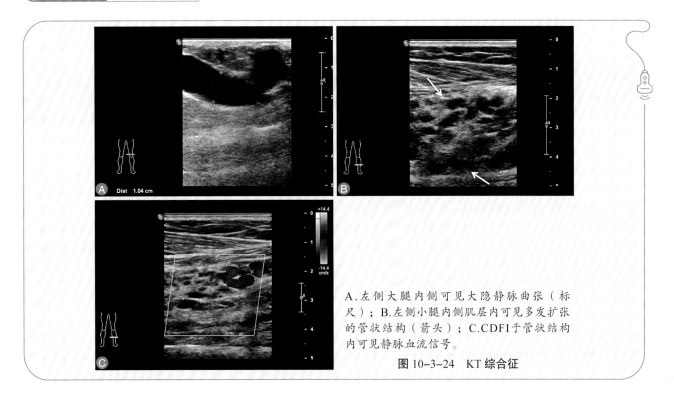

A.左侧大腿内侧可见大隐静脉曲张（标尺）；B.左侧小腿内侧肌层内可见多发扩张的管状结构（箭头）；C.CDFI于管状结构内可见静脉血流信号。

图 10-3-24　KT 综合征

● 相关知识点　▶▶▶

KT综合征（klipple-trenaunay syndrome，KTS）为少见的先天性疾病，典型表现为皮肤葡萄酒色斑（毛细血管瘤）、静脉曲张（多位于下肢外侧）和下肢肥大。该病多见于下肢，且多数为单侧发病，但亦可累及双下肢。病变发生于上肢、头颈部、躯干和上、下肢均受累者较为少见，但亦有报道。

KT综合征下肢血管病变发生率：毛细血管畸形为90%～100%；浅静脉曲张为70%～100%；淋巴管畸形为15%～57%；永存胚胎静脉为55%；深静脉发育不良或不发育为20%。①毛细血管畸形见于肥大患侧肢体，表现为扁平的葡萄酒色斑，病变可发生出血，可持续存在。皮肤的毛细血管病变为KT综合征患者首发且最为明显的表现。②浅静脉曲张为KT综合征患者第二大常见表现，可与浅静脉的其他病变伴发，如静脉发育不全或无发育。静脉曲张常见于肢体的外侧，由永存胚胎静脉、浅静脉畸形或深静脉异常所致。这些静脉在肢体近侧汇入股静脉系统和髂静脉系统。静脉反流可见于大隐静脉（20%）、永存胚胎静脉（15%）和小隐静脉（7%）。永存胚胎静脉无静脉瓣，表现为扩张、迂曲的管道，可通过多条管道汇入股深静脉、股浅静脉或髂静脉。这些静脉通常管壁较厚，位于皮肤下方，缺乏静脉瓣。其中，外侧边缘静脉（Servelle静脉）可见于60%～80%的KT综合征患者，起自足外侧，沿小腿外侧向上走行，最后汇入股深静脉或髂内静脉。永存坐骨静脉可见于20%～70%的KT综合征患者，将下肢静脉血流自腘静脉引流至髂内静脉。KT综合征患者可发生深静脉血栓，因此可导致肺动脉栓塞和深静脉功能不全。深静脉的病变包括发育不全或无发育、扩张或静脉瘤、纤维带卡压、静脉瓣发育不良。③骨肥大：多发生于单侧肢体，导致双侧肢体不等长。其他的骨病变包括并指、指弯曲、多指、跖骨与趾骨发育不全、骨溶解、先天性髋关节脱位等。软组织肥大在KT综合征可表现为背部或胸部的局灶性肿块，或累及整个上肢或下肢的弥漫性病变如水肿或淋巴水肿，常由慢性静脉功能不全、静脉畸形所致。KT综合征患者亦可发生良性或恶性软组织肿瘤。

KT综合征可分为4种类型：Ⅰ型（单纯浅静脉异常型），常表现为肢体外侧异常浅静脉曲张，深静脉正常。Ⅱ型（深静脉异常型），可表现为深静脉缺如、深静脉受纤维束带、异常肌肉及静脉周围鞘膜组织压迫引起狭窄或闭塞，瓣膜缺如或功能不全等。Ⅲ型（海绵状血管瘤样扩张），表现为局限分布或广泛分布的血管瘤组织。Ⅳ型（混合型），兼有上述三型表现。

KT综合征可出现多种并发症，如直肠和膀胱出血、上消化道出血、脾脏和肝脏的血管瘤、肢体血栓性静脉炎和静脉血栓；由于肢体不等长所致的髋关节脱位和脊柱侧弯；淋巴引流异常者可出现蜂窝织炎和菌血症。淋巴管畸形或发育不良者可出现淋巴水肿。

X线片可用来评估肢体的长度以发现两侧不对称。静脉造影检查可用于评估静脉畸形，包括永存胚胎静脉、静脉发育不良或不发育、静脉曲张、静脉重复畸形、静脉异常扩张或狭窄、静脉瓣功能不全。KT综合征患者易发生静脉瘤和静脉血栓，静脉造影亦可发现此类病变。KT综合征无明显的动静脉分流，此点是KT综合征与Parkes Weber综合征的重要鉴别点。

超声检查为静脉病变与静脉曲张的首选检查方法，可用于检查肢体的浅静脉与深静脉。KT综合征超声表现：①深静脉异常：静脉缺如（髂静脉缺如、股浅静脉缺如、腘静脉缺如）、静脉较健侧变细（股浅静脉变细、腘静脉变细）。②浅静脉异常：表现为静脉曲张，即静脉内径增宽，血流缓慢，可见反流，皮下可见迂曲静脉团，静脉交通支开放。可以为大隐静脉曲张、小隐静脉曲张，或两者同时曲张。③下肢外侧异常浅静脉：其走行过程中可见多条交通支与深静脉相通，并最终汇入髂静脉或股静脉。超声还可用于KT综合征的产前诊断，其在超声上表现为皮肤或皮下的囊性病变，常见于腹部、胸部和四肢；亦可见肢体肥大。

第四节　其他软组织、骨良性肿瘤与瘤样病变

病例 1　右足踇趾甲下血管球瘤

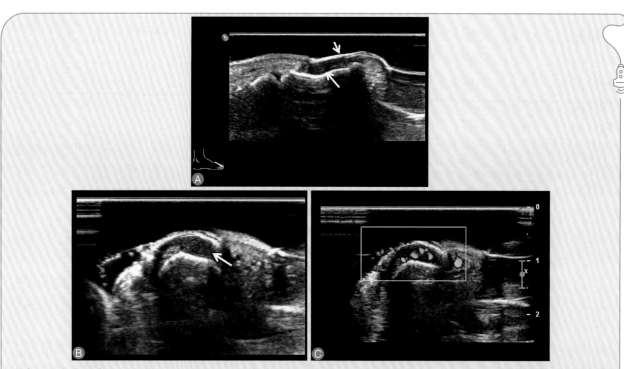

患者，女性，37岁，10年前行右足踇趾甲下血管球瘤激光治疗，近2年局部疼痛显著。A.纵切面于右足踇趾甲根部可见实性低回声结节，其深方骨质受压稍凹陷，长箭头为实性低回声结节，短箭头为足踇趾甲，血管球瘤虽小，但常常会导致深方骨质受压而凹陷，因此，超声检查时，需注意检查甲床深方骨质有无异常改变；B.横切面于右足踇趾甲根部可见实性低回声结节（箭头）；C.PDI于结节内可见较丰富血流信号。

图10-4-1　右足踇趾甲下血管球瘤

病例 2　右足踇趾甲根部内侧血管球瘤

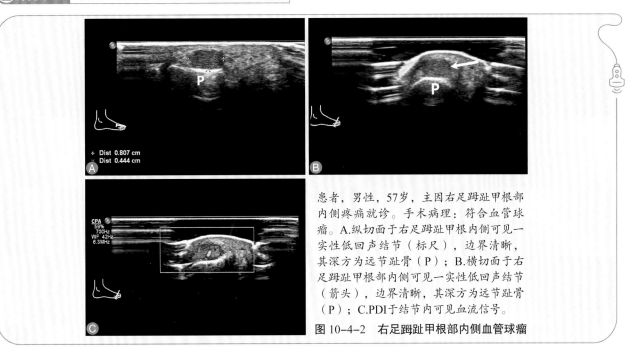

患者，男性，57岁，主因右足踇趾甲根部内侧疼痛就诊。手术病理：符合血管球瘤。A.纵切面于右足踇趾甲根内侧可见一实性低回声结节（标尺），边界清晰，其深方为远节趾骨（P）；B.横切面于右足踇趾甲根部内侧可见一实性低回声结节（箭头），边界清晰，其深方为远节趾骨（P）；C.PDI于结节内可见血流信号。

图 10-4-2　右足踇趾甲根部内侧血管球瘤

病例 3　上臂毛母质瘤

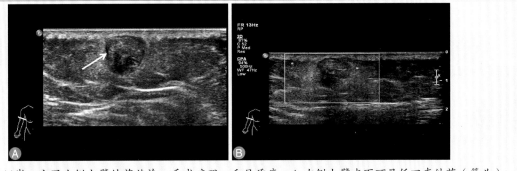

患者，女性，44岁，主因右侧上臂结节就诊。手术病理：毛母质瘤。A.右侧上臂皮下可见低回声结节（箭头），边界清晰，内见多发点状强回声；B.CDFI结节内未见明显血流信号。

图 10-4-3　上臂毛母质瘤

病例 4　颈部毛母质瘤

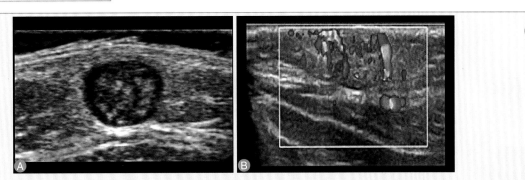

患儿，男性，7岁，主因后颈部皮下结节半年就诊。手术病理：毛母质瘤。A.超声于后颈部皮下可见一低回声结节，边界清晰，内可见斑状强回声；B.CDFI于结节内可见血流信号。

图 10-4-4　颈部毛母质瘤

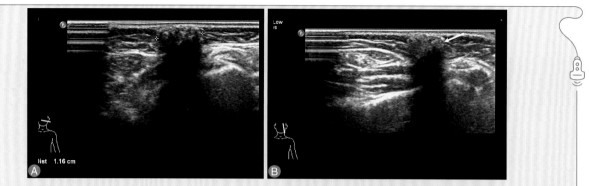

患儿，男性，2岁，主因左侧面部结节半年就诊。手术病理：毛母质瘤。A.左侧面部横切面显示皮下强回声结节（标尺），后方伴声影；B.左侧面部纵切面显示皮下强回声结节（标尺），后方伴声影。

图 10-4-5 面部毛母质瘤

• 相关知识点 ▶▶▶

　　毛母质瘤为毛囊的良性肿瘤，起自皮肤深层的毛发皮层细胞。病变多见于10岁以下儿童，肿瘤一般小于3 cm。好发于颈部、面颊部、耳前区域和四肢。超声典型表现为边界清晰、实性、含钙化的结节，内部可见中等程度的血流信号，周边可见低回声晕环。肿瘤有时可发生完全钙化，而表现为强回声灶，后方伴明显的声影。

病例 6 手指腱鞘巨细胞瘤

　　患者，女性，53岁。发现右手小指肿物近1年，呈红色，质地较韧，轻压痛，近日感觉肿物有增大趋势。超声于右手小指近、中节指屈肌腱周围可见一实性低回声包块，大小约为3.9 cm×1.8 cm×2.5 cm，边界清晰，形态欠规则，CDFI示其内可见较丰富血流信号。该包块向手掌部延伸，包绕小指指屈肌腱，大小约为3.2 cm×1.5 cm×1.4 cm（图10-4-6）。手术病理：（右手）病变形态符合腱鞘巨细胞瘤。

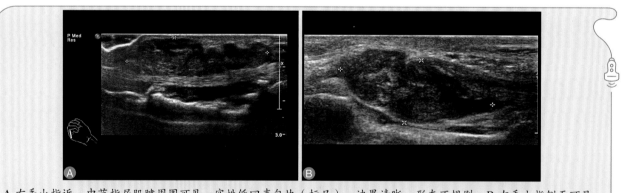

A.右手小指近、中节指屈肌腱周围可见一实性低回声包块（标尺），边界清晰，形态不规则；B.右手小指侧面可见实性低回声结节（标尺）。

图 10-4-6 手指腱鞘巨细胞瘤

病例 7 手指局限性腱鞘巨细胞瘤

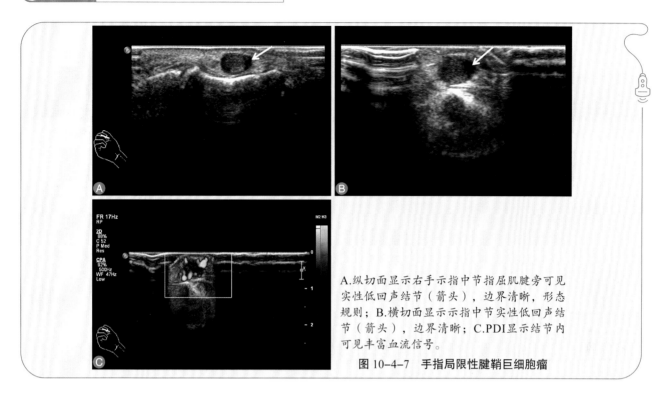

A.纵切面显示右手示指中节指屈肌腱旁可见实性低回声结节（箭头），边界清晰，形态规则；B.横切面显示示指中节实性低回声结节（箭头），边界清晰；C.PDI显示结节内可见丰富血流信号。

图 10-4-7　手指局限性腱鞘巨细胞瘤

病例 8 肘管处腱鞘巨细胞瘤

　　患者，女性，47岁，主因左侧肘管处实性占位就诊。手术显示肿瘤位于皮下，其深部与尺神经紧密粘连。病理：腱鞘巨细胞瘤。相关超声表现见图10-4-8。

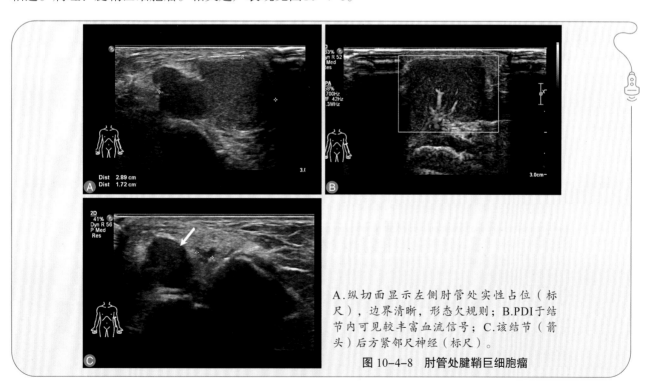

A.纵切面显示左侧肘管处实性占位（标尺），边界清晰，形态欠规则；B.PDI于结节内可见较丰富血流信号；C.该结节（箭头）后方紧邻尺神经（标尺）。

图 10-4-8　肘管处腱鞘巨细胞瘤

病例 9 腱鞘巨细胞瘤

患者，女性，28岁，主因左膝关节镜术后2年，膝关节积液伴关节后隐窝多发实性占位就诊。超声引导下穿刺活检病理：腱鞘巨细胞瘤。相关超声表现见图10-4-9。

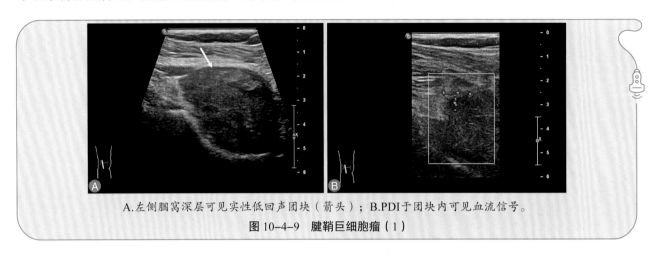

A.左侧腘窝深层可见实性低回声团块（箭头）；B.PDI于团块内可见血流信号。

图 10-4-9 腱鞘巨细胞瘤（1）

病例 10 腱鞘巨细胞瘤

患者，男性，54岁，主因左侧肘前部桡骨浅侧肌层内实性占位就诊。超声引导下穿刺活检病理：腱鞘巨细胞瘤。相关超声表现见图10-4-10。

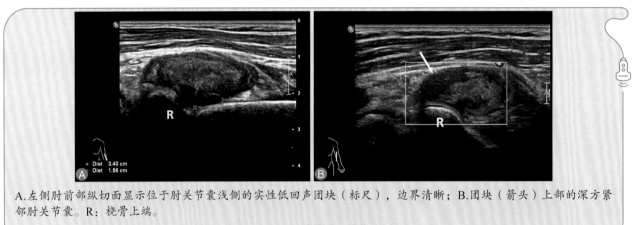

A.左侧肘前部纵切面显示位于肘关节囊浅侧的实性低回声团块（标尺），边界清晰；B.团块（箭头）上部的深方紧邻肘关节囊。R：桡骨上端。

图 10-4-10 腱鞘巨细胞瘤（2）

病例 11 腱鞘巨细胞瘤

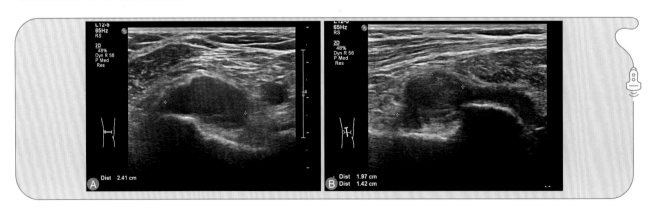

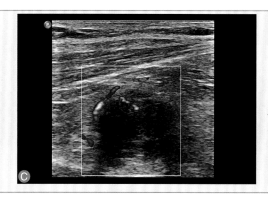

A.右侧腘窝处横切面显示低回声团块（标尺），其深方紧邻股骨远端后部；B.纵切面显示结节（标尺）边界尚清，其深方紧邻股骨远端；C.PDI于结节内可见血流信号。

图10-4-11　腱鞘巨细胞瘤（3）

病例 12　腱鞘巨细胞瘤复发

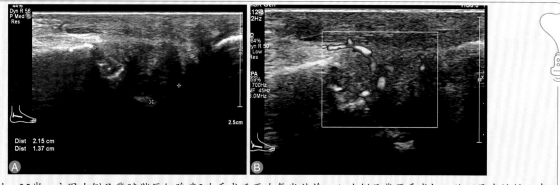

患者，男性，35岁，主因右侧足背腱鞘巨细胞瘤2次手术后再次复发就诊。A.右侧足背原手术切口处可见实性低回声结节（标尺）；B.PDI于结节内可见较丰富血流信号。

图10-4-12　腱鞘巨细胞瘤复发

·相关知识点 ▶▶▶

色素沉着绒毛结节性滑膜炎或者腱鞘巨细胞瘤为一组病因不明的疾病，病变累及关节滑膜、腱鞘和滑囊。2013年，世界卫生组织将色素沉着绒毛结节性滑膜炎定义为弥漫型腱鞘巨细胞瘤，而腱鞘巨细胞瘤用于指局灶性病变。

局灶性病变主要累及手指和腕部（占85%），病变邻近滑膜鞘或指间关节，掌侧多于背侧，而足踝、膝、髋或其他关节则较为少见；该病变为良性病变，发病年龄为40多岁。位于关节腔内的局灶性病变最常见于膝关节。

弥漫性病变主要为关节内的病变，于膝关节最为常见（占75%），其他的可见于髋关节、踝关节或肩关节；病变具有侵袭性和破坏性，发病年龄相对较小，多小于40岁。

病例 13　耳后皮样囊肿

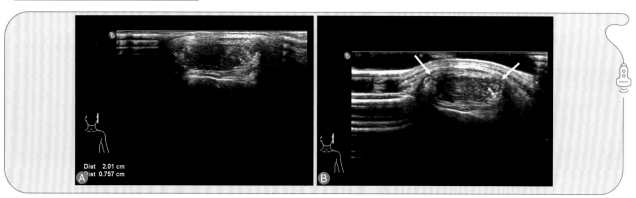

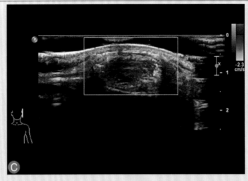

患者，女性，27岁，主因耳后皮下结节多年就诊。手术病理：皮样囊肿，内含少许毛发。A.左侧耳后皮下可见一不均质结节（标尺），边界尚清；B.结节周边区域可见偏高回声区域及多发点状强回声（箭头）；C.CDFI于结节内未见明显血流信号。

图10-4-13　耳后皮样囊肿

● 相关知识点 ▶▶▶

皮样囊肿为沿胚胎闭合线分布的残余囊肿，内含皮肤成分如毛发和皮质腺，最常见的部位为眉毛的尾端或上眼睑，其他部位为颈部、脸部和头皮。

超声表现：圆形或椭圆形、边界清楚的无回声或低回声结节，位于筋膜下，可向皮下和真皮突出。囊肿内可见碎屑样回声或毛发的线状强回声。CDFI显示其内无明显血流信号。病变时间较长者可导致深方骨质受压。

📋 病例 14　左侧肩部肌内黏液瘤

患者，男性，41岁。主因1个月前无意中发现左肩部肿物，约核桃大小，无明显疼痛就诊。手术病理：（左肩部病变）骨骼肌内侵袭性梭形细胞肿瘤，部分区域细胞呈星芒状，可见分枝状小血管，间质黏液样变性，考虑为富于细胞的肌内黏液瘤。建议密切随诊。相关超声表现见图10-4-14。

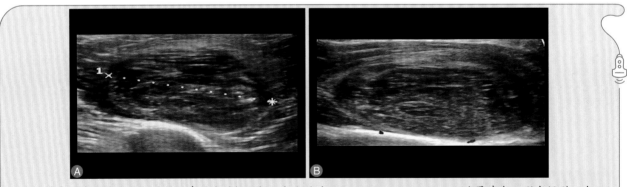

A.于左肩部三角肌内可见一稍低回声团块（标尺），大小约为3.8 cm×2.0 cm×3.0 cm，边界清晰，形态规则，内回声欠均匀；B.CDFI示其周边可见少许点状血流信号。

图10-4-14　左侧肩部肌内黏液瘤

● 相关知识点 ▶▶▶

肌肉内黏液瘤是一种缓慢生长的良性病变，瘤体内含有大量黏液和成纤维细胞。其于40～70岁的老年女性中较为多见，主要累及四肢较大肌肉。声像图特点为肌肉内边界清晰的低回声肿物，后方回声增强，内部可见裂隙样或囊状无回声，代表瘤体内黏液成分。偶尔于肿瘤的两极可见三角形的由脂肪组织形成的脂肪帽，造影增强显像时病变可表现为分隔和包膜的增强，或者为整个病变均增强。

病例 15　腘窝滑膜软骨瘤病

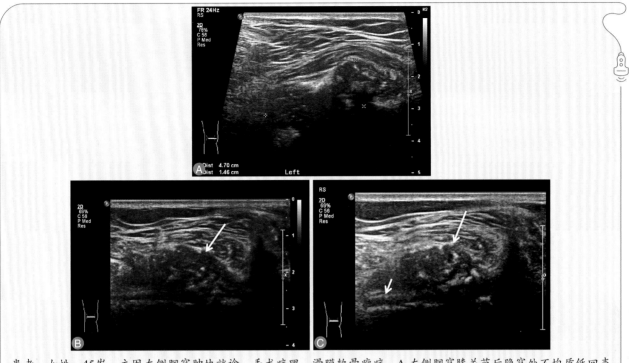

患者，女性，45岁，主因左侧腘窝肿块就诊。手术病理：滑膜软骨瘤病。A.左侧腘窝膝关节后隐窝处不均质低回声团块（标尺），内见多发斑状钙化；B.另一切面显示该团块形态欠规则（箭头）；C.包块（长箭头）深方紧邻股骨关节软骨（短箭头），内见多发斑点状强回声。

图 10-4-15　腘窝滑膜软骨瘤病

· 相关知识点　▶▶▶

原发性滑膜软骨瘤病为少见良性病变，为滑膜内的软骨化生病变，病变脱落至关节腔内形成游离体，这些软骨游离体可进一步发生软骨内骨化。多为单关节发病，发病年龄为30～50岁，男性较女性多见，男女比例为4∶2。患者可以无症状或表现为疼痛、肿胀、关节活动受限。该病可累及滑囊、腱鞘和关节腔，常见于四肢大关节，其中最常累及膝关节，其次为髋关节、肘关节、肩关节和腕关节。超声上可表现为关节内滑膜增厚，其内可见低回声的软骨结节。如软骨结节发生骨化，可以表现为强回声结节，后方伴声影。X线或CT于关节腔内可见多发钙化灶，病变大小相似，有时可见外压性骨侵蚀。镜下：在滑膜内层结缔组织内可见小而圆形的透明软骨岛，软骨岛周围有结缔组织包绕，软骨岛内软骨细胞成堆排列，分布不均，部分软骨细胞增生活跃，核深染。部分软骨岛可发生钙化和骨化。Milgram将该病分为三期：早期为滑膜内软骨化生，形成软骨小岛，而无游离体；中期可见滑膜内软骨化生，另可见游离体形成；晚期仅见游离体，而无明显的滑膜内软骨化生。X线或CT于70%～95%的病例可见关节内多发钙化灶。

原发性滑膜软骨瘤病少数情况下可位于关节外，起自腱鞘或滑囊的滑膜组织，此时可以称为腱鞘滑膜软骨瘤病或滑囊滑膜软骨瘤病。

继发性滑膜软骨瘤病常存在原发关节病变，如骨性关节炎、类风湿性关节炎、无血管性坏死、骨软骨骨折等；关节腔内钙化灶数目相对较少且大小不一致。

📱病例 16 　小腿肌上皮肿瘤／副脊索瘤

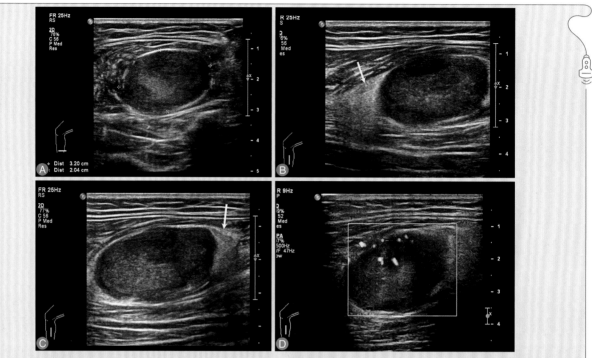

患者，女性，30岁，主因右侧小腿包块就诊。手术病理：肌上皮肿瘤/副脊索瘤。A.右侧小腿横切面于肌层内可见实性低回声包块（标尺），边界清晰；B.纵切面显示包块上极可见高回声脂肪帽（箭头）；C.纵切面显示结节下极可见高回声脂肪帽（箭头）；D.PDI显示包块内可见血流信号。

图 10-4-16　小腿肌上皮肿瘤／副脊索瘤

· 相关知识点 　▷▷▷

　　副脊索瘤是一种组织起源至今不明的罕见软组织肿瘤，成年人多见，男性略多于女性，多发生于四肢远端深部软组织，临床常表现为缓慢生长的无痛性软组织肿块，局部扩大手术切除后偶见复发和远处转移。该肿瘤理论上来讲属于良性的肿瘤，但是为恶性的表现形式，主要表现为侵蚀骨质，导致在术中难以完全切除干净。

📱病例 17 　皮肤纤维瘤

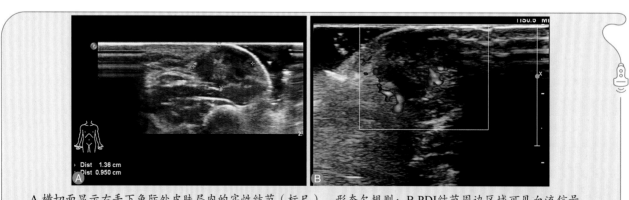

A.横切面显示右手下鱼际处皮肤层内的实性结节（标尺），形态欠规则；B.PDI结节周边区域可见血流信号。

图 10-4-17　皮肤纤维瘤

病例 18　成纤维细胞或肌成纤维细胞来源肿瘤，不除外结节性筋膜炎

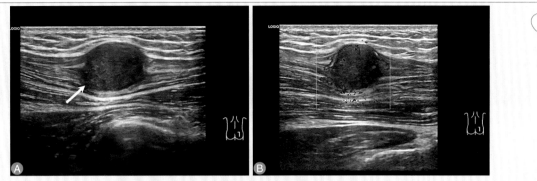

患者，男性，22岁，主因右侧臀部结节就诊。手术病理：成纤维细胞或肌成纤维细胞来源肿瘤，不除外结节性筋膜炎。A.右侧臀部浅肌层内可见实性低回声结节（箭头），边界清晰；B.结节周边与内部可见血流信号。

图 10-4-18　成纤维细胞或肌成纤维细胞来源肿瘤，不除外结节性筋膜炎

病例 19　右侧大腿结节性筋膜炎

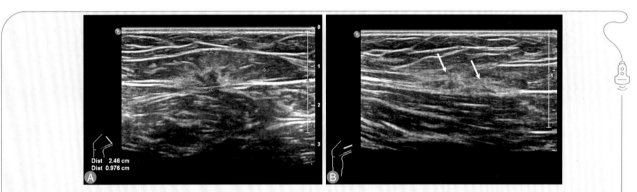

A.右侧大腿前内侧横切面显示皮下偏高回声区（标尺），边界欠清；B.纵切面显示该病变（箭头）深方起自深筋膜。

图 10-4-19　右侧大腿结节性筋膜炎

·　相关知识点　▶▶▶

　　结节性筋膜炎是一种软组织常见的假肉瘤性、自限性、反应性的成纤维细胞或肌成纤维细胞增生性病变，为自限性反应性病变，不是一个真正的肿瘤，在组织学上可被误诊为软组织肉瘤。多数病变为单发，好发于20～40岁，男女发病率相同，病变可发生在身体任何部位，但在前臂最多见（27%～29%），其次是背部或胸壁（15%～18%）、上臂（12%）。临床表现为数周内增大的包块，常伴疼痛。病变一般小于4 cm，71%的病变小于2 cm。病变有时可自行消退，复发较为少见，即使切除不彻底；病变亦不会发生恶变。该病发病原因不明，但可能与创伤或感染有关。镜下，根据病变与筋膜的关系可将结节性筋膜炎分为3种亚型：皮下型、肌内型和筋膜型。

　　Yen HH等研究显示，结节性筋膜炎在组织病理学上可以分为3种类型，分别是浸润型、结节型和周边推移型（介于浸润型和结节型之间的类型）。浸润型：可见梭形纤维组织细胞和淋巴细胞侵入至周围脂肪组织内，呈星芒状，无明显边界，其在超声上表现为低回声病变，边界不清，其周围可见高回声环和结节状高回声。结节型：在病理上表现为孤立的结节，边界平滑，周边为胶原纤维组织，其在超声上表现为圆形的、边界清晰的低回声结节，内回声不均，其周边无高回声环或高回声结节。周边推移型：肿瘤细胞呈小的舌状突起，伸入脂肪组织内，因此该型肿瘤的边界较浸润型清晰，其在超声上表现为低回声病变，周边可见高回声环。

病例 20　小儿肌性斜颈（颈纤维瘤病）

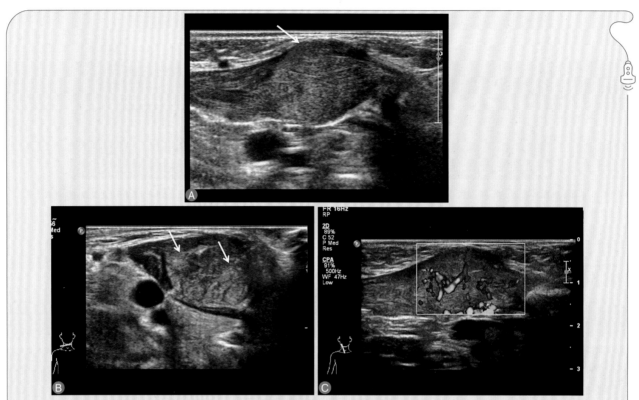

3个月患儿，主因右侧颈部肿物就诊。A.纵切面显示右侧胸锁乳突肌中段局部增粗（箭头），内部回声增高、欠均匀；B.横切面显示右侧胸锁乳突肌中段增厚伴回声增高；C.PDI示局部可见较丰富血流信号。

图10-4-20　小儿肌性斜颈（颈纤维瘤病）

病例 21　小儿肌性斜颈（颈纤维瘤病）

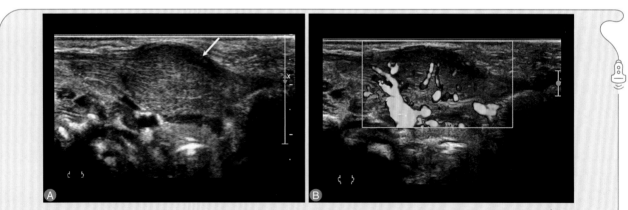

3个月患儿，主因左侧颈部包块就诊。A.左侧颈部纵切面显示胸锁乳突肌内局部梭形增厚，内回声减低（箭头）；B.PDI示肌肉增厚区域可见较丰富血流信号。

图10-4-21　小儿肌性斜颈（颈纤维瘤病）

病例 22 肌性斜颈多年

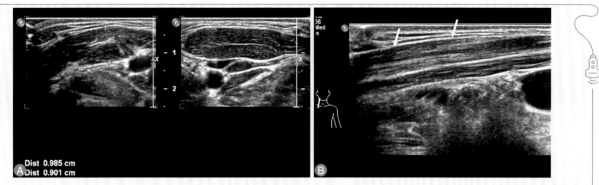

患者，女性，13岁，自小斜颈，未予治疗。A.双侧颈前部横切面对比扫查，可见患侧（右侧颈部，左图）胸锁乳突肌较对侧（左侧颈部，右图）增厚，部分区域回声增高；B.纵切面显示右侧胸锁乳突肌回声增高（箭头）。

图10-4-22 肌性斜颈多年

• 相关知识点 ▶▶▶

颈纤维瘤病，又称先天性肌性斜颈，为新生儿及婴幼儿常见的肌肉骨骼系统先天性疾病之一，主要表现为头偏向患侧，下颌转向健侧，颈部主动或被动旋转受限，患侧胸锁乳突肌可触及肿块或挛缩。该病多在出生后6个月内确诊。患儿多有宫内位置异常或难产等分娩史。病变累及胸锁乳突肌，左右侧发病概率一致。大体上，病变与周围肌肉混杂，分界不清。镜下可见弥漫增生的成纤维细胞分布于黏液样或胶原化的基质中，并与变性萎缩的多核横纹肌细胞混杂。

病例 23 颈部纤维瘤病

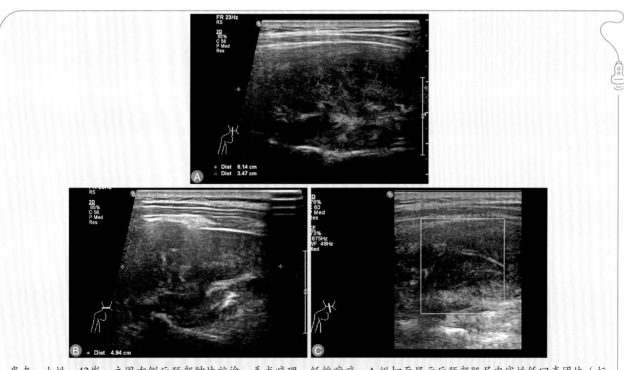

患者，女性，42岁，主因右侧后颈部肿块就诊。手术病理：纤维瘤病。A.纵切面显示后颈部肌层内实性低回声团块（标尺），内回声欠均匀；B.横切面显示后颈部肌层内实性低回声团块（标尺）；C.CDFI示团块内可见少许血流信号。

图10-4-23 颈部纤维瘤病

病例 24 大腿巨大纤维瘤病

患者，男性，23岁，主因右大腿软组织肿物1月余就诊。患者于1个月前无明显诱因出现右大腿内侧肿物，无疼痛，无麻木及活动受限等症状，给予理疗后未见好转。超声显示右侧大腿肌层内巨大实性低回声包块（标尺），边界不清，形态不规则，最长径为13.5 cm，CDFI于包块内可见散在血流信号（图10-4-24）。该包块紧邻股骨。行右大腿中上段肿物穿刺活检，病理检查示右大腿梭形细胞病变，细胞轻度异型，侵及骨骼组织，结合免疫组化结果考虑为腹膜外纤维瘤病（中间型）。术中显示肿瘤位于长收肌及大收肌内，部分累及股内侧肌及股中间肌并包绕右股骨中段。肿瘤组织分界不清，质较硬，内侧与股动静脉血管及股神经粘连，包裹部分分支血管及神经。行肿瘤完整切除，术后病理：（右大腿）梭形细胞肿瘤，核分裂象1-2/10HPF，肿瘤组织侵犯周围骨骼肌，结合免疫组化结果，考虑为中间型纤维或肌纤维源性肿瘤，纤维瘤病，建议随诊。肿瘤大小为11 cm×9 cm×6 cm。送检（淋巴结），内未见肿瘤（0/3）。

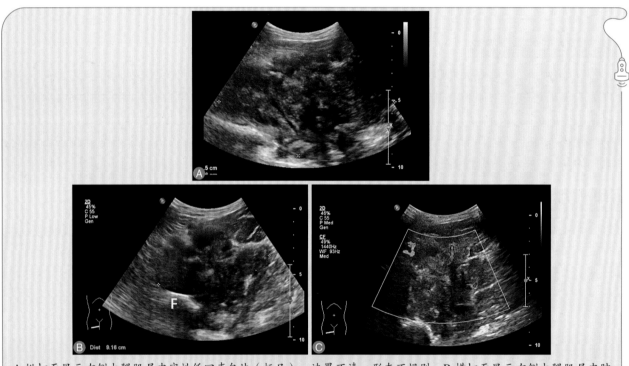

A.纵切面显示右侧大腿肌层内实性低回声包块（标尺），边界不清，形态不规则；B.横切面显示右侧大腿肌层内肿块（标尺）紧邻股骨（F）；C.CDFI显示团块内可见散在血流信号。

图 10-4-24 大腿巨大纤维瘤病

病例 25 前臂纤维瘤病术后复发

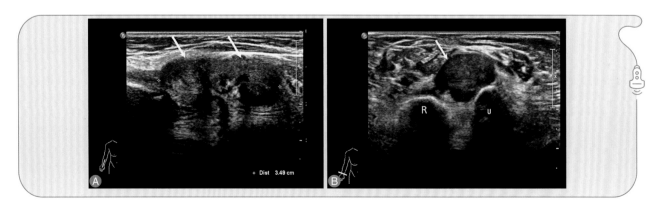

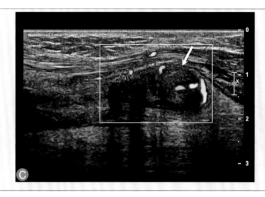

患儿，女性，8岁，主因右侧前臂纤维瘤病术后8个月肿瘤复发就诊。A.右侧前臂原手术切口处肌层内可见实性低回声团块（标尺与箭头）；B.横切面显示该团块（箭头）位于尺骨的浅侧；C.PDI于团块（箭头）内可见较丰富血流信号。U：尺骨；R：桡骨。

图 10-4-25　前臂纤维瘤病术后复发

病例 26　足底纤维瘤病术后 3 年复发

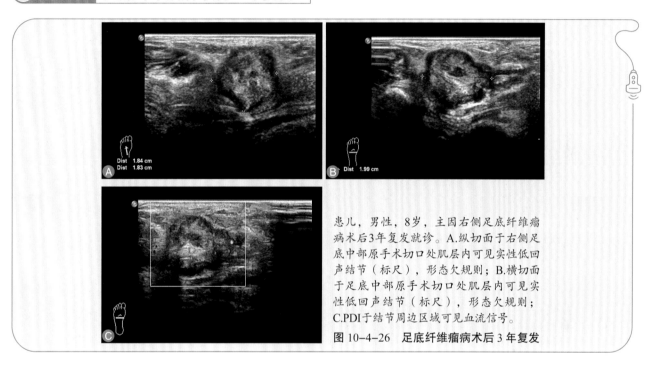

患儿，男性，8岁，主因右侧足底纤维瘤病术后3年复发就诊。A.纵切面于右侧足底中部原手术切口处肌层内可见实性低回声结节（标尺），形态欠规则；B.横切面于足底中部原手术切口处肌层内可见实性低回声结节（标尺），形态欠规则；C.PDI于结节周边区域可见血流信号。

图 10-4-26　足底纤维瘤病术后 3 年复发

相关知识点 ▶▶▶

　　中间性（局部侵袭性）成纤维细胞肿瘤主要指生物学行为具有复发倾向的成纤维细胞肿瘤，该类肿瘤主要包括纤维瘤病等。纤维瘤病主要因呈侵袭性生长而具有复发倾向，但不发生转移。

　　纤维瘤病可分为两大组：浅表部位和深在部位。浅表纤维瘤病通常为较小的、生长缓慢的病变，包括掌腱膜纤维瘤病、足底筋膜纤维瘤病、青少年腱膜纤维瘤和婴儿手指纤维瘤。其中，掌腱膜纤维瘤病又称Dupuytren挛缩，属于浅表性纤维瘤病，是目前最常见的一种纤维瘤病。该病多发生于成年人，男性发病概率为女性的3~4倍；初始症状为手掌面出现孤立、无症状的质硬结节，50%患者可累及双手，数月或数年后结节硬化导致表面的皮肤出现皱褶和凹陷，同时伴小指、无名指的屈曲挛缩。镜下，肿物呈侵袭性生长，病变由增生的成纤维细胞、肌成纤维细胞和胶原纤维组成。另一种浅表纤维瘤病为跖纤维瘤病，又称Ledderhose病，约44%的病例发生于30岁左右，男女发病比例基本一致；30%~35%可累及双侧足底；镜下，梭形瘤细胞丰富，但细胞无异型性。

　　硬纤维瘤（或称侵袭性纤维瘤、韧带样瘤）来源于深部结缔组织，主要是肌肉内结缔组织及其被覆的筋膜或腱膜的成纤维细胞性肿瘤，瘤体内除成纤维细胞外，还有致密的胶原纤维。肿瘤呈侵袭性生长、易复发、无转移。腹壁韧带样纤维瘤主要发生于腹直肌和腹外斜肌，与口服避孕药、妊娠、腹部手术及外伤明显相关。

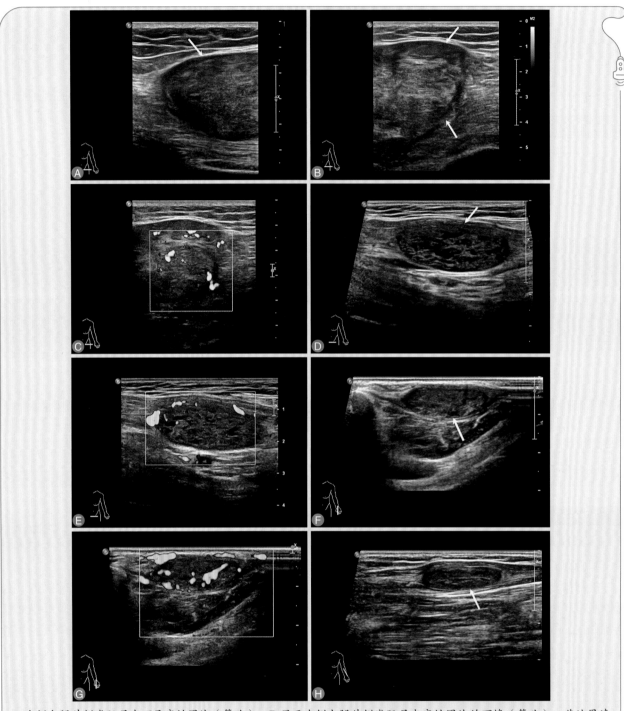

病例 27 四肢多发性平滑肌瘤

　　患者，女性，47岁，主因左侧臀部、腹股沟区包块，左侧前臂与手部多发包块就诊。手术病理：多发性平滑肌瘤。相关超声表现见图10-4-27。

A.左侧大腿外侧浅肌层内可见实性团块（箭头）；B.显示左侧大腿外侧浅肌层内实性团块的下缘（箭头），其边界清晰；C.PDI于团块内可见较丰富血流信号；D.左侧腹股沟区内侧浅肌层内可见实性结节（箭头），边界清晰，形态规则，内回声不均；E.PDI于左侧腹股沟内侧结节内可见血流信号；F.左侧大鱼际浅肌层内可见实性结节（箭头），形态规则；G.左侧大鱼际结节内可见血流信号；H.左侧前臂浅肌层内可见实性结节（箭头），边界清晰，形态规则。

图10-4-27　四肢多发性平滑肌瘤

病例 28　腓骨上段非骨化性纤维瘤改变

患儿，男性，7岁，主因左侧腓骨上段后部病变就诊。手术病理：（左侧腓骨近端）纤维组织增生，伴较多不规则编织骨成分；部分骨小梁周围可见骨母细胞围绕，局灶间质内可见部分多核巨细胞散在分布。另见一小块组织，增生细胞呈梭形，核具一定异型，可见少量多核巨细胞，综上考虑不除外非骨化性纤维瘤改变，建议结合临床及影像学表现综合判断。免疫组化结果：S-100（－），Ki-67（＋＜1%），SATB2（骨母细胞＋），SMA（局灶＋），p63（－），CD68（巨细胞＋）。相关超声表现见图10-4-28。

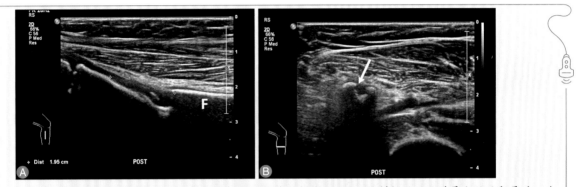

A.纵切面显示腓骨（F）上段后部骨质不连续（标尺），累及范围长达1.9 cm；B.横切面显示腓骨上段后部骨质不连续（箭头），局部凹陷累及范围长达1.9 cm。

图 10-4-28　腓骨上段非骨化性纤维瘤改变

· 文献回顾 ▸▸▸

非骨化性纤维瘤：是一种起源于成熟骨髓结缔组织的良性肿瘤。本病与纤维骨皮质缺损易发生混淆，由于两者生物学特性及组织学表现极为相似，认为两者是同一疾病的不同发展阶段。目前多数主张将病灶较小、无明显症状、局限于骨皮质内、仅引起骨皮质轻微凹陷者称为骨纤维皮质缺损，而将病灶持续增大累及髓腔，引起临床症状者称为非骨化性纤维瘤。该病在临床上较为少见，约占原发性骨肿瘤的1.1%，多见于儿童和青少年，以5～20岁多见。病变好发于下肢长管状骨的两端，如股骨远端干骺端、胫腓骨的近端及远端干骺端。影像学中，非骨化性纤维瘤通常表现为偏心、清晰、膨胀性圆形或者椭圆形肿块，多数为多囊性皮质缺损，边缘光滑，周围有硬化骨，病变与管状骨长轴一致，周围骨皮质可因病灶膨胀而变薄。

病例 29　骨软骨瘤

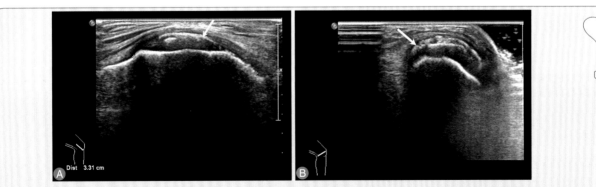

患儿，男性，10岁，主因左侧胫骨上段骨质隆起病变就诊。手术病理：骨软骨瘤。A.纵切面显示左侧胫骨上段骨质局部隆起，其表面可见低回声软骨帽（箭头）；B.横切面显示胫骨上段骨质隆起病变及其浅侧的软骨帽（箭头）。

图 10-4-29　骨软骨瘤

病例 30 腓骨骨软骨瘤（外生骨疣）

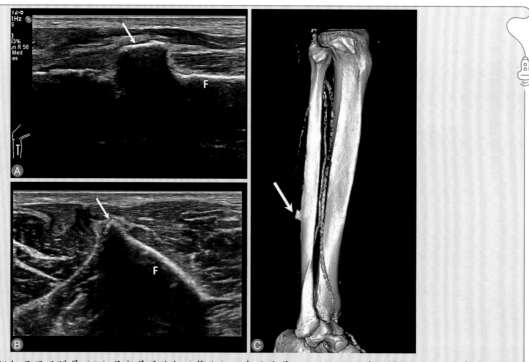

A.右侧小腿外侧纵切面显示腓骨（F）局部骨质隆起（箭头），表面平滑；B.右侧小腿外侧横切面显示腓骨（F）局部骨质隆起（箭头与标尺）；C.CT三维重建显示腓骨中下段局部骨质隆起（箭头），为外生骨疣。

图 10-4-30 腓骨骨软骨瘤（外生骨疣）

• 相关知识点 ▶▶▶

骨软骨瘤是儿童期常见的良性骨肿瘤，通常位于干骺端的一侧骨皮质，向骨表面生长，又称外生骨疣。本病可分为单发性和多发性，后者有遗传倾向，称为多发性遗传性骨软骨瘤病。该病变以股骨远端、胫骨近端和肱骨近端最为多见。骨软骨瘤结构一般可分为3层：①表层由一薄层纤维组织组成，即软骨膜，与相邻骨膜相连。②中层为软骨帽盖，由灰白略带蓝色的透明软骨组成，其厚度随患者的年龄而异，年龄越小，软骨帽越厚；在成年人，软骨帽很薄，或几乎消失，其厚度多在1～5 mm，成年人软骨帽厚度超过1 cm应考虑恶变的可能。③基底部为肿瘤的主体，由海绵状骨松质组成。

第五节 软组织与骨恶性与交界性肿瘤

病例 1 小腿滑膜肉瘤

患者，男性，33岁，主因发现左侧小腿肿物3个月就诊。患者无局部疼痛、肢体麻木等其他症状。超声检查于左侧小腿肌层内可见一不均质回声团块，边界清晰，形态欠规则，部分区域呈囊性，实性区呈不均质高回声，CDFI于实性区内可见不规则血流信号（图10-5-1）。超声引导穿刺活检病理：小圆细胞恶性肿瘤，结合免疫组化和分子检测结果，考虑滑膜肉瘤。

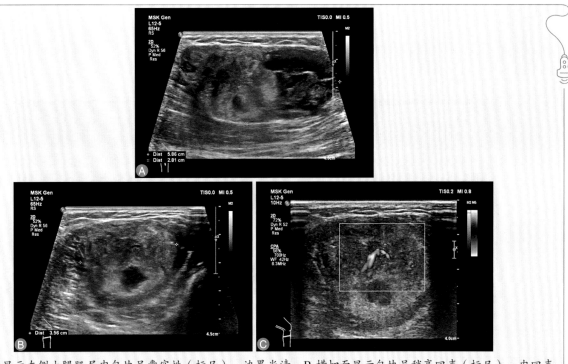

A.纵切面显示左侧小腿肌层内包块呈囊实性（标尺），边界尚清；B.横切面显示包块呈稍高回声（标尺），内回声不均；C.CDFI显示包块内可见不规则血流信号。

图 10-5-1　小腿滑膜肉瘤（1）

病例 2　小腿滑膜肉瘤

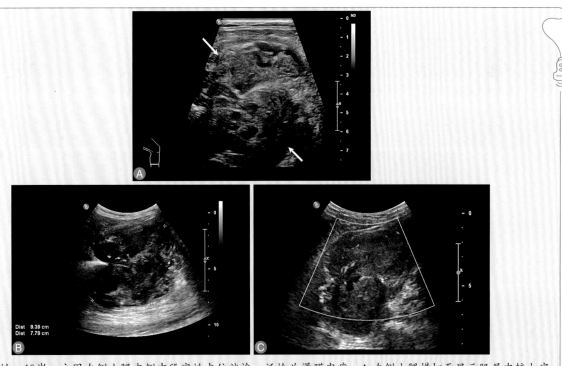

患者，男性，40岁，主因左侧小腿内侧中段实性占位就诊。活检为滑膜肉瘤。A.左侧小腿横切面显示肌层内较大实性团块（箭头），内部回声不均；B.凸阵探头显示左侧小腿肌层内较大实性团块（标尺），内部回声不均；C.PDI于团块内可见较丰富血流信号。

图 10-5-2　小腿滑膜肉瘤（2）

病例 3　大腿滑膜肉瘤

患者，男性，34岁，4个月前无意发现右大腿内侧上段肿物，无疼痛，发现至今无明显变化。超声检查：CDFI示其内可见血流信号（图10-5-3）。手术病理：滑膜肉瘤。

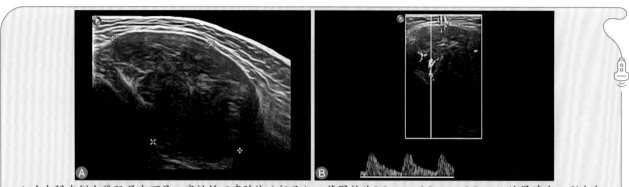

A.右大腿内侧上段肌层内可见一实性低回声肿块（标尺），范围约为9.0 cm×6.0 cm×6.5 cm，边界清晰，形态欠规则；B.团块内可见血流信号，PW可见动脉血流频谱。

图 10-5-3　大腿滑膜肉瘤

病例 4　右肩滑膜肉瘤

患者，女性，19岁。10个月前自觉右肩部疼痛肿胀，活动受限，未曾诊治，近半年症状加重。手术病理：滑膜肉瘤。相关超声表现见图10-5-4。

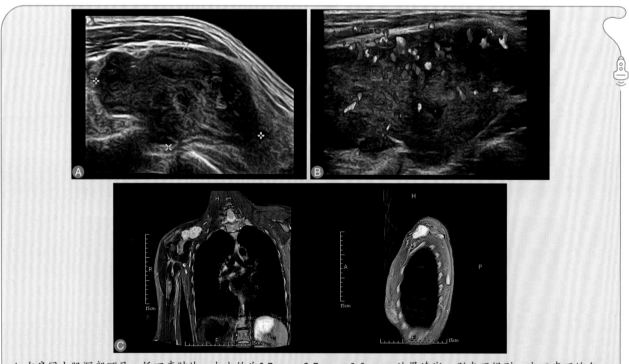

A.右肩冈上肌深部可见一低回声肿块，大小约为5.7 cm×2.7 cm×3.5 cm，边界清晰，形态不规则，内回声不均匀，可见多发小的透声区，CDFI示其内可见较丰富血流信号；B.CDFI示团块内可见较丰富血流信号；C.MRI于右侧肩部冈上肌内见不规则团块状等T_1长T_2信号影，其内可见分隔，其最大径为5.0 cm，肩胛骨上缘局部骨皮质破坏。

图 10-5-4　右肩滑膜肉瘤

病例5 大腿滑膜肉瘤

患者，女性，48岁，主因右大腿下段前外侧肿物3年余就诊。患者于3年前偶然发现右大腿下段前外侧肿物，约花生粒大小，呈间歇性疼痛，长距离行走时加重，休息后缓解，未注意，肿物逐渐长大。超声检查可见右侧大腿中下段偏外侧肌层内囊实性占位，以囊性为主，肿物边界清晰，形态不规则，其内可见多条分隔，CDFI实性区内血流信号不明显（图10-5-5）。手术病理：滑膜肉瘤。

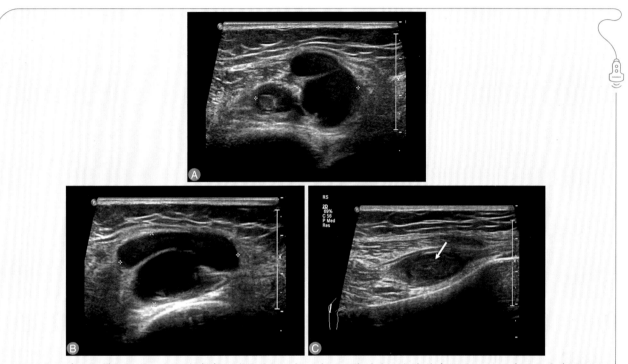

A.右侧大腿外下段横切面显示肌层内囊实性肿物（标尺），内可见少许分隔与少许实性区，CDFI实性区内未见明显血流信号；B.另一横切面显示肿物（标尺）内少许纤细分隔；C.纵切面显示肿物内实性弱回声区域（箭头），CDFI示其内未见明显血流信号。

图 10-5-5 大腿滑膜肉瘤

● 病例分析与文献回顾 ▶▶▶

滑膜肉瘤较为少见，占所有软组织肉瘤的5% ~ 10%。滑膜肉瘤多位于关节附近，特别是下肢，但也可以位于其他部位。滑膜肉瘤好发于青少年与年轻的壮年，中位年龄为30 ~ 35岁，位于下肢的病变约占80%。尽管称为滑膜肉瘤，但其病变并不是起源于滑膜，而是因为其肿瘤细胞的形态与正常滑膜细胞类似。滑膜肉瘤多表现为关节周围实性低回声团块，边界可清晰或不清晰，形态可不规则，有时也侵及周围骨组织或血管神经组织。少数情况下，滑膜肉瘤如发生于周围神经，其影像学表现常与良性神经鞘肿瘤类似。滑膜肉瘤的预后有多种影响因素，如患者为女性、肿瘤<5 cm、组织学上为双相型表现（含有梭形细胞与上皮成分）、确诊时年龄<50岁、肿瘤切除后切缘阴性，即使患者未进行辅助放疗，可提示预后良好。本例患者的滑膜肉瘤邻近膝关节，超声上表现为以囊性为主的囊实性包块。因此，超声检查发现囊实性包块时，应将滑膜肉瘤列入鉴别诊断中。

病例 6　大腿下段黏液性脂肪肉瘤

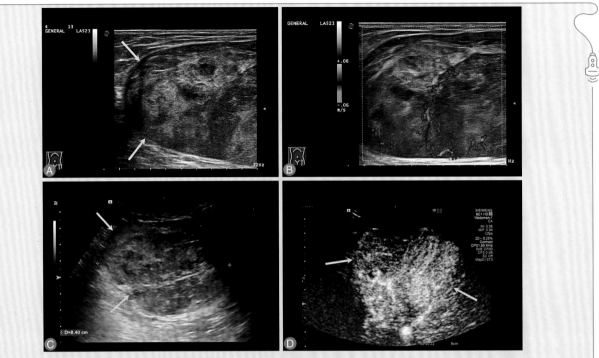

患者，女性，51岁。A.左侧大腿浅肌层内实性团块（箭头），边界尚清，内部回声不均匀；B.CDFI显示包块内可见较丰富杂乱血流信号；C.腹部凸阵探头显示包块（箭头）内部呈稍高回声、不均匀；D.超声造影显示包块（箭头）动脉期呈不均匀增强。

图 10-5-6　大腿下段黏液性脂肪肉瘤

病例 7　大腿脂肪肉瘤

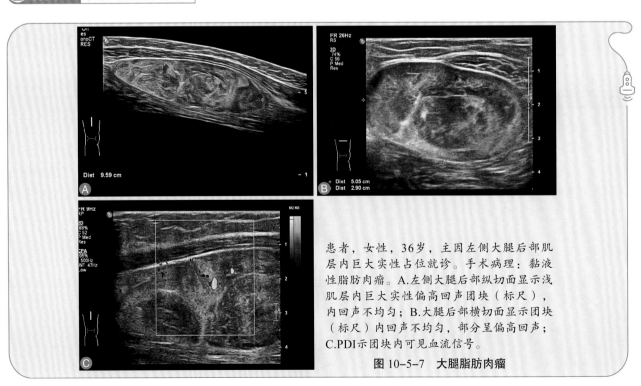

患者，女性，36岁，主因左侧大腿后部肌层内巨大实性占位就诊。手术病理：黏液性脂肪肉瘤。A.左侧大腿后部纵切面显示浅肌层内巨大实性偏高回声团块（标尺），内回声不均匀；B.大腿后部横切面显示团块（标尺）内回声不均匀，部分呈偏高回声；C.PDI示团块内可见血流信号。

图 10-5-7　大腿脂肪肉瘤

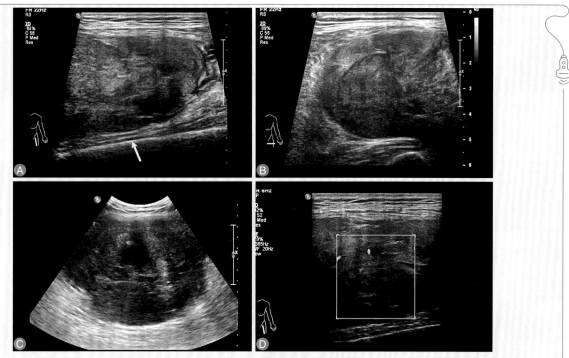

患者，男性，44岁，主因左侧大腿外侧肌层内巨大实性占位就诊。手术病理：多形性脂肪肉瘤。A.纵切面显示左侧大腿外侧肌层内巨大实性占位，箭头所指为股骨；B.横切面显示团块内部回声不均匀；C.凸阵探头显示该团块形态欠规则，内回声不均匀；D.PDI示团块内可见血流信号。

图10-5-8 大腿多形性脂肪肉瘤

患者，女性，46岁，主因右大腿后部肿物数年，近1年生长增快就诊。手术病理：（右大腿后部）脂肪肉瘤，以黏液性脂肪肉瘤为主，部分区域呈高分化脂肪肉瘤改变。相关超声表现见图10-5-9。

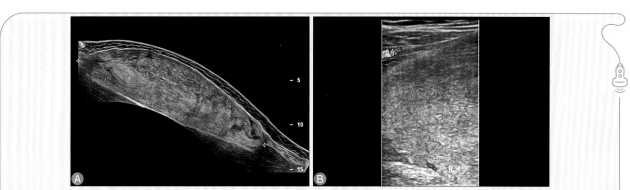

A.右大腿后部皮下软组织层可见一偏高回声肿块（标尺），大小约为23.4 cm×6.2 cm×16.1 cm，边界尚清楚；B.CDFI于团块周边区域可见少许血流信号。

图10-5-9 大腿脂肪肉瘤，以黏液性脂肪肉瘤为主

📋病例 10 　小腿低度恶性脂肪源性肿瘤

　　患者，男性，26岁，主因发现右侧小腿肿物5个月就诊。患者无局部疼痛、肢体麻木等其他症状，无其他系统性疾病。术中于腓肠肌内侧头肌腹内可触及肿物，距肿物边缘2 cm处切除肿物。术后病理：低度恶性脂肪源性肿瘤。相关超声表现见图10-5-10。

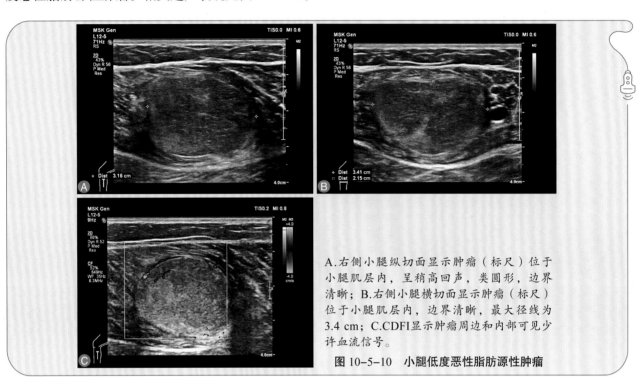

A.右侧小腿纵切面显示肿瘤（标尺）位于小腿肌层内，呈稍高回声，类圆形，边界清晰；B.右侧小腿横切面显示肿瘤（标尺）位于小腿肌层内，边界清晰，最大径线为3.4 cm；C.CDFI显示肿瘤周边和内部可见少许血流信号。

图 10-5-10　小腿低度恶性脂肪源性肿瘤

📋病例 11 　大腿后部透明细胞肉瘤

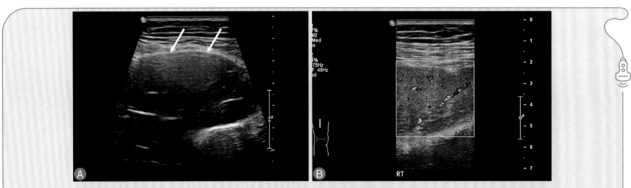

患者，女性，15岁，主因右侧大腿后部巨大实性占位就诊。A.大腿后部横切面显示肌层内较大实性团块（箭头）；B.CDFI于团块内可见较丰富血流信号。

图 10-5-11　大腿后部透明细胞肉瘤

📋病例 12 　小腿骨肉瘤

　　患者，女性，52岁，2个月前无明显诱因发现右小腿近端前方肿物，约鸡蛋大小，无明显疼痛。手术病理：（右胫骨上段）骨表面外生性生长的骨肉瘤，中等级别，倾向于骨膜骨肉瘤。相关超声表现见图10-5-12。

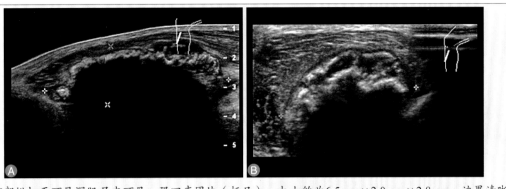

A.右小腿前部纵切面可见深肌层内可见一强回声团块（标尺），大小约为6.5 cm×2.0 cm×2.8 cm，边界清晰，形态不规则，后伴宽大声影，部分区域呈低回声；B.横切面显示该团块（标尺）部分区域呈实性低回声。

图10-5-12　小腿骨肉瘤

病例13　股骨远端骨肉瘤术后复发

患者，男性，12岁，主因股骨远端骨肉瘤术后11个月发现大腿外下段肌层内病变就诊。穿刺活检病理：骨肉瘤复发。相关超声表现见图10-5-13。

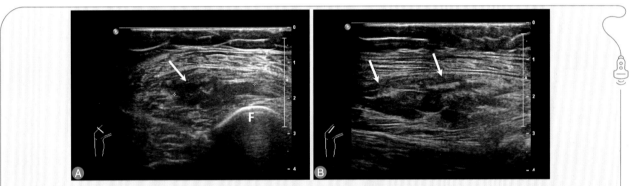

A.右侧大腿外下段横切面显示肌层内低回声病变（箭头），边界欠清；B.右侧大腿外下段纵切面显示肌层内低回声病变（箭头），边界欠清，内回声不均。F：股骨。

图10-5-13　股骨远端骨肉瘤术后复发

病例14　骨肉瘤转移

患者，女性，68岁，主因左侧股骨下段骨肉瘤术后，发现左膝内上方皮下结节及腘窝实性含钙化团块就诊。穿刺病理：骨肉瘤转移。相关超声表现见图10-5-14。

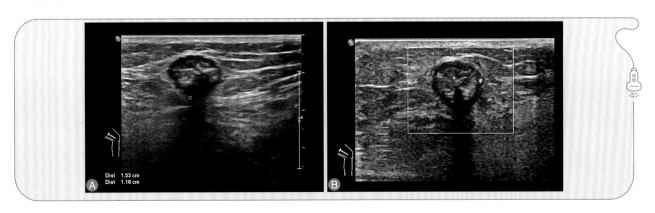

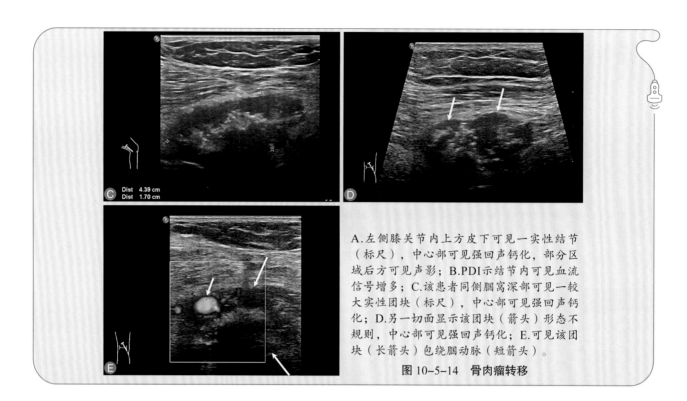

A.左侧膝关节内上方皮下可见一实性结节（标尺），中心部可见强回声钙化，部分区域后方可见声影；B.PDI示结节内可见血流信号增多；C.该患者同侧腘窝深部可见一较大实性团块（标尺），中心部可见强回声钙化；D.另一切面显示该团块（箭头）形态不规则，中心部可见强回声钙化；E.可见该团块（长箭头）包绕腘动脉（短箭头）。

图10-5-14　骨肉瘤转移

病例 15　大腿腺泡状软组织肉瘤

患者，女性，27岁，主因右侧大腿包块就诊。超声引导下穿刺活检病理：腺泡状软组织肉瘤。相关超声表现见图10-5-15。

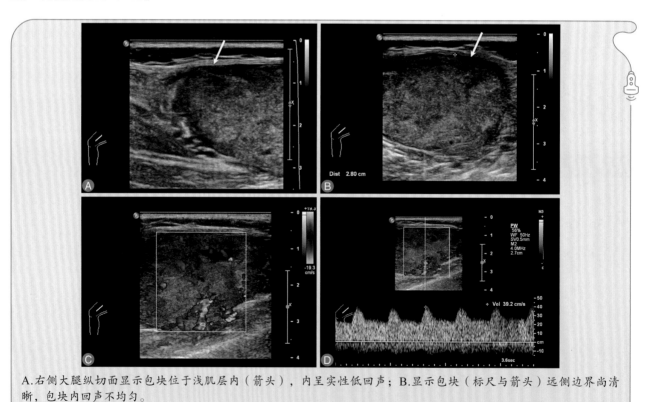

A.右侧大腿纵切面显示包块位于浅肌层内（箭头），内呈实性低回声；B.显示包块（标尺与箭头）远侧边界尚清晰，包块内回声不均匀。

图10-5-15　大腿腺泡状软组织肉瘤

病例 16 骨巨细胞瘤术后复发

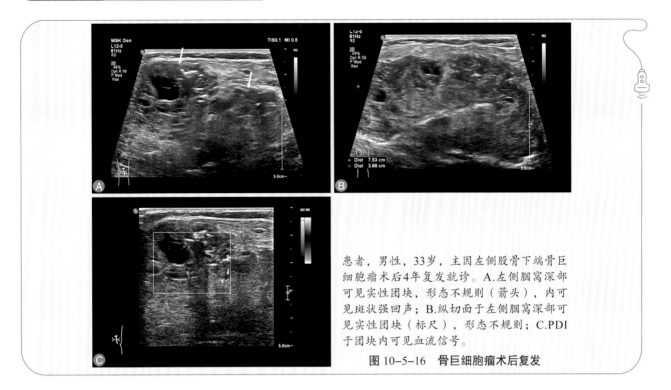

患者，男性，33岁，主因左侧股骨下端骨巨细胞瘤术后4年复发就诊。A.左侧腘窝深部可见实性团块，形态不规则（箭头），内可见斑状强回声；B.纵切面于左侧腘窝深部可见实性团块（标尺），形态不规则；C.PDI于团块内可见血流信号。

图 10-5-16 骨巨细胞瘤术后复发

● 相关知识点 ▶▶▶

骨巨细胞瘤为起源于松质骨的溶骨性肿瘤，属潜在恶性。本病多在20~50岁发病，女性高于男性，多发生在骨骺，随病灶的扩大逐渐侵及干骺端。骨巨细胞瘤多侵犯长骨，以股骨下端及胫骨上端为最多。X线特征为骨组织出现局灶性溶骨性破坏。手术是局部刮除术，但易复发。

病例 17 脊索瘤（骶尾部）

患者，男性，61岁，自述骶尾部不适多年，体表无明显肿块。超声所述：骶尾部可见一低回声肿块，大小为9.0 cm×8.1 cm×7.0 cm，边界清晰，形态尚规则，内回声不均匀，内可见多发斑状强回声及小透声区，CDFI示其内及周边可见少许血流信号。骨盆MRI平扫：第5骶椎椎体水平周围软组织内见团块状长T$_2$短T$_1$混杂信号影，周围软组织受压明显，部分第5骶椎椎体与团块关系不清（图10-5-17）。诊断：第5骶椎骨质破坏伴软组织肿块形成，多考虑低度恶性肿瘤性病变，以脊索源性病变（脊索瘤）可能性大。穿刺病理：脊索瘤（骶尾部）。

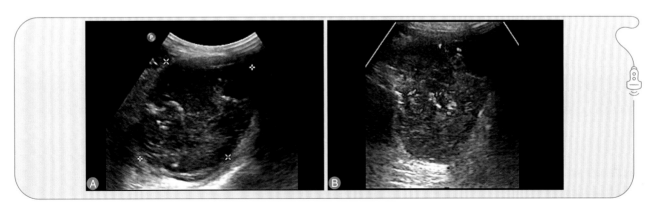

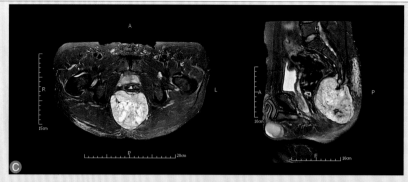

A.骶尾部正中软组织深部可见较大实性团块（标尺），内回声不均，可见斑点状钙化；B.CDFI于团块内可见较丰富血流信号；C.MRI于第5骶椎椎体水平周围软组织内见团块状长T$_2$短T$_1$混杂信号影，周围软组织受压明显，第5骶椎椎体部分与团块关系不清。

图 10-5-17　脊索瘤（骶尾部）

· 相关知识点　▶▶▶

　　脊索瘤是一种较罕见的低度恶性骨肿瘤，占所有恶性骨肿瘤的1%～4%。目前认为脊索瘤来源于胚胎发育过程中残留的脊索组织，好发部位包括骶骨（50%）、颅底（30%）及其他脊柱节段（20%），中轴外脊索瘤亦可见散在报道。脊索瘤的好发年龄为50～60岁，偶有儿童及青少年发病（占所有脊索瘤病例<5%），少见家族性发病。临床上具有起病隐匿、症状不典型的特点，通常在诊断该肿瘤时，肿瘤已生长至较大体积，并常累及邻近结构，为手术切除带来困难。

病例 18　低度恶性孤立性纤维性肿瘤

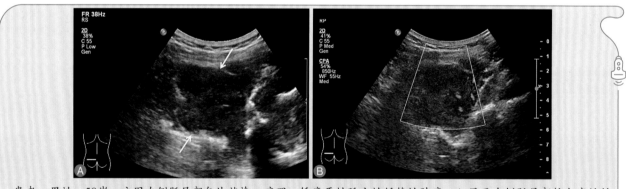

　　患者，男性，58岁，主因左侧骶尾部包块就诊。病理：低度恶性孤立性纤维性肿瘤。A.显示左侧骶尾部较大实性低回声团块（箭头），边界不清，形态不规则；B.PDI于团块内可见血流信号。

图 10-5-18　低度恶性孤立性纤维性肿瘤

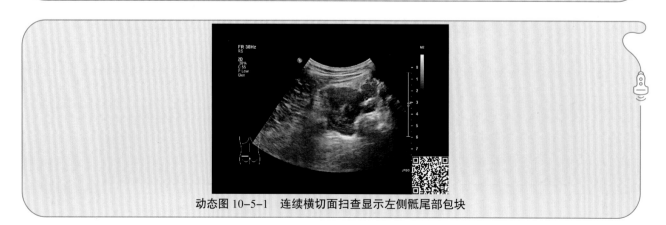

动态图 10-5-1　连续横切面扫查显示左侧骶尾部包块

病例 19　胫骨淋巴瘤

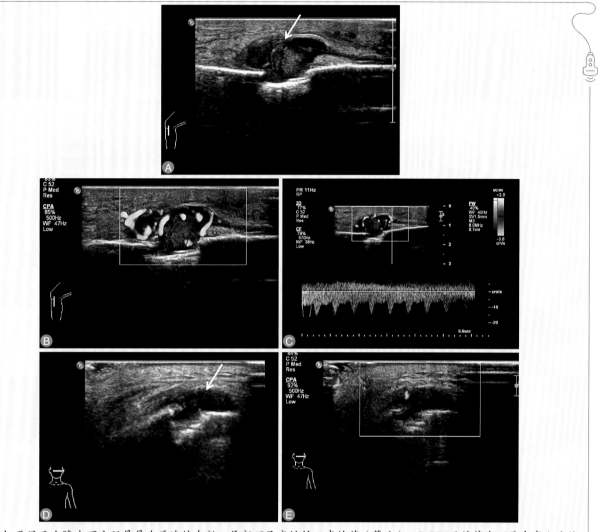

A.纵切面显示右膝内下方胫骨骨皮质连续中断，局部可见实性低回声结节（箭头）；B.PDI示结节内可见丰富血流信号；C.PW示结节内可见动脉血流信号；D.另于该患者左侧颞骨处横切面显示骨皮质连续中断，局部可见低回声结节（箭头），与胫骨病变表现类似，考虑淋巴瘤；E.PDI显示结节内可见少许血流信号。手术病理：（胫骨）骨与周围软组织弥漫大B细胞淋巴瘤。

图 10-5-19　胫骨淋巴瘤

病例 20　全身皮下多发淋巴瘤

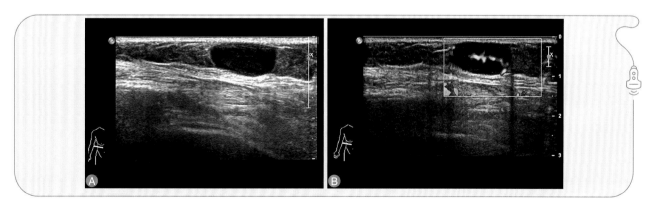

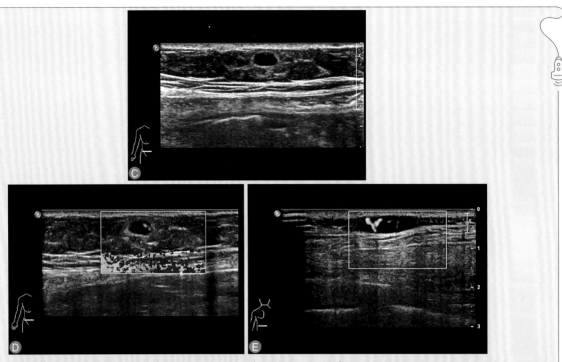

患者，女性，64岁，主因全身多发皮下富血供结节就诊。穿刺活检：非霍奇金B细胞淋巴瘤。A.右侧腹壁皮下极低回声结节，边界清晰；B.PDI显示结节内部与周边可见血流信号；C.右侧下腹壁皮下可见另一极低回声结节，周边回声增高；D.PDI于结节内可见血流信号；E.左侧背部皮下可见低回声结节，内可见血流信号。

图 10-5-20　全身皮下多发淋巴瘤

📖病例 21　前上纵隔淋巴瘤

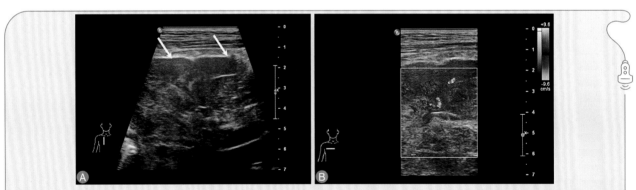

患者，女性，53岁，主因右侧前上纵隔实性占位就诊。活检：侵袭性B细胞淋巴瘤。A.纵切面显示右侧前上纵隔内较大实性团块（箭头）；B.CDFI示团块内可见较丰富血流信号。

图 10-5-21　前上纵隔淋巴瘤

📖病例 22　面颊部 Burkitt 淋巴瘤

　　患儿，男性，4岁，主因双侧面颊部包块就诊。超声检查发现双侧面颊部包块，腹腔内多发实性占位以及多发淋巴结肿大，腹腔少量积液（图10-5-22）。穿刺活检：右侧面颊部Burkitt淋巴瘤。

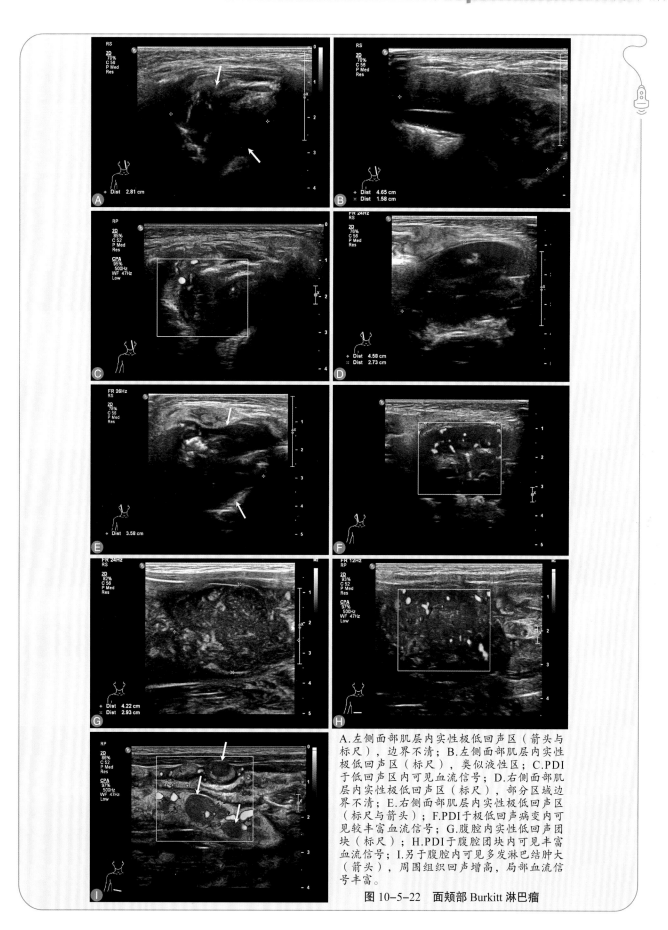

A.左侧面部肌层内实性极低回声区（箭头与标尺），边界不清；B.左侧面部肌层内实性极低回声区（标尺），类似液性区；C.PDI于低回声区内可见血流信号；D.右侧面部肌层内实性极低回声区（标尺），部分区域边界不清；E.右侧面部肌层内实性极低回声区（标尺与箭头）；F.PDI于极低回声病变内可见较丰富血流信号；G.腹腔内实性低回声团块（标尺）；H.PDI于腹腔团块内可见丰富血流信号；I.另于腹腔内可见多发淋巴结肿大（箭头），周围组织回声增高，局部血流信号丰富。

图 10-5-22　面颊部 Burkitt 淋巴瘤

病例 23 右侧腹股沟区淋巴瘤

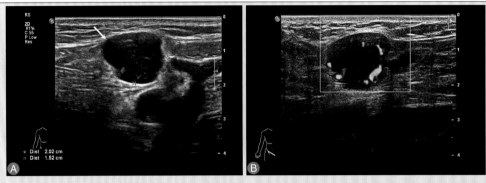

患者，男性，53岁，主因右侧腹股沟区实性结节就诊。穿刺活检：淋巴瘤。A.右侧腹股沟区可见实性极低回声结节（标尺与箭头），形态欠规则，未见明显淋巴门结构；B.PDI于结节内可见血流信号。

图 10-5-23　右侧腹股沟区淋巴瘤

病例 24 肋骨浆细胞瘤

穿刺病理：（右侧第6肋骨质内）小圆细胞肿瘤，瘤细胞细胞质红染、核偏位，符合浆细胞瘤。相关超声表现见图10-5-24。

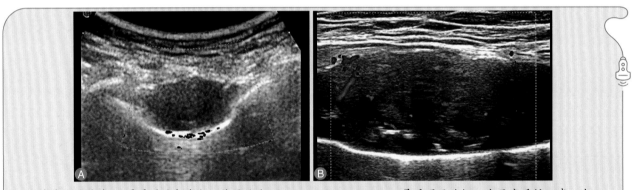

A.右前外侧胸壁第6肋骨骨质局部膨大，范围约为6.6 cm×3.2 cm×1.8 cm，骨质明显破坏，内呈实质低回声，内回声不均匀；B.CDFI于病变内可见较丰富血流信号。

图 10-5-24　肋骨浆细胞瘤

· 相关知识点 ▶▶▶

　　骨孤立性浆细胞瘤是一类以分泌免疫球蛋白的浆细胞单克隆增生导致的恶性肿瘤。骨孤立性浆细胞瘤可发生于全身任何骨骼，但多集中于红骨髓较为丰富的中轴骨和扁骨，特别是胸椎，其次是肋骨、胸骨、肩胛骨等。骨孤立性浆细胞瘤的临床表现及实验室检查缺乏特异性，主要是病变部位疼痛或肿块形成。骨孤立性浆细胞瘤的影像学表现（CT/MRI）具有一定的特征性，包括孤立的膨胀性溶骨性骨质破坏伴残存骨质及软组织肿块、无明显骨膜反应、出现"微脑征""皂泡状""花边状"改变、增强扫描明显均匀强化等。

病例25　踝部中间型肌成纤维细胞瘤

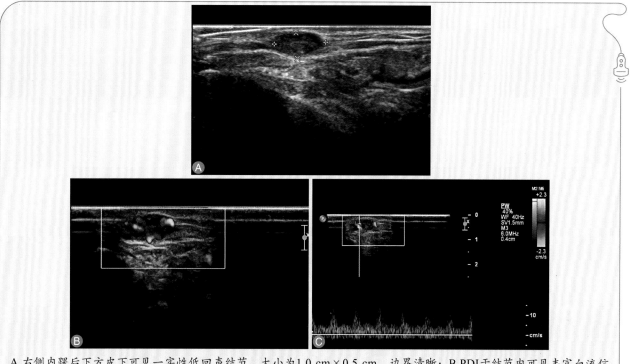

A.右侧内踝后下方皮下可见一实性低回声结节，大小为1.0 cm×0.5 cm，边界清晰；B.PDI于结节内可见丰富血流信号；C.PW显示结节内可见动脉血流频谱。

图10-5-25　踝部中间型肌成纤维细胞瘤

病例26　髂腰肌转移癌

　　患者，男性，42岁，主因膀胱癌术后左侧腹股沟区疼痛就诊。活检病理：低分化癌，尿路来源。相关超声表现见图10-5-26。

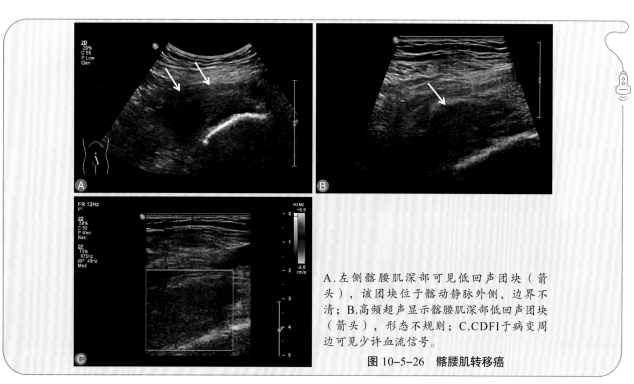

A.左侧髂腰肌深部可见低回声团块（箭头），该团块位于髂动静脉外侧，边界不清；B.高频超声显示髂腰肌深部低回声团块（箭头），形态不规则；C.CDFI于病变周边可见少许血流信号。

图10-5-26　髂腰肌转移癌

病例 27 黑色素瘤术后转移

患者，73岁，主因右侧背部包块就诊，为左侧中指恶性黑色素瘤术后。CT显示右侧第8、第9、第10肋骨及第8、9胸椎椎体骨质破坏。超声显示右侧背部胸椎旁软组织内包块，与脊柱关节密切（图10-5-27）。包块穿刺活检：恶性黑色素瘤转移。

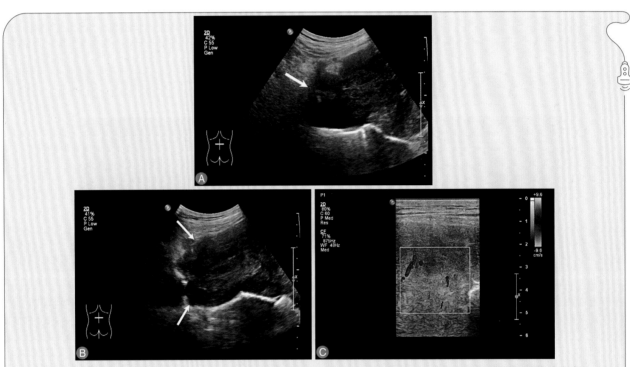

A.背部横切面显示右侧胸椎旁软组织内较大实性低回声团块（箭头）；B.背部横切面显示该包块内侧与胸椎关系密切，形态不规则（箭头）；C.CDFI于该包块内可见血流信号。

图 10-5-27 黑色素瘤术后转移

病例 28 横纹肌肉瘤转移

患者，左侧大腿横纹肌肉瘤术后，左侧背部包块数月。穿刺活检病理：左侧背部横纹肌肉瘤转移。相关超声表现见图10-5-28。

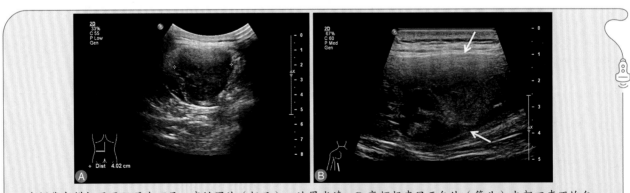

A.左侧背部横切面于肌层内可见一实性团块（标尺），边界尚清；B.高频超声显示包块（箭头）内部回声不均匀，可见极低回声区。

图 10-5-28 横纹肌肉瘤转移

病例 29　恶性纤维组织细胞瘤

患者，女性，60岁，主因左膝内侧皮下深层较大实性占位就诊。病理：恶性纤维组织细胞瘤。相关超声表现见图10-5-29。

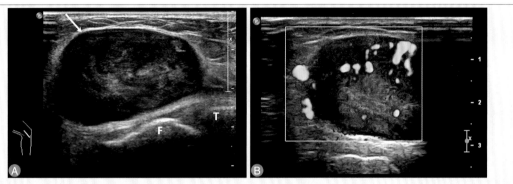

A.左膝内侧皮下深层可见较大实性低回声包块（箭头），边界清晰，内部回声不均匀；B.PDI于包块内可见丰富血流信号。F：股骨远端；T：胫骨近端。

图 10-5-29　恶性纤维组织细胞瘤

病例 30　上臂肌层内纤维肉瘤

患者，女性，79岁，主因左侧上臂包块就诊。手术病理：纤维肉瘤。相关超声表现见图10-5-30。

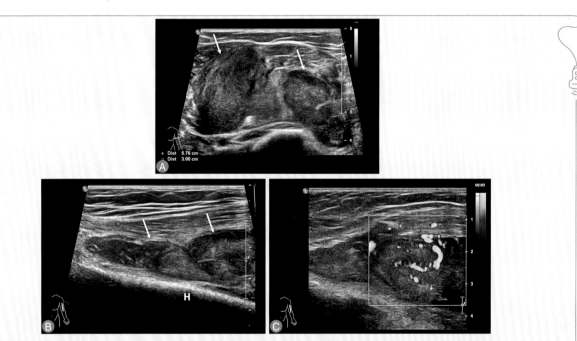

A.左侧上臂前部横切面显示肌层内较大实性低回声团块（箭头），部分区域边界欠清，形态不规则；B.左侧上臂前部纵切面显示肌层内较大实性低回声团块（箭头），形态不规则；C.PDI显示团块内可见较丰富血流信号。H：肱骨。

图 10-5-30　上臂肌层内纤维肉瘤

病例 31 左侧小腿浅静脉内交界性血管内皮瘤

患者，男性，45岁，主因左侧小腿内下段结节就诊。手术病理：交界性血管内皮瘤。相关超声表现见图10-5-31。

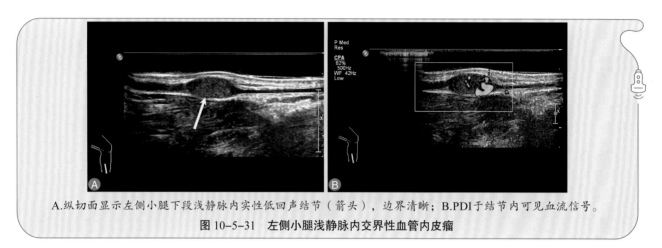

A.纵切面显示左侧小腿下段浅静脉内实性低回声结节（箭头），边界清晰；B.PDI于结节内可见血流信号。

图 10-5-31 左侧小腿浅静脉内交界性血管内皮瘤

相关知识点 ▶▶▶

血管内皮瘤为起源于血管内皮细胞的肿瘤，是一种中间型恶性或介于良性血管瘤和恶性血管肉瘤之间的交界性肿瘤。根据细胞分化程度一般分为两种：一是中间型（低度恶性），细胞分化较好，多无转移；二是血管肉瘤，分化差，高度恶性，转移率高，死亡率高。两者均可以有单发和多发的表现。

软组织肿瘤文献回顾 ▶▶▶

软组织肿瘤较为常见，发病率约为300/100000。对于软组织肿瘤，超声检查为首要的检查手段。超声检查要观察以下内容：肿瘤的大小、边界；肿瘤内部的回声（可与周围组织比较）；肿瘤内部回声是否均匀；肿瘤内部血流状况。对瘤内的血流丰富程度可进行半定量分级：Ⅰ型，无血流；Ⅱ型，少血供（有1条血管主干）；Ⅲ型，富血供，周边有多条血流；Ⅳ型，富血供，内部有多条血管。研究显示，肿瘤的最大径、边界与内部血流状况在良恶性软组织肿瘤的鉴别上具有重要的意义。恶性肿瘤常较大，边界不清，内部多呈Ⅲ型或Ⅳ型血流分布。超声测量肿瘤大小时，需在显示肿瘤最大径的切面上测量肿瘤的长径、与长径垂直的最大厚径。超声造影对于软组织肿瘤的鉴别亦具有重要意义。研究显示，肿瘤内部的均匀增强、无增强或周边薄环状增强多提示良性肿瘤或交界性肿瘤，而肿瘤内部的不均匀增强多提示恶性肿瘤。Gruber L等研究显示，超声造影显示肿瘤内部的均匀增强对于诊断良性肿瘤有较高的特异性，而不均匀增强对诊断恶性肿瘤有中度的特异性。研究显示，超声在诊断脂肪瘤、脉管畸形、脓肿、滑膜或腱鞘囊肿、血肿、表皮样囊肿和良性神经源性肿瘤上具有非常高的准确性。当良性肿瘤破裂或合并感染时可导致其与恶性肿瘤鉴别困难。

软组织恶性肿瘤的危险因素包括：年龄＞50岁；既往恶性肿瘤病史；肿瘤与筋膜之间的角度呈钝角；病变位于筋膜下方（肌内）；肿瘤跨筋膜室生长（位于2个筋膜室内）；径线＞5 cm；高度＞宽度；边界不清；内部回声不均匀；病变内坏死灶、出血和（或）囊性灶；局部皮肤增厚；病变周围水肿、筋膜水肿；邻近结构受压或受侵；病变内血流丰富或杂乱；超声造影显示病变内血流灌注不均匀；随访可见病变增大等。

软组织肿瘤中，软组织肉瘤的发病率较低，仅占软组织肿瘤的1%。软组织肉瘤为一大类间充质来源的恶性肿瘤，具有局部侵袭性，其转移多通过血行转移而至肺脏，但在少数情况下也可以经过淋巴转移。软组织肉瘤可发生在人体的任何部位，而45%的软组织肉瘤发生于四肢，尤其以下肢多见。患者的主要症状为局部包块，伴或不伴有疼痛。软组织肉瘤中较为常见的为脂肪肉瘤、平滑肌肉瘤、未分化多形性肉瘤、滑膜肉瘤、黏液纤维肉瘤、恶性周围神经鞘肿瘤、上皮样肉瘤、肺泡横纹肌肉瘤、血管肉瘤和辐射诱导肉瘤。其中，脂肪肉瘤为最常见的恶性软组织肿瘤，占所有肉瘤的20%，好发于下肢，发病高峰年龄为50~70岁。脂肪肉瘤最常见的组织亚型为高分化脂肪肉瘤，其次为黏液脂肪肉瘤。滑膜肉瘤这个名称并不恰当，该名称的产生与肿瘤的部位常邻近关节，显微镜下肿瘤细胞形态与滑膜细胞相像有关。约55%的滑膜肉瘤发生于下肢，其男女发病率相同，发病平均年龄为32岁。滑膜肉瘤呈侵袭性生长，高达30%的患者在肿瘤诊断时已发生转移，肺脏为最常见的转移部位，其次为淋巴结转移；该病预后较差，首次诊断后患者的中位生存期为32个月。

Tan A等研究显示，超声引导下穿刺活检对于躯干和四肢软组织肉瘤的肿瘤组织类型与分级的诊断上具有较大的诊断价值。超声引导下穿刺活检可用14 G的穿刺活检针，组织条平均为5条。

研究显示，下肢肉瘤患者较易发生深静脉血栓，血栓的发生与肿瘤对静脉的直接压迫或肿瘤细胞产生与分泌促凝/纤溶物质和炎性细胞因子有关。因此，对于下肢肿胀、疼痛患者，要除外下肢恶性肿瘤，尤其是年轻的、无静脉血栓形成危险因素的患者和那些反复发生血栓或形成顽固血栓的患者。

软组织肉瘤少见情况下，瘤内会发生出血而形成血肿。研究显示，肉瘤合并瘤内血肿的患者，其肉瘤常具有局部侵袭性和较高的转移风险。因此，对于软组织内较大的类似血肿的包块，要注意鉴别是单纯的血肿还是肉瘤合并瘤内血肿。超声检查时，应观察瘤内是否有实性区域，超声造影检查有助于显示瘤内的实性区域，对于可疑实性区域，要进行超声引导下穿刺活检以进一步明确诊断。

对于肉瘤合并瘤内血肿的患者，还要注意与慢性扩张性血肿相鉴别。血肿的形成在四肢软组织损伤中非常常见，血肿形成后，一般会逐渐缩小，甚至完全消失。但在少数情况下，血肿会逐渐扩张，形成慢性扩张性血肿，在此情况下，易被误认为软组织肿瘤。其发生机制尚不完全清楚，可能与局部的剪切力导致皮肤与皮下组织自深方的筋膜撕脱损伤有关。慢性扩张性血肿的囊壁为纤维性囊壁，囊内会出现类似实性的坏死组织或肉芽组织。

第六节　软组织与骨其他病变

病例1　上臂骨化性肌炎

患者，男性，19岁，主因左侧上臂中段较硬肿块就诊。穿刺活检病理：可见较多形态不规则的骨小梁结构，并可见较多骨母细胞及软骨化骨，考虑为骨化性肌炎。相关超声表现见图10-6-1。

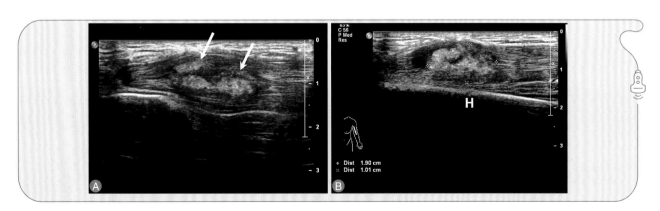

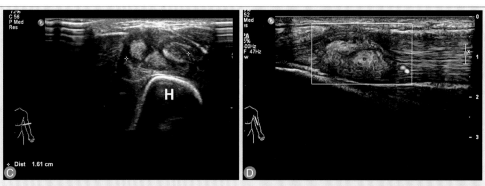

A.纵切面显示左侧上臂中段肌层内偏高回声团块（箭头），内回声不均匀；B.另一切面显示左侧上臂中段肌层内偏高回声团块（标尺），内回声不均匀；C.横切面显示左侧上臂中段肌层内偏高回声团块（标尺），内回声不均匀；D.PDI于团块内低回声区可见血流信号。H：肱骨。

图 10-6-1　上臂骨化性肌炎

病例2　鳃裂囊肿

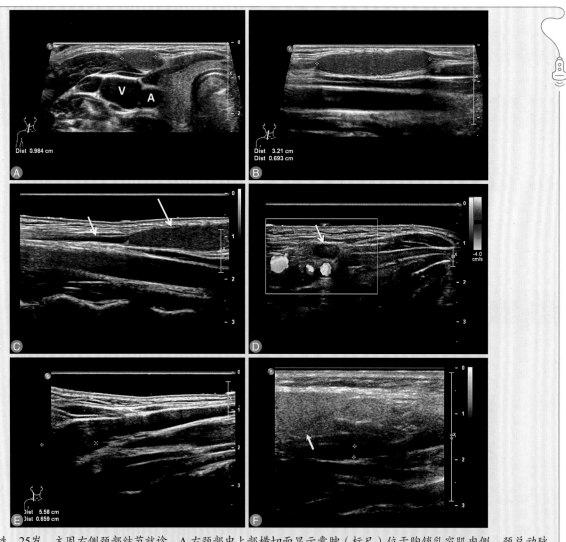

患者，女性，25岁，主因右侧颈部结节就诊。A.右颈部中上部横切面显示囊肿（标尺）位于胸锁乳突肌内侧、颈总动脉（A）与颈内静脉（V）浅侧，其内透声差；B.纵切面显示囊肿（标尺）位于颈总动脉浅侧；C.纵切面显示囊肿（长箭头）的近侧可见条形无回声囊性病变（短箭头）；D.连续横切面向上扫查可见无回声囊性病变（箭头）位于颈内动脉浅侧；E.纵切面显示无回声囊性病变呈长条形（标尺）；F.纵切面显示该囊性病变（标尺）向上一直延续至右侧腮腺（箭头）深方。

图 10-6-2　鳃裂囊肿

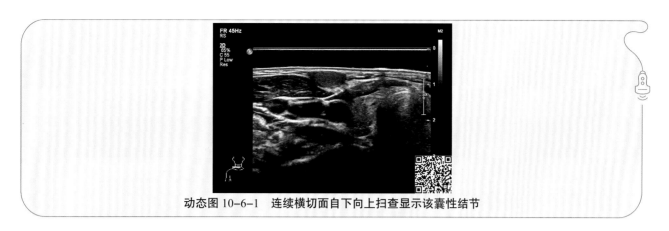

动态图 10-6-1　连续横切面自下向上扫查显示该囊性结节

· **相关知识点** ▷▷▷

　　鳃裂畸形在儿童先天性肿物中约占20%，是仅次于甲状舌管囊肿的第二常见肿物。多数学者认为，这些畸形来源于胚胎时期鳃裂的残余组织，是鳃沟与咽囊发生异常穿破或未完全闭合所致。根据组织来源及发生部位将鳃裂畸形分为4类，即第一、第二、第三、第四鳃裂畸形。第二鳃裂畸形是鳃裂畸形中最常发生的类型，约占90%，多以囊肿形式存在，其次为窦和瘘，位于胸锁乳突肌的前下缘和咽扁桃体窝之间，靠近舌咽和舌下神经及颈动脉，其外瘘口通常位于胸锁乳突肌前缘中、下1/3相交处，内瘘口多位于腭扁桃体或扁桃体窝内，瘘管与颈动脉鞘关系密切。第三和第四鳃裂病变均位于胸锁乳突肌前缘约2/3处。由于它们具有相似的位置，临床上区分第三和第四鳃裂病变相当困难。且由于非常接近甲状腺，第三和第四鳃裂异常有时可表现为化脓性甲状腺炎或甲状腺脓肿。第一鳃裂畸形以儿童期发病最常见，该病好发于Pochet三角区（上达外耳道底壁、下贴舌骨水平上缘、前面紧邻颏下、后至胸锁乳突肌前缘）。第一鳃裂瘘的外瘘口多位于胸锁乳突肌前缘，在下颌角后下方至舌骨平面，内瘘口多位于外耳道底壁。

病例3　胸骨上窝支气管源性囊肿

　　患者，女性，50岁，主因胸骨上窝包块就诊。手术病理：衬覆复层柱状上皮的纤维囊壁组织，囊壁周围见急慢性炎性细胞浸润，考虑支气管源性囊肿。相关超声表现见图10-6-3。

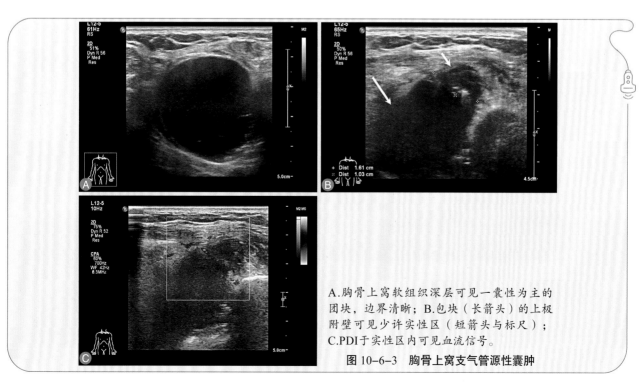

A.胸骨上窝软组织深层可见一囊性为主的团块，边界清晰；B.包块（长箭头）的上极附壁可见少许实性区（短箭头与标尺）；C.PDI于实性区内可见血流信号。

图 10-6-3　胸骨上窝支气管源性囊肿

🔲病例 4 **眉弓外缘良性囊性结节**

患者，男性，21岁，主因右侧眉弓外缘结节就诊。手术病理：纤维组织囊壁，未见明确衬覆上皮，周围慢性炎细胞浸润，小血管增生。相关超声表现见图10-6-4。

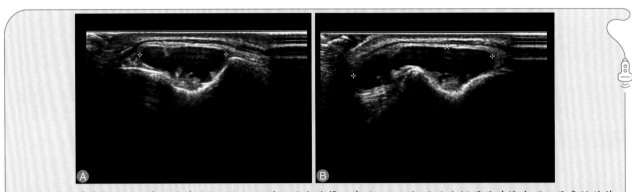

A.右侧眉弓外缘皮下可见囊性结节（标尺），附壁可见少许等回声区；B.纵切面于右侧眉弓外缘皮下可见囊性结节（标尺），附壁可见少许等回声区。

图 10-6-4　眉弓外缘良性囊性结节

🔲病例 5 **右侧足背纤维组织结节性增生伴慢性炎**

患者，女性，39岁，主因右侧足背前部皮下结节3年余就诊。无明显疼痛。手术病理：纤维组织结节性增生伴慢性炎，局部小脓肿形成。相关超声表现见图10-6-5。

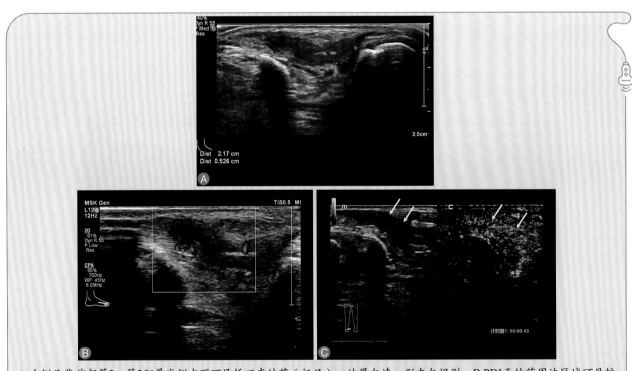

A.右侧足背前部第2、第3跖骨浅侧皮下可见低回声结节（标尺），边界欠清，形态欠规则；B.PDI于结节周边区域可见较多血流信号；C.静脉注射造影剂后显示该结节呈中等程度增强（箭头），增强程度欠均匀。

图 10-6-5　右侧足背纤维组织结节性增生伴慢性炎

病例 6　颈后部皮下急慢性炎细胞浸润伴肉芽组织形成

患者，男性，50岁，主因颈后部皮脂腺囊肿术后数月自觉原手术切口处结节就诊。再次手术切除结节，手术病理：颈后部皮下急慢性炎细胞浸润伴肉芽组织形成。相关超声表现见图10-6-6。

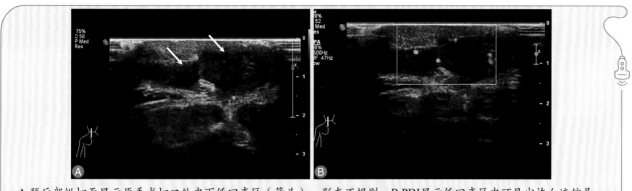

A.颈后部纵切面显示原手术切口处皮下低回声区（箭头），形态不规则；B.PDI显示低回声区内可见少许血流信号。

图 10-6-6　颈后部皮下急慢性炎细胞浸润伴肉芽组织形成

病例 7　背部皮下较大炎性病变

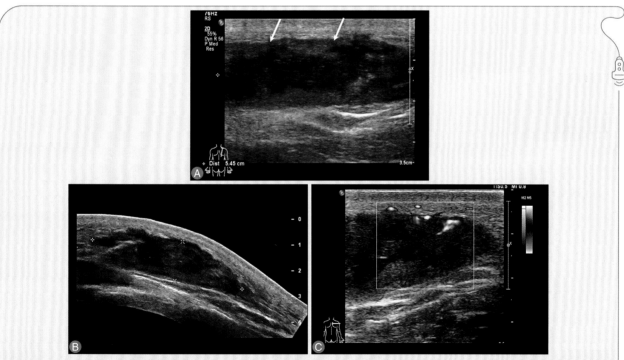

患者，男性，32岁，主因右侧背部包块数周就诊。手术病理：炎性病变伴肉芽组织形成。A.右侧背部皮下可见较大厚壁囊性包块（标尺与箭头）；B.超声全景成像显示该包块（标尺），其中心部呈液性区域；C.PDI于增厚的囊壁内可见较丰富血流信号。

图 10-6-7　背部皮下较大炎性病变

📋 病例 8　淋巴窦组织细胞增生伴巨大淋巴结病

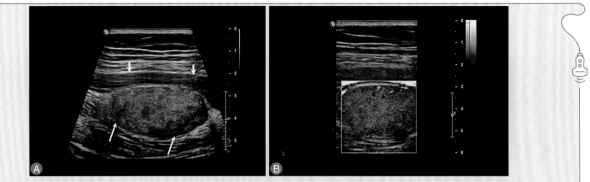

患者，男性，30岁，主因左侧大腿前部结节就诊。手术病理：淋巴窦组织细胞增生伴巨淋巴结病。A.纵切面于左侧大腿前部中段股浅动脉（短箭头）深方可见实性偏高回声团块（长箭头），边界清晰，形态规则；B.PDI显示该团块内可见血流信号。

图 10-6-8　淋巴窦组织细胞增生伴巨大淋巴结病

• 相关知识点 ▶▶▶

　　窦组织细胞增生伴巨大淋巴结病，又称Rosai-Dorfman病，是一种罕见的良性自限性疾病。病因尚未明确，多数学者认为其与免疫调控功能障碍或病毒感染有关。可分两种类型，即淋巴结内型和淋巴结外型，前者好发于颈部等部位的肿大淋巴结内，后者好发于皮下、中枢神经系统等部位。病理特点为淋巴结窦内充满吞噬性组织细胞，可吞噬中性粒细胞、淋巴细胞、浆细胞、红细胞及核碎片，被吞噬的淋巴细胞有时可呈花冠状或束团状排列。此外，窦内尚可见少量淋巴细胞及浆细胞浸润。

• 参考文献 •

[1]　ABDEL RAZEK AAK. Imaging findings of klippel-trenaunay syndrome[J]. J Comput Assist To-mogr,2019,43(5):786-792.

[2]　AGARWAL N, KAUR N, PANWAR P, et al. Synovial sarcoma of the thigh mimicking chronic cystic hematoma: a rare manifestation[J]. J BUON,2010,15(1):192.

[3]　DE MARCHI A, PREVER EBD, CAVALLO F, et al. Perfusion pattern and time of vascularisation with CEUS increase accuracy in differentiating between benign and malignant tumours in 216 musculoskeletal soft tissue masses[J]. Eur J Radiol,2015,84(1):142-150.

[4]　GOUIN F, NOAILLES T. Localized and diffuse forms of tenosynovial giant cell tumor (formerly giant cell tumor of the tendon sheath and pigmented villonodular synovitis)[J]. Orthop Traumatol Surg Res,2017,103(1S):S91-S97.

[5]　GOVINDARAJAN A, SARAWAGI R, PRAKASH M L. Myositis ossificans: the mimicker[J]. BMJ Case Rep,2013,2013:bcr2013201477.

[6]　GRUBER L, LOIZIDES A, LUGER A K, et al. Soft-tissue tumor contrast enhancement patterns: diagnostic value and comparison between ultrasound and MRI[J]. AJR Am J Roentgenol,2017,208(2):393-401.

[7]　HU X, CEN B, YANG Q. Nontraumatic myositis ossificans in the thoracolumbar paravertebral muscle[J]. J Clin Rheumatol,2021,27(3):e106.

[8]　KIR M C, OZDEMIR M T. Myositis ossificans around shoulder following military training programme[J]. Indian J Orthop,2011,45(6):573-575.

[9]　KAMALAPUR M G, PATIL P B, JOSHI S, et al. Pseudomalignant myositis ossificans involving multiple mastica-tory muscles: Imaging evaluation[J]. Indian J Radiol Imaging,2014,24(1):75-79.

[10] MANENTI G, CAVALLO A U, MARSICO S, et al. Chronic expanding hematoma of the left flank mimicking a soft-tissue neoplasm[J]. Radiol Case Rep,2017,12(4):801-806.

[11] MORII T, KISHINO T, SHIMAMORI N, et al. Differential diagnosis between benign and malignant soft tissue tumors utilizing ultrasound parameters[J]. J Med Ultrason (2001),2018,45(1):113-119.

[12] NIIMI R, MATSUMINE A, KUSUZAKI K, et al. Soft-tissue sarcoma mimicking large haematoma: a report of two cases and review of the literature[J]. J Orthop Surg (Hong Kong), 2006,14(1):90-95.

[13] ONEN M R, VAROL E, TOSUN M I, et al. Nontraumatic myositis ossificans as an uncommon cause of scoliosis: case report and review of the literature[J]. World Neurosurg,2019,123:208-211.

[14] PERISANO C, MAFFULLI N, COLELLI P, et al. Misdiagnosis of soft tissue sarcomas of the lower limb associated with deep venous thrombosis: report of two cases and review of the literature[J]. BMC Musculoskelet Disord, 2013,14:64.

[15] SADICK M, MÜLLER-WILLE R, WILDGRUBER M, et al. Vascular anomalies (part I): classification and diagnostics of vascular anomalies[J]. Rofo,2018,190(9):825-835.

[16] ESPOSITO F, FERRARA D, DI SERAFINO M, et al. Classification and ultrasound findings of vascular anomalies in pediatric age: the essential[J]. J Ultrasound,2019,22(1):13-25.

[17] TAN A, RAJAKULASINGAM R, SAIFUDDIN A. Diagnostic concordance between ultrasound-guided core needle biopsy and surgical resection specimens for histological grading of extremity and trunk soft tissue sarcoma[J]. Skeletal Radiol,2021,50(1):43-50.

[18] VALVERDE J, VINAGREIRO M, GOUVEIA P, et al. Sarcoma the great "masquerader" hematoma/deep vein thrombosis manifestation[J]. Int J Surg Case Rep,2016,28:348-351.

[19] YEN H H, CHIOU H J, CHOU Y H, et al. Nodular fasciitis: sonographic-pathologic correlation[J]. Ultrasound Med Biol,2017,43(4):860-867.

[20] 徐涛，张云山，李馨，等 . 彩色多普勒超声评价 Klippel-Trenaunay 综合征静脉畸形 [J]. 中国医学影像技术，2017，33（7）：1119-1120.

[21] 张健 .Klippel-Trenaunay 综合征的诊断和治疗 [J]. 中国实用外科杂志，2015，35（12）：298-1301.

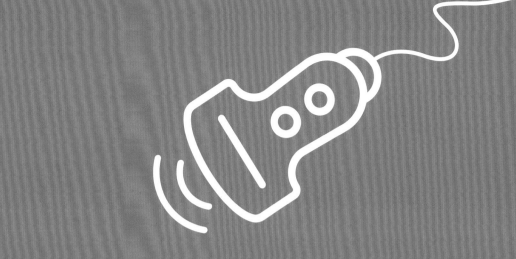

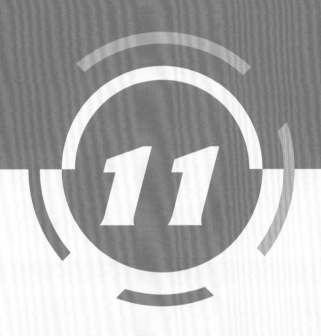

第十一章
其他病变超声解析

第一节　骨质病变

病例 1　额骨骨瘤

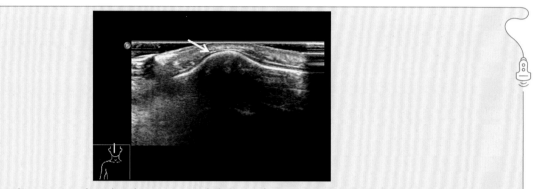

患者，女性，30岁，主因额头部结节就诊，CT显示额骨骨瘤。超声显示额骨骨皮质隆起（箭头），表面平滑。

图11-1-1　额骨骨瘤

病例 2　胫骨应力骨折

　　患者，女性，26岁，主因左侧胫骨下段局部疼痛6个月就诊。患者既往每周跑2次5 km。MRI证实为应力骨折（图11-1-2）。

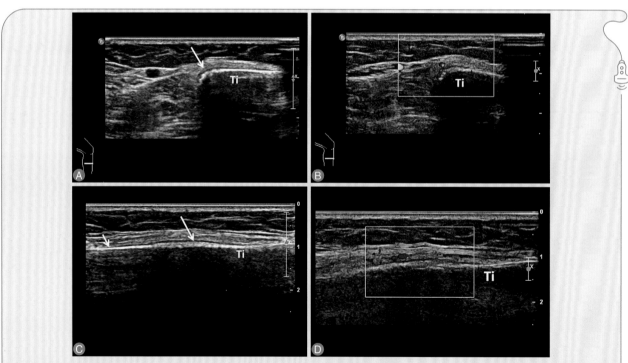

A.横切面显示左侧胫骨（Ti）下段表面不平（箭头）；B.PDI横切面显示胫骨周围血流信号增多；C.纵切面显示左侧胫骨（Ti与短箭头）下段骨皮质增厚、表面不平（长箭头）；D.PDI纵切面显示胫骨周围血流信号增多。

图11-1-2　胫骨应力骨折

📑病例3　肋骨骨折

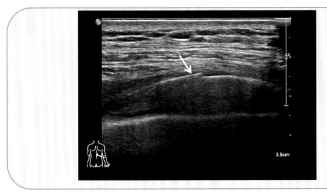

患者，女性，57岁，有背部外伤史。纵切面显示右侧背部第11肋骨骨皮质连续性中断（箭头），为骨折表现。

图 11-1-3　肋骨骨折（1）

📑病例4　肋骨骨折

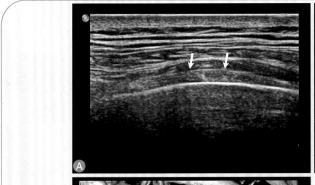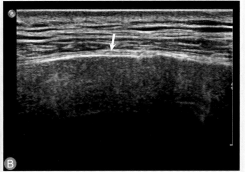

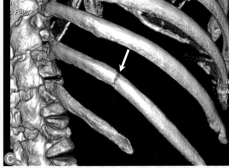

患者，男性，34岁，外伤后右侧腰部疼痛。CT检查证实右侧肋骨骨折。A.显示右侧第11肋骨表面骨膜下血肿，呈低回声（箭头），局部压痛明显；B.显示正常肋骨表面及其浅侧筋膜组织；C.三维CT证实右侧第11肋骨骨折（箭头）。

图 11-1-4　肋骨骨折（2）

📑病例5　肋骨多发骨折

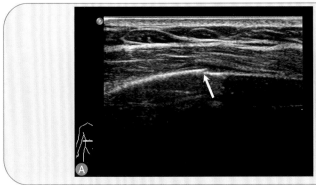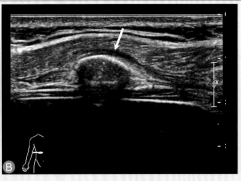

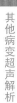

393

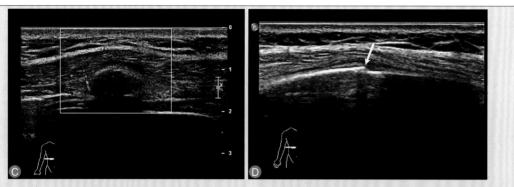

患者，女性，50岁，主因腰背部被人踢伤后局部疼痛就诊。A.右侧第7肋骨连续性中断（箭头），其浅侧软组织回声减低；B.横切面显示该处肋骨浅侧软组织增厚，回声减低（箭头）；C.PDI于肋骨周围软组织内可见较丰富血流信号；D.纵切面显示该患者右侧第9肋骨连续性中断（箭头）。

图 11-1-5　肋骨多发骨折

病例 6　肋骨骨折

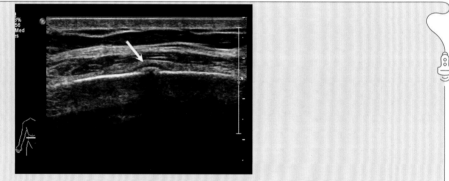

患者，男性，37岁，主因右侧季肋部磕伤后1个月就诊。纵切面显示右侧第9肋骨连续性差，局部可见骨痂强回声（箭头）。

图 11-1-6　肋骨骨折（3）

病例 7　右侧第 3 肋骨骨折

　　患者，女性，80岁，主因无明显诱因右侧乳腺上方疼痛，局部按压时疼痛明显就诊。超声诊断为右侧第3肋骨骨折，CT检查证实（图11-1-7）。

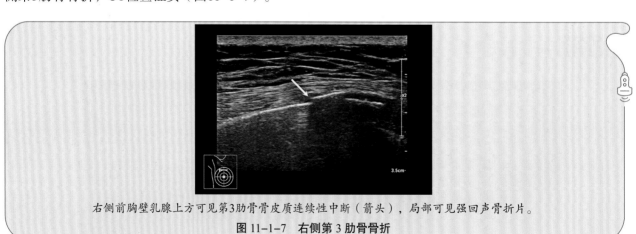

右侧前胸壁乳腺上方可见第3肋骨骨皮质连续性中断（箭头），局部可见强回声骨折片。

图 11-1-7　右侧第 3 肋骨骨折

病例 8　股骨肿瘤伴病理性骨折

患者，女性，17岁，主因右侧股骨下段实性团块伴股骨骨折就诊。手术病理：软骨黏液纤维瘤。相关超声表现见图11-1-8。

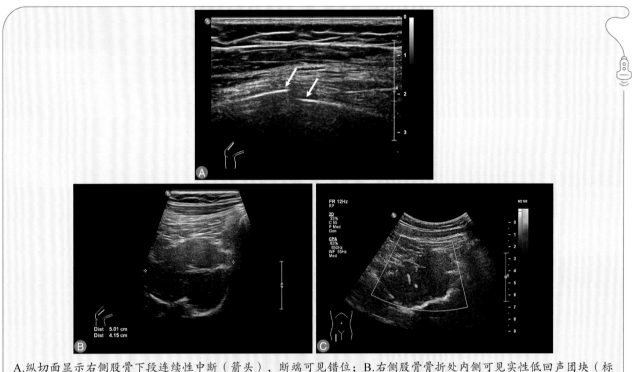

A.纵切面显示右侧股骨下段连续性中断（箭头），断端可见错位；B.右侧股骨骨折处内侧可见实性低回声团块（标尺），边界尚清，形态不规则；C.PDI于团块内可见较丰富血流信号。

图 11-1-8　股骨肿瘤伴病理性骨折

第二节　血管和其他病变

病例 1　右侧锁骨下动脉动脉瘤

患者，男性，55岁，主因右侧锁骨下区包块就诊。动脉造影证实为右侧锁骨下动脉动脉瘤（图11-2-1）。

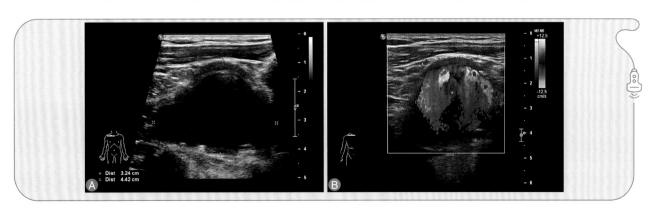

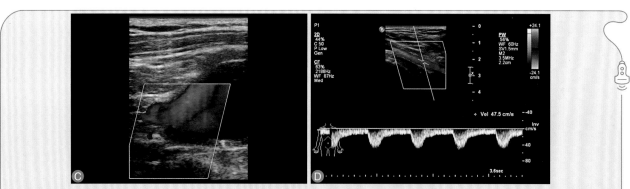

A.右侧锁骨下区可见锁骨下动脉局部瘤样扩张（标尺），范围约为4.4 cm×3.2 cm；B.CDFI显示瘤体内血流呈旋涡状；C.CDFI显示瘤体远侧出口处血流；D.瘤体远侧动脉血流速度减低，收缩期加速时间延长。

图 11-2-1　右侧锁骨下动脉动脉瘤

病例2　股动静脉瘘

患者，女性，58岁，有右侧盆腔脂肪瘤切除病史，现发现右侧腹股沟区包块。超声检查除发现右侧腹股沟区皮下脂肪瘤外，可见股总动静脉之间异常血流（图11-2-2），为股动静脉瘘。

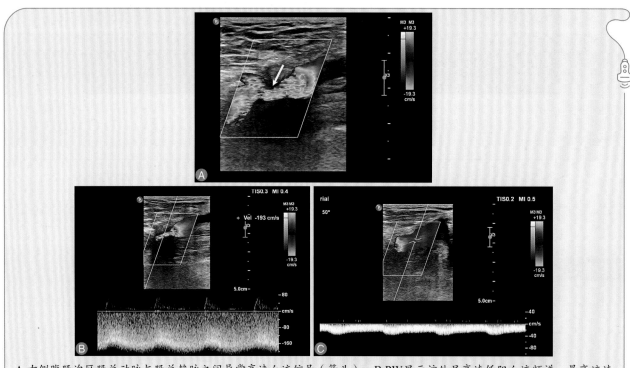

A.右侧腹股沟区股总动脉与股总静脉之间异常高速血流信号（箭头）；B.PW显示该处呈高速低阻血流频谱，最高流速为193 cm/s；C.稍远侧股浅静脉内血流呈动脉化血流频谱。

图 11-2-2　股动静脉瘘

病例3　髂腰肌滑囊积液伴股动静脉瘘

患者，女性，75岁，右侧髋关节置换术后6年，右侧腹股沟囊肿抽液后1个月，自觉右侧腹股沟仍有包块。相关超声表现见图11-2-3。

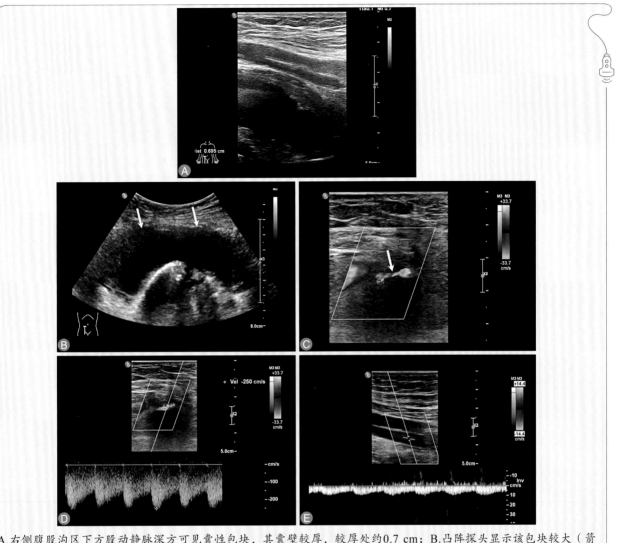

A.右侧腹股沟区下方股动静脉深方可见囊性包块，其囊壁较厚，较厚处约0.7 cm；B.凸阵探头显示该包块较大（箭头），部分位于盆腔内，为髂腰肌滑囊积液；C.另于右侧股总动静脉之间可见较细异常血流信号（箭头）；D.PW显示高速低阻动脉血流频谱，最高流速为250 cm/s；E.稍远侧于右侧股浅静脉内可见动脉化血流频谱。

图 11-2-3　髂腰肌滑囊积液伴股动静脉瘘

病例 4　胸廓出口综合征

患者，男性，19岁，左侧上肢下垂后1分钟即出现发紫、白斑、麻木、无力症状，平卧位后上述症状消失。相关超声表现见图11-2-4。

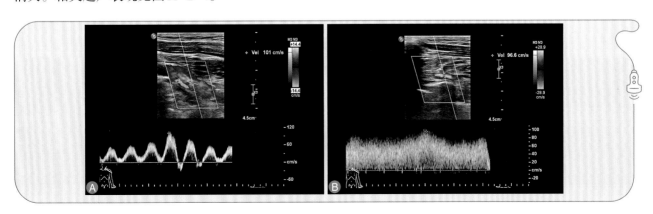

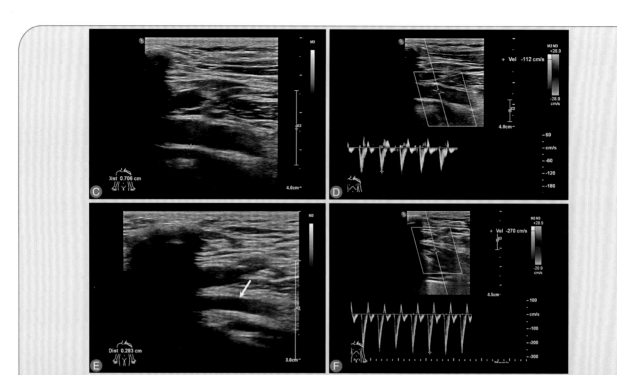

A.平卧位显示左侧锁骨下静脉管腔通畅，其内频谱呈正常期相性血流频谱；B.站立位可见左侧锁骨下静脉管腔变窄，其内血流频谱呈带状；C.平卧位显示左侧锁骨下动脉管腔内径约为0.7 cm；D.平卧位PW显示左侧锁骨下动脉内血流频谱呈三相，最高流速为112 cm/s；E.站立位探查可见左侧锁骨下动脉管腔变窄（箭头），内径约为0.28 cm；F.PW显示站立位左侧锁骨下动脉血流速度增高为270 cm/s。

图 11-2-4　胸廓出口综合征

· 相关知识点　▶▶▶

　　胸廓出口综合征是指在胸廓出口处，由于某种原因导致臂丛神经或锁骨下动脉或锁骨下静脉受压迫而产生的一系列上肢神经、血管症状的统称。临床主要表现为肩、臂及手部的疼痛、麻木、无力等。

　　胸廓出口是指锁骨和第1肋骨之间位于锁骨上窝与腋窝之间的区域，包含了3个可能受到压迫的重要结构：臂丛神经、锁骨下动脉、锁骨下静脉。造成胸廓出口综合征的解剖因素可分为两类，一类是软组织结构异常，约占70%，如斜角肌起止点变异、斜角肌肥厚、小斜角肌、异常韧带或束带、软组织肿块、创伤后瘢痕；另一类是骨性异常，约占30%，如颈肋、第7颈椎横突过长、第1肋骨形态异常、锁骨或第1肋骨骨折畸形愈合、肩锁关节或胸锁关节病变等。

　　胸廓出口综合征可分为神经型胸廓出口综合征和血管型胸廓出口综合征。神经型胸廓出口综合征占90%～95%，血管型胸廓出口综合征又分为静脉型胸廓出口综合征和动脉型胸廓出口综合征，其中静脉型约占5%，动脉型非常少见，占1%以下。神经型胸廓出口综合征是指臂丛神经走行于颈部至上肢区域时受卡压引起的症候群，它分为真性神经型胸廓出口综合征和非特异性神经型胸廓出口综合征，前者指能找到神经卡压的客观结构，约占神经型胸廓出口综合征的1%，后者指虽然有臂丛卡压导致的慢性疼痛症状但未发现客观的卡压病变，约占神经型胸廓出口综合征的99%。王俊等评价了磁共振臂丛神经成像在神经型胸廓出口综合征的应用价值，结果显示30例神经型胸廓出口综合征患者中，27例显示臂丛神经走行正常，2例提示臂丛神经根存在神经鞘囊肿，1例提示臂丛神经存在压迫，增强扫描臂丛神经和周围斜角肌组织未见异常强化，提示非特异性神经型胸廓出口综合征是胸廓出口综合征的常见类型。国外研究显示，给以神经型胸廓出口综合征患者斜角肌肉毒毒素注射治疗取得了良好疗效，提示神经型胸廓出口综合征的发生机制可能与神经周围的肌肉组织发生痉挛有关。

病例5　右侧上臂血栓性浅静脉炎

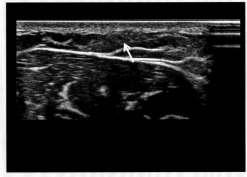

患者，主因右侧上臂疼痛就诊，自述皮下有条索。右侧上臂皮下条索处横切面显示较小低回声区，其周围组织回声增高（箭头），探头加压管腔不消失。

图11-2-5　右侧上臂血栓性浅静脉炎

病例6　血栓性浅静脉炎

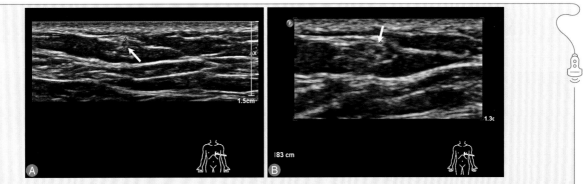

患者，男性，48岁，主因左侧前胸壁条索状结节，抬臂时疼痛就诊。A.横切面于左侧前胸壁条索处探查于皮下可见条形低回声（标尺与箭头），其周围可见环状高回声；B.放大图像显示该条索短轴切面上中心部呈低回声，周边可见高回声区（箭头）。

图11-2-6　血栓性浅静脉炎

• 超声检查注意事项　▶▶▶

1.该病变较细小，超声检查前一定注意触诊，在触诊发现结节处进行重点检查。

2.胸壁条索在同侧上肢抬起时明显，因此，可在上肢抬起时进行检查。

3.超声检查皮下浅表病变时注意应用高频超声探头进行检查，亦可加用导声垫。

病例7　腹壁血栓性浅静脉炎

患者，女性，56岁，因左上腹壁皮下条索状物伴疼痛1周就诊。查体于左上腹腹壁可触及条索状硬物，触痛明显。让患者绷紧局部皮肤后可见条索状病变突出。超声检查于患者所触及病变处可见皮下条索形低回声区，厚约1.5 mm，紧邻皮肤深层，局部加用导声垫后，病变显示得更清晰（图11-2-7）。CDFI于病变内未见血流信号。超声诊断：腹壁血栓性浅静脉炎。

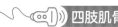

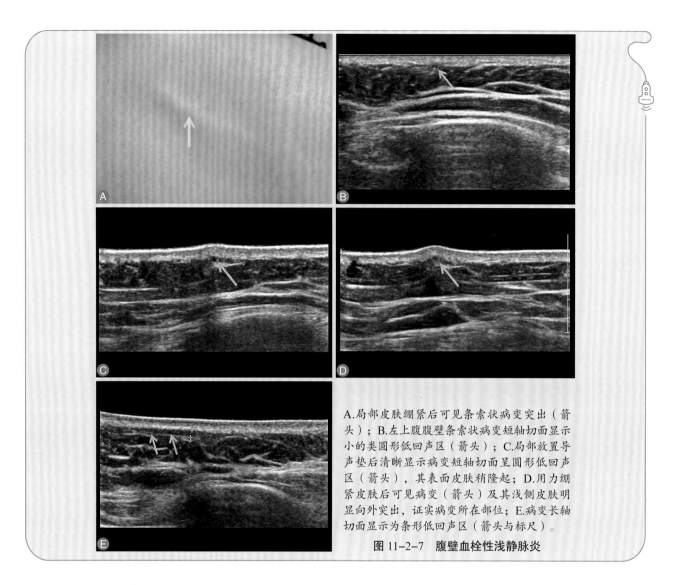

A.局部皮肤绷紧后可见条索状病变突出（箭头）；B.左上腹腹壁条索状病变短轴切面显示小的类圆形低回声区（箭头）；C.局部放置导声垫后清晰显示病变短轴切面呈圆形低回声区（箭头），其表面皮肤稍隆起；D.用力绷紧皮肤后可见病变（箭头）及其浅侧皮肤明显向外突出，证实病变所在部位；E.病变长轴切面显示为条形低回声区（箭头与标尺）。

图 11-2-7　腹壁血栓性浅静脉炎

● 相关知识点　▶▶▶

Mondor病，又称胸腹壁血栓性浅静脉炎，是一种以病变部位（常为胸腹壁）突发性疼痛和扪及条索状肿物为主要特征的临床少见疾病，为自限性良性病变，病理上表现为一种局部非感染性硬化性血栓闭塞性静脉炎及静脉周围炎，病变累及的静脉内膜受到损害，有血栓形成，静脉壁和周围结缔组织呈急性纤维素样变性和坏死，继之被胶原纤维所替代。超声检查时，应注意询问病史，以了解病变部位，并询问患者既往有无乳腺、腋窝等手术史。查体时，让患者绷紧局部皮肤或做伸展动作时可见皮下条索状病变突出。另外，因病变位置较表浅，位于皮下，且紧邻皮肤深层，检查时要应用高频率超声探头，有时需放置导声垫以利于病变更好地显示。

国外文献显示，Mondor病多见于乳腺术后患者，其在乳腺肿瘤手术患者发生率为0.95%，在乳腺整形术患者发生率为1.07%。由于胸腹壁浅静脉多呈垂直向上回流，当手术切口为横切口时，容易将浅静脉切断。近端静脉切断后，由于浅静脉内存在单向瓣膜，其内血流不能逆行，因而血液瘀滞继而形成血栓。Mondor病也可见于腋窝淋巴结切除术后患者，表现为腋窝区域皮下条索状物，上臂外展时病变明显。在少见情况下，Mondor病还可发生于阴茎，常由阴茎背浅静脉血栓所致，其内血栓可向上延伸至阴部外浅静脉，继而达大隐静脉。

病例8 左侧上臂静脉瘤伴血栓

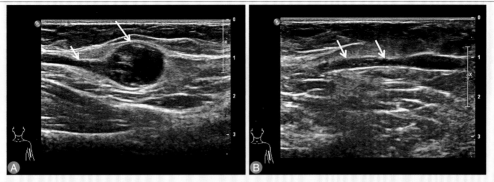

患者，女性，47岁，主因左侧上臂结节就诊。A.左侧上臂纵切面显示皮下浅静脉（短箭头）局部瘤样扩张（长箭头），其内可见实性回声；B.静脉瘤远侧静脉管腔内实性回声（箭头），为血栓形成。

图11-2-8 左侧上臂静脉瘤伴血栓

病例9 浅静脉血栓

患者，男性，主因左侧手背局部稍肿胀就诊。超声检查手背软组织未见明显占位，指伸肌肌腱未见明显异常。再次于手背肿胀处进行查体，可触及皮下条索状物，进而于该处再次超声检查，发现该处皮下有一浅静脉，探头加压时管腔不能消失。局部放置导声垫后可清晰显示浅静脉局部管腔扩张，内呈稍低回声，累及范围长约1.3 cm，探头加压后管腔不能被压瘪（图11-2-9）。诊断：左侧手背皮下浅静脉血栓。追问患者，数天前有该处静脉输液病史。

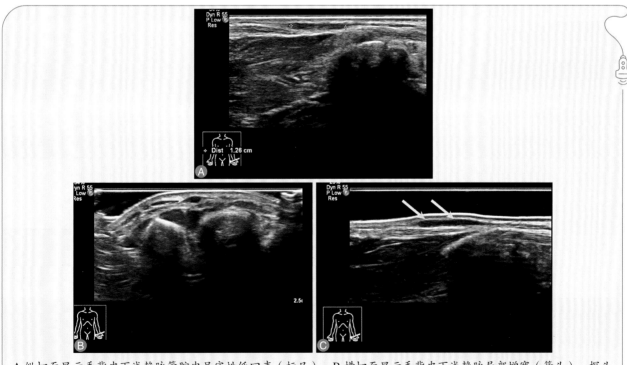

A.纵切面显示手背皮下浅静脉管腔内呈实性低回声（标尺）；B.横切面显示手背皮下浅静脉局部增宽（箭头），探头加压管腔不消失；C.局部放置导声垫后显示手背皮下浅静脉局部扩张（箭头），内呈实性低回声。

图11-2-9 浅静脉血栓

病例 10 嗜酸性筋膜炎

患者，男性，53岁，双侧手背与前臂弥漫硬化，皮肤表面条形暗红斑。临床诊断为嗜酸性筋膜炎。口服激素治疗后明显好转。相关超声表现见图11-2-10。

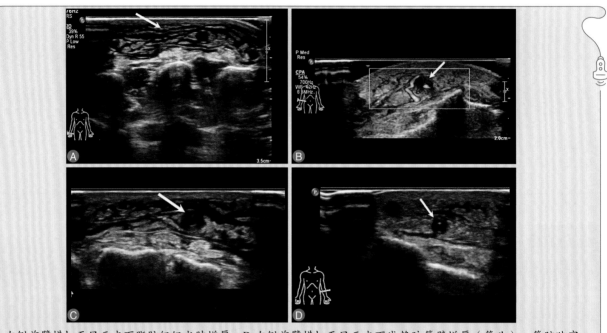

A.右侧前臂横切面显示皮下脂肪组织水肿增厚；B.右侧前臂横切面显示皮下浅静脉管壁增厚（箭头），管腔狭窄，PDI显示其内血流信号变细，血管周围组织内可见较丰富血流信号；C.左侧前臂横切面显示皮下组织水肿增厚，皮下浅静脉管壁增厚（箭头），管腔缩窄，为静脉炎表现；D.左侧前臂横切面显示另一皮下浅静脉管壁增厚（箭头），管腔狭窄。

图 11-2-10 嗜酸性筋膜炎

• 相关知识点 ▶▶▶

嗜酸性筋膜炎为一种结缔组织病变，特征为筋膜的炎症与增厚。其典型表现为双侧肢体突发的皮肤水肿，继而变硬，患处凹凸不平，呈橘皮样外观。病变同时累及四肢者占70%～83%，仅累及下肢者占12%～25%，仅累及上肢者占5%～6%。病变多数情况下为双侧肢体对称性的，但也可以是非对称性的。病变广泛者可以累及躯干。50%～56%的患者筋膜在炎症后发生纤维化，可发生关节的挛缩。实验室检查可见多数患者嗜酸性粒细胞增多，但该结果并不是诊断嗜酸性筋膜炎的必要条件，也与疾病的活动性无关。此外，35%～46%的患者可出现高丙种球蛋白血症，16%的患者可出现单克隆丙种球蛋白病。治疗上主要为全身应用皮质激素。影像学的作用为观察筋膜炎症消退情况，以指导临床用药。超声检查可见浅筋膜增厚，回声增高，PDI显示其内血流信号增多，为炎症所致。治疗后则可见浅筋膜厚度降低，直至恢复正常。

嗜酸性筋膜炎可以累及肢体的远端，此时需与系统性硬化病相鉴别。与系统性硬化病不同之处：嗜酸性筋膜炎一般不会累及手指的远端，多数患者病变位于腕和踝的近侧部位，或有时累及手背和（或）足背，并延伸至手指近节，但不会延伸至手指远节；另外，嗜酸性筋膜炎一般无雷诺现象。

嗜酸性筋膜炎的诊断标准如下。

1.主要标准：①对称或非对称性、弥漫性（如位于四肢、躯干和腹部）或局灶性（如位于四肢）的皮肤与皮下组织肿胀、硬化、增厚；②患处皮肤的楔形活检显示筋膜增厚，可见淋巴细胞与巨噬细胞积聚，伴或不伴有嗜酸性粒细胞。

2.次要标准：①外周血嗜酸性粒细胞增多>0.5×10⁹/L；②血清高丙种球蛋白血症>1.5 g/L；③肌肉

无力和（或）醛缩酶升高；④皮肤可见沟槽和（或）橘皮征；⑤MRI T$_2$WI显示筋膜呈高信号。

3.需除外系统性硬化病。

目前认为诊断需同时满足2条主要标准或者1条主要标准和2条次要标准，同时除外系统性硬化病。

• 鉴别诊断 ▶▶▶

坏死性筋膜炎：亦称坏死性软组织感染，为皮下脂肪组织和深筋膜的快速进展性感染性病变，其临床表现有时与蜂窝织炎和非坏死性感染性筋膜炎类似，但不同之处为蜂窝织炎和非坏死性感染性筋膜炎可采取非手术治疗方法，而坏死性筋膜炎为危急重症，需要紧急手术处理。软组织内气体的出现对于诊断坏死性筋膜炎有较高的特异性，但并不常见。超声检查可见深筋膜增厚、变形，增厚的筋膜内可见积液，如显示沿筋膜层分布的积液可提高诊断的特异性。

病例 11　手腕部动脉瘤伴血栓形成

手术病理：动脉瘤伴动脉壁组织示血管壁厚薄不均、部分玻璃样变及管壁内炎细胞浸润，伴血栓形成。相关超声表现见图11-2-11。

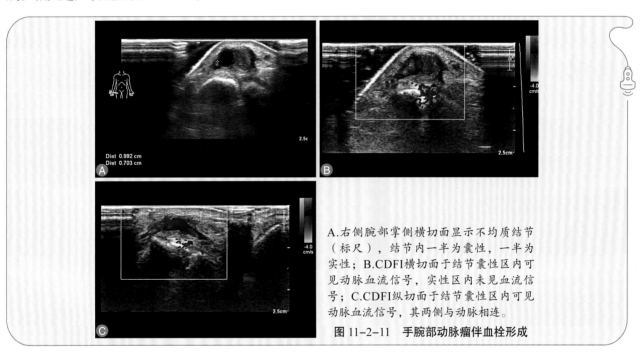

A.右侧腕部掌侧横切面显示不均质结节（标尺），结节内一半为囊性，一半为实性；B.CDFI横切面于结节囊性区内可见动脉血流信号，实性区内未见血流信号；C.CDFI纵切面于结节囊性区内可见动脉血流信号，其两侧与动脉相连。

图11-2-11　手腕部动脉瘤伴血栓形成

病例 12　银屑病指甲

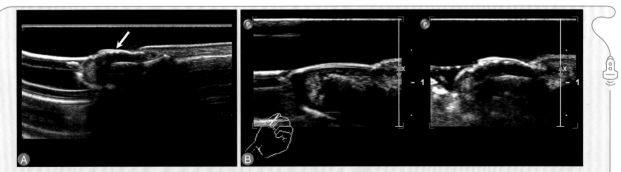

A.局部放置导声垫后显示银屑病患者指甲（箭头）腹侧甲板增粗，表面不规则；B.局部放置导声垫后双侧对比，右图显示银屑病指甲的腹侧甲板增粗，表面不规则，左图显示正常指甲的甲板呈两层细线状强回声，表面光滑。

图11-2-12　银屑病指甲（1）

病例 13　银屑病指甲

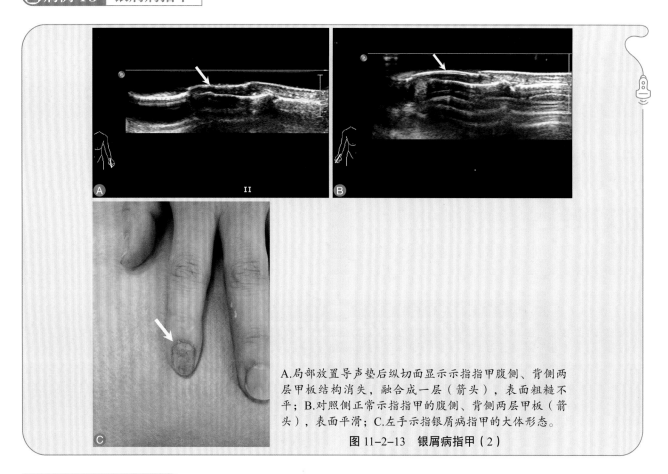

A.局部放置导声垫后纵切面显示示指指甲腹侧、背侧两层甲板结构消失，融合成一层（箭头），表面粗糙不平；B.对照侧正常示指指甲的腹侧、背侧两层甲板（箭头），表面平滑；C.左手示指银屑病指甲的大体形态。

图 11-2-13　银屑病指甲（2）

· **相关知识点** ▶▶▶

正常指甲在超声上显示为两层线状强回声，分别为背侧和腹侧甲板，两层之间为无回声区，代表中间甲板。甲床位于甲板深方，呈低回声。甲床深方可见指骨骨皮质，呈线状强回声。甲基位于近侧甲襞深方、甲床的近侧，呈等回声。

银屑病指甲： 早期表现为甲床增厚（2.0～3.0 mm），腹侧甲板边界不清。甲板随着病情的发展，可逐渐出现以下表现。

1.腹侧甲板出现局灶性强回声区（未累及背侧甲板）。

2.腹侧甲板的边界呈松散改变。

3.腹侧与背侧甲板呈波浪状。

4.腹侧与背侧甲板边界均不清晰，难以识别。

病例 14　白塞病伴多发皮下浅静脉血栓性静脉炎

患者，男性，36岁，主因反复口腔、外生殖器溃疡2年，双下肢结节红斑11个月就诊。超声检查显示左侧踝部与前臂、右侧小腿多发皮下浅静脉血栓性静脉炎（图11-2-14）。住院后全面查体并分析病情，考虑患者有以下特点：①中年男性，病史近2年；②多发反复口腔溃疡（颊、唇、舌、腭，10～20次/年）；③外生殖器可疑溃疡，位于阴茎，2～3周消退，遗留色素沉着；④皮疹：下肢结节红斑，痤疮、脓疱疹、针刺反应阳性；⑤眼结膜炎；⑥上下肢浅静脉血栓；⑦有乏力，膝关节、踝关节疼痛，无发热、腹痛腹泻、神经系统受累；⑧因结节红斑行抗结核治疗（异烟肼、利福喷丁胶囊、吡嗪酰胺片），结节红斑好转后停药1个月，后结节红斑复发加重。T-SPOT阳性、结核菌素试验强阳性，抗结核治疗近1个月有效。

综上分析诊断：①白塞病：患者有反复发作口腔溃疡、外生殖器溃疡、皮损、血管损害、针刺反应，符合2013年国际贝赫切特综合征诊断标准。②结核过敏性结节红斑：患者T-SPOT＞400，外院结核菌素试验强阳性，行抗结核治疗有效。

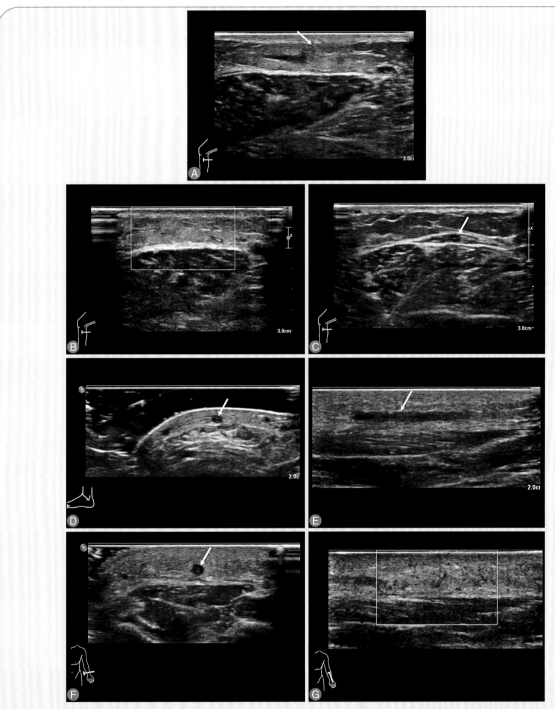

A.横切面显示右侧小腿皮下组织增厚，回声增高（箭头）；B.PDI显示皮下增高区域内血流信号稍增多；C.短轴切面显示右侧小腿皮下浅静脉管壁增厚（箭头）；D.短轴切面显示左侧踝前部皮下浅静脉管壁增厚（箭头）；E.长轴切面显示左侧踝前部皮下浅静脉管壁增厚（箭头）；F.短轴切面显示左侧前臂皮下浅静脉管壁增厚、管腔狭窄（箭头）；G.纵切面显示左侧前臂皮下组织回声增高，其内血流信号增多。

图 11-2-14　白塞病伴多发皮下浅静脉血栓性静脉炎

相关知识点 ▶▶▶

　　白塞病，又称贝赫切特综合征，是一种全身性免疫系统疾病，属于血管炎的一种。该病可侵害人体多个器官，包括口腔、皮肤、关节肌肉、眼睛、血管、心脏、肺和神经系统等。

　　1.目前该病的发病原因不完全清楚，可能与遗传（如*HLA-B51*基因）、感染（部分患者可能与结核感染相关）、生活环境有关。

　　2.好发人群：该病可见于我国各类人群，从青少年到老人都可患病，中青年更多见，男女均可发病。

　　3.可出现口腔溃疡、生殖器溃疡。

　　4.眼部病变：可表现为眼睛病变，出现眼睛红肿、疼痛、畏光、视力下降、视物不清，可以1只或2只眼睛受累。

　　5.皮肤表现：为面部、胸背部或其他部位"青春痘"样皮疹，或类似于"疖子"的表现，可自行好转，但易反复发作。有的患者在输液或抽血针眼局部会出现红肿或水疱或脓疱，多数在注射后24～72小时出现，这种现象被称为针刺反应阳性。

　　6.关节病变：出现关节疼痛或肿胀，可以单个或多个关节出现，以下肢关节多见，可以伴胳膊和腿痛，严重者出现关节积液、滑膜炎。

　　7.消化道病变。

　　8.血管病变：少部分患者可以出现血栓性静脉炎及深静脉血栓，严重者还可以并发肺栓塞。

　　9.神经系统病变：有的患者可出现手脚不灵活，头痛头晕，恶心呕吐，手脚感觉麻木、疼痛或无力，还可出现一侧的手脚瘫痪，严重的可出现抽搐。

　　10.全身症状：不少患者伴乏力、纳差、低热和消瘦等全身症状。

　　白塞病诊断标准：在反复发作的口腔溃疡基础之上，加上以下任何2条：反复生殖器溃疡、皮肤损害、眼部受累及针刺反应阳性。

超声检查注意事项 ▶▶▶

　　1.肌骨超声检查中，除观察关节、肌肉、肌腱、神经等结构外，还需重视对血管的检查，应观察局部动静脉的血流通畅情况、频谱有无异常。

　　2.当患者主诉多个部位有病变时，应同时对这些部位进行检查，不要局限于超声申请单上所写的部位，以及时发现多发病变，为临床诊断提供更多的、更有价值的信息。

　　3.应对患者主诉不适的部位进行重点扫查，以避免漏诊。

参考文献

[1] CUNHA J S, QURESHI A A, REGINATO A M.Nail enthesis ultrasound in psoriasis and psoriatic arthritis:a report from the 2016 GRAPPA annual meeting[J].J Rheumatol, 2017,44(5):688-690.

[2] DONAHUE D M, GODOY IRB, GUPTA R, et al.Sonographically guided botulinum toxin injections in patients with neurogenic thoracic outlet syndrome:correlation with surgical outcomes[J].Skeletal Radiol,2020,49(5):715-722.

[3] ENDO Y, MILLER T T.Myositis and fasciitis：role of imaging[J].Semin Musculoskelet Radiol,2018,22(3):286-298.

[4] MAZORI D R, FEMIA A N, VLEUGELS R A.Eosinophilic fasciitis:an updated review on diagnosis and treatment[J].Curr Rheumatol Rep,2017,19(12):74.

[5]　PINAL-FERNANDEZ I, SELVA-O' CALLAGHAN A, GRAU J M. Diagnosis and classification of eosinophilic fasciitis[J]. Autoimmun Rev,2014,13(4-5):379-382.

[6]　项杰，陈肖肖，王章富，等 . 胸廓出口综合征的诊断治疗进展 [J]. 中国骨伤，2019，32（2）：190-194.

[7]　王俊，陈科汛，谢井文，等 . 磁共振臂丛神经成像在神经型胸廓出口综合征诊断与治疗中的应用评价 [J]. 中国康复医学杂志，2021，36（11）：1402-1407.